妇产科

综合诊疗实践

主编　万淑燕　褚晓文　高　雯　孙玉红

胡永平　何顺之　王海琴

黑龙江科学技术出版社

图书在版编目（CIP）数据

妇产科综合诊疗实践 / 万淑燕等主编. -- 哈尔滨：
黑龙江科学技术出版社，2022.6
ISBN 978-7-5719-1442-4

Ⅰ．①妇… Ⅱ．①万… Ⅲ．①妇产科病－诊疗 Ⅳ.
①R71

中国版本图书馆CIP数据核字（2022）第099771号

妇产科综合诊疗实践
FUCHANKE ZONGHE ZHENLIAO SHIJIAN

主　　编	万淑燕　褚晓文　高　雯　孙玉红　胡永平　何顺之　王海琴
责任编辑	陈兆红
封面设计	宗　宁
出　　版	黑龙江科学技术出版社
	地址：哈尔滨市南岗区公安街70-2号　邮编：150007
	电话：（0451）53642106　传真：（0451）53642143
	网址：www.lkcbs.cn
发　　行	全国新华书店
印　　刷	哈尔滨双华印刷有限公司
开　　本	787 mm×1092 mm　1/16
印　　张	29.25
字　　数	742千字
版　　次	2022年6月第1版
印　　次	2022年6月第1次印刷
书　　号	ISBN 978-7-5719-1442-4
定　　价	198.00元

编委会

◎ **主 编**

万淑燕　褚晓文　高 雯　孙玉红

胡永平　何顺之　王海琴

◎ **副主编**

朱益静　史晓丽　杨 恒　邢红艳

冯秀华　袁飞飞

◎ **编 委**（按姓氏笔画排序）

万淑燕（青岛市城阳区人民医院）

王海琴（新疆医科大学附属肿瘤医院）

史晓丽（烟台市芝罘区妇幼保健院）

冯秀华（泗水县人民医院）

邢红艳（宁津县计划生育妇幼保健服务中心）

朱益静（常州市中医医院）

孙玉红（山东省日照市岚山区人民医院）

杨 恒（深圳市罗湖区妇幼保健院）

何顺之（烟台毓璜顶医院）

胡永平（山东省平邑县中医医院）

神 雪（滕州市中心人民医院）

袁飞飞（湖北省襄阳市第一人民医院）

高 雯（枣庄市妇幼保健院）

褚晓文（枣庄市妇幼保健院）

当今社会高度重视妇女的健康问题，因为她们的健康是全民健康的基石，关系着整个社会的发展。妇产科医务工作者作为女性健康的守护者，在保障妇女健康的工作中有着不容忽视的作用。可以说，妇产科力量的强弱和水平的高低，体现着国家的医疗水平。为了加强妇产科医务工作者之间的经验交流，传递更多的实用性知识，为壮大妇产科力量尽绵薄之力，我们特组织了一批长期奋战在临床一线的妇产科医务工作者，结合自身经验编写了本书。

本书紧密结合临床，在介绍了临床必备的基础内容后，将妇产科拆分，对妇科和产科常见疾病的病因、病理、诊断及治疗、护理等分别进行了详细讲解。此外，还介绍了产科正常分娩的内容，使本书的内容更完整。编者们在编撰过程中，参考了国内外大量书籍、文献，将临床医师的诊疗思维、渊博的医学知识及丰富的临床经验融合在一起，力求实用。本书内容层次分明，讲解深入浅出，适合广大妇产科医务工作者阅读使用，也可作为医学院校妇产科相关专业师生的辅助资料，希望能帮助他们完善临床诊疗思维方式。

本书编者均为临床医务工作者，书稿撰写经验不足，加之工作繁忙、时间紧促，若存在疏漏之处，敬请广大读者批评指正。

《妇产科综合诊疗实践》编委会

2022 年 4 月

Contents 目 录

◆ 基 础 篇 ◆

产　科　篇

基 础 篇

第一章 女性生殖生理及内分泌调节

第一节 女性生殖生理特点

一、卵巢功能的兴衰

卵巢的生理功能是产生卵子和女性激素（雌二醇和黄体酮）；两种功能与卵巢内连续、周而复始的卵泡发育成熟、排卵和黄体形成相伴随，成为卵巢功能期不可分割的整体活动。在女性一生中，卵巢的大小和功能根据促性腺激素的强度有所变化；其功能的兴衰还与卵巢本身所含卵子的数量及伴随排卵的卵泡消耗有关。女性一生卵巢功能的兴衰，按胎儿期、新生期、儿童期、成人期4个时期分述。

（一）胎儿期卵巢

人类胎儿期卵巢的发生分4个阶段，包括性腺未分化阶段、性腺分化阶段、卵原细胞有丝分裂及卵母细胞形成、卵泡形成阶段。

1.性腺未分化阶段

大约在胚胎的第5周，中肾之上的体腔上皮及其下方的间充质增生，凸向腹腔形成生殖嵴。生殖嵴的上皮细胞向内增生伸入间充质（髓质），形成指状上皮索即原始生殖索，此为性腺内支持细胞的来源，此后原始生殖索消失。原始生殖细胞来自卵黄囊壁内，胚胎第4周仅有1 000～2 000个细胞，胚胎第6周移行到生殖嵴。

生殖细胞在移行过程增殖，至胚胎第6周原始生殖细胞有丝分裂至10 000个，至胚胎第6周末性腺含有生殖细胞和来自体腔上皮的支持细胞及生殖嵴的间充质；生殖细胞是精子和卵子的前体，此时性腺无性别差异，称为原始性腺。

2.性腺分化阶段

胚胎第6～8周，性腺向睾丸或向卵巢分化取决于性染色体。Y染色体上存在一个性别决定区（sex-determining region on the Y chromosome，SRY），它使原始性腺分化为睾丸。当性染色体为XX时，体内无决定睾丸分化的基因，原始性腺在胚胎第6～8周向卵巢分化，生殖细胞快速有丝分裂为卵原细胞为卵巢分化的第一征象；至第16～20周卵原细胞达到600万～700万。

3.卵母细胞形成

胚胎第 11～12 周,卵原细胞开始进入第一次减数分裂,此时卵原细胞转变为卵母细胞。至出生时,全部卵母细胞处减数分裂前期的最后阶段——双线期,并停留在此阶段;抑制减数分裂向前推进的因子可能来自颗粒细胞。卵母细胞减数分裂的激活第一次是在排卵时(完成第一次减数分裂),第二次是在精子穿入时(完成第二次减数分裂)。卵母细胞经历二次减数分裂,每次排出一个极体,最后形成成熟卵细胞。

4.卵泡形成阶段

第 18～20 周,卵巢髓质血管呈指状,逐渐伸展突入卵巢皮质。随着血管的侵入,皮质细胞团被分割成越来越小的片段。随血管进入的血管周围细胞(间充质或上皮来源为颗粒细胞前体)包绕卵母细胞形成始基卵泡;始基卵泡形成过程与卵母细胞减数分裂是同步的,出生时所有处在减数分裂双线期的卵母细胞均以始基卵泡的形式存在。但卵母细胞一旦被颗粒细胞前体包绕,卵泡即以固定速率进入自主发育和闭锁的轨道。

至出生时,卵巢内生殖细胞总数下降至 100 万～200 万个,生殖细胞的丢失发生在生殖细胞有丝分裂、减数分裂各个阶段,以及最后卵泡形成阶段。染色体异常将促进生殖细胞的丢失,一条 X 染色体缺失(45,X)者的生殖细胞移行及有丝分裂均正常,但卵原细胞不能进入减数分裂,致使卵原细胞迅速丢失,出生时卵巢内无卵泡,性腺呈条索状。

(二)新生儿期卵巢

出生时卵巢直径 1 cm,重量 250～350 mg,皮质内几乎所有的卵母细胞均包含在始基卵泡内;可以看到不同发育程度的卵泡,卵巢可呈囊性,这是因为出生后 1 年内垂体促性腺素中的卵泡刺激素持续升高对卵巢的刺激,出生 1～2 年促性腺激素水平下降至最低点。

(三)儿童期卵巢

儿童期的特点是血浆垂体促性腺激素水平低下,下丘脑功能活动处抑制状态,垂体对促性腺激素释放激素不反应。但是儿童期卵巢并不是静止的,卵泡仍以固定速率分期分批自主发育和闭锁;当然,由于缺乏促性腺素的支持,卵泡经常是发育到窦前期即闭锁;因此,此期卵泡不可能有充分的发育和功能表现。但卵泡闭锁使卵泡的残余细胞加入到卵巢的间质部分,并使儿童期卵巢增大。

(四)成年期(青春期—生殖期—围绝经期—绝经后期)

至青春期启动时,生殖细胞下降到 30 万～50 万个。在以后 35～40 年的生殖期,将有 400～500 个卵泡被选中排卵,每一个卵泡排卵将有 1 000 个卵泡伴随生长,随之闭锁丢失。至绝经期卵泡仅剩几百个,在绝经前的最后 10～15 年,卵泡丢失加速,这可能与该期促性腺素逐渐升高有关。

在女性生殖期,由卵泡成熟、排卵及黄体形成组成的周而复始活动,是下丘脑-垂体-卵巢之间相互作用的结果;下丘脑神经激素、垂体促性腺素及卵泡和黄体产生的甾体激素,以及垂体和卵巢的自分泌/旁分泌共同参与排卵活动的调节。

二、女性一生各阶段的生理特点

女性一生根据生理特点可按年龄划分为新生儿期、儿童期、青春期、性成熟期、围绝经期、绝经后期及老年期 6 个阶段。掌握女性各个生理阶段的特点,对各个生理时期的生殖健康保健十分重要。

(一)新生儿期

出生后 4 周内称新生儿期。女性胎儿在母体内受胎盘及母体性腺所产生的女性激素影响,出生时新生儿可见外阴较丰满,乳房隆起或有少许泌乳,出生后脱离胎盘循环,血中女性激素水平迅速下降,可出现少量阴道流血。这些生理变化短期内均自然消退。

(二)儿童期

从出生 4 周到 12 岁左右称儿童期。此期生殖器由于无性激素作用,呈幼稚型,阴道狭长,约占子宫全长的 2/3,子宫肌层薄。在儿童期后期(8 岁以后),下丘脑促性腺激素释放激素(GnRH)抑制状态解除,GnRH 开始分泌,垂体合成和分泌促性腺激素,卵巢受垂体促性腺激素作用开始发育并分泌雌激素。在雌激素作用下逐步出现第二性征发育和女性体态;卵巢内卵泡在儿童期由于自主发育和后期在促性腺激素的作用下耗损,至青春期生殖细胞下降至 30 万个。

(三)青春期

自第二性征开始发育至生殖器官逐渐发育成熟获得生殖能力(性成熟)的一段生长发育期。世界卫生组织(WHO)将青春期年龄定为 10~19 岁。这一时期的生理特点如下。

1.第二性征发育和女性体态

乳房发育是青春期的第一征象(平均 9.8 岁),以后阴毛腋毛生长(平均 10.5 岁);至 13~14 岁女孩第二性征发育基本达成年型。骨盆横径发育大于前后径;脂肪堆积于胸部、髋部、肩部,形成女性特有体态。

2.生殖器官发育(第一性征)

由于促性腺激素作用,卵巢逐渐发育增大,卵泡发育开始和分泌雌激素,促使内、外生殖器开始发育。外生殖器从幼稚型变为成人型,大小阴唇变肥厚,色素沉着,阴阜隆起,阴毛长度和宽度逐渐增加,阴道黏膜变厚并出现皱襞,子宫增大,输卵管变粗。

3.生长突增

在乳房发育开始 2 年以后(11~12 岁),女孩身高增长迅速,每年增高 5~7 cm,最快可达11 cm,这一现象称生长突增,与卵巢在促性腺激素作用下分泌雌激素,以及与生长激素、胰岛素样生长因子的协同作用有关。直至月经来潮后,生长速度减缓,与此时卵巢分泌的雌激素量增多,具有促进骨骺愈合的作用有关。

4.月经来潮

女孩第一次月经来潮称月经初潮,为青春期的一个里程碑;标志着卵巢产生的雌激素已足以使子宫内膜增殖,在雌激素达到一定水平而有明显波动时,引起子宫内膜脱落即出现月经。月经初潮为卵巢具有产生足够雌激素能力的表现,但由于此时中枢对雌激素的正反馈机制尚未成熟,因而卵泡即使能发育成熟也不能排卵。因此,初潮后一段时期内因排卵机制未臻成熟,月经一般无一定规律,甚至可反复发生无排卵性功能失调性子宫出血。

5.生殖能力

规律的周期性排卵是女性性成熟并获得生殖能力的标志。多数女孩在初潮后需 2~4 年建立规律性周期性排卵;此时女孩虽已初步具有生殖能力,但整个生殖系统的功能尚未完善。

(四)性成熟期

性成熟期一般在 18 岁左右开始,历时 30 年。每个生殖周期生殖器官各部及乳房在卵巢分泌的性激素周期性作用下,发生利于生殖的周期性变化。

(五)围绝经期

1994 年世界卫生组织将围绝经期定义为始于卵巢功能开始衰退、直至绝经后一年内的一段时期。

卵巢功能开始衰退一般始于 40 岁以后,该期以无排卵月经失调为主要症状,可伴有阵发性潮热、出汗等,历时短至 1～2 年,长至十余年。因长时间无排卵,子宫内膜长期暴露于雌激素作用,而无孕激素保护,故此时期妇女为子宫内膜癌的高发人群。至卵巢功能完全衰竭时,则月经永久性停止,称绝经。中国妇女的平均绝经年龄为 50 岁左右。

绝经后卵巢内卵泡发育及雌二醇的分泌停止,此期因体内雌激素的急剧下降,血管舒缩症状加重,并可出现神经精神症状,表现为潮热出汗、情绪不稳定、不安、抑郁或烦躁、失眠等。

(六)绝经后期及老年期

绝经后期是指绝经一年后的生命时期。绝经后期的早期虽然卵巢内卵泡耗竭,卵巢分泌雌激素的功能停止,但卵巢间质尚有分泌雄激素功能,此期经雄激素外周转化的雌酮成为循环中的主要雌激素。肥胖者雌酮转化率高于消瘦者。由于绝经后体内雌激素明显下降,特别是循环中雌二醇降低,出现低雌激素相关症状及疾病,如心血管疾病、骨矿含量丢失等。但由于雌酮升高,以及其对子宫内膜的持续刺激作用,该期仍可能发生子宫内膜癌。妇女 60 岁以后机体逐渐老化,进入老年期。卵巢间质的内分泌功能逐渐衰退,生殖器官逐渐萎缩,此时骨质疏松症甚至骨折发生率增加。

(高 雯)

第二节 女性生殖内分泌调节

在脑部存在两个调节生殖功能的部位,即下丘脑和垂体。多年来的科学研究已揭示了下丘脑-垂体-卵巢激素的相互作用与女性排卵周期性的动态关系,这种动态关系涉及下丘脑-垂体生殖激素对卵巢功能的调节,以及卵巢激素对下丘脑-垂体分泌生殖激素的反馈调节,此为下丘脑-垂体-卵巢(hypothalamus-pituitary-ovary,H-P-O)的内分泌调节轴。近年研究还发现垂体和卵巢的自分泌/旁分泌在卵巢功能的调节中起重要作用。

在女性生殖周期中卵巢激素的周期性变化对生殖器官的作用,使生殖器官出现有利于生殖的周期性变化。在灵长类,雌性生殖周期若未受孕,则最明显的特征是周期性的子宫内膜脱落所引起的子宫周期性出血,称月经。因而,灵长类雌性生殖周期也称月经周期。

一、中枢生殖调节激素

中枢生殖调节激素包括下丘脑和腺垂体分泌的与生殖调节有关的激素。

(一)下丘脑促性腺激素释放激素

1.化学结构

GnRH 是控制垂体促性腺激素分泌的神经激素,其化学结构由 10 个氨基酸(焦谷氨酸、组氨酸、色氨酸、丝氨酸、酪氨酸、甘氨酸、亮氨酸、精氨酸、脯氨酸及甘氨酸)组成。

2.产生部位及运输

GnRH 主要是由下丘脑弓状核的 GnRH 神经细胞合成和分泌。GnRH 神经元分泌的 GnRH 经垂体门脉血管输送到腺垂体。

3.GnRH 的分泌特点及生理作用

下丘脑 GnRH 的生理分泌呈持续的脉冲式节律分泌,其生理作用为调节垂体 FSH 和 LH 的合成和分泌。

4.GnRH 分泌调控

GnRH 的分泌受来自血流的激素信号的调节,如垂体促性腺激素和性激素的反馈调节,包括促进作用的正反馈和抑制作用的负反馈。控制下丘脑 GnRH 分泌的反馈有长反馈、短反馈和超短反馈。长反馈是指性腺分泌到循环中的性激素的反馈作用;短反馈是指垂体激素的分泌对下丘脑 GnRH 分泌的负反馈;超短反馈是指 GnRH 对其本身合成的抑制。另外,来自中枢神经系统更高中枢的信号还可以通过多巴胺、去甲肾上腺素、儿茶酚胺、内啡肽及五羟色胺和褪黑素等一系列神经递质调节 GnRH 的分泌。

（二）垂体生殖激素

腺垂体分泌的直接与生殖调节有关的激素有促性腺激素和泌乳素。

1.促性腺激素

促性腺激素包括 FSH 和 LH,它们是由腺垂体促性腺激素细胞分泌的。FSH 和 LH 均为由 α 和 β 两个亚基组成的糖蛋白激素,LH 的相对分子量约为 28 000,FSH 的相对分子量约为 33 000。FSH、LH、HCG 和 TSH 四种激素的 α 亚基完全相同、β 亚基不同。α 亚基和 β 亚基均为激素活性所必需的,单独的 α 亚基或 β 亚基不具有生物学活性,只有两者结合形成完整的分子结构才具有活性。

2.泌乳素

主要由垂体前叶催乳素细胞合成分泌,泌乳素细胞占垂体细胞总数的 1/3～1/2。另外,子宫内膜的蜕膜细胞或蜕膜样间质细胞也可分泌少量的催乳素。催乳素能影响下丘脑-垂体-卵巢轴,正常水平的催乳素对卵泡的发育非常重要。过高的催乳素水平会抑制 GnRH、LH 和 FSH 的分泌,抑制卵泡的发育和排卵,导致排卵障碍。因此,高催乳素血症患者会出现月经稀发和闭经。

垂体催乳素的分泌主要受下丘脑分泌的激素或因子调控。多巴胺是下丘脑分泌的最主要的催乳素抑制因子,它与催乳素细胞上的 D_2 受体结合后发挥作用。多巴胺能抑制催乳素 mRNA 的表达、催乳素的合成及分泌,它是目前已知的最强的催乳素抑制因子。一旦下丘脑多巴胺分泌减少或下丘脑-垂体间多巴胺转运途径受阻,就会出现高催乳素血症。下丘脑分泌的催乳素释放因子包括促甲状腺素释放激素（TRH）、血管升压素、催产素等。TRH 能刺激催乳素 mRNA 的表达,促进催乳素的合成与分泌。原发性甲状腺功能减退者发生的高催乳素血症就与患者体内的 TRH 升高有关。血管升压素和催产素对催乳素分泌的影响很小,可能不具有临床意义。

许多生理活动都可影响体内的催乳素水平。睡眠后催乳素分泌显著增加,直到睡眠结束。醒后分泌减少。一般说来,人体内催乳素水平在早晨 5：00～7：00 最高,9：00～11：00 最低,下午较上午高。精神状态也影响催乳素的分泌,激动或紧张时催乳素分泌显著增加。另外,高蛋白饮食、性交和哺乳等也可使催乳素分泌增加。

(三)卵巢生理周期及调节

本部分将阐述卵巢内卵泡发育、排卵及黄体形成至退化的生理周期中变化及调节,以及垂体促性腺激素与卵巢激素相互作用关系。卵巢内激素关系与形态学和自分泌/旁分泌活动的关系使卵巢活动周而复始。

1.卵泡的发育

近年来随着生殖医学的发展,人们对卵泡发育的过程有了进一步的了解。目前认为卵泡的发育成熟过程跨越的时间很长,仅从有膜的窦前卵泡发育至成熟卵泡就需要 85 天。

始基卵泡直径约 30 μm,由一个卵母细胞和一层扁平颗粒细胞组成。新生儿两侧卵巢内共有100 万~200 万个始基卵泡,青春期启动时有 20 万~40 万个始基卵泡。性成熟期每月有一个卵泡发育成熟,女性一生中共有 400~500 个始基卵泡最终发育成成熟卵泡。

初级卵泡是由始基卵泡发育而来的,直径>60 μm,此期的卵母细胞增大,颗粒细胞也由扁平变为立方形,但仍为单层。初级卵泡的卵母细胞和颗粒细胞之间出现了一层含糖蛋白膜,称为透明带。透明带是由卵母细胞和颗粒细胞共同分泌形成的。

初级卵泡进一步发育,形成次级卵泡。次级卵泡的直径<120 μm,由卵母细胞和多层颗粒细胞组成。

初级卵泡和次级卵泡均属窦前卵泡。随着次级卵泡的进一步发育,卵泡周围的间质细胞生长分化成卵泡膜,卵泡膜分为内泡膜层和外泡膜层两层。Gougen 根据卵泡膜内层细胞和颗粒细胞的生长,把有膜卵泡的生长分成 8 个等级。

次级卵泡在第一个月经周期的黄体期进入第 1 级,1级卵泡仍为窦前卵泡。约 25 天后在第 2 个月经周期的卵泡期发育成 2 级卵泡,此时颗粒细胞间积聚的卵泡液增加融合成卵泡腔,因此这种卵泡被称为窦腔卵泡,从此以后的卵泡均为窦腔卵泡。卵泡液中含有丰富的类固醇激素、促性腺激素和生长因子,它们对卵泡的发育具有极其重要的意义。20 天后在黄体期末转入第 3 级,14 天后转入第 4 级,4 级卵泡直径约 2 mm。10 天后,在第 3 个月经周期的黄体晚期转入第 5 级。5 级卵泡为卵泡募集的对象,被募集的卵泡从此进入第 6、7、8 级,每级之间间隔 5 天。

(1)初始募集:静止的始基卵泡进入到卵泡生长轨道的过程称为初始募集,初始募集的具体机制尚不清楚。目前认为静止的始基卵泡在卵巢内同时受到抑制因素和刺激因素的影响,当刺激因素占上风时就会发生初始募集。FSH 水平升高可导致初始募集增加,这说明 FSH 能刺激初始募集的发生。但是始基卵泡上没有 FSH 受体,因此 FSH 对初始募集的影响可能仅仅是一种间接影响。

一些局部生长因子在初始募集的启动中可能起关键作用,如生长分化因子-9(growth differentiation factor-9,GDF-9)和 kit 配体等。GDF-9 是转化生长因子/激活素家族中的一员,它由卵母细胞分泌,对大鼠的初始募集至关重要。GDF-9 发生基因突变时,大鼠的始基卵泡很难发展到初级卵泡。kit 配体是由颗粒细胞分泌的,它与卵母细胞和颗粒细胞上的 kit 受体结合。kit 配体是初始募集发生的关键因子之一。

(2)营养生长阶段:从次级卵泡到 4 级卵泡的生长过程很缓慢,次级卵泡及其以后各期卵泡的颗粒细胞上均有 FSH、雌激素和雄激素受体。泡膜层也是在次级卵泡期形成,泡膜细胞上有 LH 受体。由于卵泡上存在促性腺激素受体,所以促性腺激素对该阶段的卵泡生长也有促进作用。

不过促性腺激素对该阶段卵泡生长的影响较小。即使没有促性腺激素的影响,卵泡也可以发展成早期窦腔卵泡。与促性腺激素水平正常时的情况相比,缺乏促性腺激素时卵泡生长得更慢,生长卵泡数更少。

由于该阶段卵泡的生长对促性腺激素的依赖性很小,可能更依赖卵巢的局部调节,如胰岛素样生长因子和转化生长因子β等,因此 Gougeon 称为营养生长阶段。

(3)周期募集:在黄体晚期,生长卵泡发育成直径2~5 mm 的5级卵泡。绝大部分5级卵泡将发生闭锁,只有少部分5级卵泡在促性腺激素(主要是 FSH)的作用下,可以继续生长发育并进入到下个月经周期的卵泡期。这种少部分5级卵泡被募集到继续生长的轨道的过程,就称为周期募集。

4级卵泡以后的各级卵泡的生长对促性腺激素的依赖很大,如果促性腺激素水平比较低,这些卵泡将发生闭锁。另外,雌激素也能促进这些卵泡的生长,因此雌激素有抗卵泡闭锁的作用。在青春期前也有卵泡生长,但是由于促性腺激素水平低,这些生长卵泡在周期募集发生前都闭锁了。在青春期启动后下丘脑-垂体-卵巢轴被激活,促性腺激素分泌增加,周期募集才开始成为可能。

在黄体晚期,黄体功能减退,雌孕激素水平下降,促性腺激素水平轻度升高。在升高的促性腺激素的作用下,一部分5级卵泡被募集,从而可以继续生长。由此可见,周期募集的关键因素是促性腺激素。

(4)促性腺激素依赖生长阶段:周期募集后的卵泡的生长依赖促性腺激素,目前认为5级以后卵泡的生长都需要一个最低水平的 FSH,即"阈值"。只有 FSH 水平达到或超过阈值时,卵泡才能继续生长,否则卵泡将闭锁。因此5级及其以后的卵泡生长阶段被称为促性腺激素依赖生长阶段。雌激素对该阶段卵泡的生长也有促进作用,雌激素可使卵泡生长所需的 FSH 阈值水平降低。

(5)优势卵泡的选择:周期募集的卵泡有多个,但是最终只有一个卵泡发育为成熟卵泡并发生排卵。这个将来能排卵的卵泡被称为优势卵泡,选择优势卵泡的过程称为优势卵泡的选择。

优势卵泡的选择发生在卵泡早期(月经周期的第5~7天)。目前认为优势卵泡的选择与雌激素的负反馈调节有关,优势卵泡分泌雌激素的能力强,其卵泡液中的雌激素水平高。一方面,雌激素能在卵泡局部协同 FSH,促进颗粒细胞的生长,提高卵泡对 FSH 的敏感性。另一方面,雌激素对垂体 FSH 的分泌具有负反馈抑制作用,使循环中的 FSH 水平下降。卵泡中期,随着卵泡的发育和雌激素分泌的增加,FSH 分泌减少。优势卵泡分泌雌激素能力强,对 FSH 敏感,因此其生长对 FSH 的依赖较小,可继续发育。分泌雌激素能力低的卵泡,其卵泡液中的雌激素水平低,对 FSH 不敏感,生长依赖于高水平的 FSH,FSH 水平下降时它们将闭锁。

(6)排卵:成熟卵泡也被称为 Graffian 卵泡,直径可达 20 mm 上。成熟卵泡破裂,卵母细胞排出,这个过程称为排卵。排卵发生在卵泡晚期,此时雌二醇水平迅速上升并达到峰值,该峰值水平可达 350 pg/mL 以上。高水平的雌二醇对下丘脑-垂体产生正反馈,诱发垂体 LH 峰性分泌,形成 LH 峰。LH 峰诱发排卵,在 LH 峰出现 36 小时后发生排卵。

排卵需要黄体酮和前列腺素。排卵前的 LH 峰诱导颗粒细胞产生孕激素受体,孕激素受体缺陷者存在排卵障碍,这说明孕激素参与排卵的调节。排卵前的 LH 峰激活环氧合酶(cyclooxygenase-2,COX-2)的基因表达,COX-2 合成增加,前列腺素生成增多。前列腺素缺乏会导致排卵障碍,这说明前列腺素也参与排卵的调节。

排卵过程的具体机制尚不清楚,下面把目前的一些认识做一简介。LH 峰激活卵丘细胞和颗粒细胞内的透明质酸酶的基因表达,透明质酸酶的增加使卵丘膨大,目前认为卵泡膨大是排卵的必要条件之一。LH峰还激活溶酶体酶,在溶酶体酶的作用下排卵斑形成。孕激素的作用是激活排卵相关基因的转录,前列腺素参与排卵斑的形成过程。排卵斑破裂是蛋白水解酶作用的结果,这些酶包括纤溶酶原激活物和基质金属蛋白酶等。

(7)卵泡闭锁:在每一个周期中都有许多卵泡生长发育。但是,最终每个月只有一个卵泡发育为成熟卵泡并排卵,其余的绝大多数(99.9%)卵泡都闭锁了。在卵泡发育的各个时期都可能发生卵泡闭锁。卵泡闭锁属于凋亡范畴,一些生长因子和促性腺激素参与其中。

2.卵母细胞的变化

在卵泡发育的过程中,卵母细胞也发生了重大变化。随着卵泡的增大,卵母细胞的体积也不断增大。始基卵泡的卵母细胞为处于减数分裂前期Ⅰ的初级卵母细胞,LH峰出现后进入到减数分裂中期Ⅰ,排卵前迅速完成第一次减数分裂,形成2个子细胞:次级卵母细胞和第一极体。次级卵母细胞很快进入到减数分裂中期Ⅱ,且停止于该期。直到受精后才会完成第二次减数分裂。

3.卵泡发育的调节

FSH是促进卵泡发育的主要因子之一,窦前期卵泡和窦腔卵泡的颗粒细胞膜上均有FSH受体,FSH本身能上调FSH受体的基因表达。FSH能刺激颗粒细胞的增殖,激活颗粒细胞内的芳香化酶。另外FSH还能上调颗粒细胞上LH受体的基因表达。LH受体分布于卵泡膜细胞和窦期卵泡的颗粒细胞上,它对卵泡的生长发育也很重要。LH的主要作用是促进卵泡膜细胞合成雄激素,后者是合成雌激素的前体。

雌激素参与卵泡生长发育各个环节的调节,颗粒细胞和卵泡膜细胞均为雌激素的靶细胞。雌激素能刺激颗粒细胞的有丝分裂,促进卵泡膜细胞上FSH受体和LH受体的基因表达。雌激素在窦腔形成和优势卵泡选择的机制中居重要地位。雄激素在卵泡发育中的作用目前尚不清楚,但临床上有证据提示,雄激素过多可导致卵泡闭锁。

(四)卵巢的自分泌/内分泌

卵泡内还有许多蛋白因子,如抑制素、激活素、胰岛素样生长因子等,它们也参与卵泡发育的调节,但是具体作用还有待于进一步的研究。

1.抑制素、激活素和卵泡抑素

属同一家族的肽类物质,由颗粒细胞在FSH作用下产生的。抑制素是抑制垂体FSH分泌的重要因子。激活素的作用是刺激FSH释放,在卵巢局部起增强FSH的作用。卵泡抑素具有抑制FSH活性的作用,此作用可能通过与激活素的结合。

抑制素是由α、β两个亚单位组成,其中β亚单位主要有两种,即β_A和β_B。α亚单位和β_A亚单位组成的抑制素称为抑制素A($\alpha\beta_A$),α亚单位和β_B亚单位组成的抑制素称为抑制素B($\alpha\beta_B$)。激活素是由构成抑制素的β亚单位两两结合而成,由两个β_A亚单位组成的称为激活素A($\beta_A\beta_A$),由两个β_B亚单位组成的称为激活素B($\beta_B\beta_B$),由一个β_A亚单位和一个β_B亚单位组成的称为激活素AB($\beta_A\beta_B$)。近年又有一些少见的β亚单位被发现,目前尚不清楚它们的分布和作用。

在整个卵泡期抑制素A水平都很低,随着LH的出现,抑制素A的水平也开始升高,黄体期达到峰值,其水平与黄体酮水平平行。黄体晚期抑制素水平很低,此时FSH水平升高,5级卵泡募集。卵泡早期,FSH水平升高,激活素和抑制素B水平也升高。卵泡中期抑制素B达到峰值,此时由于卵泡的发育和抑制素B水平的升高,FSH水平下降,因此发生了优势卵泡的选择。优势卵泡主要分泌抑制素A。排卵后,黄体形成,黄体主要分泌激活素A和抑制素A。因此卵泡晚期和黄体期,抑制素B水平较低。绝经后,卵泡完全耗竭,抑制素分泌也停止。除卵巢外,体内其他一些组织器官也分泌激活素,因此绝经后妇女体内的激活素水平没有明显的变化。由于抑制素B主要由早期卵泡分泌,因此它可以作为评估卵巢储备功能的指标。同样的道理,抑制素A可以作为评估优势卵泡发育情况的指标。

2.胰岛素样生长因子(insulin-like growth factor,IGF)

为低分子量的单链肽类物质,其结构和功能与胰岛素相似,故称之。IGF有两种:IGF-Ⅰ和IGF-Ⅱ。循环中的IGF-Ⅰ由肝脏合成(生长激素依赖),通过循环到达全身各组织发挥生物效应。近年,大量研究表明,体内多数组织能合成IGF-Ⅰ,其产生受到生长激素或器官特异激素的调节。卵巢产生的IGF量仅次于子宫和肝脏。在卵巢,IGF产生于卵泡颗粒细胞和卵泡膜细胞,促性腺素对其产生具有促进作用。

IGF对卵巢的作用已经阐明,IGF受体在人卵巢的颗粒细胞和卵泡膜细胞均有表达。已证明IGF-Ⅰ具有促进促性腺素对卵泡膜和颗粒细胞的作用,包括颗粒细胞增殖、芳香化酶活性、LH受体合成及抑制素的分泌。IGF-Ⅱ对颗粒细胞有丝分裂也有刺激作用。在人类卵泡细胞,IGF-Ⅰ协同FSH刺激蛋白合成和类固醇激素合成。在颗粒细胞上出现LH受体时,IGF-Ⅰ能提高LH的促黄体酮合成作用及刺激颗粒细胞黄体细胞的增殖。IGF-Ⅰ与FSH协同促进排卵前卵泡的芳香化酶活性。因此,IGF-Ⅰ对卵巢雌二醇和黄体酮的合成均具有促进作用。另外,IGF-Ⅰ的促卵母细胞成熟和促受精卵卵裂的作用在动物实验中得到证实;离体实验表明,IGF-Ⅰ对人未成熟卵具有促成熟作用。

有6种IGF结合蛋白(insnlin like growth binding proteins,IGFBPs),即IGFBP-1到IGFBP-6,其作用是与IGF结合,调节IGF的作用。游离状态的IGFs具有生物活性,与IGFBP结合的IGFs无生物活性。另外,IGFBPs对细胞还具有与生长因子无关的直接作用。卵巢局部产生的IGFBP其基本功能是通过在局部与IGFs结合,从而降低IGFs的活性。

IGF的局部活性还可受到蛋白水解酶的调节,蛋白水解酶可调节IGFBP的活性。雌激素占优势的卵泡液中IGFBP-4浓度非常低;相反雄激素占优势的卵泡液中有高浓度的IGFBP-4;蛋白水解酶可降低IGFBP的活性及提高IGF的活性,这是保证优势卵泡正常发育的另一机制。

3.抗米勒激素

由颗粒细胞产生,具有抑制卵母细胞减数分裂和直接抑制颗粒细胞和黄体细胞增殖的作用,并可抑制EGF刺激的细胞增殖。

4.卵母细胞成熟抑制因子(oocyte maturation inhibitor,OMI)

由颗粒细胞产生具有抑制卵母细胞减数分裂的作用,卵丘的完整性是其活性的保证,LH排卵峰能克服或解除其抑制作用。

5.内皮素-1

内皮素-1是肽类物质,产生于血管内皮细胞,以前称之为黄素化抑制因子;具有抑制LH促进的黄体酮分泌。

(五)黄体

排卵后卵泡壁塌陷,卵泡膜内的血管和结缔组织伸入到颗粒细胞层。在LH的作用下,颗粒细胞继续增大,空泡化,积聚黄色脂质,形成黄色的实体结构,称为黄体。颗粒细胞周围的卵泡膜细胞也演化成卵泡膜黄体细胞,成为黄体的一部分。如不受孕,黄体仅维持14天,以后逐渐被结缔组织取代,形成白体。受孕后黄体可维持 6 个月,之后也将退化成白体。

LH 是黄体形成的关键因素,研究表明它对黄体维持也有重要的意义。在黄体期,黄体细胞膜上的 LH 受体数先进行性增加,以后再减少。但是即使在黄体晚期,黄体细胞上也含有大量的 LH 受体。缺少 LH 时,黄体酮分泌会明显减少。

在非孕期,黄体的寿命通常只有 14 天左右。非孕期黄体退化的机制目前尚不清楚,用 LH 及其受体的变化无法解释。有学者认为可能与一些调节细胞凋亡的基因有关。

二、下丘脑-垂体-卵巢轴激素的相互关系

下丘脑-垂体-卵巢轴是一个完整而协调的神经内分泌系统。下丘脑通过分泌 GnRH 控制垂体 LH 和 FSH 的释放,从而控制性腺发育和性激素的分泌,卵巢在促性腺激素作用下,发生周期性排卵并伴有卵巢性激素分泌的周期性变化;而卵巢性激素对中枢生殖调节激素的合成和分泌又具有反馈调节作用,从而使循环中 LH 和 FSH 呈密切相关的周期性变化。

性激素反馈作用于中枢使下丘脑 GnRH 和垂体促性腺激素合成或分泌增加时,称正反馈;反之使下丘脑 GnRH 和垂体促性腺激素合成或分泌减少时,称负反馈。

循环中当雌激素低于 200 pg/mL 时对垂体 FSH 的分泌起抑制作用(负反馈),因此,在卵泡期,随卵泡发育,由于卵巢分泌雌激素的增加,垂体释放 FSH 受到抑制,使循环中 FSH 下降。当卵泡接近成熟,卵泡分泌雌激素使循环中雌激素达到高峰,当循环中雌激素浓度达到或高于 200 pg/mL 时,即刺激下丘脑 GnRH 和垂体 LH、FSH 大量释放(正反馈),形成循环中的 LH、FSH 排卵峰。然后成熟卵泡在 LH、FSH 排卵峰的作用下排卵,继后黄体形成,卵巢不仅分泌雌激素,还分泌黄体酮。黄体期无论是垂体 LH 和 FSH 的释放还是合成均受到抑制作用,循环中 LH、FSH 下降,卵泡发育受限制;黄体萎缩时,循环中雌激素和孕激素水平下降。可见下丘脑-垂体-卵巢轴分泌的激素的相互作用是女性生殖周期运转的机制,卵巢是调节女性生殖周期的重要环节。若未受孕,卵巢黄体萎缩,致使子宫内膜失去雌、孕激素的支持而萎缩、坏死,引起子宫内膜脱落和出血。因此月经来潮是一个生殖周期生殖的失败及一个新的生殖周期开始的标志。

(高 雯)

第三节 子宫内膜及其他生殖器官的周期性变化

卵巢周期中,卵巢分泌的雌、孕激素作用于子宫内膜及生殖器官,使其发生支持生殖的周期性变化。

一、子宫内膜周期性变化及月经

(一)子宫内膜的组织学变化

子宫内膜在解剖结构上分为基底层和功能层。基底层靠近子宫肌层,对月经周期中激素变化没有反应;功能层是由基底层再生的增殖带,在月经周期受卵巢雌、孕激素的序贯作用发生周期性变化,若未受孕则功能层在每一周期最后脱落伴子宫出血,临床上表现为月经来潮。以月经

周期为 28 天为例来描述子宫内膜的组织学形态变化。

1.增殖期

子宫内膜受雌激素影响,内膜的各种成分包括表面上皮、腺体和腺上皮、间质及血管均处在一个增殖生长过程,称为增殖期。与卵巢的卵泡期相对应,子宫内膜的增殖期一般持续 2 周,生理情况下可有 10~20 天波动。子宫内膜厚度自 0.5 mm 增加到 3.5~5.0 mm,以腺体增殖反应最为明显。根据增殖程度一般将其分为早、中和晚期增殖三个阶段。增殖期早期(28 天周期的第 4~7 天),腺体狭窄呈管状,内衬低柱状上皮,间质细胞梭形,排列疏松,胞浆少,螺旋小动脉位于内膜深层;增殖期中期(28 天周期的第 8~10 天),腺体迅速变长而扭曲,腺上皮被挤压呈高柱状,螺旋小动脉逐渐发育,管壁变厚;增殖晚期(28 天周期的第 11~14 天),相当于卵泡期雌激素分泌高峰期,子宫内膜雌激素浓度也达高峰,子宫内膜腺体更加弯曲,腺上皮细胞拥挤,致使细胞核不在同一平面而形成假复层,此时腺体向周围扩张,可与邻近腺体紧靠,朝内膜腔的子宫内膜表面形成一层连续的上皮层,含致密的细胞成分的内膜基质此时因水肿变疏松。内膜功能层上半部,间质细胞胞浆中含极丰富的 RNA,而下半部的间质细胞仅含少量 RNA,此两部分以后分别成为致密层和海绵层,螺旋小动脉在此期末到达子宫内膜表面的上皮层之下,并在此形成疏松的毛细管网。雌激素作用的子宫内膜生长的另一重要特征是纤毛和微绒毛细胞增加;纤毛发生在周期的第7~8 天,随着子宫内膜对雌激素反应性增加,围绕腺体开口的纤毛细胞增加,对内膜分泌期的分泌活动十分重要;细胞表面绒毛的生成也是雌激素作用的结果,绒毛是细胞质的延伸,起到增加细胞表面营养物质交换的作用。增殖期是以有丝分裂活动为特征,细胞核 DNA 增加,胞浆 RNA 合成增加,在子宫的上 2/3 段的子宫内膜功能层即胚泡常见的着床部位最为明显。

2.分泌期

排卵后,子宫内膜除受雌激素影响外,主要受黄体分泌的黄体酮的作用;子宫内膜尽管仍受到雌激素的作用,但由于黄体酮的抗雌激素作用,使子宫内膜的总高度限制在排卵前范围(5~6 mm)。上皮的增殖在排卵后 3 天停止,内膜内其他各种成分在限定的空间内继续生长,导致腺体进行性弯曲及螺旋动脉高度螺旋化。另外黄体酮作用的另一重要特征是使子宫内膜的腺体细胞出现分泌活动,故称为分泌期。根据腺体分泌活动的不同阶段,将分泌期分为早、中和晚期三个阶段。分泌期早期(28 天周期的第 16~19 天),50%以上的腺上皮细胞核下的细胞质内出现含糖原的空泡,称核下空泡,为分泌早期的组织学特征;分泌期中期(28 天周期的 20~23 天),糖原空泡自细胞核下逐渐向腺腔移动,突破腺细胞顶端胞膜,排到腺腔,称顶浆分泌,为分泌中期的组织学特征,此过程历经 7 天。内膜分泌活动在中期促性腺素峰后 7 天达高峰,与胚泡种植时间同步。周期的第 21~22 天为胚泡种植的时间,此时另一突出的特征是子宫内膜基质高度水肿,此变化是由于雌、孕激素作用于子宫内膜产生前列腺素使毛细血管通透性增加所致。分泌晚期(28 天周期的第 24~28 天),腺体排空,见弯曲扩张的腺体,间质稀少,基质水肿使子宫内膜呈海绵状;此时表层上皮细胞下的间质分化为肥大的前脱膜细胞,其下方的间质细胞分化为富含松弛素颗粒的颗粒间质细胞;排卵后第 7~13 天(月经周期的第 21~27 天)子宫内膜分泌腺扩张及扭曲最明显;至排卵后第 13 天,子宫内膜分为三带:不到 1/4 的组织是无变化的基底层;子宫内膜中部(约占子宫内膜的 50%)为海绵层,含高度水肿的间质和高度螺旋化动脉,以及分泌耗竭扩张的腺体;在海绵层之上的表层(约占 25%高度)是致密层,由水肿肥大的呈多面体的间质细胞呈砖砌样致密排列。

3.月经期

即为子宫内膜功能层崩解脱落期。在未受孕情况下,黄体萎缩,雌孕激素水平下降,子宫内膜失去激素支持后最明显的变化是子宫内膜组织的萎陷和螺旋动脉血管明显的舒缩反应。在恒河猴月经期观察到性激素撤退时子宫内膜的血管活动顺序:随着子宫内膜的萎陷,螺旋动脉血流及静脉引流减少;继而血管扩张;以后是螺旋动脉呈节律的收缩和舒张;血管痉挛性收缩持续时间一次比一次长,且一次比一次强,最后导致子宫内膜缺血发白。组织分解脱落机制如下。

(1)血管收缩因子:上述这些变化开始于月经前24小时,导致内膜缺血和淤血;接着血管渗透性增加,白细胞由毛细血管渗透到基质,血管的舒张变化使红细胞渗出至组织间隙,血管表面凝血块形成。此时,分泌期子宫内膜上因组织坏死释放的前列腺素 $PGF_{2\alpha}$ 及 PGF_{E2} 水平达到最高;来自腺体细胞的前列腺素 $PGF_{2\alpha}$ 及蜕膜间质细胞的内皮素-Ⅰ(endothelin-1)是强效血管收缩因子,血小板凝集产生的血栓素 $A(TXA_2)$ 也具有血管收缩作用,从而使经期发生血管及子宫肌层的节律性收缩,而且全内膜血管收缩在整个经期呈进行性加强,使内膜功能层迅速缺血坏死崩解。

(2)溶酶体酶释放:在内膜分泌期的前半阶段,一些强效的组织溶解酶均限制在溶酶体内,这是因为黄体酮具有稳定溶酶体膜的作用。伴随雌、孕激素水平的下降,溶酶体膜不能维持,酶释放到内皮细胞的细胞质,最后到细胞间隙,这些活性酶将消化细胞导致前列腺素的释放,红细胞外渗,促进组织坏死和血栓形成。

(3)基质金属蛋白酶家族:具有降解细胞外基质及基底膜的各种成分,包括胶原蛋白、明胶等。当黄体酮从子宫内膜细胞撤退时引起基质金属蛋白酶的分泌,从而导致细胞膜的崩解及细胞外基质的溶解。

(4)细胞凋亡:有相当证据表明细胞因子中,肿瘤坏死因子(tumor necrosis factor,TNF)是引起细胞凋亡的信号。月经期子宫内膜细胞上 TNF-α 的分泌达到高峰,可抑制子宫内膜的增殖引起细胞凋亡;引起黏连蛋白的丢失,而黏连蛋白的丢失引起细胞间联系的中断。

(二)月经临床表现

正常月经具有周期性,间隔为24～35天,平均28天;每次月经持续时间称经期,为2～6天;出血的第1天为月经周期的开始。经量为一次月经的总失血量,月经开始的头12小时一般出血量少,第2～3天出血量最多,第3天后出血量迅速减少。正常月经量为30～50 mL,超过80 mL为月经过多。尽管正常月经的周期间隔、经期及经量均因人而异,但对有规律排卵的妇女(个体)而言,其月经类型相对稳定。月经类型包括周期间隔、经期持续日数及经量变化特点等的任何偏转,均可能是异常子宫出血,而非正常月经。经期一般无特殊症状,但由于前列腺素的作用,有些妇女下腹部及腰骶部有下坠不适或子宫收缩痛,并可出现腹泻等胃肠功能紊乱症状。少数患者可有头痛及轻度神经系统不稳定症状。

二、其他部位生殖器官的周期性变化

(一)输卵管的周期变化

输卵管在生殖中的作用是促进配子运输、提供受精场所和运输早期胚胎。输卵管可分为4部分:伞部、壶腹部、峡部和间质部。每一部分都有肌层和黏膜层,黏膜层由上皮细胞组成,包括纤毛细胞和分泌细胞。

伞部的主要功能是拾卵,这与该部位的纤毛细胞的纤毛向子宫腔方向摆动有关。壶腹部是受精的场所,该部位的纤毛细胞的纤毛也向子宫腔方向摆动。峡部的肌层较厚,黏膜层较薄。间质部位于子宫肌壁内,由较厚的肌层包围。

拾卵是通过输卵管肌肉收缩和纤毛摆动实现的,卵子和胚胎的运输主要靠输卵管肌肉收缩实现的,纤毛运动障碍可造成输卵管性不孕。肌肉收缩和纤毛活动受卵巢类固醇激素的调节。雌激素促进纤毛的生成;孕激素使上皮细胞萎缩,纤毛脱落。

输卵管液是配子和早期胚胎运输的介质,输卵管液中的成分随月经周期发生周期性变化。

(二)子宫颈黏液的周期变化

子宫颈黏液(cervical mucus scors,CS)主要由子宫颈内膜腺体的分泌物组成,此外还包括少量来自子宫内膜和输卵管的液体,以及子宫腔和子宫颈的碎屑和白细胞。子宫颈黏液的分泌受性激素的调节,随月经周期发生规律变化。

1.子宫颈黏液的成分

子宫颈黏液由水、无机盐、低分子有机物和大分子的有机物组成。水是子宫颈黏液中最主要的成分,占总量的85%~95%。无机盐占总量的1%,其主要成分为氯化钠。低分子有机化合物包括游离的单糖和氨基酸,大分子的有机化合物包括蛋白质和多糖。

2.羊齿植物叶状结晶

羊齿植物叶状结晶(简称羊齿状结晶)是由蛋白质或多糖与电解质结合而成的。羊齿状结晶并不是子宫颈黏液所特有的,它可以出现在含有电解质、蛋白质或胶态溶液中,如鼻黏液、唾液、羊水、脑脊液等。一般在月经周期的第8~10天开始出现羊齿状结晶,排卵前期达到高峰。排卵后,在孕激素的作用下羊齿状结晶消失。

3.子宫颈分泌的黏液量

子宫颈腺体的分泌量随月经周期发生变化。卵泡早中期子宫颈每天可分泌黏液20~60 mg,排卵前分泌量可增加10倍,每天高达700 mg。在子宫颈黏液分泌量发生变化的同时,子宫颈黏液的性质也发生了变化。此时的子宫颈黏液拉丝度好,黏性低,有利于精子的穿透。排卵后子宫颈黏液分泌量急剧减少,黏性增加。妊娠后黏液变得更厚,形成黏液栓堵住子宫颈口,可防止细菌和精子的穿透。

(三)阴道上皮周期变化

阴道黏膜上皮细胞受雌、孕激素的影响,也发生周期变化。雌激素使黏膜上皮增生,脱落细胞群中的成熟细胞数量相对增加。孕激素使阴道黏膜上皮细胞大量脱落,中层细胞数量增加。因此,我们可以根据阴道脱落细胞来评价女性生殖内分泌状况。

(四)乳房周期性变化

雌激素作用引起乳腺管的增生,而黄体酮则引起乳腺小叶及腺泡生长。在月经前10天,许多妇女有乳房肿胀感和疼痛,可能是由于乳腺管的扩张、充血,以及乳房间质水肿。月经期由于雌、孕激素撤退,所有这些变化的伴随症状将消退。

三、临床特殊情况的思考和建议

本部分介绍了有关垂体与卵巢激素之间的动态关系及女性生殖的周期性特征。与卵巢组织学及自分泌/旁分泌活动相关联的激素变化,使女性生殖内分泌调节系统周而复始地周期性运行。此不仅涉及垂体促性腺激素对卵巢卵泡发育、排卵及黄体形成的调节作用,而且涉及伴随卵巢上述功能活动和形态变化的激素分泌对垂体促性腺激素的合成和分泌的反馈调节。女性生殖器官在激素周期性作用下,发生着有利于支持生殖的变化,女性的月经生理则包含卵巢激素作用下的子宫内膜变化和出血机制及相关联的临床表现。而激素对生殖器官的生物学效应常用于临床判断有无激素作用和激素作用的程度。对上述生殖周期中生理调节机制的理解是对女性内分泌失常及其所导致的生殖生理功能障碍诊断和处理的基础。对本章生殖生物学的有关知识的充分理解,并且融会贯通,则不仅有益于临床上正确判断疾病和合理治疗的临床思考,而且是临床上解决问题创新思维的基础。

规律的月经是女性生殖健康和女性生殖内分泌功能正常运行的标志。一旦出现月经失调,则为生殖内分泌失调的信号。妇科内分泌医师对每一例月经失调的临床思考与其他疾病的共同点是首先找病因即诊断,然后考虑对患者最有利的治疗方法。但是,由于月经失调对妇女健康影响的特殊性,比如出现影响健康的慢性贫血甚至危及生命的子宫大出血,或由于长期无排卵月经失调使子宫内膜长期暴露于雌激素作用,而无孕激素保护,导致子宫内膜增生病变,如简单型增生、复杂型增生、不典型增生甚至癌变,则必须先针对当时情况处理,前者先止血,后者应先进行转化内膜的治疗。对无排卵性的子宫出血往往采用性激素止血,选用哪类激素止血还应根据患者出血时出血量多少及子宫内膜厚度等因素来决定,对子宫内膜增生病变则需采用对抗雌激素作用的孕激素治疗以转化内膜。临床上,常常是不同的治疗方案可获得相同的治疗效果。因此,并不要求治疗方案的统一,但治疗原则必须基于纠正因无排卵导致的正常月经出血自限机制的缺陷,采用药物逆转雌激素持续作用导致的病变,以及选择不良反应最小的药物,最小有效剂量达到治疗目的的应是最佳治疗方案。

月经失调的病因诊断则需基于病史和生殖内分泌激素的测定,比如有精神打击、过度运动、节食等应激病史的患者,促性腺激素 LH 低于 3 IU/L 者则可判断为应激所致的低促性腺激素性月经失调,此类患者往往开始表现为月经稀少,最后闭经;伴有阵发性潮热症状患者,测定促性腺激素 FSH 水平高于 15 IU/L 者,则判断为卵巢功能衰退引起的月经失调,FSH 高于 30 IU/L 则判断为卵巢功能衰竭。上述疾病的诊断是基于下丘脑-垂体-卵巢轴激素的动态关系。应激性低促性腺激素闭经者应对其进行心理疏导,去除应激原;无论是低促性腺激素性或卵巢功能衰退引起的促性腺激素升高的月经失调,存在低雌激素血症者应给予雌激素替代,雌激素替代是低雌激素患者的基本疗法,这是因为雌激素不仅是维持女性生殖器官发育的激素,而且对女性全身健康如青少年骨生长、骨量蓄积及成年人骨量的维持及心血管健康都是必须的。但是,有些月经失调患者如多囊卵巢综合征,常存在多种激素分泌异常、交互影响的复杂病理生理环路,因而治疗应着眼于初始作用,或从多个环节阻断病理生理的恶性循环,后者为综合治疗。

综上所述,月经失调是女性生殖内分泌失常的信号,生殖内分泌失常的病因诊断需要检查维持正常月经的生殖轴功能(生殖激素水平)及有无其他内分泌腺异常干扰。对生殖内分泌失常治疗的临床思考,则不仅仅是去除病因,还应考虑到生殖内分泌失常对女性健康的影响,如月经失调引起的子宫异常出血和子宫内膜病变的治疗;雌激素替代的治疗适合于低雌激素的卵巢功能低落者;正常月经来潮及促进排卵功能恢复的治疗则应针对病因的个体化治疗。因此,生殖内分泌失常的治疗往往是病因治疗、激素治疗、促进排卵功能的恢复三方面,需个性化,据病情实施。

(朱益静)

第二章 妇产科临床思维

第一节 妇科临床思维

著名医史学家西格里斯曾说:"每一个医学行动始终涉及两类人群:医师和患者,或者更广泛地说,医学团体和社会,医学无非是这两群人之间多方面的关系。"要充分认识到传统、经济、政治和文化上的差异可影响医疗活动及医患关系。妇科临床实践中,每一次接诊患者,均包括采集病史、体格检查、分析综合、诊断、制订处理计划、实施方案、观察与随访诊疗结果,其中每项内容都与诊治的整体效果密切相关。这一过程的周而复始,医学基础知识就能够不断转化,临床经验就能够不断积累。这一过程的每一步也都包含着医患间的理解、医患关系的相融,医患的相互尊重、相互配合不但有利于患者战胜病魔,也可提高医者的医术。

一、医患沟通

妇科医患沟通至关重要。妇科临床医疗常常会涉及患者的隐私。尽管社会文明的发展使人们的理念有了很大改观,但我国数千年的封建礼教思想仍不时地、或多或少地影响着现代人。不少女性即使身患妇科病痛,也羞于启齿,更不愿接受妇科检查,因而延误疾病诊治的病例屡见不鲜。女性在其青春期、性成熟期、绝经过渡期和绝经后期的心理和行为差异显著、各俱特征。作为一名妇科医师一定要在临床医疗实践过程中,做到关注患者,更要做到尊重患者。

主诉是患者感受最主要的症状或体征,妇科患者(尤其是性成熟期、绝经过渡期女性)非常希望医师能够认真听取她的主诉、重视她讲述的病痛、了解她所患疾病对生活质量的影响,尤其是对生育能力或性功能的影响。在交流时,她会非常注意医师的衣着、神情、姿势变化及语言措辞。当患者感到医师朴实、认真,关心她的叙述,并能耐心地回答她所提出的问题时,患者就会主动地提供尽可能多的、更加细致的病情。若患者对医师提供的诊治计划充分了解,那么患者就会非常信任医师,积极配合医师的诊治方案的贯彻实施。

在接诊患者、采集病史时,医师一定要做到真诚、耐心和具有同情心,认真听取患者的陈述,以静听或点头赞同鼓励患者提供详细病情。同时要注意患者的情绪变化及所阐述的语言等。必要时给予适当启发或采用询问的方式调整或集中患者的诉说内容。切忌在采集病史时表现出心不在焉,避免以指责或粗鲁的态度打断患者讲话,一定要避免暗示和主观臆测。医师要学会用通俗的语言和患者交谈,尽量少用医学术语。对病情严重的患者要尽可能多地表示理解和同情,不要给予不适当的提醒或应用不恰当的措辞。要充分考虑到患者的隐私权,切不可反复追问与性生活有关的情节。对未婚患者,有的要经过肛门指诊和相应的化验检查,明确病情后再补充询问与性生活有关的问题。对不能口述的危重患者,可询问其家属;遇病情危重患者时,应在初步了解病情后立即进行抢救,以免贻误治疗。外院转诊的患者,应重视外院书写的病情介绍。

二、妇科常见病症分析

许多妇科疾病可由产科问题引起(如分娩引起的生殖器官损伤),妇科疾病也可影响产科的正常过程(如宫颈肌瘤可造成难产)。同样,妇科病可合并外科、内科等学科的疾病,反之亦然。同时,妇科疾病与年龄关系密切。年龄对疾病的诊断具有重要的参考价值,如青春期与围绝经期发生的月经失调常由无排卵所致,而生育期多由黄体功能异常引起。

妇科患者就诊诉说的常见症状有阴道流血、异常白带、下腹痛、外阴瘙痒,以及下腹部肿块等。不同年龄女性所述症状虽相同,但其原因可能不同。

在诊断和处理妇科疾病时,应首先基于患者的年龄来考虑与患者诉说症状相关疾病的轻重缓急,先排除致命的病变;其次综合病史与检查结果(包括辅助检查)鉴别其为妇科疾病,或外科、内科等学科的疾病,或两者兼有。

(一)阴道流血鉴别的思考

除外正常月经的阴道流血是女性生殖器疾病最常见的一种症状,是指来自生殖道任何部位的出血,如阴道、宫颈、子宫等处。阴道流血也可为凝血障碍性疾病的一种临床表现,如特发性血小板减少性紫癜、白血病、再生障碍性贫血及肝功能损害等。

若患者为性成熟期女性,且性生活正常,则应首先排除与病理性妊娠相关性疾病,如异位妊娠、流产,以及滋养细胞疾病等。其次考虑卵巢内分泌功能变化引起的子宫出血,包括排卵障碍的异常子宫出血,以及月经间期卵泡破裂,雌激素水平短暂下降所致的子宫出血。最后考虑内生殖器炎症,如阴道炎、宫颈炎和子宫内膜炎等,以及生殖器肿瘤,如子宫肌瘤、宫颈癌、子宫内膜癌等。

若患者为绝经过渡期和绝经后期女性,则应首先排除内生殖器肿瘤,如宫颈癌、子宫内膜癌、具有分泌雌激素功能的卵巢肿瘤、子宫肉瘤、阴道癌及子宫肌瘤。其次考虑生殖器官炎症,如外阴炎、阴道炎、宫颈炎和子宫内膜炎等,以及绝经过渡期的排卵障碍性异常子宫出血。

若患者为青春期女性,则应首先排除排卵障碍性异常子宫出血,以及雌激素水平短暂下降所致的子宫出血。其次考虑特发性血小板减少性紫癜、白血病、再生障碍性贫血及肝功能损害等。

若患者为儿童期女性,则应首先排除外伤、异物等因素,其次考虑宫颈葡萄状肉瘤和其他病变的可能。

(二)异常白带鉴别的思考

女性阴道内常有少量分泌液,主要由阴道黏膜渗出物,宫颈管、子宫内膜及输卵管腺体分泌物等混合而成,俗称白带。正常白带呈蛋清样或白色糊状、无腥臭味,量少。白带形成与雌激素的作用有关:一般在月经前后2~3天,排卵期及妊娠期增多;青春期前及绝经后较少。若出现阴道炎、宫颈炎或内生殖器组织癌变时,白带量显著增多,性状改变或伴有臭味。

(三)下腹痛鉴别的思考

下腹痛多由妇科疾病所致,但也可以来自内生殖器以外的疾病。下腹痛通常分为急性下腹痛与慢性下腹痛两种。

1.急性下腹痛

起病急剧,疼痛剧烈,常伴有恶心、呕吐、出汗及发热等症状。

(1)下腹痛伴阴道流血:有或无停经史。此类急性下腹痛多与病理妊娠有关,常见于输卵管妊娠(流产型或破裂型)与流产(先兆流产或不全流产)。若由输卵管妊娠所致,下腹痛常表现为突然撕裂样疼痛,随后疼痛略有缓解或肛门坠胀感(里急后重),疼痛也可向全腹部扩散。若为流产所致,疼痛常位于下腹中部,呈阵发性。

(2)下腹痛伴发热:有或无寒战。由炎症所致,一般见于盆腔炎症疾病、子宫内膜炎或输卵管卵巢脓肿。右侧下腹痛还应考虑急性阑尾炎的可能。

(3)下腹痛伴附件肿块:可为卵巢肿瘤扭转,也可能是输卵管妊娠。此外,肿物部分破裂也不少见。右下腹痛伴肿块,还应考虑阑尾周围脓肿的可能。

2.慢性下腹痛

起病缓慢,多为隐痛或钝痛,病程长。60%~80%患者并无盆腔器质性疾病。根据慢性下腹痛发作时间,可以分为非周期性与周期性两种。

(1)非周期性慢性下腹痛:常见于下腹部手术后组织粘连、子宫内膜异位症、慢性输卵管炎、残余卵巢综合征、盆腔静脉淤血综合征及晚期妇科癌肿等。

(2)周期性慢性下腹痛:疼痛呈周期性发作,与月经关系密切。

(四)外阴瘙痒鉴别的思考

外阴瘙痒可由妇科疾病所致,也可由全身其他疾病引起。应根据外阴瘙痒持续时间、是否伴有局部皮损,以及患者年龄加以思考。

(1)外阴瘙痒持续时间长,伴有局部皮损:可由外阴上皮良性或恶性病变引起,尤其是患者年龄较大,瘙痒和皮损久治不愈者。若外阴皮肤或大阴唇黏膜呈生牛肉状,要排除糖尿病的可能。必要时,皮损处活检,明确诊断。

(2)外阴瘙痒,伴有阴道排液:多为阴道排液刺激外阴所致,尤其年轻患者,应检查阴道分泌的性状,以及致病菌。

(3)外阴瘙痒伴内裤点状血染:多为阴虱引起。

(五)下腹部肿块鉴别的思考

女性下腹部肿块可以来自子宫与附件、肠道、腹膜后、泌尿系统及腹壁组织。许多下腹部肿块患者并无明显的临床症状,可能仅是患者本人偶然发现或妇科普查时发现。

通常可以根据下腹部肿块的性状考虑其病因。

1.囊性肿块

一般为良性肿物或炎性肿块。肿块在短时期内增大显著时,应考虑有恶性的可能性。

(1)活动性囊性肿块:位于子宫一侧,边界清楚,囊壁薄、光滑,无触痛的肿块,一般为卵巢肿块。若囊肿内壁无乳头,直径<5 cm,增大缓慢,于月经净后略有缩小的肿块,多数为卵巢非赘生性囊肿,如卵泡囊肿、黄体囊肿;若囊肿壁有或无乳头,直径≥5 cm,有增大趋势的肿块,多数为卵巢赘生性囊肿。囊肿在短期内增大明显者应考虑卵巢恶性肿瘤可能。若肿块从右上到左下

移动度大、部位较高,应考虑肠系膜囊肿。

(2)固定性囊性肿块:边界不清,囊壁厚或囊内见分隔组织,并固定于直肠子宫陷凹、子宫后壁的囊性肿块。若囊肿内压力高、伴压痛者,常见于子宫内膜异位症;肿块压痛明显伴发热者,多为附件炎性肿块、脓肿或盆腔结核性肿块。若肿块位于右下腹,有明显压痛伴发热,兼有转移下腹部疼痛史,还应考虑阑尾周围脓肿的可能。

2.半实半囊性肿块

囊性与实性相间的肿块多来自子宫附件组织。

(1)活动性半实半囊性肿块:肿块位于子宫一侧、边界清楚、表面光滑或呈分叶状,无压痛、一般无症状者,多见于卵巢肿瘤。若伴腹水,卵巢恶性肿瘤居多。

(2)固定性半实半囊性肿块:肿块位于子宫一侧或直肠子宫陷凹、边界不清楚、表面不规则。若伴腹水、肿块表面可扪及结节者,多数为卵巢恶性肿瘤;若肿块压痛明显且伴发热,应考虑输卵管卵巢脓肿或输卵管积脓的可能。

3.实性肿块

首先要排除恶性肿瘤的可能。

(1)活动性实性肿块:肿块边界清楚,表面光滑或呈分叶状、与宫体相连且无症状,多为子宫浆膜下肌瘤或卵巢肿瘤。

(2)固定性实性肿块:肿块固定于子宫一侧或双侧、表面不规则,尤其是盆腔内可扪及其他结节、伴有腹水或胃肠道症状的患者,多为卵巢恶性肿瘤。若肿块位于下腹部一侧,呈条块状,有轻压痛,伴便秘、腹泻或便秘腹泻交替及粪中带血者,应考虑结肠癌的可能。双子宫或残角子宫的患者,可于子宫一侧扪及与子宫对称或不对称的肿块,两者相连,质地相同。

三、妇科临床诊治的思维

妇科疾病诊断时,应注意患者症状、体征与年龄、月经史、生育史的相关性。例如,生育期阴道不规则流血患者应首先考虑妊娠相关性疾病的可能,绝经后阴道流血应首先排除生殖道癌肿的可能。拟定临床治疗方案时,首先考虑采用经过科学的、客观论证过的治疗指南,以指南规范临床实践。

同时需要考虑患者的生活质量、生育功能、各种并发症,以及妇科疾病给患者及其家人在心理上带来的影响和压力,及时给予解释和指导。

一旦疾病明确诊断后,需与患者充分沟通、告知疾病的概况与转归,并与患者共同确定治疗方案。对患者有指南外的需求,也应尊重患者,并以充分的依据分析其利与弊,例如风险、效价比等。

综上所述,临床思维是医师在为患者诊治的过程中,自身的医学知识和临床的具体情况不断磨合的思维活动。实践机会多、重复次数多是临床医学的一个特点,更是医师临床诊疗能力提高的基础。因此,学生不仅要学好医学理论知识、积极参加医疗实践,而且更要善于科学思维。

(胡永平)

第二节　产科临床思维

产科学是最古老的医学学科之一,漫漫数千年的发展,使产科学从单纯的"接生"转变为集产科、新生儿科、小儿外科、内科、影像医学、临床遗传学、临床营养学及胚胎学为一体的母胎医学。这一发展趋势使得产科从最简单的学科变为相当复杂的学科,也决定了产科具有其独特的临床思维方式,要求产科医师不但要具备产科学临床与基础知识,而且应有其他相关学科的基础知识。产科医师要像内科医师一样思考问题,像遗传科医师一样分析问题,像外科医师一样解决问题,像心理科医师一样讨论问题。

产科临床医疗关系到母胎的安危,处理稍有疏忽就会给两条生命带来意外,可见产科工作的责任重大。就诊的妊娠妇女虽可分为正常妊娠和病理妊娠,但在妊娠的进展过程中,可因母体潜在病变的激化,或出现妊娠的特有病变,由初始的正常妊娠转变为病理妊娠。产科医师的主要责任:①风险评估;②促进妊娠健康进展;③给予必要的医疗和心理干预;④妊娠后特定时期内的随访和指导。

产科风险评估包括产科完整病史、体格检查、相关辅助检查,以及母胎安危的分析。

一、信息交流

与妊娠妇女之间的产科信息交流是产科医师采集完整病史的基础。每一位妊娠妇女初诊时的心情都是非常兴奋的:想知道胎儿发育如何;为了胎儿的健康发育,自己应采取什么样的生活方式等。产科医师应能顺其心情,耐心回答问题,告知必要的医学知识。同时,要仔细询问妊娠前的身体状况及曾患的任何疾病(包括其配偶和直系亲属)。切勿因妊娠是"生理"的、"正常"的,而疏于了解一些可能会影响妊娠健康发展的细节问题,例如妊娠前血压、体重的数值等。要充分告知正常妊娠对母体的影响、母体潜在疾病的激化,或发生妊娠特有病变的可能性,使妊娠妇女、配偶及其亲属了解妊娠是具有一定的风险的。

与有合并其他疾病的妊娠妇女沟通时,更要耐心回答问题,要"有理、有节"地告知妊娠发展中母胎可能发生的问题,尤其是产科合并症的突变性和不可预见性。必要时,可先与其配偶沟通。

另外,要注意医疗卫生的特定法规。

二、产科临床诊断和治疗思维

产科临床实践中,医师的任务是预见和处理妊娠期间母体和胎儿可能发生的异常情况。根据病史、检查、实验室检查及各种特殊诊断仪器的检查结果可以区分正常妊娠和病理妊娠。

大部分正常妊娠最适宜的处理是密切随访、观察;必要时,给予相应的干预。在妊娠期间,一般的处理原则是非手术治疗为主,所以思考和处理问题基本上以内科思维方式为主。

对病理妊娠则是根据病情给予相应的处理。但其具有诸多特点。

(一)突变性

产科危重患者的病情变化快,在短时间内,患者的情况可能急转直下,会突然发生心力衰竭或突然出现胎心消失。

(二)不可控性

例如自然临产的时间不受医师控制,随时都有可能发生,而且晚间临产的概率比较大。

(三)不可预见性

例如分娩过程中会出现各种意外:胎心减速、脐带脱垂、胎盘早剥、羊水栓塞、难产、产后出血等。

(四)可治愈性

若给予及时、正确的处理,患者及胎儿的险情会短期内很快解决。因此,产科医师必须具备一个优秀外科医师的基本素质和能力。

产科这些特点决定了产科医师需要有非常果断的决策力,有准确的判断力,熟练的临床技能和善于处理突发事件的能力。因此,产科医师不仅要学好医学伦理知识,积极参加医疗实践,而且要在产科临床实践中磨炼判断力,培养解决问题和处理突发事件的能力。

(胡永平)

第三章　妇产科常用检查方法

第一节　妇产科体格检查

一、产科检查

(一)全身检查

应注意全身发育、营养状况，身长和体质量，步态，精神状况，有无全身水肿，各器官有无病灶，特别注意血压测量、心肺检查(心脏有无扩大、杂音、心力衰竭现象、肺部有无呼吸音变化或啰音)、乳房检查(乳房发育、乳头大小及是否凹陷，能否矫正)，腹壁有无妊娠纹、静脉怒张，有无腹水、肝大、脾大，四肢有无畸形、活动度有无限制，下肢有无静脉曲张或水肿，外阴部有无瘢痕、畸形、水肿或静脉曲张。全身检查对于发现有关疾病，判断妊娠能否允许继续，或孕期中需要特别注意的事项，及时矫治并发症，甚至对分娩处理方法的决定都有重要关系，不容忽视。值得特别提出的是体质测量与血压的测定。

(二)胎儿检查

探测胎儿在宫内的情况及其大小、产式、先露部与胎位。其有以下几种检查方法。

1.视诊

观察腹部(实为子宫)大小及形状，借以估计胎儿大小。

2.触诊

除查知胎儿的产式与胎位外，并可测知先露部是否入盆，鉴别异常情况，进一步了解胎儿大小。一般在妊娠 3 个月以后做腹部检查，6 个月以可做四步诊查。

(1)第一步：检查子宫底住腹壁的高度及子宫底部为胎儿的哪一部分。

(2)第二步：主要鉴别胎背与胎肢的部位。检查者用两手掌分别向下移动至子宫两侧，左右手交替按触子宫胎背平整，胎肢为不规则的隆凸且有移动性。

(3)第三步：检查者将右手拇指及其他四指展开，深探耻骨联合上方，触摸先露部，注意其大小及性状，以鉴别是胎头还是胎臀；并从其深陷程度判断衔接情况。

(4)第四步：检查者两手放在先露部两侧，沿骨盆入口方向向下缓缓探入，可查知先露部下降程度。

3.听诊

自腹壁相当于胎儿背部听取胎心音最清晰,其心率为 120～160 次/分,一般须至妊娠 5 个月才能听到胎心音,借以了解胎儿在子宫内的生活状况,并能作为判断胎位的参考。

4.腹围与子宫底的测量

测量腹围与子宫底以估计胎儿的大小。腹围可用带尺环绕脐周围测量,子宫底高度为子宫底部距耻骨联合上缘的距离,可用骨盆测量计测量,也可用横指粗测子宫底距耻骨联合上缘(耻骨上)或脐(脐上或脐下)。或剑突(剑突下)的距离(横指数)。

(三)肛诊

孕期一般不做肛诊,仅在妊娠后期经腹部检查胎位不能明确时行之。

(四)阴道检查

阴道检查常在妊娠早期进行。除了解子宫变化外,还要注意阴道、附件、盆腔及骨盆有无异常。妊娠28 周后,腹部检查与肛诊不能明确胎位时,可与外阴消毒下进行阴道检查。

(五)骨盆测量

骨盆测量可以大致估计骨产道是否能容许足月胎儿娩出。骨盆测量一般有内测量、外测量及 X 线测量 3 种。

1.外测量

(1)髂棘间径:为两髂前上棘外缘间的距离,平均为 23 cm。

(2)髂嵴间径:为两髂嵴外缘间最宽距离,平均为 26 cm。

(3)大转子间径(粗隆间径):为左右股骨大转子间的距离,平均为 30 cm。

(4)骶耻外径:自第 5 腰椎棘突全耻骨联合上缘中点的距离,平均为 19 cm。

(5)出口横径:为两坐骨结节前端内缘的距离,平均为 9 cm,为唯一可直接测量到的真骨盆主要经线。

2.内测量

内测量仅在外测量发现骨盆径线小于正常及先露部受阻时应用。内测量时,孕妇取仰卧位,量腿弯曲,孕妇的外阴部须先消毒。检查者戴无菌手套,涂滑润剂,伸示指与中指入阴道检查。

(1)骨盆入口前后径:为骶岬中心至耻骨联合上缘稍下处,平均值为 11 cm。

(2)骶尾关节:触诊骶尾关节是否可动。如固定,即为病态。

(3)骨盆中段前后径:检查行以示、中二指于耻骨联合下缘触抵第 4～5 骶椎关节前,平均距离为 10.0～11.5 cm。

(4)坐骨棘间径:阴道诊时用手指向左右探测坐骨棘是否突出。估计其间之距离。此径线平均为10.0～10.5 cm。

(5)骨盆壁:通过阴道诊(也可肛诊),体会骨盆壁是否对称,有无向内倾突的情况(所谓内聚感)。

3.X 线测量

当骨盆外测量及内测量疑有异常,或需进一步了解胎儿与骨盆的关系时,可转有条件医院行 X 线骨盆测量。

(六)实验室检查

1.尿液检查

其主要检查尿蛋白、糖及其沉淀物的显微镜像,以便及时发现肾炎、妊娠中毒症或糖尿病。应在擦洗外阴后,接中段尿检查。必要时可行导尿术收集尿液。

2.血常规检查

对于合并贫血者应做血常规检查,以便根据情况及早治疗。

3.其他检查

如阴道分泌物异常,应结合临床检查,或取阴道分泌物做微生物检查(如滴虫、真菌),或做阴道细胞学检查,或在必要时做病理组织学检查等。

二、妇科检查

妇科检查是妇产科的一种基本检查方法,是正确诊断妇科疾病的重要手段,包括腹部检查、外阴阴道检查、双合诊、三合诊及肛腹诊。通过视诊和触诊了解女性内生殖器、外生殖器的情况。

(一)检查前注意事项

(1)详细了解病情,对初次受检或精神过度紧张者应耐心解释,解除其思想顾虑和紧张情绪,取得患者的合作。

(2)检查前必须排空膀胱,必要时排空大便,以免误诊。

(3)月经期一般不做阴道检查,以免带进细菌而导致感染或引起子宫内膜异位。如有不正常阴道出血需做阴道检查时,应先消毒外阴,用消毒的润滑剂、窥器和手套检查。

(4)对未婚者禁做窥器检查及双合诊,限做肛腹诊。若确有必要,应先征得患者本人及家属同意后,方可进行。

(二)检查内容和步骤

1.腹部检查

观察腹部外形,有无蛙腹或隆起。触诊如有肿块,注意其部位、外形、大小、软硬度、活动度、压痛等。然后叩诊注意有无移动性浊音。

2.外阴阴道检查

(1)外阴部检查:观察外阴发育、阴毛多少和分布情况。有无畸形、水肿、皮炎、溃疡、赘生物或肿块。注意皮肤颜色、软硬度,有无增厚、变薄或萎缩。注意阴蒂长短,有无肥大、水肿、赘生物。未婚者处女膜多完整未破,经产妇的处女膜仅留处女膜痕。检查时注意尿道旁腺和前庭大腺有无肿胀,若有脓性分泌物应涂片检菌和做培养。

(2)窥器检查:观察阴道及宫颈情况。常用的为两叶窥阴器。若有条件应采用一次性窥阴器,避免交叉感染。

放置窥器时应将窥器两叶合拢,蘸润滑剂,避开敏感的尿道口周围,沿阴道侧后壁缓慢斜插入阴道内,待窥器进入一半后,逐渐将两叶转平并张开,暴露宫颈及阴道壁和穹隆部。若取阴道分泌物或做宫颈刮片,宜用生理盐水作为润滑剂,以免影响检查结果。

检查阴道时应观察阴道壁黏膜的色泽、弹性及是否光滑,有无阴道隔或双阴道等先天畸形,有无溃疡、肿物、膨出、异物、瘘管,注意穹隆部有无裂伤,注意阴道分泌物的多少、性质、颜色、有无臭味等。

检查子宫颈时应观察子宫颈大小、颜色,外口形状,有无糜烂、撕裂、外翻、腺囊肿、息肉、肿块,有无子宫颈延长、脱垂。

3.阴道检查

主要检查阴道及子宫颈。检查者戴消毒手套,示指、中指蘸润滑剂后轻轻进入阴道,在通过阴道口时,用示指和拇指扪触阴道口两侧有无肿块或触痛(如前庭大腺炎或囊肿存在)。然后进一步检查阴道的松紧度、长度,有无狭窄、瘢痕、结节、肿块、畸形(阴道横隔、阴道纵隔),以及穹隆部有无触痛、饱满、硬结。扪触子宫颈时注意其大小、硬度,有无接触性出血。若拨动子宫颈时患者感疼痛,称宫颈举痛。如怀疑宫颈管有肿瘤,则应伸一指入松弛的宫颈管内触摸。

4.双合诊

阴道内手指触诊的同时用另一手在腹部配合检查称为双合诊。主要检查子宫及附件。

(1)子宫:将阴道内手指放在前穹隆,另一手压下腹部,如两手间摸到子宫体,则为前位子宫。如在前穹隆未触及子宫体则将阴道内手指放在后穹隆,两手配合,如能摸到子宫体,则为后位子宫。检查时注意子宫的位置、大小、形状、软硬度、活动度及有无压痛,表面是否光滑等。

(2)附件:将阴道内手指置于一侧穹隆,另一手移向同侧下腹部,向下深压使两手能对合,以了解附件区情况。正常时输卵管不能扪及,而卵巢偶可扪及,应注意其位置、大小、软硬度、活动度,以及有无触痛。若扪及肿块,应注意其位置、大小、形状、表面情况、活动度、囊性或实性、与子宫的关系。

5.三合诊

腹部、阴道、肛门联合检查称为三合诊。一手示指放入阴道、中指放入直肠,另一手放置下腹部联合检查。三合诊的目的在于弥补双合诊的不足,主要借以更清楚地了解位于盆腔较后部及直肠子宫陷凹窝、子宫后壁、宫骶骨韧带、直肠阴道隔、主韧带、子宫颈旁、盆腔内侧壁及直肠本身的情况。

6.肛腹诊

一手示指伸入直肠,另一手在腹部配合检查,称为肛腹诊。一般适用于未婚、阴道狭窄或闭锁者。

(杨　恒)

第二节　女性生殖器官活组织检查

生殖器官活组织检查是自生殖器官病变处或可疑部位取小部分组织做病理学检查,简称活检。在绝大多数情况下,活检是诊断最可靠的依据。常用的取材方法有局部活组织检查、诊断性宫颈锥形切除、诊断性刮宫、组织穿刺检查。

一、局部活组织检查

(一)外阴活组织检查

1.适应证

(1)确定外阴色素减退疾病的类型及排除恶变。

(2)外阴部赘生物或久治不愈的溃疡需明确诊断及排除恶变者。

(3)外阴特异性感染,如结核、尖锐湿疣、阿米巴等。

2.禁忌证

(1)外阴急性化脓性感染。

(2)月经期。

（3）疑为恶性黑色素瘤者。

3.方法

患者取膀胱截石位，常规外阴消毒，铺盖无菌孔巾，取材部位以 0.5％利多卡因做局部浸润麻醉。小赘生物可自蒂部剪下或用活检钳钳取，局部压迫止血，病灶面积大者行部分切除。标本置于 10％甲醛溶液固定后送病检。

（二）阴道活组织检查

1.适应证

阴道赘生物、阴道溃疡灶。

2.禁忌证

急性外阴炎、阴道炎、宫颈炎、盆腔炎及月经期。

3.方法

患者取膀胱截石位。阴道窥器暴露活检部位并消毒。活检钳咬取可疑部位组织，对表面有坏死的肿物，要取至深层新鲜组织，无菌纱布压迫止血，必要时阴道内置无菌带尾棉球压迫止血，嘱患者 24～48 小时后自行取出。活检组织固定后常规送病理检查。

（三）子宫颈活组织检查

1.适应证

（1）宫颈细胞学涂片检查巴氏Ⅲ级或Ⅲ级以上者，宫颈细胞学涂片检查巴氏Ⅱ级经抗感染治疗后仍为Ⅱ级者，宫颈细胞学涂片 TBS 分类法诊断鳞状细胞异常者。

（2）肿瘤固有荧光诊断仪或阴道镜检查时，反复可疑阳性或阳性者。

（3）疑有宫颈癌或慢性特异性炎症，需进一步明确诊断者。

2.方法

（1）患者取膀胱截石位，阴道窥器暴露宫颈，用干棉球揩净宫颈黏液及分泌物，局部消毒。

（2）用活检钳在宫颈外口鳞-柱交界处或肉眼糜烂较深或特殊病变处取材。可疑宫颈癌者可选宫颈 3、6、9、12 点位置四点取材。若临床已明确为宫颈癌，只为明确病理类型或浸润程度时可做单点取材。为提高取材准确性，还可在阴道镜指导下或应用肿瘤固有荧光诊断仪行定位活检，或在宫颈阴道部涂以复方碘溶液，选择不着色区取材。

（3）宫颈局部填带尾棉球压迫止血，嘱患者 12 小时后自行取出。

3.注意事项

（1）患有阴道炎症（阴道滴虫及真菌感染等）应治愈后再取活检。

（2）妊娠期原则上不做活检，以避免流产、早产，但临床高度怀疑宫颈恶性病变者仍应检查。月经前期不宜做活检，以免与切口出血相混淆，且月经来潮时切口仍未愈合，可增加内膜组织在切口种植机会。

二、诊断性子宫颈锥切术

（一）适应证

（1）宫颈刮片细胞学检查多次找到恶性细胞，而宫颈多处活检及分段诊断性刮宫病理检查均未发现癌灶者。

（2）宫颈活检为原位癌或镜下早期浸润癌，而临床可疑为浸润癌，为明确病变累及程度及决定手术范围者。

(3)宫颈活检证实有重度不典型增生者。

(二)禁忌证

(1)阴道、宫颈、子宫及盆腔急性或亚急性炎症。

(2)月经期。

(3)有血液病等出血倾向者。

(三)方法

(1)蛛网膜下腔或硬膜外阻滞麻醉下,患者取膀胱截石位,外阴、阴道消毒,铺无菌巾。

(2)导尿后,用阴道窥器暴露宫颈并消毒阴道、宫颈。

(3)以宫颈钳钳夹宫颈前唇向外牵引,扩张宫颈管并做宫颈管搔刮术。宫颈涂碘液在病灶外或碘不着色区外 0.5 cm 处,以尖刀在宫颈表面做环形切口,深约 0.2 cm,包括宫颈上皮及少许皮下组织,按 30°～50°角向内作宫颈锥形切除。根据不同的手术指征,可深入宫颈管 1.0～2.5 cm。

(4)于切除标本的 12 点位置处做一标志,以 10％甲醛溶液固定,送病理检查。

(5)创面止血用无菌纱布压迫多可奏效。若有动脉出血,可用肠线缝扎止血,也可加用止血粉、吸收性明胶海绵、凝血酶等止血。

(6)将要行子宫切除者,子宫切除的手术最好在锥切术后48 小时内进行,可行宫颈前后唇相对缝合封闭创面止血。若不能在短期内行子宫切除或无需做进一步手术者,则应行宫颈成形缝合术或荷包缝合术,术毕探查宫颈管。

(四)注意事项

(1)用于治疗者,应在月经净后 3～7 天内施行,术后用抗生素预防感染,术后 6 周探查宫颈管有无狭窄,2 月内禁性生活及盆浴。

(2)用于诊断者,不宜用电刀、激光刀,以免破坏边缘组织,影响诊断。

三、诊断性刮宫

诊断性刮宫简称诊刮,是诊断宫腔疾病采用的重要方法之一。其目的是获取宫腔内容物(子宫内膜和其他组织)作病理检查协助诊断。若同时疑有宫颈管病变时,需对宫颈管及宫腔分步进行诊断性刮宫,简称分段诊刮。

(一)一般诊断性刮宫

1.适应证

(1)异常子宫出血或阴道排液,需证实或排除子宫内膜癌、宫颈管癌,或其他病变如流产、子宫内膜炎等。

(2)月经失调,如功能失调性子宫出血或闭经,需了解子宫内膜变化及其对性激素的反应。

(3)不孕症,需了解有无排卵或疑有子宫内膜结核者。

(4)因宫腔内有组织残留或功能失调性子宫出血长期多量出血时,刮宫不仅有助于诊断,还有止血效果。

2.禁忌证

(1)急性阴道炎,宫颈炎。

(2)急性或亚急性盆腔炎。

(3)急性严重全身性疾病。

(4)手术前体温＞37.5 ℃。

3.方法

一般不需麻醉。对宫颈内口较紧者,酌情给予镇痛剂、局麻或静脉麻醉。

(1)排尿后取膀胱截石位,外阴、阴道常规消毒,铺无菌孔巾。

(2)做双合诊,了解子宫大小、位置及旁组织情况,用阴道窥器暴露宫颈,再次消毒宫颈与宫颈管,钳夹宫颈前唇或后唇,子宫探针缓缓进入,探子宫方向及宫腔深度。若宫颈内口过紧,可用宫颈扩张器扩张至小刮匙能进入为止。

(3)阴道后穹隆处置盐水纱布一块,以收集刮出的内膜碎块,用特制的诊断性刮匙由内向外沿宫腔四壁及两侧宫角有次序地将内膜刮除,并注意宫腔有无变形及高低不平,取下纱布上的全部组织固定于10%甲醛溶液或95%乙醇中,送病理检查。

(二)分段诊断性刮宫

为鉴别子宫内膜癌及宫颈癌,应做分段刮宫。先不探查宫腔深度,以免将宫颈管组织带入宫腔混淆诊断。用小刮匙自宫颈管内口至外口顺序刮宫颈管一周,将所刮取宫颈管组织置纱布上;然后刮匙进入宫腔刮取子宫内膜。刮出宫颈管黏膜及子宫腔内膜组织分别装瓶、固定,送病理检查。

若刮出物肉眼观察高度怀疑为癌组织时,不应继续刮宫,以防出血及癌扩散。若肉眼观察未见明显癌组织时,应全面刮宫,以防漏诊。

1.适应证

分段诊断性刮宫多在出血时进行,适用于绝经后子宫出血;或老年患者疑有子宫内膜癌,需要了解宫颈管是否被累及时。

2.方法

常规消毒后首先刮宫颈内口以下的颈管组织,然后按一般性诊断性刮宫处置,将颈管及宫腔组织分开固定送检。

(三)诊刮时注意事项

(1)不孕症患者,应选在月经前或月经来潮12小时内刮宫,以判断有无排卵。

(2)功能失调性子宫出血,如疑为子宫内膜增生症者,应于月经前1～2天或月经来潮24小时内刮宫;疑为子宫内膜剥脱不全时,则应于月经第5～7天刮宫;不规则出血者随时可以刮宫。

(3)疑为子宫内膜结核者,应于经前1周或月经来潮12小时内诊刮,刮宫时要特别注意子宫两角部,因该部位阳性率较高。诊刮前3天及术后3天每天肌内注射链霉素0.75 g及异烟肼0.3 g口服,以防诊刮引起结核病灶扩散。

(4)疑有子宫内膜癌者,随时可诊刮,除宫体外,还应注意自宫底取材。

(5)若为了解卵巢功能而做诊刮时,术前至少1个月停止应用性激素,否则易得出错误结果。

(6)出血、子宫穿孔、感染是刮宫的主要并发症。有些疾病可能导致刮宫时大出血,应术前输液、配血并做好开腹准备;哺乳期、绝经后及子宫患有恶性肿瘤者,均应查清子宫位置并仔细操作,以防子宫穿孔;长期有阴道出血者,宫腔内常有感染,刮宫能促使感染扩散,术前术后应给予抗生素。术中严格无菌操作。刮宫患者术后2周内禁性生活及盆浴,以防感染。

(7)术者在操作时唯恐不彻底,反复刮宫,易伤及子宫内膜基底层,造成子宫内膜炎或宫腔粘连,导致闭经,应注意避免。

（杨　　恒）

第三节　生殖道细胞学检查

女性生殖道细胞包括来自阴道、宫颈、子宫和输卵管的上皮细胞。生殖道脱落细胞包括阴道上段、宫颈阴道部、子宫、输卵管及腹腔的上皮细胞,其中以阴道上段、宫颈阴道部的上皮细胞为主。临床上常通过生殖道脱落细胞检查来反映其生理及病理变化。生殖道上皮细胞受性激素的影响出现周期性变化。因此,检查生殖道脱落细胞可反映体内性激素水平。此外,此项检查还可协助诊断生殖器不同部位的恶性肿瘤及观察其治疗效果,既简便又经济实用。但是,生殖道脱落细胞检查找到恶性细胞只能作为初步筛选,不能定位,还需要进一步检查才能确诊。

一、生殖道细胞学检查取材、制片及相关技术

(一)涂片种类及标本采集

采取标本前 24 小时内禁止性生活、阴道检查、灌洗及阴道用药,取材用具必须清洁干燥。

1.阴道涂片

主要目的是了解卵巢或胎盘功能。对已婚妇女,一般在阴道侧壁上 1/3 处用小刮板轻轻刮取浅层细胞(避免将深层细胞混入影响诊断),薄而均匀地涂于玻片上;对未婚阴道分泌物极少的女性,可将卷紧的已消毒棉签先经生理盐水浸湿,然后伸入阴道,在其侧壁上 1/3 处轻轻卷取细胞,取出棉签,在玻片上向一个方向涂片。涂片置固定液内固定后显微镜下观察。值得注意的是,因棉签接触阴道口可能影响涂片的正确性。

2.宫颈刮片

宫颈刮片是筛查早期宫颈癌的重要方法。取材应在宫颈外口鳞-柱状上皮交接处,以宫颈外口为圆心,用木质铲形小刮板轻轻刮取一周,取出刮板,在玻片上向一个方向涂片,涂片经固定液固定后显微镜下观察。注意应避免损伤组织引起出血而影响检查结果。若白带过多,应先用无菌干棉球轻轻擦净黏液,再刮取标本。该取材方法获取细胞数目较少,制片也较粗劣,故目前应用已逐渐减少。

3.宫颈管涂片

疑为宫颈管癌,或绝经后的妇女由于宫颈鳞-柱交接处退缩到宫颈管内,为了解宫颈管情况,可行此项检查。先将宫颈表面分泌物拭净,用小型刮板进入宫颈管内,轻刮一周作涂片。此外,使用特制"细胞刷"获取宫颈管上皮细胞的效果更好,将"细胞刷"置于宫颈管内,达宫颈外口上方 10 mm 左右,在宫颈管内旋转 360°取出,旋转"细胞刷"将附着于其上的细胞均匀地涂于玻片上,立即固定。小刷子取材效果优于棉拭子,而且其刮取的细胞被宫颈管内的黏液所保护,不会因空气干燥造成细胞变性。

4.宫腔吸片

怀疑宫腔内有恶性病变时,可采用宫腔吸片检查,较阴道涂片及诊刮阳性率高。选择直径 1~5 mm 不同型号塑料管,一端连于干燥消毒的注射器,另一端用大镊子送入宫腔内达宫底部,上下左右转动方向,轻轻抽吸注射器,将吸出物涂片、固定、染色。应注意的是,取出吸管时停止抽吸,以免将宫颈管内容物吸入。宫腔吸片标本中可能含有输卵管、卵巢或盆腹腔上皮细胞成

分。另外,还可通过宫腔灌洗获取细胞,用注射器将 10 mL 无菌生理盐水注入宫腔,轻轻抽吸洗涤内膜面,然后收集洗涤液,离心后取沉渣涂片。此项检查既简单、取材效果好,且与诊刮相比,患者痛苦小,易于接受,特别适合于绝经后出血妇女。

5.局部印片

用清洁玻片直接贴按病灶处作印片,经固定、染色、镜检。常用于外阴及阴道的可疑病灶。

(二)染色方法

细胞学染色方法有多种,如巴氏染色法,邵氏染色法及其他改良染色法。常用的为巴氏染色法,该法既可用于检查雌激素水平,也可用于查找癌细胞。

(三)辅助诊断技术

辅助诊断技术包括免疫细胞化学、原位杂交技术、影像分析、流式细胞测量及自动筛选或人工智能系统等。

二、正常生殖道脱落细胞的形态特征

(一)鳞状上皮细胞

阴道及宫颈阴道部被覆的鳞状上皮相仿,均为非角化性的分层鳞状上皮。上皮细胞分为表层、中层及底层,其生长与成熟受雌激素影响。因而女性一生中不同时期及月经周期中不同时间,各层细胞比例均不相同,细胞由底层向表层逐渐成熟。鳞状细胞的成熟过程:细胞由小逐渐变大;细胞形态由圆形变为舟形、多边形;胞质染色由蓝染变为粉染;胞核由大变小,由疏松变为致密(图 3-1)。

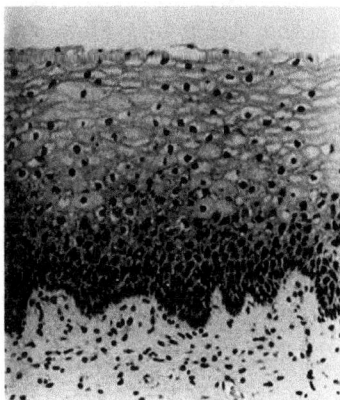

图 3-1　鳞状上皮组织

1.底层细胞

相当于组织学的深棘层,又分为内底层细胞和外底层细胞。

(1)内底层细胞:又称生发层,只含一层基底细胞,是鳞状上皮再生的基础。其细胞学表现为:细胞小,为中性多核白细胞的 4～5 倍,呈圆形或椭圆形,巴氏染色胞质蓝染,核大而圆。育龄妇女的阴道细胞学涂片中无内底层细胞。

(2)外底层细胞:细胞 3～7 层,圆形,比内底层细胞大,为中性多核白细胞的 8～10 倍,巴氏染色胞质淡蓝,核为圆形或椭圆形,核浆比例 1:2～1:4。卵巢功能正常时,涂片中很少出现。

2.中层细胞

相当于组织学的浅棘层,是鳞状上皮中最厚的一层。根据其脱落的层次不同,形态各异。接近底层者细胞呈舟状,接近表层者细胞大小与形状接近表层细胞;胞质巴氏染色淡蓝,根据储存的糖原多寡,可有多量的嗜碱性染色或半透明胞质,核小,呈圆形或卵圆形,淡染,核浆比例低,约1∶10。

3.表层细胞

相当于组织学的表层。细胞大,为多边形,胞质薄,胞质粉染或淡蓝,核小固缩。核固缩是鳞状细胞成熟的最后阶段。表层细胞是育龄妇女宫颈涂片中最常见的细胞(图 3-2)。

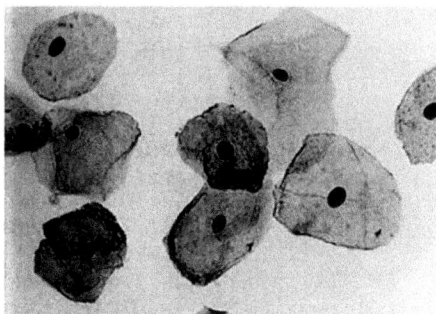

图 3-2　正常生殖道脱落细胞

(二)柱状上皮细胞

柱状上皮细胞又分为宫颈黏膜细胞及子宫内膜细胞。

1.宫颈黏膜细胞

有黏液细胞和带纤毛细胞两种。在宫颈刮片及宫颈管吸取物涂片中均可找到。黏液细胞呈高柱状或立方状,核在底部,呈圆形或卵圆形,染色质分布均匀,胞质内有空泡,易分解而留下裸核。带纤毛细胞呈立方形或矮柱状,带有纤毛,核为圆形或卵圆形,位于细胞底部,胞质易退化融合成多核,多见于绝经后。

2.子宫内膜细胞

较宫颈黏膜细胞小,细胞为低柱状,为中性多核白细胞的 1～3 倍;核呈圆形,核大小、形状一致,多成堆出现;胞质少,呈淡灰色或淡红色,边界不清。

(三)非上皮成分

如吞噬细胞、白细胞、淋巴细胞、红细胞等。

三、生殖道脱落细胞在内分泌检查方面的应用

阴道鳞状上皮细胞的成熟程度与体内雌激素水平成正比,雌激素水平越高,阴道上皮细胞分化越成熟。因此,阴道鳞状上皮细胞各层细胞的比例可反映体内雌激素水平。临床上常用 4 种指数代表体内雌激素水平,即成熟指数、致密核细胞指数、嗜伊红细胞指数和角化指数。

(一)成熟指数(MI)

成熟指数是阴道细胞学卵巢功能检查最常用的一种。计算方法是在低倍显微镜下观察计算 300 个鳞状上皮细胞,求得各层细胞的百分率,并按底层/中层/表层顺序写出。如底层 5、中层 60、表层 35,MI 应写成 5/60/35。若底层细胞百分率高称左移,提示不成熟细胞增多,即雌激素水平下降;若表层细胞百分率高称右移,表示雌激素水平升高。一般有雌激素影响的涂片,基本上无底层细胞;轻度影响者表层细胞<20%;高度影响者表层细胞>60%。在卵巢功能低落时则

出现底层细胞:轻度低落底层细胞<20％;中度低落底层细胞占20％～40％;高度低落底层细胞>40％。

(二)致密核细胞指数(KI)

致密核细胞指数即鳞状上皮细胞中表层致密核细胞的百分率。计算方法为从视野中数100个表层细胞及其中致密核细胞数目,从而计算百分率。例如其中有40个致密核细胞,则KI为40％。KI越高,表示上皮越成熟。

(三)嗜伊红细胞指数(EI)

嗜伊红细胞指数即鳞状上皮细胞中表层红染细胞的百分率。通常红染表层细胞在雌激素影响下出现,所以此指数可以反映雌激素水平,指数越高,提示上皮细胞越成熟。

(四)角化指数(CI)

角化指数是指鳞状上皮细胞中的表层(最成熟的细胞层)嗜伊红性致密核细胞的百分率,用以表示雌激素的水平。

四、阴道涂片在妇科疾病诊断中的应用

(一)闭经

阴道涂片可协助了解卵巢功能状况和雌激素水平。若涂片检查有正常周期性变化,提示闭经原因在子宫及其以下部位,如子宫内膜结核、宫颈或宫腔粘连等;若涂片中中层和底层细胞多,表层细胞极少或无,无周期性变化,提示病变在卵巢,如卵巢早衰;若涂片表现不同程度雌激素低落,或持续雌激素轻度影响,提示垂体或以上或其他全身性疾病引起的闭经。

(二)功血

1.无排卵型功血

涂片表现中至高度雌激素影响,但也有较长期处于低至中度雌激素影响。雌激素水平高时右移显著,雌激素水平下降时,出现阴道流血。

2.排卵性功血

涂片表现周期性变化,MI明显右移,中期出现高度雌激素影响,EI可达90％左右。但排卵后,细胞堆积和皱褶较差或持续时间短,EI虽有下降但仍偏高。

(三)流产

1.先兆流产

由于黄体功能不足引起的先兆流产表现为EI于早孕期增高,经治疗后EI下降提示好转,若再度EI增高,细胞开始分散,流产可能性大。若先兆流产而涂片正常,表明流产非黄体功能不足引起,用孕激素治疗无效。

2.过期流产

EI升高,出现圆形致密核细胞,细胞分散,舟形细胞少,较大的多边形细胞增多。

(四)生殖道感染性疾病

1.细菌性阴道病

常见的病原体有阴道嗜酸杆菌、球菌、加德纳尔菌和放线菌等。涂片中炎性阴道细胞表现:细胞核呈豆状核,核破碎和核溶解,上皮细胞核周有空晕,胞质内有空泡。

2.衣原体性宫颈炎

涂片上可见化生的细胞胞质内有球菌样物及嗜碱性包涵体,感染细胞肥大多核。

3.病毒性感染

常见的有单纯疱疹病毒Ⅱ型(HSV-Ⅱ)和人乳头状瘤病毒(HPV)。

(1)HSV 感染:早期表现为感染细胞的核增大,染色质结构呈水肿样退变,染色质变得很细,散布在整个胞核中,呈淡的嗜碱性染色,均匀,有如毛玻璃状,细胞多呈集结状,有许多胞核。晚期可见嗜伊红染色的核内包涵体,周围可见一清亮晕环。

(2)HPV 感染:鳞状上皮细胞被 HPV 感染后具有典型的细胞学改变:在涂片标本中见挖空细胞、不典型角化不全细胞及反应性外底层细胞。典型的挖空细胞表现为上皮细胞内有 1~2 个增大的核,核周有透亮空晕环或壁致密的透亮区,提示有 HPV 感染。

五、生殖道脱落细胞在妇科肿瘤诊断上的应用

(一)癌细胞特征

癌细胞特征主要表现在细胞核、细胞及细胞间关系的改变(图 3-3、图 3-4)。

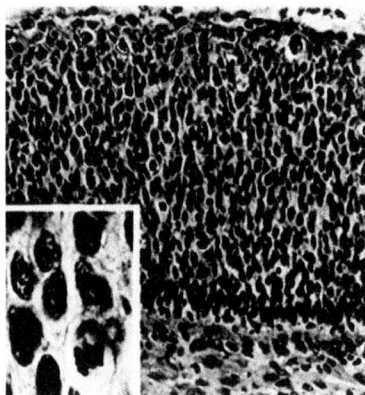

图 3-3　宫颈鳞状上皮癌组织学

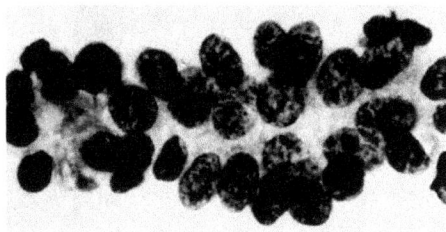

图 3-4　鳞状上皮细胞癌细胞学

1.细胞核的改变

表现为核增大,核浆比例失常;核大小不等,形态不规则;核深染且深浅不一;核膜明显增厚、不规则,染色质分布不均,颗粒变粗或凝聚成团;因核分裂异常,可见双核及多核;核畸形,如分叶、出芽、核边内凹等不规则形态;核仁增大变多,以及出现畸形裸核。

2.细胞改变

细胞大小不等,形态各异。胞质减少,染色较浓,若变性则内有空泡或出现畸形。

3.细胞间关系改变

癌细胞可单独或成群出现,排列紊乱。早期癌涂片背景干净清晰,晚期癌涂片背景较脏,见

成片坏死细胞、红细胞及白细胞等。

（二）宫颈/阴道细胞学诊断的报告形式

主要为分级诊断和描述性诊断两种。目前我国多数医院已采用 TBS 分类法诊断，但仍有一些医院沿用巴氏 5 级分类法。

1.巴氏分类法

其阴道细胞学诊断标准如下所述。

（1）巴氏Ⅰ级：正常。为正常阴道细胞涂片。

（2）巴氏Ⅱ级：炎症。细胞核普遍增大，淡染或有双核，也可见核周晕或胞质内空泡。一般属良性改变或炎症。临床分为ⅡA 及ⅡB。ⅡB 是指个别细胞核异质明显，但又不支持恶性；其余为ⅡA。

（3）巴氏Ⅲ级：可疑癌。主要是核异质，表现为核大深染，核形不规则或双核。对不典型细胞，性质尚难肯定。

（4）巴氏Ⅳ级：高度可疑癌。细胞有恶性特征，但在涂片中恶性细胞较少。

（5）巴氏Ⅴ级：癌。具有典型的多量癌细胞。

巴氏分级法的缺点：①各分级之间的区别并无严格的客观标准，且没有对异常细胞形态学的描述，主观因素较多，从而导致了较高比例的假阴性和假阳性。②对癌前病变也无明确规定。可疑癌是指可疑浸润癌还是 CIN 不明确，不典型细胞全部作为良性细胞学改变也欠妥，因为偶然也见到 CINI 伴微小浸润癌的病例。③细胞学诊断和组织病理学诊断不能相互对应，也未包括非癌的诊断等。因此，巴氏分级法已逐步被新的 TBS 分类法所取代。

2.TBS 分类法及其描述性诊断内容

为克服巴氏分级法的缺陷，使妇科生殖道细胞学的诊断报告与组织病理学术语一致，使细胞学报告与临床处理密切结合，1988 年美国国际癌症协会（NCI）在马里兰州的 Bethesda 举行会议，提出了 TBS 分类法。该法在以下 3 方面进行了改良：①将标本质量作为细胞学检查结果报告的一部分。②引进了鳞状上皮内病变的概念。③提出治疗建议。1991 年和 2001 年 NCI 又召开了第 2 次和第 3 次会议，讨论并修订了 TBS 在使用中出现的问题，并对诊断标准做了相应的修改。

现行的 TBS 报告系统即 2001 年修订后的 TBS 报告系统，包括以下 3 个部分：①评价涂片质量，包括细胞量与鳞柱两种上皮细胞的分布。②描述有关发现，做出诊断。③描述对诊断能提供依据的细胞成分和形态特征，具体概括为：与念珠菌、滴虫、疱疹病毒和人乳头瘤病毒感染相关的形态学特征；与损伤、修复、激素变化相关的反应性细胞变化特征；与鳞状上皮异常相关的描述性诊断，包括不典型鳞状上皮细胞（ASC）、低度鳞状上皮内病变（LSIL）、高度鳞状上皮内病变（HSIL）、鳞状细胞癌（SCC）；不典型腺上皮细胞（AGC）、不典型腺上皮细胞倾向瘤变、原位腺癌（AIS）、腺癌（ACA）。

TBS 报告方式中提出了一个重要概念——不明确意义的不典型鳞状上皮细胞（ASCUS），既不能诊断为感染、炎症、反应性改变，也不能诊断为癌前病变和恶变的鳞状上皮细胞。ASCUS 包括不典型化生细胞、不典型修复细胞、与萎缩有关的不典型鳞状上皮细胞、角化不良细胞，以及诊断 HPV 证据不足但暂无法排除者。就其规范而言，ASCUS 的实验室诊断比例不应超过 LSIL 的 2～3 倍。NCI 2001 年第 3 次会议再次修订 TBS 标准，要求更加重视来自细胞学诊断中的 ASCUS，它可作为阴道镜检查的最低指征，也可以在液基细胞学的基础上检测高危型

HPV-DNA。诊断 ASCUS 时,应指出可能为炎症等反应或可能为癌前病变,并同时提出建议。若与炎症、刺激、IUD 等反应性有关者,应于 3～6 个月后复查;若可能有癌前病变或癌存在,但细胞的异常程度不够诊断标准者,应行阴道镜活检。

(三)PAPNET 电脑抹片系统

20 世纪 90 年代以来,PAPNET 电脑阅片系统,即计算机辅助细胞检测系统(CCT),在宫颈癌早期诊断系统中得到广泛应用。PAPNET 电脑筛选系统装置包括 3 部分,即自动阅片系统、存储识别系统和打印系统。它是利用电脑及神经网络软件对涂片进行自动扫描、读片、筛查,最后由细胞学专职人员作出最后诊断的一种新技术。其原理是基于神经网络系统在自动细胞学检测这一领域的运用。

PAPNET 可通过程序来鉴别正常与异常的宫颈涂片。具体步骤为:在检测中心,经过上机处理的细胞涂片每百张装入片盒送入计算机房;计算机先将涂片分为 3 000～5 000 个区域不等,再对涂片上30 万～50 万个细胞按区域进行扫描,最后筛选出 128 个最可疑细胞通过数字照相机进行自动对焦录制到光盘上,整个过程需 8～10 分钟;然后将光盘送往中间细胞室,经过一套与检测中心配套的专业高分辨率解像设备,由细胞学家复验。如有异议或不明确图像,可在显示器帮助下,显微镜自动找到所需观察位置,细胞学家再用肉眼观察。最后,采用 2001 年 TBS 分类法做出诊断报告及治疗意见,并附有阳性图片供临床医师参考。PAPNET 方法具有高度敏感性和准确性,并能克服直接显微镜下读片因视觉疲劳造成的漏诊,省时省力,适用于大量人工涂片检测的筛选工作。

（褚晓文）

第四节　输卵管通畅检查

输卵管通畅检查的主要目的是检查输卵管是否畅通,了解子宫和输卵管腔的形态及输卵管的阻塞部位。常用的方法有输卵管通气术、输卵管通液术、子宫输卵管造影术。其中输卵管通气术因有发生气栓的潜在危险,且准确率仅为 45％～50％,故临床上已逐渐被其他方法所取代。近年来随着内窥镜的临床应用,已普遍采用腹腔镜直视下输卵管通液检查、宫腔镜下经输卵管口插管通液试验和腹腔镜联合检查等方法。

一、输卵管通液术

输卵管通液术是检查输卵管是否通畅的一种方法,并具有一定的治疗功效。即通过导管向宫腔内注入液体,根据注液阻力大小、有无回流及注入液体量和患者感觉等判断输卵管是否通畅。由于操作简便,无需特殊设备,广泛用于临床。

(一)适应证

(1)不孕症,男方精液正常,疑有输卵管阻塞者。

(2)检验和评价输卵管绝育术、输卵管再通术或输卵管成形术的效果。

(3)对输卵管黏膜轻度粘连有疏通作用。

(二)禁忌证

(1)内外生殖器急性炎症或慢性炎症急性或亚急性发作者。

(2)月经期或有不规则阴道流血者。

(3)可疑妊娠期者。

(4)严重的全身性疾病,如心、肺功能异常等,不能耐受手术者。

(5)体温高于 37.5 ℃者。

(三)术前准备

(1)月经干净 3～7 天,禁性生活。

(2)术前半小时肌内注射阿托品 0.5 mg 解痉。

(3)患者排空膀胱。

(四)方法

1.器械

阴道窥器、宫颈钳、长弯钳、宫颈导管、20 mL 注射器、压力表、Y 形管等。

2.常用液体

生理盐水或抗生素溶液(庆大霉素 8 万 U、地塞米松 5 mg、透明质酸酶 1 500 U,注射用水 20～50 mL),可加用 0.5%的利多卡因 2 mL 以减少输卵管痉挛。

3.操作步骤

(1)患者取膀胱截石位,外阴、阴道、宫颈常规消毒,铺无菌巾,双合诊了解子宫的位置及大小。

(2)放置阴道窥器充分暴露子宫颈,再次消毒阴道穹隆部及宫颈,以宫颈钳钳夹宫颈前唇。沿宫腔方向置入宫颈导管,并使其与宫颈外口紧密相贴。

(3)用 Y 形管将宫颈导管与压力表、注射器相连,压力表应高于 Y 形管水平,以免液体进入压力表。

(4)将注射器与宫颈导管相连,并使宫颈导管内充满生理盐水,缓慢推注,压力不可超过 21.3 kPa(160 mmHg)。观察推注时阻力大小、经宫颈注入的液体是否回流,患者下腹部是否疼痛。

(5)术毕取出宫颈导管,再次消毒宫颈、阴道,取出阴道窥器。

(五)结果评定

1.输卵管通畅

顺利推注 20 mL 生理盐水无阻力,压力维持在 8.0～10.7 kPa(60～80 mmHg);或开始稍有阻力,随后阻力消失,无液体回流,患者也无不适感,提示输卵管通畅。

2.输卵管阻塞

勉强注入 5 mL 即感有阻力,压力表见压力持续上升而不见下降,患者感下腹胀痛,停止推注后液体又回流至注射器内,表明输卵管阻塞。

3.输卵管通而不畅

注射液体有阻力,再经加压注入又能推进,说明有轻度粘连已被分离,患者感轻微腹痛。

(六)注意事项

(1)所用无菌生理盐水温度以接近体温为宜,以免液体过冷造成输卵管痉挛。

(2)注入液体时必须使宫颈导管紧贴宫颈外口,防止液体外漏。

（3）术后 2 周禁盆浴及性生活,酌情给予抗生素预防感染。

二、子宫输卵管造影

子宫输卵管造影(HSG)是通过导管向子宫腔及输卵管注入造影剂,X 线下透视及摄片,根据造影剂在输卵管及盆腔内的显影情况了解输卵管是否通畅、阻塞的部位及子宫腔的形态。该检查损伤小,能对输卵管阻塞作出较正确诊断,准确率可达 80%,且具有一定的治疗作用。

(一)适应证

(1)了解输卵管是否通畅及其形态、阻塞部位。

(2)了解宫腔形态,确定有无子宫畸形及类型,有无宫腔粘连、子宫黏膜下肌瘤、子宫内膜息肉及异物等。

(3)内生殖器结核非活动期。

(4)不明原因的习惯性流产,于排卵后做造影了解宫颈内口是否松弛,宫颈及子宫是否畸形。

(二)禁忌证

(1)内、外生殖器急性或亚急性炎症。

(2)严重的全身性疾病,不能耐受手术者。

(3)妊娠期、月经期。

(4)产后、流产、刮宫术后 6 周内。

(5)碘过敏者。

(三)术前准备

(1)造影时间以月经干净 3~7 天为宜,术前 3 天禁性生活。

(2)做碘过敏试验,阴性者方可造影。

(3)术前半小时肌内注射阿托品 0.5 mg 解痉。

(4)术前排空膀胱,便秘者术前行清洁灌肠,以使子宫保持正常位置,避免出现外压假象。

(四)方法

1.设备及器械

X 线放射诊断仪、子宫导管、阴道窥器、宫颈钳、长弯钳、20 mL 注射器。

2.造影剂

目前国内外均使用碘造影剂,分油溶性与水溶性两种。油剂(40%碘化油)密度大,显影效果好,刺激小,过敏少,但检查时间长,吸收慢,易引起异物反应,形成肉芽肿或形成油栓;水剂(76%泛影葡胺液)吸收快,检查时间短,但子宫输卵管边缘部分显影欠佳,细微病变不易观察,有的患者在注药时有刺激性疼痛。

3.操作步骤

(1)患者取膀胱截石位,常规消毒外阴、阴道,铺无菌巾,检查子宫位置及大小。

(2)以窥器扩张阴道,充分暴露宫颈,再次消毒宫颈及阴道穹隆部,用宫颈钳钳夹宫颈前唇,探查宫腔。

(3)将 40%碘化油充满宫颈导管,排出空气,沿宫腔方向将其置入宫颈管内,徐徐注入碘化油,在 X 线透视下观察碘化油流经输卵管及宫腔情况并摄片,24 小时后再摄盆腔平片,以观察腹腔内有无游离碘化油。若用泛影葡胺液造影,应在注射完后立即摄片,10~20 分钟后第二次摄片,观察泛影葡胺液流入盆腔情况。

（4）注入碘油后子宫角圆钝而输卵管不显影,则考虑输卵管痉挛,可保持原位,肌内注射阿托品0.5 mg或针刺合谷、内关穴,20分钟后再透视、摄片;或停止操作,下次摄片前先使用解痉药物。

（五）结果评定

1.正常子宫、输卵管

宫腔呈倒三角形,双侧输卵管显影形态柔软,24小时后摄片盆腔内见散在造影剂。

2.宫腔异常

患宫腔结核时子宫失去原有的倒三角形态,内膜呈锯齿状不平;患子宫黏膜下肌瘤时可见宫腔充盈缺损;子宫畸形时有相应显示。

3.输卵管异常

患输卵管结核时显示输卵管形态不规则、僵直或呈串珠状,有时可见钙化点;有输卵管积水时输卵管远端呈气囊状扩张;24小时后盆腔X线摄片未见盆腔内散在造影剂,说明输卵管不通;输卵管发育异常,可见过长或过短的输卵管、异常扩张的输卵管、输卵管憩室等。

（六）注意事项

（1）碘化油充盈宫颈导管时,必须排尽空气,以免空气进入宫腔造成充盈缺损,引起误诊。

（2）宫颈导管与子宫内口必须紧贴,以防碘油流入阴道内。

（3）导管不要插入太深,以免损伤子宫或引起子宫穿孔。

（4）注入碘化油时用力不可过大,推注不可过快,防止损伤输卵管。

（5）透视下发现造影剂进入异常通道,同时患者出现咳嗽,应警惕发生油栓,立即停止操作,取头低脚高位,严密观察。

（6）造影后2周禁盆浴及性生活,可酌情给予抗生素预防感染。

（7）有时可因输卵管痉挛而造成输卵管不通的假象,必要时重复进行造影。

三、妇产科内镜输卵管通畅检查

近年来,随着妇产科内镜的大量采用,为输卵管通畅检查提供了新的方法,包括腹腔镜直视下输卵管通液检查、宫腔镜下经输卵管口插管通液试验和腹腔镜联合检查等方法,其中腹腔镜直视下输卵管通液检查准确率可达90%～95%。但由于内镜手术对器械要求较高,且腹腔镜仍是创伤性手术,故并不推荐作为常规检查方法。通常在对不孕、不育患者行内镜检查时例行输卵管通液(加用亚甲蓝染液)检查。内镜检查注意事项同上。

（褚晓文）

第五节　妇科肿瘤标志物检查

肿瘤标志物是肿瘤细胞异常表达所产生的蛋白抗原或生物活性物质,可在肿瘤患者的组织、血液或体液及排泄物中检测出,可协助肿瘤诊断、鉴别诊断及监测。

一、相关抗原及胚胎抗原

(一)癌抗原 125(CA125)

1.检测方法及正常值

CA125 检测方法多选用放射免疫测定方法(RIA)和酶联免疫法(ELISA)。常用血清检测阈值为35 IU/mL。

2.临床意义

CA125 在胚胎时期的体腔上皮及羊膜有阳性表达,一般表达水平低并且有一定的时限。它是目前世界上应用最广泛的卵巢上皮样肿瘤标志物,在多数卵巢浆液性囊腺癌中表达阳性,阳性率可达80%以上。CA125 在临床上广泛应用于鉴别诊断盆腔肿块、监测卵巢癌治疗后病情进展及判断预后等,特别在监测疗效时相当敏感。卵巢癌经有效的手术切除及成功地化疗后,血浆CA125 水平应明显下降,若持续性血浆 CA125 高水平常预示术后肿瘤残留、肿瘤复发或恶化。CA125 水平高低还可反映肿瘤大小,但血浆 CA125 降至正常水平却不能排除直径<1 cm 的肿瘤存在。血浆 CA125 的水平在治疗后明显下降者,如在治疗开始后 CA125 下降30%,或在 3 个月内 CA125 下降至正常值,则可视为治疗有效;若经治疗后 CA125 水平持续升高或一度降至正常水平随后再次升高,复发转移概率明显上升。一般认为,持续CA125>35 IU/mL,在 2～4 个月内肿瘤复发危险性最大,复发率可达 92.3%,即使在二次探查时未能发现肿瘤,而很可能在腹膜后淋巴结群和腹股沟淋巴结已有转移。

CA125 对子宫颈腺癌及子宫内膜癌的诊断也有一定敏感性。对原发性腺癌,其敏感度约为 40%～60%,而对腺癌的复发诊断,敏感性可达 60%～80%;对子宫内膜癌来说,CA125 的测定值还与疾病的分期有关。当 CA125 水平>40 KU/L 时,有 90%的可能肿瘤已侵及子宫浆肌层。

子宫内膜异位症患者血浆 CA125 浓度亦可增高,但一般很少超过 200 KU/L。

(二)NB70/K

1.检测方法及正常值

NB70/K 测定多选用单克隆抗体 RIA 法,正常血清检测阈值为 50 AU/mL。

2.临床意义

NB70/K 是用人卵巢癌相关抗原制备出的单克隆抗体,对卵巢上皮性肿瘤敏感性可达70%。早期卵巢癌患者 50%血中可检出 NB70/K 阳性。实验证明,NB70/K 与 CA125 的抗原决定簇不同,在黏液性囊腺瘤也可表达阳性,因此在临床应用中可互补检测,提高肿瘤检出率,特别利用对卵巢癌患者进行早期诊断。

(三)糖链抗原 19-9(CA19-9)

1.检测方法及正常值

CA19-9 测定方法有单抗或双抗 RIA 法,血清正常值为37 Uarb/mL。

2.临床意义

CA19-9 是直肠癌细胞系相关抗原,除表达于消化道肿瘤如胰腺癌、结直肠癌、胃癌及肝癌外,在卵巢上皮性肿瘤也有约 50%的阳性表达。卵巢黏液性囊腺癌 CA19-9 阳性表达率可达76%,而浆液性肿瘤则为 27%。子宫内膜癌及宫颈管腺癌也有一定阳性表达。

（四）甲胎蛋白（AFP）

1.检测方法及正常值

AFP 通常应用 RIA 或 ELISA 方法检测，检测阈值为10～20 ng/mL。

2.临床意义

AFP 是由胚胎肝细胞及卵黄囊产生的一种糖蛋白，属于胚胎期的蛋白产物，但出生后部分器官恶性病变时可以恢复合成 AFP 的能力，如肝癌细胞和卵巢的生殖细胞肿瘤都有分泌 AFP 的能力。在卵巢生殖细胞肿瘤中，相当的一部分类型肿瘤 AFP 水平明显升高。例如卵黄囊瘤（内胚窦瘤）是原始生殖细胞向卵黄囊分化形成的一种肿瘤，其血浆 AFP 水平常＞1 000 ng/mL，卵巢胚胎性癌和未成熟畸胎瘤血浆 AFP 水平也可升高，部分也可＞1 000 ng/mL。上述肿瘤患者经手术及化疗后，血浆 AFP 可转阴。AFP 持续一年保持阴性的患者在长期临床观察中多无复发；若 AFP 升高，即使临床上无症状，也可能有隐性复发或转移，应严密随访，及时治疗。因此，AFP 对卵巢恶性生殖细胞肿瘤尤其是内胚窦瘤的诊断及监视有较高价值。

（五）癌胚抗原（CEA）

1.检测方法及正常值

CEA 检测方法多采用 RIA 和 ELISA 测定法。血浆正常阈值因测定方法不同而有出入，一般在2.5～20.0 ng/mL，当 CEA＞5.0 ng/mL可视为异常。

2.临床意义

CEA 属于一种肿瘤胚胎抗原，是一种糖蛋白。胎儿胃肠道及某些组织细胞有合成 CEA 的能力，出生后血浆中 CEA 含量甚微。在多种恶性肿瘤如结直肠癌、胃癌、乳腺癌、宫颈癌、子宫内膜癌、卵巢上皮性癌、阴道及外阴癌等，CEA 均表达阳性，因此 CEA 对肿瘤无特异性标记功能。在妇科恶性肿瘤中，卵巢黏液性囊腺癌 CEA 阳性率最高；其次为 Brenner 瘤；子宫内膜样癌及透明细胞癌也有较高的 CEA 表达水平；浆液性肿瘤阳性率相对较低。肿瘤的恶性程度不同，其 CEA 阳性率也不同。实验室检测结果，卵巢黏液性良性肿瘤 CEA 阳性率为15％，交界性肿瘤为80％，而恶性肿瘤为100％。50％的卵巢癌患者血浆 CEA 水平持续升高，尤其低分化黏液性癌最为明显。血浆 CEA 水平持续升高的患者常发展为复发性卵巢肿瘤，且生存时间短。借助 CEA 测定手段，可动态监测各种妇科肿瘤的病情变化并观察临床治疗效果。

（六）鳞状细胞癌抗原（SCCA）

1.检测方法和正常值

SCCA 通用的测定方法为 RIA 和 ELISA，也可采用化学发光方法，其敏感度可大大提高。血浆中 SCCA 正常阈值为 2 ng/L。

2.临床意义

SCCA 是从子宫颈鳞状上皮细胞癌分离制备得到的一种肿瘤糖蛋白相关抗原，其分子量为48 000 kD。SCCA 对绝大多数鳞状上皮细胞癌有较高特异性。70％以上的宫颈鳞癌患者血浆 SCCA 升高，而宫颈腺癌仅有15％左右升高，外阴及阴道鳞状上皮细胞癌 SCCA 阳性率为40％～50％。SCCA 的水平还与宫颈鳞癌患者的病情进展及临床分期有关。若肿瘤明显侵及淋巴结，SCCA 明显升高，当患者接受彻底治疗痊愈后 SCCA 水平持续下降。SCCA 还可作为宫颈癌患者疗效评定的指标之一。当化疗后 SCCA 持续上升，提示对此化疗方案不敏感，应更换化疗方案或改用其他治疗方法。SCCA 对复发癌的预示敏感性可达65％～85％。而且在影像学方法确定前 3 个月，SCCA 水平就开始持续升高。因此，SCCA 对宫颈癌患者有判断预后，监测病情发展的作用。

二、雌激素受体、孕激素受体

(一)检测方法及正常值

雌激素受体(ER)和孕激素受体(PR)多采用单克隆抗体组织化学染色定性测定,如果从细胞或组织匀浆进行测定,则定量参考阈值 ER 为 20 pmol/mL,PR 为 50 pmol/mL。

(二)临床意义

ER 和 PR 主要分布于子宫、宫颈、阴道及乳腺等靶器官的雌孕激素靶细胞表面,能与相应激素特异性结合,进而产生生理或病理效应。激素与受体的结合特点有:专一性强、亲和力高、结合容量低等。研究表明,雌激素有刺激 ER、PR 合成的作用,而孕激素则有抑制雌激素受体合成并间接抑制孕激素受体合成的作用。ER、PR 在大量激素的作用下,可影响妇科肿瘤的发生和发展。ER 阳性率在卵巢恶性肿瘤中明显高于正常卵巢组织及良性肿瘤,而 PR 则相反,说明卵巢癌的发生与雌激素的过度刺激有关,导致相应的 ER 过度表达。不同分化程度的恶性肿瘤,其 ER、PR 的阳性率也不同。卵巢恶性肿瘤中随着分化程度的降低,PR 阳性率也随之降低;同样,子宫内膜癌和宫颈癌 ER、PR 阳性率在高分化肿瘤中阳性率明显较高。此外有证据表明,受体阳性患者生存时间明显较受体阴性者长。ER 受体在子宫内膜癌的研究较多,有资料表明约 48% 的子宫内膜癌患者组织标本中可同时检出 ER 和 PR,31% 患者 ER 和 PR 均为阴性,7% 的患者只可检出 ER,14% 的患者只检出 PR。这些差异提示不同患者 ER 和 PR 受体水平有很大差异,这种差异对子宫内膜癌的发展及转归有较大影响,特别是在指导应用激素治疗有确定价值。

三、妇科肿瘤相关的癌基因和肿瘤抑制基因

(一)*Myc* 基因

Myc 基因属于原癌基因,其核苷酸编码含有 DNA 结合蛋白的基因组分,参与细胞增殖、分化及凋亡的调控,特别是细胞周期 G_0 期过渡到 G_1 期的调控过程,所以认为 *Myc* 基因是细胞周期的正性调节基因。*Myc* 基因的改变往往是扩增或重排所致。在卵巢恶性肿瘤、宫颈癌和子宫内膜癌等妇科恶性肿瘤可发现有 *Myc* 基因的异常表达。约 20% 的卵巢肿瘤患者有 *Myc* 基因的过度表达,且多发生在浆液性肿瘤;而 30% 的宫颈癌患者有 *Myc* 基因过度表达,表达量可高于正常 2～40 倍。*Myc* 基因的异常表达意味着患者预后极差。

(二)*Ras* 基因

作为原癌基因类的 *Ras* 基因家族(*N-ras*,*K-ras* 和 *H-ras*)对人类和某些动物恶性肿瘤的发生、发展起重要作用。宫颈癌患者中可发现有 3 种 *Ras* 基因的异常突变,子宫内膜癌中仅发现 *K-ras* 基因突变,而卵巢癌患者可有 *K-ras* 和 *N-ras* 的突变,但至今未发现有 *H-ras* 基因突变。研究表明 20%～35.5% 的卵巢恶性肿瘤有 *K-ras* 基因的突变,其中多见于浆液性肿瘤,*K-ras* 的过度表达往往提示病情已进入晚期或有淋巴淋巴结转移,因此认为 *K-ras* 可以作为判断卵巢恶性肿瘤患者预后的指标之一。宫颈癌 *Ras* 基因异常发生率为 40%～100% 不等。在 *Ras* 基因异常的宫颈癌患者中,70% 患者同时伴有 *Myc* 基因的扩增或过度表达,提示这两种基因共同影响宫颈癌的预后。

（三）C-erb B_2 基因

C-erb B_2 基因也称 neu 或 HER_2 基因,编码含有 185 kDa 膜转运糖蛋白,与卵巢癌和子宫内膜癌的发生密切相关。一些研究表明,erb B_2 的过度表达与不良预后相关。据报道,$20\%\sim$$30\%$ 的卵巢肿瘤患者有 erb B_2 基因的异常表达,$10\%\sim20\%$ 的子宫内膜癌患者过度表达 erb B_2。通过组织化学方法可较容易地检测到细胞及其间质中 erb B_2 阳性蛋白抗原。

（四）$P53$ 基因

$P53$ 基因是当今研究最为广泛的人类肿瘤抑制基因。$P53$$53$ 基因全长 20 kb,位于 17 号染色体短臂。$P53$ 蛋白与 DNA 多聚酶结合,可使复制起始复合物失活。此外,$P53$ 蛋白含有一段转录活性氨基酸残基,可激活其他肿瘤抑制基因而产生肿瘤抑制效应。$P53$ 基因的异常包括点突变、等位片段丢失、重排及缺乏等,使其丧失与 DNA 多聚酶结合的能力。$P53$ 与细胞 DNA 损伤修复有关,当 DNA 受损后,由于 $P53$ 缺陷,使细胞不能从过度复制状态解脱出来,更不能得以修复改变,进而导致细胞过度增殖,形成恶性肿瘤。50% 卵巢恶性肿瘤有 $P53$ 基因的缺陷,在各期卵巢恶性肿瘤中均发现有 $P53$ 异常突变,这种突变在晚期患者中远远高于早期患者,提示预后不良。在子宫内膜癌患者中,20% 有 $P53$ 的过度表达。这种异常过度表达往往与子宫内膜癌临床分期、组织分级、肌层侵蚀度密切相关。此外,$P53$ 还与细胞导向凋亡有关。当 $HPVs$ 基因产物如 HPV16 和 HPV18 与 $P53$ 蛋白结合后能使后者迅速失活,这在病毒类癌基因表达的宫颈癌尤为明显。

（五）其他肿瘤抑制基因

肿瘤抑制基因 $nm23$,也称肿瘤转移抑制基因,其基因产物为核苷酸二磷酸激酶（NDPK）,主要针对肿瘤转移。NDPK 通过信号转导,影响微管的组合和去组合,并且通过影响 G 蛋白的信号传递,最终控制细胞增殖和蛋白结合 GDP 的磷酸化过程。$nm23$ 的表达水平与卵巢恶性肿瘤的转移侵蚀性呈负相关。erb B_2 基因过度表达可使 $nm23$ 基因失活,$nm23$ 表达受抑制的结果常伴随卵巢癌淋巴结转移和远处转移。

四、人乳头瘤病毒

人乳头瘤病毒（HPV）属嗜上皮性病毒,现已确定的 HPV 型别约有 110 余种。目前,国内外已公认 HPV 感染是导致宫颈癌的主要病因。依据 HPV 型别与癌发生的危险性高低将 HPV 分为高危型和低危型两类。低危型 HPV 如 HPV6、11、42、43、44 等,常引起外生殖器疣等良性病变;高危 HPV 如 HPV16、18、31、33、35、39、45、51、52、56、58、59、68 型等则与宫颈癌及宫颈上皮内瘤变（CIN）有关,其中以 HPV16、18 型与宫颈癌的关系最为密切。宫颈鳞癌中以 HPV16 型感染最为常见,而宫颈腺癌中 HPV18 型阳性率较高,并多见于年轻妇女。此外,HPV 感染与宫颈上皮内瘤变（CIN）和宫颈浸润癌（CIS）有很强的相关性,随 CIN 程度加重,HPV 阳性率显著增加,至 CIS 可达 90% 以上;且 HPV 亚型感染与宫颈癌的转移和预后密切相关,CIS 中 HPV18 型阳性者较 HPV16 型阳性者组织学分化差、淋巴转移率高、术后复发率亦显著增高。因此,国内外已经将检测 HPV 感染作为宫颈癌的一种筛查手段。HPV 检测在临床的应用意义有以下几个方面。

（1）HPV 检测作为初筛手段可浓缩高危人群,比通常采用的细胞学检测更有效。目前认为,HPV 筛查的对象为 3 年以上性行为或 21 岁以上有性行为的妇女,起始年龄在经济发达地区为 $25\sim30$ 岁、经济欠发达地区为 $35\sim40$ 岁,高危人群起始年龄应相应提前。高危妇女人群定义为有多个性伴侣、性生活过早、HIV/HPV 感染、免疫功能低下、卫生条件差/性保健知识缺乏的妇女。65 岁以上妇女患宫颈癌的危险性极低,故一般不主张进行常规筛查。细胞学和 HPV 检测都为阴性者,表明其发病风险很低,可将筛查间隔延长到 8~10 年;细胞学阴性而高危型 HPV 阳性者,发病风险较高,应定期随访。

(2)HPV 还可用于宫颈上皮内高度病变和宫颈癌治疗后的监测,有效的指导术后追踪。HPV 可预测病变恶化或术后复发的危险,若手术后 6 个月、12 个月检测 HPV 阴性,提示病灶切除干净;若术后 HPV 检测阳性,提示有残留病灶及有复发可能。

目前 HPV 的检测方法有细胞学法、斑点印迹法、荧光原位杂交法、原位杂交法、Southern 杂交法、多聚合酶链反应(PCR)法和杂交捕获法(HC)。其中杂交捕获法是美国 FDA 唯一批准的可在临床使用的 HPVDNA 检测技术,目前应用的第二代技术(HC-Ⅱ)可同时检测 13 种高危型 HPV(16、18、31、33、35、39、45、51、52、56、58、59 和 68),已得到世界范围的认可。

HPV 检测的注意事项:①月经正常的妇女,在月经来潮后 10~18 天为最佳检查时间。②检查前 48 小时内不要做阴道冲洗及阴道上药。③检查前 48 小时内不要行性生活。

(褚晓文)

第四章　妇产科常用治疗技术

第一节　光　治　疗

利用各种光辐射能(自然或人工光源)作用于人体达到预防和治疗疾病的一种物理疗法称为光疗法。光是物理治疗中常用的一种物理因子,应用历史悠久,一般可分为红外线、紫外线、可见光和激光疗法等,本节将重点阐述可见光疗法。

一、治疗作用

(一)温热作用

光被组织吸收后可产生热效应,红光穿透组织较深,可引起深部组织血管扩张,血液循环改善,此外温热作用还可提高吞噬细胞的功能,改善组织的营养代谢,有利于炎症的吸收和消散。

(二)化学作用

光被组织吸收后可引起体内的一些化学反应,如蓝紫光作用于机体后可通过化学降解作用将胆红素转变成水溶性低分子量的化合物;红光被机体吸收后,可产生光动力学作用,用于治疗肿瘤和瘢痕。

(三)不同颜色的光可引起不同的反应

红光具有兴奋作用,黄、绿光具有镇静作用,蓝、紫光具有抑制作用。但其具体机制尚待深入研究。

二、临床应用

可见光源很容易获得,普通的白炽灯就是一种可见光源,在灯头上加上不同颜色的滤光板就可以产生不同颜色的可见光。目前在临床上应用较多的主要是蓝紫光和红光。

(一)蓝紫光治疗新生儿黄疸

新生儿黄疸的血清胆红素浓度>342.0 μmol/L 时,对脑细胞有毒性作用,可引起脑功能障碍,甚至死亡。主要原理是光使未结合胆红素分解为水溶性产物,即光-氧化胆红素,此产物经胆汁及大小便排出,而不能进入脑组织,减轻了胆红素对机体的损害作用。胆红素对 400～

500 mm的光线吸收最强,吸收峰值在 $420\sim460$ nm。

治疗时用 $440\sim470$ nm 的蓝紫光间断照射,每次照射 $6\sim12$ 小时,停 4 小时后再照,总照射时间可达 48 小时,照射时应注意保护眼睛。适用于早产儿高胆红素血症、轻度溶血性疾病和胆红素代谢障碍的先天性疾病。

(二)红光的治疗作用

研究提示红光具有同红外线一致的生物学效应,但由于红光没有热效应,可以避免热作用产生的一些不良反应。

主要用于镇痛、消炎,促进吸收,缓解肌肉痉挛,促进组织再生,如外阴炎、前庭大腺炎、尿道外口炎、外阴血肿、会阴撕裂、产后腰痛、产后缺乳、外阴白斑等症均可尝试用红光照射。

(褚晓文)

第二节 激 光 疗 法

激光是 20 世纪 60 年代发展起来的一门新技术,被称为是 20 世纪最重大的四项科技成果(原子能、半导体、计算机、激光)之一。应用激光治疗疾病的方法称为激光疗法。

一、激光的生物学效应

(一)热效应

光子作用于生物分子时被吸收和激活,并激活生物分子,被激活的生物分子通过与其他分子的多次碰撞,产生热效应。应用高能量密度的激光照射生物组织时,这种热效应可以使组织凝固、炭化和激化,是激光外科的基础。

(二)机械效应

激光作用于机体后,可以产生如光压效应、电致伸缩效应、反向压力效应,膨胀与声学效应尤为明显。这些机械效应使激光在作用于不同组织时,产生不同的治疗作用。

(三)电磁场效应

激光能产生很强的电磁场,作用于机体时,可改变组织的导电性,影响组织内自由基的形成,从而诱发细胞内各种生物学改变。

(四)光化效应

光能可以激活在组织内或细胞内发生的某些化学反应,由于激光的能量密度高,所以激光引起的这种光化反应同一般光辐射引起的有所区别。

(五)生物刺激效应

生物刺激效应是生物体对低功率激光照射时所表现的复杂反应,可以使其恢复正常的生理状态,促进组织的再生,通过经络穴位调整机体阴阳平衡、气血运行和改善脏腑功能,并调节新陈代谢的过程。

二、妇产科应用

(一)妇科疾病

1.宫颈上皮内肿瘤

以往治疗主张子宫切除和冷冻治疗,但术中和术后并发症较多。利用 CO_2 激光治疗宫颈上皮内肿瘤,一次治疗成功率达 76.4%,二次治疗成功率达 98%,该项治疗具有安全、有效、迅速、简单和价廉等优点。

2.阴道癌

常发生在阴道上 1/3 处,应用激光光动力学法效果满意。给患者按体重比例静脉注射血卟啉衍生物,48 小时后利用氩离子激光通过阴道镜由光纤照射病灶区,有报道其成功率达到 92%。

3.慢性宫颈炎

妇科常见病,可采用 CO_2 激光,或掺钕钇铝石榴石激光对病变部位照射,治愈率为 53%~94%。

4.宫颈肌瘤

也可利用 CO_2 激光进行切除治疗,术中出血少,术后无感染、粘连等并发症,且较少复发。

5.盆腔炎

激光治疗方法较多,可利用氦-氖激光穴位照射法,常用穴位有关元、中极、大横、维胞,配穴有足三里、三阴交、归来、肾俞等。也可用氦-氖激光照射区,常用反射区有第 10 胸椎的卵巢反射区;第 10 胸椎至第 1 腰椎、第 2~4 骶椎的子宫反射区;第 11 胸椎至第 1 腰椎、第 1~3 腰椎的输卵管反射区。或者用氦-氖激光散焦直接照射下腹部。临床资料显示治疗效果满意。

6.外阴白色病变

可利用 CO_2 激光或氦-氖激光照射,照射后局部皮肤变光泽、柔软,皲裂、溃疡消失,颜色粉红或接近正常。外阴溃疡利用激光照射也有一定的效果。

7.外阴瘙痒症

利用 CO_2 激光汽化疗法,近期有效率在 90% 以上,但疗效不巩固。

8.痛经

主要采用氦-氖激光穴位照射,选关元、中极穴配三阴交、足三里、血海、阴陵泉穴,可选子宫、交感、皮质下、神门等穴。

(二)产科疾病

1.矫正胎位

用氦-氖激光照射双侧至阴穴,每次照射前应检查胎位,若已转成头位,应停止治疗。有报道臀位转胎成功率达 70%。

2.妊娠期高血压疾病

也可使用氦-氖激光照射穴位,常用穴位有人迎、大椎、曲池、足三里、太冲穴等,也可选用耳穴如降压点、高血压点、降压沟,交感、神门等穴。

3.催乳

可利用氦-氖激光直接照射乳头乳晕部位,一般照射 4 次即可见效,大部分病例乳量于照射后第 5 天开始增加,第 10 天达高峰,并一直维持恒定,母婴均未见任何不良反应。

(褚晓文)

第三节 冷 冻 疗 法

利用制冷物质产生低温治疗疾病的方法称为冷冻疗法。低温冷冻治疗疾病有着悠久的历史,我国古代就利用冰块或冰盐水巾敷于乳房及颈部进行消肿或止痛。但由于温度不易控制,限制了冷冻治疗在临床上的应用和发展,随着技术水平的不断提高,现在低温冷冻技术已广泛应用于临床各科,特别是用于治疗某些浅表肿瘤和皮肤疾病。

一、冷冻的治疗作用

(一)镇痛解痉

冷可抑制细胞的活动,使神经敏感性降低而减轻疼痛,临床上可用于治疗偏头痛、牙痛和痛经等。

(二)消炎作用

低温可使细菌和病毒的代谢活力降低,并可消除坏死组织和较多的蛋白混合物,类似外科的清创作用,从而改善淋巴和血液循环,促进水肿和炎症的吸收,同抗生素合用有更好的疗效。

(三)降低体温

皮肤接触低温可加快体内热的传导散发,降低体温。用于高热患者和中暑患者、脑外伤和脑缺氧患者。

(四)免疫作用

肿瘤组织经超低温破坏后,虽失去活力,但抗原性依然保持,可促使机体出现自身免疫或相应的免疫反应。

二、冷冻的治疗方法

(一)冷冻治疗的种类

1.接触冷冻

即将已制冷的冷冻探头直接置于病灶表面,起到快速冷冻作用,由于冻结迅速,一经接触即难以更改探头位置。因此,放置探头时必须对准治疗部位,精确冻结病灶,使周围正常组织不受损伤,如病灶过大,可分区、分次、循序进行,直至全部病变。

2.喷射冷冻

即用特制喷头把液氮雾点状直接喷射在病变组织表面,使治疗位迅速降温,破坏力强,且不受病灶形状的限制,适用于表面积大、高低不平的弥散性浅表病灶。对菜花状恶性肿瘤尤为适用。治疗时必须用多层凡士林纱布覆盖周围正常组织,对其加以保护。

3.穿刺冷冻

用较长的针形冷冻探头刺入病变组织进行冻结,形成以冷针为中心的深部冷冻灶,适用于体积大、部位深的恶性肿瘤。

近年应用氩氦超导手术系统这一高新科技手术仪器,在 B 超定位下,通过3mm粗针头经皮穿刺进入癌变组织中,然后插入直径 2 mm 的氩氦刀,经计算机控制,监控刀尖部位温度及冷冻范围,由氩氦刀尖端输出高压常温氩气,氩气在刀尖迅速膨胀,在 60 秒内即冷冻,可将直径 6 cm 病变组织的温度降至−136 ℃,这时病变组织已成一冰球,15 分钟后再输出高压常温氦气(热媒),快速将冰球解冻,升温至20 ℃。这个降温后再升温的过程再重复 1 次,癌细胞在剧烈的冷热变化中被彻底摧毁。术中患者基本不出血,无痛苦,手术时间仅需 30 分钟,3 天后患者即可出院,该设备具有多探头及定位系统可更精确定位和准确摧毁癌细胞而又不损伤病灶周围的正常组织,对患者损伤小,费用较低,患者容易接受,治疗范围包括各种实体性肿瘤。预计在妇科肿瘤的治疗方面有广阔的应用前景。

(二)冷冻后组织变化特点及适应证

1.冷冻黏着

适用于白内障的晶体摘除。

2.冷冻凝固

用于切除容易出血的肿瘤,或恶性转移性肿块的活检。

3.冷冻后退行性变

用于杀死或破坏各种肿瘤组织。

4.冷冻炎变

可用于视网膜剥离时网膜冷冻粘连术或输卵管冷冻绝育术。

三、冷冻术后处理

(一)预防感染

冷冻本身有防止感染的作用,一般无须用抗生素,但偶有感染,甚至并发破伤风的报道。因此,慎重起见,仍须坚持无菌操作,冷冻灶按手术切口处理,保持清洁干燥,亦可涂以 1%～2%甲紫液,及时更换浸湿或污染的敷料;一旦感染,即应按化脓伤口处理,必要时加用抗生素。

(二)水疱或血疱

小型者可迅速自行吸收,无须处理;积液较多者,在无菌操作下穿刺抽吸,稍做加压包扎即可。

(三)组织坏死

病灶组织冷冻后必然有一坏死、脱落过程,如为浅表病灶,创面能迅速生长上皮,且很少形成瘢痕,无须特殊处理。如冻结较深,创面坏死游离,可适当剪除,敷以依沙吖啶纱条。皮肤缺损过大,一旦难以愈合或愈合后可能引起瘢痕挛缩、影响功能者,可待创面清洁后及时植皮,以加速愈合减少瘢痕形成。

(四)冷冻灶出血

冷冻有止血作用,一般不致出血。但在组织坏死脱落期,偶有出血较多者,一般均可经再次冷冻、局部用止血剂或压迫止血而愈。仅在搏动性(动脉)出血量多时,才需要手术结扎或缝扎止血。

(五)疼痛

仅个别冷冻后有较剧烈或持续时间较长的疼痛,一般给予止痛药后可缓解。

冷冻治疗的主要缺点:①用于恶性肿瘤治疗时,仅有局部作用,而无区域性作用;因而对有区域性淋巴转移的病例,缺乏疗效。②有充血、肿胀、坏死、脱落和渗出、排液过程,常需 2～3 周才能愈合,患者仍有一些痛苦和不便。③要达到彻底破坏病变组织的冷冻程度时,难免会伤及一些周围正常组织。此外,冷冻剂液氨来源尚有一定困难,虽非冷冻治疗本质问题,但使普及推广受到一定限制。

四、妇科应用

冷冻治疗妇科疾病的范围从外阴、子宫颈到子宫内冷冻,均取得了满意的临床治疗效果,鉴于冷冻治疗妇科疾病的临床效果良好,技术操作简单,并发症少,国内外越来越多的妇科医师主张推广使用。

(一)宫颈疾病

原则上只要排除癌肿,均可用冷冻治疗,该治疗操作简单,医疗费用低、疗效高,未发现有任何并发症,是治疗该病比较满意的治疗方法。

1.宫颈糜烂

已婚妇女患宫颈糜烂者约30%,而有宫颈糜烂妇女的宫颈癌发生率较无宫颈糜烂者高7~10倍,因此积极治疗宫颈糜烂是预防宫颈癌的重要措施。

为提高治愈率,必须:①保证冷头的平整接触。使用浸滑胶,可在冷头与宫颈病灶之间增加低温的传导,并填充于病灶表面凹陷处,使冷头平整接触。②快速冷冻、慢速复温。快速冷冻时,细胞内外同时形成冰晶,促使细胞死亡,冷冻要快速,输液管内径必须达到1.8~2.0 mm,冷头必须中空、有气化舱。慢速复温时,细胞暴露于高浓度溶质作用下的时间长,破坏性长。③根据糜烂程度,调控冷冻时间。一般轻度或单纯型,冷冻2~3分钟;中度或颗粒型,则持续3~4分钟;重度或乳头型,则需4~5分钟。对中、重度者,施以两个冻融期,可提高一次治愈率。少数病例治疗后8~10周,如未完全愈合,应当进行第2次治疗,很少需要3次冷冻治疗。据统计,远期(7年)治愈率高达99.67%。

冷冻治疗的反应:①组织受寒冷刺激,出现反射性血管凝缩反应,大多表现为颜面潮红,少数头晕、恶心、心慌等,约经过10分钟,自行消失。②冷冻后2小时,阴道出现透明、淡黄色、水样排液,持续1~2周;少数病例排液较多,患者全身乏力、腰酸肢软。可能因排液中含电解质、钾离子丧失过多所致;给予口服氯化钾,即可缓解。冷冻后约1周,坏死组织及假膜脱落多,呈碎片样,随排液流出;少数假膜完整脱落,亦属正常。假膜脱落后暴露其下之毛细血管,局部刺激或用力过猛可致破裂,引起渗血,出血多者可填塞纱布、压迫止血。

与宫颈糜烂并存的其他类型慢性宫颈炎,如宫颈腺囊肿(先刺破并放液)、宫颈息肉(从根部先剪断其蒂)、宫颈接触出血等,同时冷冻、治愈率100%,宫颈肥大及宫颈外翻的治愈率约80%。

2.宫颈白斑

可能为宫颈癌的癌前病变,应当积极治疗。为了冷冻全部病灶,可用冷针刺入病灶、深0.5 cm,冻1分钟,再直接喷射病灶面2分钟,后用锥形冷头伸入颈管内1.5 cm,接触冷冻,施行两个冻-融期,温度达-130 ℃。

3.宫颈间变(不典型增生)

即宫颈癌前病变。过去用宫颈电烙、宫颈锥形切除术等治疗,但并发症多,如出血、感染、颈管狭窄等,并发症高达17.2%。据报道,以液氮接触法治疗宫颈间变230例,并发症仅1例。经1~6年随访,细胞学复查呈阴性者93.75%。

治疗前需进行宫颈刮片和宫颈活组织检查,经细胞学及组织检查,确定诊断。为避免遗漏宫颈管内或较深的病灶,尤应刮取颈管内膜进行病理检查。以笠帽或锥形冷头,用加压接触法冷冻

5分钟。两个冻-融期;必要时进行第2次冷冻治疗。治疗后必须长期严密随访。因为个别深在的病灶,冷冻达不到,可能继续发展;或原有癌灶小而深,漏诊,冷冻又未达到,则可通过随访及早发现,及早治疗。

4.宫颈癌

冷冻治疗宫颈癌,以原位癌较多,常用于年轻、需要保留生育功能者,冷冻方法同宫颈糜烂。有主张常规用2~3个冻-融期。术后随访5~7年,治愈率可达50%,甚至更高。为提高治愈率,有主张:①冷头伸入颈管内1.5~2.0 cm。②充分暴露宫颈,使冷头放置适当,癌灶位于冷冻区域内。③多次冷冻,术后必须长期严密随访。

冷冻治疗宫颈浸润癌者也不少,一般采用接触法,常需2~3个冻-融期;癌灶面积大或呈菜花状,亦可用喷射法冷冻、多需数次治疗。治疗结束后经4~6周,癌灶坏死脱落、组织修复,使宫颈外观基本恢复正常,宫旁组织也相应地恢复或好转。宫颈涂片检查,癌细胞的转阴可能达100%。但深部、转移的浸润癌灶,接受不到冷冻的效应,因此冷冻不可能成为宫颈癌的根治性疗法。对晚期病例或因全身疾病不宜手术或放疗者,可作为姑息疗法,达到止血、减少排液、改善局部情况的作用,缓解症状,减轻患者痛苦。

(二)子宫内膜疾病

1967年,Cahan报告宫腔冷冻术。国内学者通过离体、连体子宫的宫腔冷冻实验研究,并用以治疗更年期功能性子宫出血等较多病例,收到良好效果,目前主要用于更年期功能性子宫出血、月经过多、盆腔瘀血等,经冷冻治疗后月经血量减少,仅为治疗前的1/10~1/4,甚至个别闭经,血红蛋白含量也上升。国外还用于治疗子宫内膜腺癌(癌灶仅局限于子宫),取得了相当于术前放疗的效果。有希望通过宫腔冷冻破坏子宫内膜,以影响受精卵着床,或通过输卵管开口处冻结、闭塞,以达到绝育目的,但动物实验效果不理想。

Cahan所用的冷头为变曲圆柱形,类似宫颈扩张器,直径相当于6号扩张器,适用于冷冻宫腔两侧壁及宫角部的子宫内膜。有人设计一种扁平锥形冷头,适用于冷冻宫腔前、后壁的子宫内膜,还装有温差电偶以便测温,冷头、治疗器与输液软管连接,液氮为冷源。治疗器还装有电热丝,以备加热,防止颈管、阴道壁冻伤。

冷冻治疗前应给予骶麻或硬膜外麻醉,扩张宫颈至8~10号,再行刮宫,除去所有的内膜功能层,以直接冷冻基底层。冷冻分3区进行:右侧壁及右宫角、前后壁(根据宫腔宽度,有的前后壁应增加一区)和左侧壁及左宫角,每区冻3~5分钟,复温,再冷冻另一区。冷头温度宜控制在-50~-60 ℃,冷冻4分钟,可达到减少月经血量的目的,-70 ℃冷冻4分钟可达到人工绝经的目的。

(三)外阴疾病

1.外阴白色病变

外阴白色病变是一组病变的总称,包括各种因素导致的皮肤及黏膜不等程度的变白或粗糙、萎缩状态。由于冷冻治疗安全、无痛、不需要麻醉、局部很少留瘢痕,因而应用冷冻治疗渐多。治疗前就经病理检验证实。消毒外阴后,行局部麻醉。选用不同式样的扁平冷头,紧贴病灶,冷冻30~60秒。如病变面积较大,则可分片冷冻,每片重复冷冻2次。术后冷冻区可出现水肿,渗液,痛感;局部用0.5%新霉素液湿敷。防止尿液浸渍,给予止痛药物。一般经6~12周痊愈,白斑上皮及萎缩、粘连等病变均可恢复到病前状态,外阴瘙痒消失。有用喷射冷冻治疗的报道,但疗次多,疗程长,治愈率亦不如接触法高。

2.外阴其他良性疾病

外阴乳头状瘤，血管瘤、外阴尖锐湿疣、外阴干枯症等，均可施行冷冻治疗，治愈不留瘢痕。

3.外阴不典型增生、原位癌及浸润癌

不必要或不适于手术切除的病例，可行冷冻治疗，根据病灶情况，选用穿刺、接触、喷射或倾注法进行冷冻。一般需多次冷冻，才能治愈外阴不典型增生及原位癌。对浸润癌冷冻疗法只是辅助疗法之一，尤其是晚期外阴癌、复发外阴癌，冷冻可使瘤体缩小、止血止痛，是一种较好的姑息疗法。

（四）阴道疾病

阴道湿疣、乳头状瘤、血管瘤等，经多次冷冻治疗，使之坏死脱落，修复及愈合，效果良好。阴道上皮肉瘤如为单发病灶者，亦可用冷冻进行治疗。但应注意，约 15% 的病例，同时有宫颈原位癌，应一并予以冷冻治疗，阴道癌灶与膀胱、直肠邻近，特别是阴道多发性癌瘤和原发性癌瘤有转移者，必须严格掌握冷冻时间，冷冻的深广度，避免冻伤膀胱、直肠。

（五）其他

子宫内膜异位症、滋养细胞疾病、卵巢恶性肿瘤等等，因故不能手术或切除不净或不能耐受放疗、化疗，均可考虑冷冻治疗，不仅可以直接毁坏病变组织，且能产生免疫反应，以加强疗效，或为手术、放疗、化疗创造条件，是较好的辅助疗法之一。

（万淑燕）

第四节　高热疗法

利用体外加热治疗肿瘤可以追溯到公元前，但由于人工产热技术不成熟，热疗治疗癌症长时间处于停滞不前的状态。进入 20 世纪 60 年代以后，随着热疗治癌基础医学和临床医学的不断深入研究，加之加热设备和测温仪器的不断完善，高温治癌的临床应用越来越广泛，成为继手术、化疗、免疫疗法之后的又一种有效的治癌方法。

单独的高温疗法具有加热温度高、治疗时间长、患者较难配合的特点，故临床较少单独应用。大量体外实验和临床资料显示，高热疗法虽不能取代手术、化疗和放疗作为一种独立的肿瘤治疗方案，但它对化疗、放疗及手术等肿瘤治疗手段具有明显的增效和补充作用。正因为如此，高热疗法近来发展迅速，成为继手术、放疗、化疗及生物治疗之后又一重要的肿瘤治疗手段。

一、热疗治癌的生物学基础

（一）肿瘤选择性加热的基础

肿瘤内血管结构异常，生长紊乱扭曲，血流缓慢，管腔易堵塞，甚至使血流停滞。肿瘤的血管对热刺激不能产生正常反应，加热后血管不扩张，热不易散发，故加热后肿瘤的温度高于正常组织，可达到选择性破坏作用。

（二）肿瘤细胞对热的敏感性

癌细胞较正常细胞具有更高的热敏感性，研究证实发现正常的细胞组织可长时间耐受 42～

43 ℃而癌细胞组织经 41.5～42.0 ℃,短时间内就将灭活,有人认为这是细胞恶变过程中获得的特性。

同时,加温引起癌细胞需氧量升高,使得本已因代谢旺盛、血液循环不畅处于无氧状态的癌细胞只能增加无氧糖酵解,结果导致 pH 明显降低,研究提示这将增加细胞的热敏感性,并加速溶酶体对癌细胞的破坏作用。

(三)热对肿瘤细胞的杀灭作用

(1)热作用于肿瘤后,由于肿瘤血流缓慢,血供不足,肿瘤细胞内氧代谢减弱,无氧糖酵解改变了细胞的 pH,从而抑制肿瘤细胞的增殖,使肿瘤细胞的存活减少,细胞周围的进展延缓。

(2)热作用后肿瘤的损伤主要表现:细胞膜的通透性增高,细胞内多胺与低分子蛋白外移,多种酶的活性下降,细胞的生长和修复受影响而被杀灭。热能破坏溶酶体膜,大量释放溶酶体酶而致细胞自溶破坏。热还能引起染色体畸变,线粒体膜破坏,RNA、DNA 和蛋白质的合成受抑制,DNA 链断裂,影响细胞的生长、分裂和增殖。

(3)肿瘤受热作用后肿瘤细胞表面的抗原因子免疫原性增强,加上肿瘤细胞破坏后坏死产物释放出抗原,刺激机体的免疫系统,使机体对肿瘤的免疫力加强。

(四)热疗与放疗的联合应用

热疗与放疗联合应用不但有相加作用,还有互补作用:放疗同热疗并用可增强放疗的细胞致死效应,同时使射线损伤细胞的恢复发生障碍。S 期细胞对放疗敏感性低,G 和 M 期则高,而热疗治癌效应正好与此相反,尤其是 DNA 合成的 S 期热敏感性尤高,放疗同热疗合用可起到相互弥补的效应。

多数学者认为放疗前、中、后加热可以使细胞对放疗增敏,但放射与加温同时进行的增敏作用比放射前、后进行的都强。但有相当的难度。

(五)热疗同化疗的并用

某些抗癌药物在温度升高时细胞毒性作用增强,有的是相加作用(多柔比星、博来霉素、卡莫司汀、顺铂、环磷酰胺等),有的是协同作用(长春新碱、氟尿嘧啶、甲氨蝶呤等)。值得注意的是某些药物存在温度阈值。加热和药物同时给予增效最大。热疗与化疗的序贯常影响效果,但每种药物不同,喜树碱在热疗后给药效果不佳。当然,有些药物加热后不稳定,就不能应用,这也是在热疗和化疗合用时应该考虑到的。

二、热疗的技术和方法

热疗治癌临床应用的重要问题是根据加温范围要求的加温技术和温度测量技术。热疗根据加热范围的不同分为局部热疗和全身热疗两种方法。

(一)局部加温装置及方法

对机体的加热是区域性或局部的,其优点在于可以使肿瘤组织局部温度达到 42.5 ℃ 以上,能在相对较短的时间内杀灭癌细胞。其局限性在于对远处播散的转移瘤无法实施治疗。局部热疗更适于浅表和体积较小的肿瘤。局部热疗目前主要应用的是电磁波和超声波。

1.电磁波

在范围广阔的电磁波谱中,物理学者和医学家根据多年的实践已优选出加温效果最好的波段,包括微波和射频。当然二者也可用于全身热疗。

(1)微波:微波系 300～300 000 MHz 的电磁波,常用的是厘米波和分米波,前者如

2 450 MHz(波长 12.25 cm),后者如 915 MHz(32.78 cm)和 435 MHz(波长 69 cm),其中后者对肌肉等含水丰富组织有较大的穿透深度,有效作用深度可达到 7～9 cm,且加温均匀。微波的加温效应,它所引起的温度分布受多种因素的影响,其中有属于机器本身的如频率(波长)、辐射方式和辐射器类型、辐射强度等;也有属于辐射体的,如人体组织结构及生理特征等。

(2)射频:系 10～30 MHz 的电磁波,常规用的是 13.56 MHz(波长 22.1 m)和 27.12 MHz(波长 11.05 m),利用电容或感应圈输出能量,由于人体脂肪本身的电学特性和生理学特性,治疗中往往出现脂肪过热的现象。

(3)电磁波热疗的方法如下所述。

电容式加温:这种方法在物理治疗中应用多年,也称为透热法,这种形式包括 2 个互相平行的极板,电场与极板方向垂直,临床可根据需要制成各种形式和大小的极板,也可在极板上加表面冷却装置。

电感式加温:是利用感应圈形成的交感磁场在组织内形成涡流使之加热,也称为磁感应加热。感应圈通过的方向可有 3 种,即饼状电极、同轴线圈组和同心线圈。

微波辐射器加温:微波辐射器有多种大小及形状,治疗时与人体间有一定距离,也有直接接触式的,或在辐射器口面通过循环冷水使皮肤冷却。使用辐射器辐射微波时应注意对工作人员及其他人员的安全防护。

多辐射技术:为了提高深在部位的温度,人们自然会想到利用多个辐射器交叉辐射,多辐射技术也就应运而生了。

组织间热疗:由于人体某些特殊部位如颅内不便于加温,人们想到将组织间放疗的方法移植到肿瘤中,可选用微波天线植入,排成矩阵,或在瘤体内植入铁磁体,在体外用感应圈加热,使之附近产生涡流及多个电极植入肿瘤,分别与射频电流连接,进行肿瘤射频消融。

近年采用肿瘤射频消融这一原理,设计了一种多弹头自动导航频系统用于治疗肿瘤效果满意,由于这种仪器设备的先进性,已经成为肿瘤局部治疗的重要手段之一。这种技术借助 B 超或 MRI、CT 的引导,通过特制的穿刺针,插入肿瘤体内,推开内套针,其顶端有多根极细的电极针,如伞状包绕肿块,通过计算机测算出射频治疗所需要的高频率的射频波,激发组织进行等离子震荡,离子相互撞击产生热能,均匀分布在肿瘤内,快速地使组织产生高温、干燥,有效地使癌组织固化死亡,同时使肿瘤周围的血管组织凝固形成一个反应带,停止向肿瘤供血,防止肿瘤转移,以达到延长生存期、提高生活质量的目的。由于穿刺和治疗全过程都在电视屏幕监视下进行,其多极针的温度也能够实时显示,保证了手术的安全性。由于这种治疗方法无创、痛苦小、无须麻醉,可以在门诊局麻下进行,手术时间短,便于高龄、心肺功能差、无手术条件的癌症患者接受。

作为一种成熟的组织间热疗新技术,射频消融已经在国内外许多肿瘤治疗中心广泛应用,而且发展迅速,应用领域不断扩大,疗效也正被人们重视。由于其治疗的优点,在严格掌握适应证,强调术前、术后综合治疗的条件下,该项技术逐渐成为一项有前景的有效肿瘤局部治疗技术。

腔内热疗:人体自然存在的腔道为热疗提供了很大的方便,可将天线或电极放在体腔内对该部位的肿瘤直接加热,目前已有食管、直肠、阴道等部位的辐射器用于治疗相应部位的肿瘤。

2.超声波

频率＞20 kHz 的机械振动称为超声波,其振动可使组织的分子产生摩擦,把动能转成热能。除了超声的热效应外,其非热效应在热疗治癌中也有一定的地位。所以超声波是热疗所利用的能源之一。而且这种能量具有穿透人体时保持方向性、脂肪不过热、能量分布均匀的优势。通过治疗仪器设备使之进入人体后,在癌组织聚焦为一点,在 0.5～1 秒内可使组织达到 65 ℃以上的高温效应和空化效应,从而在顷刻间使肿瘤组织产生凝固性坏死,失去增殖、浸润和转移能力,这些病灶最终被机体溶解吸收。

20 世纪 50 年代,美国 Fry 兄弟研制出高强度聚焦超声治疗技术,借助 X 线辅助定位,以脱汽水为介质,切除部分颅骨使超声波可以直接进入猴脑深部组织内,证实对深部组织具有定位治疗作用。但由于当时技术局限,并未取得突破性进展。

目前已经有高强度聚焦超声技术应用于临床。应用此种超声聚焦刀的优越性:定位准确,焦点能量高,除在癌组织处形成一维立体凝固性坏死灶外,周围正常组织安全无恙;且既无放射线损伤,无创伤,也不流血,同时也可避免手术时认为牵拉、挤压所造成的癌细胞移植与淋巴转移的缺点。患者的应激反应也明显低于其他外科治疗。在治疗中还能随时进行疗效量化判断,监测治疗效果。热疗后患者一般状况逐渐好转,免疫状态可有回升,无骨髓抑制现象,患者的一般状态、食欲、体重大部分有改善。但目前对骨骼阻挡或有含气的组织阻挡时,还不能采用这一治疗方法。病程到晚期的患者,如并发严重恶病质、严重腹水、多发转移癌灶的患者也不适合此种治疗。

由于这种治疗局限在原发病灶,游离在实体癌外面或已经转移至其他处的癌细胞可造成复发与转移,需要在热疗的同时配合少量化疗或放疗。由于热疗改变了癌细胞对化疗、放疗的敏感性,应用剂量可较常规剂量小很多,这样由此产生的不良反应也就很小。理论和实践证明,热疗并不排斥其他抗癌治疗,如放疗、化疗、手术等。

(二)全身加热装置及方法

全身热疗主要用于转移性肿瘤,而不是局限性肿瘤。由于肝和脑的耐受性差,全身加温一般只能加到 42 ℃。

对于全身热疗而言,如何对人体进行安全有效的加温,并能精确地调节和控制温度,是治疗方案是否可行的关键,也是对全身热疗设备的更主要要求。

1.红外线体表照射

红外线具有一定的穿透能力,可以穿透表皮到达皮下组织及皮下毛细血管网,主要加热皮下毛细血管网的血液,再通过血液的循环将热能传递给人体,逐渐升高患者整体体温。治疗时常将患者全身置于特制的加热舱内,通过加热舱壁及底部的加热板释放的红外线辐射,对机体进行加热。其优点是属于非侵入性治疗,对全身主要脏器功能影响较小,治疗费用相对较低;缺点是升温过程相对较长,整个治疗过程为 4～5 小时,容易引起部分患者局部皮肤烫伤。

2.血液加热全身灌注热疗法

通过特制的全身灌注热疗设备,将患者的血液引到体外加热,然后再回输患者体内,引起患者体温上升,由于高热,细胞结构(蛋白质)改变,代谢紊乱,内环境失衡,从而达到杀灭癌细胞的目的。

方法:在患者股动脉及大隐静脉处各切 1 cm 左右小切口,分别插入一根灌注管及引流管。通过引流管将血液输入热交换器,经这一设备,原来 37 ℃的血液逐步升温后,从灌注管又回输入患者体内,经 75～90 分钟,患者温度达到 42.5 ℃,不再继续升温,患者在这种高热状态下持续 3 小时左右,治疗结束。

其主要优点是升温过程相对较短;缺点是属于侵入性治疗,需要全身抗凝,治疗成本相对较高,治疗中对内脏器官功能水平要求较高。

应用全身热疗治癌时,须加强护理。由于体温升高,心率加速,心排血量增加,可高达 18 L/min,患者心、肺负担加大,且由于发汗丧失大量液体,如未适当补液可发生电解质紊乱,故治疗过程中要进行呼吸监控、心脏监护,并实时测温记录,血气分析应每 30 分钟 1 次。

三、临床应用

全身性加热疗法是一种全身性的肿瘤治疗方案,可以同时针对原发肿瘤和转移瘤进行治疗,加之目前已经证实它具有增强化疗疗效、增强免疫功能、抑制肿瘤血管形成和转移倾向、缓解疼痛等作用,因此,适用于大多数能耐受治疗的肿瘤患者。

从已发表的资料看,放疗与热疗联合使用,效果要比单独放疗或热疗效果好,联合治疗完全缓解率为 47％～94％,而单独放疗为＜39％,单独热疗为 11％～21％。

(一)表浅肿瘤

应用热疗来治疗的表浅肿瘤有乳腺癌、乳腺癌术后的胸壁侵犯、恶性黑色素瘤、浅表淋巴结转移癌,以及一部分软组织肉瘤等。

联合应用放疗、化疗的近期和远期效果均较好,优于单纯的放疗或化疗,即使对手术或放疗效果不理想的晚期较大的肿瘤或对放疗不敏感的肿瘤也有较好的疗效。

(二)深部肿瘤

胸腔、腹腔、盆腔、骨骼等部位的深部肿瘤可采用热疗,实体性肿瘤的治疗可选择多弹头自动导航射频系统和高强度聚焦超声波技术。国内学者对食管癌、胃癌、直肠癌、宫颈癌、膀胱癌、前列腺癌等体腔肿瘤采用体腔内热疗,与放疗化疗及药物综合应用,取得了较好的疗效,已有大量成功报道。

近来开展的经内镜微波组织凝固治疗,具有直观、疗程短、效果满意的优点,未见穿孔、出血等并发症。

手术、放疗、化疗、热疗及生物治疗的互相配合将是今后的方向。热疗将在肿瘤的治疗中作出更大的贡献。目前随着应用多弹头自动导航射频系统的仪器进行肿瘤射频消融或采用高强度聚焦超声波技术治疗恶性肿瘤的广泛开展,热疗将会促进我国的肿瘤治疗水平的进一步提高。

(万淑燕)

第五节　高频电疗法

应用频率 100 kHz～300 GHz 的振荡电流来治疗疾病的方法,称高频电疗法。

一、作用特点

高频电流通过人体时,既有电场的作用,又有磁场的作用。

(一)特点

对神经肌肉无兴奋作用、产热明显、多种能量输出方式、无电解作用。

(二)作用

1.热作用

高频电流通过机体时,由于传导电流和位移电流分别引起机体内的导电损耗和介质损耗,因而在各种组织中产生程度不同的内源性温热作用。产热量多少主要取决于离子的迁移速度和机体不同组织的介电常数,此外在一定频率范围内,频率愈高热作用愈大,超过一定范围,组织产热作用可逐渐下降。

高频电流所产生的热一般具有下列治疗作用:止痛、消炎、改善局部血液循环、降低肌肉张力、加速组织生长修复、提高机体免疫功能,大剂量的高频电流可用于治癌。

2.热外作用

热外作用确实存在,如中枢神经系统功能变化,神经纤维再生加速等,但机制尚有待深入研究。

二、临床应用

根据其波长和频率的不同,临床上较常用的高频电疗法包括短波疗法、超短波疗法和微波疗法。

(一)短波疗法

应用波长 10～100 m、频率 3～30 MHz 的高频电流作用于人体的治疗方法,称短波疗法,也称感应透热疗法,常用短波电疗机波长为 22 m,频率为 13.56 MHz。短波疗法的主要治疗作用有以下几种。

1.对神经系统的影响

作用于感觉神经,可使其兴奋性降低,可用于坐骨神经痛等症的慢性期或恢复期。

2.对血液循环的影响

使血管扩张,循环改善,适用于很多慢性、亚急性炎症的治疗。如妇科炎症的治疗等。

3.对肌肉组织的影响

骨骼肌、平滑肌紧张度均反射性地降低,尤其是肌痉挛时比较明显(无论是肌肉本身受刺激或反射性引起的),可治疗食管、胃肠道、血管等痉挛。

4.对其他器官的影响

如作用于垂体,可使甲状腺亢进功能恢复正常,作用于胰腺,可使血糖降低,作用于卵巢时能使其功能恢复等。

(二)超短波疗法

应用波长 1～10 m,频率 30～300 MHz 的高频电流于临床治疗的方法,称超短波疗法,又称超短波电场疗法。常用波长 6 m,有大功率、小功率超短波治疗之分。超短波的主要治疗作用如下。

1.消炎作用

其良好的消炎作用,尤其适用于各类炎性疾病的急性期。

2.对神经系统的作用

可抑制感觉神经起到镇痛作用,小剂量可促进神经生长。

3.对心血管系统的作用

小剂量可使微血管扩张,改善微循环。

4.对血液系统的作用

中小剂量可促进造血器官功能。

5.对新陈代谢的影响

小剂量使分解代谢增加,组织淀粉酶耗量增加,血糖增加,糖耐量降低,大剂量使同化过程增加,血糖降低。

此外对性腺器官较敏感,大剂量时抑制其功能。

总之,临床上主要用于急性炎症、急性扭挫伤,治疗效果最好。如皮肤、皮下及软组织的急性炎症、支气管炎、肾炎和五官科的急性、亚急性炎症等。

(三)微波疗法

应用波长为 1 mm~1 m,频率 300~3 000 MHz 的特高频电流作用于人体以治疗疾病的方法,称微波疗法,是一种定向性电磁波辐射疗法。临床常用的是 12.25 cm(频率 2 450 MHz)的微波。按微波应用剂量的大小,临床应用较广泛的有以下几种。

1.小剂量微波疗法

组织温度为 42~45 ℃,作用同短波和超短波相似,主要用于镇痛、解痉,促进炎症消散和加速创面生长修复等。

2.中剂量微波疗法

主要是热效应,组织温度为 42~50 ℃,用以治疗各种肿瘤,即高温治癌。并可辅助其他治癌方法,如高温辅助放疗、高温辅助化疗、高温辅助光动力治疗,以及高温辅助栓塞治疗等。

3.大剂量微波疗法

组织加温达 60 ℃以上,产生组织凝结效应。如利用其凝结和摧毁组织效应可治疗肝、肺、膀胱、子宫颈等恶性肿瘤;利用其止血显著并可切割组织的特性,可治疗消化道出血、子宫出血、面部巨大海绵状血管瘤、前列腺增生。此外,利用微波终止妊娠,辅助病理诊断,微波消毒等方面都有成功的报道。

（胡永平）

第六节　宫颈环扎术

宫颈环扎术可分为预防性(选择性)环扎和治疗性环扎。预防性环扎是针对已明确诊断为宫颈功能不全者进行的选择性或预防性环扎,在妊娠早中期(13~16 周)宫颈变化尚未开始之前进行。而治疗性环扎是指当宫颈发生变化或已经发生早产临产时所采取的以干预为目的、进行病程阻断的环扎。还有对早产临产者当宫颈进行性开大或胎囊突入阴道内并伴有规律宫缩时采取的环扎为紧急环扎和急症环扎，一般在入院的 24 小时内完成宫颈环扎术。

一、术前评估

手术适应证仅有如下 2 种：①宫颈功能不全，既往有宫颈功能不全妊娠丢失病史，此次妊娠 12～14 周行宫颈环扎术对预防早产有效；②对有前次早产或晚期流产史，此次为单胎妊娠，妊娠 24 周前 CL ＜25 mm，无早产临产症状、也无绒毛膜羊膜炎、持续阴道流血、胎膜早破、胎儿窘迫、胎儿严重畸形或死胎等宫颈环扎术禁忌证，推荐使用宫颈环扎术。术前需要评估胎儿发育及明确现时无胎儿发育畸形。对于 3 次以下中孕期流产及早产史者，进行超声监测，出现宫颈变化时行治疗性环扎；对于妊娠期宫颈缩短或有宫颈漏斗形成者，应当谨慎决定紧急环扎；单纯的宫颈缩短在 2.5 cm 并不是紧急环扎的指征，还需要进行宫缩监测，中期妊娠宫颈在 1.0～1.5 cm，需要更为密切的观察和相应筛查，有宫颈进展趋势者则需要适时宫颈环扎。在妊娠期间发现宫颈功能不全证据，宫颈进行性变短、宫颈口开大或胎囊突出宫颈外口者行紧急宫颈环扎术；术前应当排除炎症存在。宫颈环扎术最晚实施孕周不同医院可以不同，主要参考新生儿在体外成活的机会大小，最晚可以选择到 28～32 周。

二、宫颈环扎术禁忌证

(1)怀疑胎儿畸形，必须先排除畸形才能实施此术。
(2)胎盘早剥。
(3)宫内感染如羊膜炎等。
(4)阴道炎。
(5)当存在所有不适宜继续妊娠的母体并发症和合并症时。

三、术前准备

(一)感染检测

宫颈环扎术前进行阴道和宫颈的微生物学检测，预防性环扎术可以在术前进行检测，紧急环扎术可以在进行环扎术时取样，同时严格消毒并在术后先给予广谱抗生素抗感染，再根据细菌培养和药敏结果选择抗生素；注意血象变化和 C 反应蛋白变化及宫内感染指标的监测。若有炎症存在需治愈后再行手术。

(二)宫缩抑制剂的选择

在术后给予宫缩抑制剂。对于术前即有宫缩时需要在术前即予宫缩抑制剂，尤其是宫口开大胎囊已经突入阴道很深的病例更需要强力抑制宫缩，使膨大的胎囊张力减低也有利于宫颈环扎术的操作。

(三)与患者和家属进行沟通交流获得知情同意

对于宫口开大胎囊已经突入阴道者更需要强化沟通，获得知情同意后还要进行心理辅导，增强信心，减缓紧张情绪，并掌握术后的注意事项和自我监测观察。

(四)人员技术准备

对于胎囊突入阴道较深及宫口开大的患者最好由高年医师和有经验的医师实施操作。

四、麻醉选择

(1)麻醉可以选择全身麻醉或者脊髓麻醉。可以是连续硬膜外麻醉，也可以是单次腰麻。

(2)对于宫口开大胎囊已经突入阴道者尤其要注意避免麻醉后的恶心和呕吐,以免腹压增加使已经突入阴道的胎囊压力更大,增加手术难度或致胎膜破裂丢失手术机会。

(3)对于阴道深、软组织厚的病例,对于宫口开大胎囊已经突入阴道者尤其要注意麻醉肌松效果,以免影响操作。

(4)估计手术难度大和操作艰难的手术不宜选择单次腰麻。

(5)对于阴道松弛的预防性环扎术也可采取局部麻醉方法:1%利多卡因 8～10 mL 宫颈旁注射,深度 1 cm,回抽无血后每侧注入 4～5 mL。也可以采取局部双侧阴部神经阻滞麻醉。避免药物注入血管内。

五、手术操作步骤

(1)体位,膀胱截石位。

(2)消毒外阴,铺无菌巾单。

(3)消毒阴道和宫颈:对于宫口开大并胎囊突入阴道的病例用窥器直视下消毒阴道和宫颈及穹隆;必要的阴道和宫颈管的细菌培养。采用局麻可在术前自行排空小便;术中通过导尿了解膀胱底位置。

六、手术方式

(一)MacDonald 手术

用单叶阴道拉钩暴露宫颈,用卵圆钳或宫颈钳夹持宫颈前唇轻轻向下牵拉,靠近阴道穹隆部宫颈内口水平自宫颈口 11 点处进针,出针处在 9～10 点处,继而环宫颈缝绕数针,最后在 1 点处出针,逐渐将环绕宫颈的缝线收紧,将宫颈管缩小到 5～10 mm 径线,在阴道前穹隆部打结扎紧。

(二)改良 Shirodkar 手术

用单叶阴道拉钩暴露宫颈后,横行切开宫颈前唇的阴道黏膜,上推膀胱,切开宫颈后的黏膜,用卵圆钳或 Allis 钳将宫颈前后唇拉近,从切开的黏膜下由前向后进针,再由后向前进针,从切开的黏膜下出针打结,连续缝合黏膜并包埋线结。

(三)胎囊突入阴道的急症宫颈环扎术

此时,胎囊堵塞于阴道,不能见到宫颈,可以用小块生理盐水纱布附于胎囊之上略加遮盖,轻轻上推胎囊,尽量暴露宫颈边缘,若仍不能暴露可以用单叶阴道拉钩单向拉开左上部分阴道,暴露部分宫颈边缘,再用无齿卵圆钳夹住此处宫颈略加牵拉,先行按前述方法进针和出针,再逐渐暴露其他部分宫颈边缘再行缝合。最后在 1 点处出针。胎囊脱出较大较深者、宫颈较薄者,针间距离酌情调整在 1.5 cm 左右,行针漂浮,避免穿透宫颈,也要避免进针时刺穿胎膜。胎囊脱出较大较深者,注意抑制宫缩减轻胎囊张力,同时取头低脚高位,轻轻牵拉缝线,必要时可轻轻施力推送胎囊,逐渐收紧缝线和打结。

七、术后处理

(1)留置导尿管;观察宫颈色泽有无变化。

(2)听胎心,胎儿宫内监测;观察宫缩,必要的宫缩抑制剂。

(3)抗感染及相应的感染指标监测。

(4)继续处理可能存在的母体诱发因素。

八、注意事项

(1)预防性宫颈环扎术和宫颈功能不全的紧急宫颈环扎术,一般在术前并没有宫缩,出现的术后宫缩与手术和缝线刺激有关,此时宫缩抑制剂应用时间不需要太长。一般在手术后 24～48 小时应用。对于在术前已经存在规律宫缩尤其是宫口开大者,术前术后都需要强有力的宫缩抑制剂压抑宫缩。

(2)宫颈监测问题:术后注意宫颈的超声监测,及早发现有无宫颈继续缩短情况发生。尤其是对于接受紧急宫颈环扎术者。

(3)环扎线拆除时机:没宫缩时预防性环扎术可在妊娠达 37～38 周时;对于宫颈口开大和胎囊脱入阴道较深的紧急宫颈环扎术在妊娠达 35 周后,有宫缩且分娩不能避免时随时拆除环扎线避免宫颈损伤;必要时酌情及时剖宫手术结束分娩。

(万淑燕)

妇 科 篇

第五章 女性生殖器官发育异常

第一节 外生殖器发育异常

女性外生殖器发育异常中较常见的有处女膜闭锁和外生殖器男性化。

一、处女膜闭锁

处女膜闭锁又称无孔处女膜。系发育过程中,阴道末端的泌尿生殖窦组织未腔化所致。由于无孔处女膜使阴道和外界隔绝,故阴道分泌物或月经初潮的经血排出受阻,积聚在阴道内。有时经血可经输卵管倒流至腹腔。若不及时切开,反复多次的月经来潮使积血增多,发展为子宫腔积血,输卵管可因积血粘连而伞端闭锁。

(一)临床表现

绝大多数患者至青春期发生周期性下腹坠痛,呈进行性加剧。严重者可引起肛门或阴道部胀痛和尿频等症状。检查可见处女膜膨出,表面呈蓝紫色;肛诊可扪及阴道膨隆,凸向直肠;并可扪及盆腔肿块,用手指按压肿块可见处女膜向外膨隆更明显。偶有幼女因大量黏液潴留在阴道内,导致处女膜向外凸出而确诊。盆腔 B 超检查可见子宫和阴道内有积液。

(二)治疗

先用粗针穿刺处女膜膨隆部,抽出积血可以送检进行细菌培养及抗生素敏感试验,而后再X 形切开,排出积血,常规检查宫颈是否正常,切除多余的处女膜瓣,修剪处女膜,再用可吸收缝线缝合切口边缘,使开口成圆形,必要时术后给予抗感染药物。

二、外生殖器男性化

外生殖器男性化系外生殖器分化发育过程中受到大量雄激素影响所致。常见于真两性畸形、先天性肾上腺皮质增生或母体在妊娠早期接受具有雄激素作用的药物治疗。

真两性畸形:染色体核形多为 46XX,46XX/46XY 嵌合体,46XY 少见。患者体内同时存在睾丸和卵巢两种性腺组织,较多见的是性腺内含有卵巢与睾丸组织,又称卵睾;也可能是一侧为卵巢,另一侧为睾丸。真两性畸形患者外生殖器的形态很不一致,多数为阴蒂肥大或阴茎偏小。

先天性肾上腺皮质增生：为常染色体隐性遗传性疾病。系胎儿肾上腺皮质合成皮质酮或皮质醇的酶（如 21-羟化酶，11β-羟化酶和 3β-羟类固醇脱氢酶）缺乏，不能将 17α-羟孕酮羟化为皮质醇或不能将黄体酮转化为皮质酮，因此其前质积聚，并向雄激素转化，产生大量雄激素。

副中肾管无效抑制引起的异常：表现为外生殖器模糊，如雄激素不敏感综合征（即睾丸女性化综合征），患者虽然存在男性性腺，但因其雄激素敏感细胞质受体蛋白基因缺失，雄激素未能发挥正常的功能，副中肾管抑制因子水平低下，生殖器向副中肾管方向分化，形成女性外阴及部分阴道，使基因型为男性的患者出现女性表型。

外在因素：影响生殖器官的药物主要为激素类药物。妊娠早期服用雄激素类药物，可发生女性胎儿阴道下段发育不全，阴蒂肥大及阴唇融合等发育异常；妊娠晚期服用雄激素可致阴蒂肥大。

（一）临床表现

阴蒂肥大，有时显著增大似男性阴茎。严重者伴有阴唇融合，两侧大阴唇肥厚有皱，并有不同程度的融合，类似阴囊。

（二）诊断

1.病史和体征

询问患者母亲在妊娠早期是否曾接受具有雄激素作用的药物治疗，家族中有无类似畸形患者。检查时应了解阴蒂大小，尿道口与阴道口的位置，有无阴道和子宫。同时检查腹股沟与大阴唇，了解有无异位睾丸。

2.实验室检查

疑真两性畸形或先天性肾上腺皮质增生时，应检查染色体核型。前者染色体核型多样，后者则为 46XX。应行血内分泌测定，血睾酮呈高值；有条件者可查血清 17α-羟孕酮值，数值呈增高表现。

3.影像学检查

超声检查了解盆腔内性腺情况，必要时可磁共振显像帮助诊断。

4.性腺活检

可通过腹腔镜检查进行性腺活检，确诊是否为真两性畸形。

（三）治疗

应尊重患者的性别取向决定手术方式。多数取向女性，可行肥大阴蒂部分切除，使保留的阴蒂接近正常女性阴蒂大小，同时手术矫正外阴部其他畸形。

1.真两性畸形

腹腔内或腹股沟处的睾丸有恶变，应将腹腔内或腹股沟处的睾丸或卵睾切除，保留与外生殖器相适应的性腺，并以此性别养育。

2.先天性肾上腺皮质增生

先给予肾上腺皮质激素治疗，减少血清睾酮含量至接近正常水平，再作阴蒂部分切除整形术和其他畸形的相应矫正手术。

（何顺之）

第二节　阴道发育异常

阴道由副中肾管(又称米勒管)和泌尿生殖窦发育而来。在胚胎第6周,在中肾管(又称午非管)外侧,体腔上皮向外壁中胚叶凹陷成沟,形成副中肾管。双侧副中肾管融合形成子宫和部分阴道。胚胎6~7周,原始泄殖腔被尿直肠隔分隔为泌尿生殖窦。在胚胎第9周,双侧副中肾管下段融合,其间的纵向间隔消失,形成子宫阴道管。泌尿生殖窦上端细胞增生,形成实质性的窦一阴道球,并进一步增殖形成阴道板。自胚胎11周起,阴道板开始腔化,形成阴道。目前大多数研究认为,阴道是副中肾管在雌激素的影响下发育而成的,从胚胎第5周体腔上皮卷折到胚胎第8周与泌尿生殖窦融合,其间任何时间副中肾管发育停止,泌尿生殖窦发育成阴道的过程都会停止。因此副中肾管的形成和融合过程异常,以及其他致畸因素均可引起阴道的发育异常。

阴道发育异常可分为3类:先天性无阴道、副中肾管尾端融合异常和阴道腔化障碍。临床上可见以下几种异常。

一、先天性无阴道

先天性无阴道系双侧副中肾管发育不全或双侧副中肾管尾端发育不良所致。目前所知,先天性无阴道既非单基因异常的结果,也非致癌物质所致。发生率为1/5 000~1/4 000,先天性无阴道几乎均合并无子宫或仅有始基子宫,卵巢功能多为正常。

(一)临床表现

原发性闭经及性生活困难。极少数具有内膜组织的始基子宫患者因经血无正常流出通道,可表现为周期性腹痛。检查可见患者体格、第二性征及外阴发育正常,但无阴道口,或仅在前庭后部见一浅凹。偶见短浅阴道盲端。常伴子宫发育不良(无子宫或始基子宫)。45%~50%的患者伴有泌尿道异常,10%伴有脊椎异常。此病须与处女膜闭锁和雄激素不敏感综合征相鉴别。肛诊时,处女膜闭锁可扪及阴道内肿块,向直肠膨隆,子宫正常或增大,B超检查有助于鉴别诊断。雄激素不敏感综合征为X连锁隐性遗传病,染色体核型为46XY,血清睾酮为男性水平。而先天性无阴道为46XX,血清睾酮为女性水平。

(二)治疗

1.模具顶压法

用木质或塑料阴道模具压迫阴道凹陷,使其扩张并延伸到接近正常阴道的长度。适用于无子宫且阴道凹陷组织松弛者。

2.阴道成形术

方法多种,各有利弊。常见术式:羊膜阴道成形术、盆腔腹膜阴道成形术、乙状结肠代阴道术、皮瓣阴道成形术和外阴阴道成形术等多种方法。若有正常子宫,应设法使阴道与宫颈连通。

二、阴道闭锁

(一)定义

阴道闭锁为泌尿生殖窦未参与形成阴道下段所致。根据闭锁的解剖学特点将其分为两种类型。①Ⅰ型阴道闭锁:闭锁位于阴道下段,长度 2～3 cm,其上多为正常阴道,子宫体及宫颈均正常。②Ⅱ型阴道闭锁:即阴道完全闭锁,多合并有子宫颈发育不良,子宫体正常或畸形,内膜可有正常分泌功能。

(二)临床表现

症状与处女膜闭锁相似,绝大多数表现为青春期后出现逐渐加剧的周期性下腹痛,但无月经来潮。严重者伴有便秘、肛门坠胀、尿频或尿潴留等症状。检查时无阴道开口,但闭锁处黏膜表面色泽正常,亦不向外膨隆,肛查可扪及向直肠凸出的阴道积血包块,其位置较处女膜闭锁高。

(三)治疗

治疗应尽早手术。

1.Ⅰ型阴道闭锁

术时应先用粗针穿刺阴道黏膜,抽到积血并以此为指示点,切开闭锁段阴道,排出积血,常规检查宫颈是否正常,切除多余闭锁的纤维结缔组织,充分扩张闭锁段阴道,利用已游离的阴道黏膜覆盖创面。术后放置模型,定期扩张阴道以防粘连、瘢痕牵缩。

2.Ⅱ型阴道闭锁

可先行腹腔镜探查术,了解子宫发育情况、盆腔内有无子宫内膜异位及粘连。对子宫畸形、子宫发育不良或继发重度子宫内膜异位症者,可切除子宫。如保留子宫则需行阴道成形术、宫颈再造术及阴道子宫接通术,且手术效果欠佳。

三、阴道纵隔

(一)定义

为双侧副中肾管会合后,其尾端纵隔未消失或部分消失所致。纵隔多位于正中,也可偏于一侧或同时伴有一侧的阴道下段闭锁。可分为完全纵隔与不完全纵隔两种。完全纵隔也称双阴道,常合并双宫颈、双子宫。

(二)临床表现

(1)阴道完全纵隔者无症状,不影响性生活,也可经阴道分娩。不完全纵隔者可有性交困难或不适,或分娩时胎先露下降受阻,导致产程进展缓慢。

(2)妇科检查即可确诊:阴道检查可见阴道被一纵向黏膜壁分为两条纵向通道,黏膜壁上端近宫颈,完全纵隔下端达阴道口,不完全纵隔未达阴道口。

(三)治疗

如无症状、不影响性生活和分娩者,可不予治疗,否则应行纵隔切除术,缝合创面,以防粘连。如分娩时发现且阻碍先露下降时,可将纵隔中央切断,胎儿娩出后再将多余的黏膜瓣切除,缝合黏膜边缘。

四、阴道斜隔

(一)定义

阴道斜隔或阴道斜隔综合征:阴道纵隔末端偏离中线向一侧倾斜与阴道壁融合,形成双阴道,一侧与外界相通,另一侧为阴道盲端或有孔,常合并双子宫、双宫颈,伴有同侧泌尿系统发育异常。

病因尚不明确。可能是副中肾管向下延伸未到泌尿生殖窦形成一盲端所致。

（二）病理分型

1. Ⅰ型为无孔斜隔

隔后的子宫与外界及另侧子宫完全隔离，宫腔积血聚积在隔后腔。

2. Ⅱ型为有孔斜隔

隔上有一数毫米的小孔，隔后子宫与另侧子宫隔绝，经血通过小孔滴出，引流不畅。

3. Ⅲ型为无孔斜隔合并宫颈瘘管

在两侧宫颈间或隔后腔与对侧宫颈之间有小瘘管，有隔一侧子宫经血可通过另一侧宫颈排出，引流亦不通畅。

（三）临床表现

发病年龄较轻，月经周期正常，三型均有痛经。

1. Ⅰ型

痛经较重，平时一侧下腹痛。阴道内可触及侧方包块，张力大；宫腔积血时可触及增大子宫；如经血逆流，附件区可触及包块。

2. Ⅱ型及Ⅲ型

经期延长，月经间期阴道少量褐色分泌物或陈旧血淋漓不净，脓性分泌物有臭味。检查阴道侧壁或侧穹隆可触及囊性肿物，张力较小，压迫时有陈旧血流出。

（四）诊断

月经周期正常，有痛经及一侧下腹痛；经期延长，经间期淋漓出血，分泌物增多有异味。妇科检查一侧穹隆或阴道壁有囊肿，增大子宫及附件肿物。局部消毒后在囊肿下部穿刺，抽出陈旧血，即可诊断。B超检查可见一侧宫腔积血，阴道旁囊肿，同侧肾缺如。子宫碘油造影检查可显示Ⅲ型者宫颈间的瘘管。有孔斜隔注入碘油，可了解隔后腔情况。必要时应做泌尿系统造影检查。

（五）治疗

斜隔切开引流，由囊壁小孔或穿刺定位，上下剪开斜隔，暴露宫颈。沿斜隔附着处，做菱形切除，边缘电凝止血或油纱卷压迫24～48小时，一般不放置阴道模型。

五、阴道横隔

（一）定义

两侧副中肾管会合后与泌尿生殖窦相接处未贯通，或阴道板腔道化时在不同部位未完全腔化贯通致阴道横隔形成。横隔可位于阴道的任何水平，以中上段交界处为多见。隔上有小孔称不全性横隔，无孔称完全性横隔。

（二）临床表现

1. 不全性横隔

临床症状因横隔位置高低、孔径大小而有不同表现。如孔大、位置高，经血通畅、不影响性生活者，可无不适症状。个别在分娩时影响胎先露下降才得以发现。如横隔上孔小，则经血不畅、淋漓不净，易感染，有异味白带。检查见阴道短，横隔上有孔，看不到宫颈。

2. 完全性横隔

原发性闭经伴周期性腹痛，症状同Ⅰ型阴道闭锁。肛查：阴道上方囊性包块，子宫可增大。

（三）诊断

根据症状及妇科检查不难诊断。当横隔位于阴道顶端，接近宫颈时，应了解有无宫颈先天性闭锁。B超或磁共振有助于诊断。

（四）治疗

因横隔可影响分娩，完全性横隔可阻碍经血排出，故发现横隔应及时切开，环形切除多余部分，间断缝合创面切缘。术后需放置模型，以防粘连。如分娩时发现横隔，横隔薄者可切开横隔，经阴道分娩。如横隔较厚，应行剖宫产术，并将横隔上的小孔扩大，以利恶露排出。

（何顺之）

第三节　宫颈及子宫发育异常

宫颈形成约在胚胎14周左右，由于副中肾管尾端发育不全或发育停滞所致宫颈发育异常，主要包括宫颈缺如、宫颈闭锁、先天性宫颈管狭窄、宫颈角度异常、先天性宫颈延长症伴宫颈管狭窄、双宫颈等宫颈发育异常。

一、先天性宫颈闭锁

临床上罕见。若患者子宫内膜有功能时，青春期后可因宫腔积血而出现周期性腹痛，经血还可经输卵管逆流入腹腔，引起盆腔子宫内膜异位症。治疗可手术穿通宫颈，建立人工子宫阴道通道或行子宫切除术。

二、子宫发育异常

子宫发育异常是女性生殖器官发育异常中最常见的一种，是因副中肾管在胚胎时期发育、融合、吸收的某一过程停滞所致。

（一）子宫未发育或发育不良

1.先天性无子宫

因双侧副中肾管形成子宫段未融合，退化所致。常合并无阴道。卵巢发育正常。

2.始基子宫

系双侧副中肾管融合后不久即停止发育，子宫极小，仅长 1~3 cm。多数无宫腔或为一实体肌性子宫。偶见始基子宫有宫腔和内膜。卵巢发育可正常。

3.幼稚子宫

双侧副中肾管融合后不久即停止发育，子宫极小，卵巢发育正常。

临床表现：先天性无子宫或实体性的始基子宫无症状。常因青春期后无月经就诊，检查才发现。具有宫腔和内膜的始基子宫若宫腔闭锁或无阴道者可因月经血潴留或经血倒流出现周期性腹痛。幼稚子宫月经稀少，或初潮延迟，常伴痛经。检查可见子宫体小，宫颈相对较长，宫体与宫颈之比为 1:1 或 2:3。子宫可呈极度前屈或后屈。

治疗：先天性无子宫、实体性始基子宫可不予处理。始基子宫或幼稚子宫有周期性腹痛提示存在宫腔积血者需手术切除。

(二)单角子宫与残角子宫

1.单角子宫

仅一侧副中肾管正常发育形成单角子宫,同侧卵巢功能正常。另一侧副中肾管完全未发育或未形成管道,未发育侧卵巢、输卵管和肾脏亦往往同时缺如。

2.残角子宫

一侧副中肾管发育,另一侧副中肾管中下段发育缺陷,形成残角子宫。有正常输卵管和卵巢,但常伴有同侧泌尿器官发育畸形。约65％单角子宫合并残角子宫。根据残角子宫与单角子宫解剖上的关系,分为三种类型:Ⅰ型残角子宫有宫腔,并与单角子宫腔相通;Ⅱ型残角子宫有宫腔,但与单角子宫腔不相通;Ⅲ型为实体残角子宫,仅以纤维带相连单角子宫。

临床表现:单角子宫无症状。残角子宫若内膜有功能,但其宫腔与单角宫腔不相通者,往往因月经血倒流或宫腔积血出现痛经,也可发生子宫内膜异位症。检查可见单角子宫偏小、梭形、偏离中线。伴有残角子宫者可在子宫一侧扪及较子宫小的硬块,易误诊卵巢肿瘤。若残角子宫腔积血时可扪及肿块,有触痛,残角子宫甚至较单角子宫增大。子宫输卵管碘油造影、B超检查磁共振显像有助于正确诊断。

治疗:单角子宫不予处理。孕期加强监护,及时发现并发症予以处理。非孕期Ⅱ型残角子宫确诊后应切除。早、中期妊娠诊断明确,及时切除妊娠的残角子宫,避免子宫破裂。晚期妊娠行剖宫产后,需警惕胎盘粘连或胎盘植入,造成产后大出血。切除残角子宫时将同侧输卵管间质部、卵巢固有韧带及圆韧带固定于发育对侧宫角部位。

(三)双子宫

双子宫为两侧副中肾管未融合,各自发育形成两个子宫和两个宫颈。两个宫颈可分开或相连;宫颈之间也可有交通管。也可为一侧子宫颈发育不良、缺如,常有一小通道与对侧阴道相通。双子宫可伴有阴道纵隔或斜隔。

1.临床表现

患者多无自觉症状。伴有阴道纵隔可有性生活不适。伴阴道无孔斜隔时可出现痛经;伴有孔斜隔者于月经来潮后有阴道少量流血,呈陈旧性且淋漓不尽,或少量褐色分泌物。检查可扪及子宫呈分叉状。宫腔探查或子宫输卵管碘油造影可见两个宫腔。伴阴道纵隔或斜隔时,检查可见相应的异常。

2.治疗

一般不予处理。当有反复流产,应排除染色体、黄体功能及免疫等因素;伴阴道斜隔应做隔切除术。

(四)双角子宫

双角子宫是双侧中肾管融合不良所致,分两类:①完全双角子宫(从宫颈内口处分开);②不全双角子宫(宫颈内口以上处分开)。

1.临床表现

一般无症状。有时双角子宫月经量较多并伴有程度不等的痛经。检查可扪及宫底部有凹陷。B超检查、磁共振显像和子宫输卵管碘油造影有助于诊断。

2.治疗

双角子宫一般不予处理。若双角子宫出现反复流产时,应行子宫整形术。

(五)纵隔子宫

纵隔子宫为双侧副中肾管融合后,纵隔吸收受阻所致,分两类:①完全纵隔子宫(纵隔由宫底至宫颈内口之下);②不全纵隔(纵隔终止于宫颈内口之上)。

1.临床表现

一般无症状。纵隔子宫可致不孕。纵隔子宫流产率为 26％～94％,妊娠结局最差。检查可见完全纵隔者宫颈外口有一隔膜。B 超检查、磁共振显像和子宫输卵管碘油造影可以辅助诊断,宫腔镜和腹腔镜联合检查可以明确诊断。

2.治疗

纵隔子宫影响生育时,宫底楔形切除纵隔是传统治疗方法。20 世纪 80 年代后采用在腹腔镜监视下,通过宫腔镜切除纵隔是主要治疗纵隔子宫的手术方法。手术简单、安全、微创,妊娠结局良好。

(六)弓形子宫

弓形子宫为宫底部发育不良,中间凹陷,宫壁略向宫腔突出。

1.临床表现

一般无症状。检查可扪及宫底部有凹陷,凹陷浅者可能为弓形子宫。B 超、磁共振显像和子宫输卵管碘油造影有助于诊断。

2.治疗

弓形子宫一般不予处理。若出现反复流产时,应行子宫整形术。

(七)己烯雌酚所致的子宫发育异常

妊娠 2 个月内服用己烯雌酚(DES)可导致副中肾管的发育缺陷,女性胎儿可发生子宫发育不良,如狭小 T 形宫腔、子宫狭窄带、子宫下段增宽及宫壁不规则。其中 T 形宫腔常见(42％～62％)。T 形宫腔也可见于母亲未服用者 DES,称 DES 样子宫。

1.临床表现

一般无症状,常在子宫输卵管碘油造影检查时发现。由于 DES 可致宫颈功能不全,故早产率增加。妇科检查无异常。诊断依靠子宫输卵管碘油造影。

2.治疗

一般不予处理。宫颈功能不全者可在妊娠 14～16 周行宫颈环扎术。

(何顺之)

第四节　输卵管发育异常

输卵管发育异常罕见,是副中肾管头端发育受阻,常与子宫发育异常同时存在。几乎均在因其他病因手术时偶然发现。

一、输卵管缺失或痕迹

输卵管痕迹或单侧输卵管缺失为同侧副中肾管未发育所致。常伴有该侧输尿管和肾脏的发育异常。未见单独双侧输卵管缺失,多伴发其他内脏严重畸形,胎儿不能存活。

二、输卵管发育不全

输卵管发育不全是较常见的生殖器官发育异常。输卵管细长弯曲,肌肉不同程度的发育不全,无管腔或部分管腔通畅造成不孕,有憩室或副口是异位妊娠的原因之一。

三、副输卵管

单侧或双侧输卵管之上附有一稍小但有伞端的输卵管。有的与输卵管之间有交通,有的不通。

四、单侧或双侧有两条发育正常的输卵管

二条发育正常的输卵管均与宫腔相通。

治疗:若不影响妊娠,无须处理。

(何顺之)

第五节　卵巢发育异常

卵巢发育异常因原始生殖细胞迁移受阻或性腺形成移位异常所致,有以下几种情况。

一、卵巢未发育或发育不良

单侧或双侧卵巢未发育极罕见。单侧或双侧发育不良卵巢外观色白,细长索状,又称条索状卵巢。发育不良卵巢切面仅见纤维组织,无卵泡。临床表现为原发性闭经或初潮延迟、月经稀少和第二性征发育不良。常伴内生殖器或泌尿器官异常。多见于特纳综合征患者。B超检查、腹腔镜检查有助于诊断,必要时行活体组织检查和染色体核型检查。

二、异位卵巢

卵巢形成后仍停留在原生殖嵴部位,未下降至盆腔内。卵巢发育正常者无症状。

三、副卵巢

罕见。一般远离正常卵巢部位,可出现在腹膜后。无症状,多在因其他疾病手术时发现。

治疗:若条索状卵巢患者染色体核型为 XY,卵巢发生恶变的频率较高,确诊后应予切除。

临床特殊情况的思考和建议如下。

(一)副中肾管无效抑制引起的异常

性腺发育异常合并副中肾管无效抑制时,表现为外生殖器模糊,如雄激素不敏感综合征。患者虽然存在男性性腺,但其雄激素敏感细胞质受体蛋白基因缺失,雄激素未能发挥正常的功能,副中肾管抑制因子水平低下,生殖器向副中肾管方向分化,形成女性外阴及部分阴道发育。临床上常表现为雄激素不敏感综合征,该类患者其基因性别是染色体 46XY。患者女性第二性征幼稚型,无月经来潮,阴道发育不全,无子宫或残角子宫,雄激素达男性水平,但无男性外生殖器,性

腺未下降至阴囊,多位于盆腔或腹股沟部位,但是为满足其社会性别的需要,阴道发育不良者,在患者有规律性生活时行阴道重建手术。可考虑行腹膜代阴道、乙状结肠代阴道,阴道模具顶压法等治疗,同时切除性腺,手术后激素替代维持女性第二性征。阴道部分发育者,只需切除性腺即可。

(二)女性生殖道畸形患者发生泌尿系统畸形

由于生殖系统与泌尿系统在原始胚胎的发生发展过程中互为因果、相互影响,因此,生殖系统畸形往往合并泌尿系统畸形,特别是生殖道不对称性畸形如阴道斜隔综合征、残角子宫等,如阴道斜隔伴同侧肾脏缺如或异位单肾畸形,双侧或单侧马蹄肾。目前,对于生殖道畸形合并泌尿系统畸形的诊断,通常是通过患者所表现出来的痛经、月经从未来潮或下腹痛、盆腔包块等妇科症状,然后才进一步检查是否有泌尿系统畸形的。这样往往是在女性青春期以后甚至是围绝经期才得以发现,从而延误诊断,诱发妇科多种疾病的发生。同时未能对肾脏发育异常做出诊断,对单侧肾脏的功能保护也存在隐患。因此,如何早期诊断早期发现,对于生殖系统疾病的预防和泌尿系统功能的保护有非常现实的意义。诊断方法包括常规行盆腔及泌尿系统彩色三维 B 超检查,并行静脉肾盂造影(IVP),必要时行输卵管碘油造影(HSG)。还可以应用腹腔镜、MRI 及 CT 进行诊断。对于生殖道畸形合并泌尿系统畸形的治疗主要是解决患者的生殖器畸形,解除患者症状并进行生殖器整形。

(三)条索状卵巢

临床表现为原发性卵巢功能低下,大多数为原发闭经,少数患者月经初潮后来几次月经即发生闭经。临床治疗目的在于促进身材发育,第二性征及生殖道发育,建立人工周期。

(何顺之)

第六章 女性生殖系统炎症

第一节 外 阴 炎

外阴与阴道、尿道、肛门相毗邻,经常受到阴道分泌物、经血、尿液和粪便的刺激,若不注意局部清洁,常诱发外阴皮肤与黏膜的炎症。

一、非特异性外阴炎

凡由一般化脓性细菌引起的外阴炎称为非特异性外阴炎,大多为混合性细菌感染,常见病原菌有金黄色葡萄球菌、乙型溶血性链球菌、大肠埃希菌、变形杆菌、厌氧菌等。临床上可分为单纯性外阴炎、毛囊炎、外阴脓疱病、外阴疖病、蜂窝织炎及汗腺炎等。

(一)单纯性外阴炎

1.病因

当宫颈或阴道发炎时,阴道分泌物流出刺激外阴可引起外阴炎;穿着透气性差的化纤内裤,外阴皮肤经常湿润或尿瘘、粪瘘患者外阴长期被尿液、大便浸渍均可继发感染而导致外阴炎。

2.临床表现

炎症多发生于小阴唇内、外侧或大阴唇甚至整个外阴部,急性期表现为外阴发红、肿胀、灼热、疼痛,亦可发生外阴糜烂、表皮溃疡或成片湿疹样变。有时并发腹股沟淋巴结肿大、压痛。慢性患者由于长期刺激可出现皮肤增厚、粗糙、皲裂,有时呈苔藓化或色素减退。

3.治疗

(1)去除病因:积极治疗宫颈炎、阴道炎,改穿棉质内裤,有尿瘘或粪瘘者行修补术,糖尿病尿液刺激引起的外阴炎则应治疗糖尿病。

(2)局部用药:1∶5 000 高锰酸钾温热水坐浴,每天 2 次,清洁外阴后涂 1‰硫酸新霉素软膏或金霉素软膏。

(3)物理疗法:红外线、微波或超短波局部治疗,均有一定的疗效。

(二)外阴毛囊炎

1.病因

外阴毛囊炎为细菌侵犯毛囊及其所属皮脂腺引起的急性化脓性感染。病原体多为金黄色葡萄球菌,其次为白色葡萄球菌。当全身抵抗力下降,外阴局部不洁或肥胖使表皮摩擦受损均可诱发此病。屡发者应检查有无糖尿病。

2.临床表现

最初出现一个红、肿、痛的小结节,逐渐增大,呈锥状隆起,数天后结节中央组织坏死变软,出现黄色小脓栓,再过数天脓栓脱落,排出脓液,炎症逐渐消退,但常反复发作。

3.治疗

(1)保持外阴清洁,勤换内裤,勤洗外阴,避免进食辛辣食物或饮酒。

(2)出疹较广泛时,可口服头孢类大环内酯类抗生素。已有脓疱者,可用消毒针刺破,并局部涂上1%新霉素软膏或2%莫匹罗星软膏。

(三)外阴疖病

1.病因

由金黄色葡萄球菌或白色葡萄球菌引起。屡发者应检查有无糖尿病。

2.临床表现

开始时毛囊口周围皮肤轻度充血肿痛,逐渐形成高于周围皮肤的紫红色硬结,皮肤表面紧张,有压痛,硬结边缘不清楚,常伴腹股沟淋巴结肿大,以后疖肿中央变软,表面皮肤变薄,并有波动感,继而中央顶端出现黄白色点,不久溃破,脓液排出后,疼痛减轻,红肿消失,逐渐愈合。

3.治疗

保持外阴清洁,早期用1:5 000高锰酸钾温热水坐浴后涂敷抗生素软膏,以促使炎症消散或局限化,亦可用红外线照射以促使疖肿软化。有明显炎症或发热者应口服抗生素,有人主张用青霉素20万~40万U溶于0.5%普鲁卡因10~20 mL做封闭治疗,封闭时应在疖肿边缘外2~3 cm处注射。当疖肿变软,有波动感时,应切开引流。切口要适当大,以便脓液及坏死组织能顺利排出。但切忌挤压,以免炎症扩散。

(四)外阴急性蜂窝织炎

1.病因

外阴急性蜂窝织炎为外阴皮下、筋膜下、肌间隙或深部蜂窝组织的一种急性弥漫性炎症。致病菌以溶血性链球菌为主,其次为金黄色葡萄球菌及厌氧菌。炎症由皮肤或软组织损伤引起。

2.临床表现

特点是病变不易局限化,迅速扩散,与正常组织无明显界限。表浅的急性蜂窝织炎局部明显红肿、剧痛,并向四周扩大,病变中央常因缺血而坏死。深部的蜂窝织炎,局部红肿不明显,只有局部水肿和深部压痛,疼痛较轻,但病情较严重,有高热、寒战、头痛、全身乏力、白细胞计数升高,压迫局部偶有捻发音。蜂窝组织和筋膜有坏死,以后可有进行性皮肤坏死,脓液恶臭。

3.治疗

早期采用头孢类或青霉素类抗生素口服或静脉滴注。局部可采用热敷或中药外敷,若不能控制,应多处切开引流(切忌过早引流),去除坏死组织,伤口用3%过氧化氢溶液冲洗和湿敷。

(五)外阴汗腺炎

1.病因

青春期外阴部汗腺分泌旺盛,分泌物黏稠,加上继发性葡萄球菌或链球菌感染,致使腺管堵塞导致外阴汗腺炎。

2.临床表现

外阴部有多个瘙痒的皮下小结节,若不及时治疗则会形成脓疱,最后穿破。

3.治疗

保持外阴清洁,宣传教育了解外阴清洁的重要性,避免穿尼龙内裤。早期治疗可用1:5 000高锰酸钾液温热坐浴,每天2~3次。外阴清洁后保持干爽。严重时口服或肌内注射抗生素,形成脓疱时切开排脓。

二、婴幼儿外阴炎

(一)病因

由于婴幼儿卵巢功能尚未成熟,外阴发育较差,自我防御机制不健全,因而外阴易受到各种病原体感染导致婴幼儿外阴炎。常见病原体为大肠埃希菌、葡萄球菌、链球菌、淋病奈瑟菌、假丝酵母菌、滴虫或蛲虫等。传播方式为母亲或保育员的手、衣物、毛巾、浴盆等间接传播,也可由于自身大便污染或外阴不洁等。

(二)临床表现

局部皮肤红肿、疼痛或瘙痒致使婴幼儿烦躁不安及哭闹。检查发现外阴、阴蒂部红肿,尿道口或阴道口充血、水肿或破溃,严重时可致小阴唇粘连,因阴唇粘连覆盖尿道口,尿液由粘连部上方或下方裂隙排出,婴幼儿排尿时因尿液刺激致使疼痛加重而哭闹。

(三)治疗

(1)注意卫生,不穿开裆裤,减少外阴受污染机会。婴幼儿大小便后尤其大便后应清洗外阴,避免用刺激性强的肥皂。清洁外阴后撒布婴儿浴粉或氧化锌粉,以保持外阴干燥。

(2)急性炎症时,用1:5 000高锰酸钾液坐浴,每天2~3次。坐浴后擦干外阴,可选用下列药物涂敷:①40%紫草油纱布;②炉甘石洗剂;③15%氧化锌粉;④瘙痒明显者可用10%氢化可的松软膏。

(3)阴唇粘连时,粘连处可用两大拇指将两侧阴唇向外、向下轻轻按压使粘连分离。分离后创面用40%紫草油涂敷,以免再度粘连,也可涂擦0.1%雌激素软膏。

(4)口服或静脉滴注抗生素治疗。

三、老年性外阴炎

(一)病因

绝经后,雌激素水平明显降低,外阴脂肪减少,大小阴唇变平,皮肤变薄,弹性消失,阴毛稀疏,腺体减少,容易出现老年性外阴炎。

(二)临床表现

外阴因干枯发痒而搔抓,抓破后易导致感染,轻度摩擦均会引起外阴皮肤损伤。若外阴萎缩范围达肛门周围,导致肛门括约肌张力降低而发生轻度大便失禁,亦可因粪便污染而致炎症。

(三)治疗

保持外阴清洁。外阴瘙痒时可用氢化可的松软膏外涂以缓解瘙痒,而且软膏的润滑作用可使皮肤不会因干燥而发生磨损。症状严重者,如无禁忌证可给予雌激素治疗,口服倍美力0.625 mg,每晚1次,亦可用倍美力阴道软膏局部涂搽。

四、慢性肥厚性外阴炎

(一)病因

慢性肥厚性外阴炎又称外阴象皮肿。病原体为丝虫。其微丝蚴寄生于外阴淋巴系统中,引起淋巴管炎性阻塞,导致皮肤增厚。

(二)临床表现

外阴部皮肤(阴蒂、大小阴唇)呈局限性或弥漫性增厚,表面粗糙,有时凹凸不平呈结节状、乳头状或疣状。因外阴皮肤肥厚肿大,导致患者坐立不安、大小便困难、性生活受影响。病变局部瘙痒,抓破后容易引起继发性感染,出现溃疡、渗液、疼痛等。患者可有丝虫感染史或乳糜尿。

(三)治疗

乙胺嗪,4～6 mg/kg,每天 3 次,7 天为 1 个疗程,也有人主张用短程疗法,即每天 1.5 g 分 2 次口服,连服 2 天。局部病灶要注意干燥清洁,预防继发性感染,病灶增大及肥厚严重者,可考虑手术切除。

五、前庭大腺炎

(一)病因

前庭大腺为一对管泡状结构的腺体,位于两侧大阴唇下 1/3 深部,腺管开口于处女膜与小阴唇之间。因解剖部位的特点,在性交、流产、分娩等情况污染外阴时,病原体易侵入引起前庭大腺炎。炎症一般发生于生育年龄妇女。病原体多为金黄色葡萄球菌、大肠埃希菌、厌氧菌(类杆菌)或淋病奈瑟菌等混合感染。

(二)临床表现

前庭大腺炎可分为 3 种类型:前庭大腺导管炎、前庭大腺脓肿和前庭大腺囊肿。

1.前庭大腺导管炎

初期感染阶段多为导管炎,局部红肿、疼痛及性交痛,检查可见患侧前庭大腺开口处呈白色小点,有明显压痛。

2.前庭大腺脓肿

导管开口处闭塞,脓性分泌物不能排出,积聚于导管及腺体中,并逐渐扩大形成前庭大腺脓肿。脓肿直径达 3～6 cm,多为单侧,局部有红肿热痛,皮肤变薄,触痛明显,有波动感,脓肿继续增大,壁薄,可自行破溃,症状随之减轻,若破口小,脓液引流不畅,症状可反复发作。全身症状可有发热,白细胞计数增高,患侧腹股沟淋巴结肿大。

3.前庭大腺囊肿

前庭大腺导管因非特异性炎症阻塞,使腺体内分泌物积聚,形成囊性扩张所致,但腺体无炎症。小者长期存在而无自觉症状,大者囊肿阻塞阴道口,导致患者行动不便,有肿胀感。检查可见大阴唇下方有囊性块状物,椭圆形,肿物大小不等,囊肿内含清澈透明液体,感染时可呈脓性。

(三)治疗

1.前庭大腺导管炎

多卧床休息;口服青霉素类、头孢菌素类、喹诺酮类抗生素;局部可用 1∶5 000 高锰酸钾液坐浴。

2.前庭大腺脓肿

待脓肿成熟有波动感时行切开引流术。消毒外阴后,在脓肿表面皮肤最薄处(大阴唇内侧)

做一半弧形切口,切口不宜过小,便于脓液充分引流排出,术后应置纱条于脓腔内引流,防止切口过早闭合。切开引流术后症状可迅速消除,但愈合后有可能反复发作,故可在炎症消除后,行前庭大腺摘除术。

3.前庭大腺囊肿

有感染时,按前庭大腺脓肿处理。无继发感染,则可行囊肿造口术。于大阴唇内侧皮肤与黏膜交界处行半弧形切口,剪去菱形状黏膜及囊壁一小块,然后将黏膜与囊壁间断缝合。由于前庭大腺开口未闭塞,故腺体仍有正常分泌功能。亦可采用 CO_2 激光造口术,复发率较低。

六、外阴前庭炎

外阴前庭炎为一慢性持续性临床综合征,其特点为外阴前庭部发红,性交时阴道口有剧痛不适,或触摸、压迫前庭时局部疼痛。

(一)病因

尚不清楚。可能与感染尤其是人乳头瘤病毒(HPV)感染、尿中尿酸盐刺激及心理因素有关。

(二)临床表现

好发于性生活活跃的妇女。主要症状为性交时阴道口剧痛或长期阴道口处烧灼感,可伴有尿痛、尿频,严重者导致性交畏惧感。检查见前庭部充血、肿胀,压痛明显。

(三)治疗

由于病因不明,治疗效果不理想。对症状较轻者,可采用药物治疗;对病变严重或药物治疗无效者,可采用手术治疗。

1.药物治疗

1:5 000 高锰酸钾温水坐浴,性交前液状石蜡润滑前庭部,1％氢化可的松或 0.025％氟轻松软膏局部外涂,亦可同时应用 2％～5％利多卡因溶液外涂。近年报道前庭局部黏膜下注射 α-干扰素有一定疗效,有效率为 50％。

2.手术治疗

切除前庭部疼痛处黏膜层,然后潜行游离部分阴道黏膜予以覆盖。前庭大腺开口处被切除后仍能自行重建。

七、外阴接触性皮炎

(一)病因

外阴皮肤直接接触某些刺激性物质或变应原而发生的炎症,如接触消毒剂、卫生巾、肥皂、阴茎套、紧身内裤等。

(二)临床表现

外阴接触刺激物或变应原后,局部有灼热感、疼痛、瘙痒,检查见皮肤潮红、皮疹、水肿、水疱甚至坏死、溃疡。

(三)治疗

去除病因,避免用刺激性物质。可口服赛庚啶、阿司咪唑或肾上腺皮质激素,局部用 3％硼酸溶液冲洗后,涂抹炉甘石洗剂。若有继发感染时,可给予 1％新霉素软膏涂抹。

（万淑燕）

第二节 阴 道 炎

女性阴道及其特定的菌群共同形成了一个巧妙的平衡生态体系,当此平衡被破坏时,即可导致阴道炎。改变阴道生态平衡的药物和其他因素有抗生素、激素、避孕药、阴道冲洗、阴道用药、性交、性传播疾病、紧张和多性伴侣等。

阴道内主要需氧菌有革兰氏阳性乳酸杆菌、类白喉杆菌、革兰氏阳性表皮葡萄球菌、链球菌、肠球菌和革兰氏阴性大肠埃希菌及阴道杆菌。主要厌氧菌有革兰氏阳性消化球菌属及消化链球菌属、革兰氏阴性类杆菌属、梭状芽孢杆菌。除细菌外尚有衣原体、支原体、病毒、原虫、真菌等。

阴道炎主要病因:①外阴阴道假丝酵母菌病;②滴虫性阴道炎;③细菌性阴道病;④老年性阴道炎;⑤阿米巴性阴道炎;⑥婴幼儿阴道炎;⑦过敏性阴道炎。

一、外阴阴道假丝酵母菌病

外阴阴道假丝酵母菌病是由假丝酵母菌引起的一种常见外阴阴道炎,约75％妇女一生中至少患过1次外阴阴道假丝酵母菌病。

(一)病因

假丝酵母菌呈卵圆形,有芽生孢子及细胞发芽伸长而形成的假菌丝,80％～90％病原体为白色假丝酵母菌,10％～20％为光滑假丝酵母菌、近平滑假丝酵母菌、热带假丝酵母菌等。假丝酵母菌系阴道内常驻菌种,也可由肠道传染来,其繁殖、致病、发病取决于宿主抵抗力及阴道内环境的变化。当阴道内糖原增多,酸度增高时,最适宜假丝酵母菌繁殖而引起炎症。妊娠、避孕药、抗生素、激素和免疫抑制剂的使用均有利于假丝酵母菌繁殖,阴道和子宫颈有病理改变时,假丝酵母菌发病率亦增高,肥胖及甲状旁腺、甲状腺和肾上腺功能减退等均影响假丝酵母菌的繁殖和生长且与发病有关,亦与大量雌激素应用、糖尿病、穿紧身化纤内裤、性交过频、性传播、偏嗜甜食有关。

(二)临床表现

主要表现为外阴阴道瘙痒,严重时抓破外阴皮肤,可有外阴烧灼感、阴道痛、性交疼痛及排尿灼热感,排尿或性交可使症状加剧,阴道分泌物增多,典型的白带为白色豆渣样,稠厚,无臭味。

检查时可见阴道黏膜被白色膜状豆渣样分泌物覆盖,擦除后见黏膜充血、水肿或为表浅糜烂面,外阴因搔抓或分泌物刺激可出现抓痕、表皮剥脱、肿胀和红斑。

(三)诊断

典型病例不难诊断,若在分泌物中找到假丝酵母菌的芽孢及菌丝即可确诊。检查时可用悬滴法(加1滴生理盐水或10％氢氧化钾)在显微镜下找芽孢和假菌丝。若有症状而多次检查阴性时,可改用培养法。顽固病例应检查尿糖,必要时查血糖,并详细询问有无服用大量皮质激素和长期应用抗生素的病史,以寻找发病的可能诱因。

(四)治疗

1.去除诱因

及时了解存在的诱因并及时消除,如停服广谱抗生素、雌激素等。合并糖尿病时要同时予以治疗,宜选用棉质内裤,患者的毛巾、内裤等衣物要隔离洗涤,用开水烫,以免传播。假丝酵母菌培养阳性但无症状者无须治疗,因为10%～20%妇女阴道内有假丝酵母菌寄生。

2.改变阴道酸碱度

假丝酵母菌在pH 5.5～6.5环境下最适宜生长繁殖,因此可改变阴道酸碱度造成不利于其生长的环境。方法是用碱性溶液如2%～4%碳酸氢钠溶液冲洗阴道或坐浴,每天2次,10天为1个疗程。

3.药物治疗

(1)制霉菌素栓(米可定泡腾阴道片):每枚10万U,每晚置阴道内1枚,10～14天为1个疗程,怀疑为肠道假丝酵母菌传播致病者,应口服制霉菌素片剂,每次50万～100万U,每天3次,7～11天为1个疗程,以消灭自身的感染源。

(2)咪唑类药物:布康唑、咪康唑、克霉唑、酮康唑、益康唑、伊曲康唑、特康唑、氟康唑等,已成为治疗外阴阴道假丝酵母菌病的推荐疗法。①布康唑:阴道霜,5 g/d,睡时阴道内用,共3天。②咪康唑:阴道栓剂,每晚1粒,每粒200 mg,共7天或每粒400 mg,共3天。2%咪康唑乳膏,5 g/d,睡时阴道内用,共7天。③克霉唑:又称三苯甲咪唑,克霉唑阴道片100 mg,每晚1次,7天为1个疗程,或200 mg,每晚1次,3天为1个疗程;亦有用1%克霉唑阴道乳膏5 g每晚涂于阴道黏膜上,7～14天为1个疗程。油膏亦可涂在外阴及尿道口周围,以减轻瘙痒症状及小便疼痛。克霉唑500 mg单剂阴道给药,疗效与上述治疗方案相近。④酮康唑:一种新型口服吸收的抗真菌药物,200 mg,每天1次或2次口服,5天为1个疗程,疗效与克霉唑或咪康唑阴道给药相近。对于复发性外阴阴道假丝酵母菌病患者,现主张用酮康唑口服治疗。⑤益康唑:咪唑类药物,抗菌谱较广,对深部或浅部真菌均有效,制剂有50 mg或150 mg的阴道栓剂,1%的阴道霜剂,3天为1个疗程。⑥伊曲康唑:每片200 mg,口服每天2次,每次1片即可,也可200 mg口服,每天1次,共3天。⑦特康唑:0.4%霜剂,5 g/d,阴道内给药,共7天;0.8%霜剂,5 g/d,阴道内给药,共3天;阴道栓剂80 mg/d,共3天。⑧氟康唑:唯一获得FDA许可的治疗假丝酵母菌感染的口服药物,每片150 mg,仅需服用1片即可。

(3)顽固病例的治疗:外阴阴道假丝酵母菌病患者经过治疗,临床症状及体征消失,真菌学检查阴性后,又出现症状,真菌学检查阳性,并且一年内发作4次或4次以上者,称为复发性外阴阴道假丝酵母菌病,复发原因可能与性交传播或直肠假丝酵母菌感染有关。①查尿糖、血糖,除外糖尿病。②月经期间不能中断治疗,治疗期间不能性交。③最佳方案尚未确定,推荐一开始给予积极治疗10～14天,随即维持治疗6个月。如酮康唑每次100 mg,每天1次,维持6个月;或者治疗1个疗程结束后6个月内,每次经前用阴道栓剂,共3天。④应用广谱抗生素治疗其他感染性疾病期间,应同时用抗真菌软膏涂抹阴道,以防复发。⑤口服氟康唑、伊曲康唑、制霉菌素治疗直肠假丝酵母菌感染。⑥当与滴虫性阴道炎并存时,应注意同时治疗。

(4)妊娠期感染的治疗:为避免新生儿感染,应进行局部治疗。目前认为制霉菌素或咪康唑妊娠期局部用药对胎儿无害,可用2%碳酸氢钠溶液冲洗外阴后,阴道置上述栓剂,孕中期阴道给药时不宜塞入过深。

二、滴虫性阴道炎

(一)病因

滴虫性阴道炎由阴道毛滴虫引起。阴道毛滴虫为厌氧可活动的原虫,梨形,全长15～

20 μm,虫体前端有 4 根鞭毛,在 pH 5.5～6.0 时生长繁殖迅速。月经前后阴道 pH 发生变化时,隐藏在腺体及阴道皱襞中的滴虫常得以繁殖,引起炎症发作。滴虫能消除或吞噬阴道细胞内的糖原,阻碍乳酸的生成。本病可因性交引起,也与使用不洁浴具或穿着污染衣裤、接触污染便盆、被褥等有关。

(二)临床表现

20％～50％患者无症状,称为带虫者。滴虫单独存在时可不导致炎症反应。但由于滴虫消耗阴道细胞内糖原,改变阴道酸碱度,破坏其防御机制,故常在月经前后、妊娠期或产后等阴道 pH 改变时,继发细菌感染,引起炎症发作。

临床症状表现为阴道分泌物异常增多,常为稀薄泡沫状,有臭味,当混合细菌感染时分泌物呈脓性。10％患者诉外阴、阴道口瘙痒,有时伴性交痛、尿频、尿痛、血尿。

检查可见阴道黏膜呈散在红色点状皮损或草莓状宫颈,后穹隆有较多的泡沫状分泌物。单纯带虫者阴道黏膜可无异常发现。

(三)诊断

采用悬滴法在阴道分泌物中找到滴虫即可确诊。阴道分泌物涂片可见大量白细胞而未能从镜下检出滴虫者,可采用培养法。采集分泌物前 24～48 小时应避免性交、阴道冲洗或局部用药,且不宜行双合诊检查,窥阴器不涂抹润滑剂。近来开始运用荧光标记单克隆抗体检测、酶联免疫吸附法和多克隆抗体乳胶凝集法诊断,敏感度为 76％～95％不等。

(四)治疗

1.甲硝唑

传统治疗方案:200 mg 口服,每天 3 次,7 天为 1 个疗程,或 400 mg 口服,每天 2 次,5 天为 1 个疗程。亦可 2 g 单次口服。单剂量治疗的好处是总药量少,患者乐意接受,但因剂量大,可出现不良反应,因此选用单剂量疗法一定要慎重。用药期间或用药后 24 小时内不能饮用含酒精的饮料,配偶亦需同时采用甲硝唑口服治疗。

2.替代方案

有以下几种:①替硝唑 500 mg,每天 2 次,连服 7 天。②甲苯达唑 100 mg,每天 2 次,连服 3 天。③硝呋拉太 200 mg,每天 3 次,连服 7 天。

3.阴道局部用药

阴道局部用药症状缓解相对较快,但不易彻底杀灭滴虫,停药后易复发。先采用 0.5％醋酸清洗阴道后,将甲硝唑 200 mg 置入阴道内,每晚 1 次,7 天为 1 个疗程,或用甲硝唑泡腾片 200 mg,乙酰胂胺 250 mg,卡巴胂 200 mg,曲古霉素栓 10 万 U,每晚一枚置阴道内,7 天为 1 个疗程。

4.治疗中的注意事项

月经干净后阴道 pH 偏碱性,利于滴虫生长,因而可能在月经干净后复发,故应在下次月经净后再治疗 1 个疗程,以巩固疗效。

三、细菌性阴道病

(一)病因

细菌性阴道病为阴道内正常菌群失调所致的一种混合感染。以往曾称非特异性阴道炎、嗜血杆菌性阴道炎、棒状杆菌性阴道炎、加德纳菌性阴道炎、厌氧性阴道病,1984 年被正式命名为细菌性阴道病。此病非单一致病菌引起,而是多种致病菌大量繁殖导致阴道生态系统失调的一种阴道病理状态,因局部无明显炎症反应,分泌物中白细胞少,故而称作阴道病。

细菌性阴道病为生育妇女最常见的阴道感染性疾病。有统计在性传播疾病门诊的发生率为15%～64%,年龄在 15～44 岁,妊娠妇女发病率 16%～29%。正常阴道内以产生过氧化氢的乳杆菌占优势,细菌性阴道病时,乳杆菌减少而其他细菌大量繁殖,主要有加德纳菌、动弯杆菌、普雷沃菌、类杆菌等厌氧菌,以及人型支原体,其数量可增加 100～1 000 倍。阴道生态环境和 pH 的改变,是加德纳菌等厌氧菌大量繁殖的致病诱因,其发病与妇科手术、既往妊娠数、性伴侣数目有关。口服避孕药有支持乳杆菌占优势的阴道环境的作用,对细菌性阴道病起到一定防护作用。

(二)临床表现

20%～50%患者无症状,有症状者表现为阴道分泌物增多,呈灰白色或灰黄色,稀薄,腥臭味,尤其是性交后更为明显,因碱性黏液可使阴道 pH 升高,促进加德纳菌等厌氧菌的生长,引起胺类释放所致。少数患者可有外阴瘙痒及灼热感。细菌性阴道炎可引起宫颈上皮不典型增生、子宫内膜炎、输卵管炎、盆腔炎、异位妊娠与不孕。孕期细菌性阴道炎感染可引起早产、胎膜早破、绒毛膜羊膜炎、产褥感染、新生儿感染。

检查见阴道口有分泌物流出,可闻到鱼腥味,分泌物稀薄并黏着于阴道壁,易擦掉,阴道黏膜无充血等炎症改变。

(三)诊断

根据临床特征和阴道分泌物镜检多能明确诊断。临床上如按滴虫性阴道炎、外阴阴道假丝酵母菌病治疗无效时,应考虑细菌性阴道炎。细菌性阴道炎诊断的 4 项标准,有其中的 3 项即可诊断:①阴道分泌物增多,均匀稀薄。②阴道 pH>4.5。③胺试验阳性,取阴道分泌物少许置玻片上,加入 10%氢氧化钾溶液 1～2 滴,立即可闻及一种鱼腥味即为阳性。这是由于厌氧菌产生的胺遇碱释放氨所致,但非细菌性阴道炎患者性生活后由于碱性精液的影响,胺试验也可为阳性。④线索细胞阳性,取少许阴道分泌物置玻片上,加 1 滴生理盐水于高倍镜下观察,视野中见到 20%以上的线索细胞即为阳性。线索细胞系阴道壁脱落的表层细胞,于细胞边缘吸附大量颗粒状物质,即各种厌氧菌尤其是加德纳菌,以致细胞边缘不清,呈锯齿状。

(四)治疗

治疗目的是缓解阴道症状和体征。治疗原则:①无症状者无须治疗;②性伴侣不必治疗;③妊娠期细菌性阴道炎应积极治疗;④经阴道手术如子宫内膜活检、宫腔镜、节育环放置、子宫输卵管碘油造影检查、刮宫术等应在术前积极治疗。

1.全身治疗

(1)首选药物为口服甲硝唑。甲硝唑有助于细菌性阴道炎患者重建正常阴道内环境。美国疾病控制中心的推荐方案:甲硝唑 500 mg 口服,每天 2 次,或 400 mg 口服,每天 3 次,共 7 天,治愈率达 82%～97%。备用方案:甲硝唑 2 g 单次顿服,治愈率 47%～85%。

(2)克林霉素对厌氧菌及加德纳菌均有效。用法:300 mg 口服,1 天 2 次,共 7 天,治愈率97%,尤其适用于妊娠期细菌性阴道炎患者及甲硝唑治疗失败或不能耐受者。不良反应有腹泻、皮疹、阴道刺激症状,均不严重,无须停药。

2.局部治疗

(1)甲硝唑 500 mg 置于阴道内,每晚 1 次,7～10 天为 1 个疗程,或 0.75%甲硝唑软膏(5 g)阴道涂布,每天 2 次,5～7 天为 1 个疗程。

(2)2%克林霉素软膏5 g阴道涂布,每天1次,7天为1个疗程,治愈率80%～85%,适宜于妊娠期细菌性阴道炎治疗。

(3)乳酸(pH 3.5)5 mL置入阴道内,每天1次,7天为1个疗程。

(4)3%过氧化氢冲洗阴道,每天1次,7天为1个疗程。

(5)对于混合感染如合并滴虫性阴道炎、外阴阴道假丝酵母菌病患者,可采用聚甲酚磺醛阴道栓1枚,每天1次,或保菌清阴道栓(含硫酸新霉素、多黏菌素B、制霉菌素、乙酰肿胺)1枚,每天1次,6天为1个疗程。

3.妊娠期细菌性阴道炎的治疗

推荐方法为甲硝唑200 mg,每天3次,共7天。替代疗法为甲硝唑2 g顿服或克林霉素300 mg,每天2次,共7天。妊娠期不宜阴道内给药,有可能增加早产的危险。

四、老年性阴道炎

(一)病因

绝经后妇女由于卵巢功能衰竭,雌激素水平下降,阴道黏膜变薄,皱褶消失,细胞内缺乏糖原,阴道内pH多呈碱性,杀灭病原菌能力降低,加之血供不足,当受到刺激或被损伤时,毛细血管容易破裂,出现阴道不规则点状出血,如细菌侵入繁殖,可引起老年性阴道炎。

(二)临床表现

阴道分泌物增多,水样、脓性或脓血性。可有下腹坠胀不适及阴道灼热感。由于分泌物刺激,患者感外阴及阴道瘙痒。

检查见阴道呈老年性改变,皱襞消失,上皮菲薄,阴道黏膜充血,有点状出血,严重时形成表浅溃疡。若溃疡面相互粘连,阴道检查分离时可引起出血,粘连严重者可导致阴道闭锁,闭锁段上端分泌物不能排出可形成阴道或宫腔积脓。长期炎性刺激后可因阴道黏膜下结缔组织纤维化,致使阴道狭窄。

(三)诊断

根据临床表现不难诊断,但必须除外滴虫性阴道炎或外阴阴道假丝酵母菌病。此外,发现血性白带时还需警惕子宫恶性肿瘤的存在,必要时应行分段诊断性刮宫或局部活检予以确诊。

(四)治疗

治疗原则为增强阴道抵抗力和抑制细菌生长。

1.保持外阴清洁和干燥

分泌物多时可用1%乳酸或0.5%醋酸或1:5 000高锰酸钾坐浴或冲洗阴道。

2.雌激素制剂全身给药

尼尔雌醇,每半月2～4 mg口服;结合雌激素,每天0.625 mg口服;戊酸雌二醇,每天1～2 mg口服;克龄蒙(每片含戊酸雌二醇2 mg,醋酸环丙孕酮1 mg),每天1片;诺更宁(每片含雌二醇2 mg,醋酸炔诺酮1 mg),每天1片。以上药物可任意选用一种。

3.雌激素制剂局部给药

己烯雌酚0.5 mg,每晚1次,7天为1个疗程;或结合雌激素阴道软膏0.5～2 g/d,7天为1个疗程。

4.抗生素软膏或粉剂局部给药

甲硝唑、氧氟沙星、磺胺异唑、氯霉素局部涂抹,隔天1次,7次为1个疗程。

五、婴幼儿阴道炎

(一)病因

婴幼儿卵巢尚未发育,阴道细长,黏膜仅由数层立方上皮组成,阴道上皮糖原很少,阴道 pH 6.0～7.5,故对细菌的抵抗力弱,阴道内乳杆菌极少,而杂菌较多,这些细菌作用于抵抗力较弱或受损的阴道时,极易产生婴幼儿阴道炎。婴幼儿阴道炎常与外阴炎并存,多见于 1～5 岁的幼女。80％为大肠埃希菌属感染,葡萄球菌、链球菌、变形杆菌、淋病奈瑟菌、滴虫、假丝酵母菌、蛲虫也可引起感染。年龄较大儿童阴道内异物亦常致继发性感染。

(二)临床表现

主要症状为阴道口处见脓性分泌物,味臭。由于阴道分泌物刺激可导致外阴瘙痒,患者常用手搔抓外阴,甚至哭闹不安。检查可见外阴红肿、破溃、前庭黏膜充血。慢性外阴炎可致小阴唇粘连,慢性阴道炎可致阴道闭锁。

(三)诊断

根据症状、体征,临床诊断并不困难。应取分泌物找滴虫、假丝酵母菌或涂片染色找致病菌,必要时做细菌培养。还应做肛门检查以排除阴道异物及肿瘤。

(四)治疗

(1)保持外阴清洁、干燥,不穿开裆裤。如阴道分泌物较多,可在尿布内垫上消毒棉垫并经常更换棉垫与尿布。

(2)婴幼儿大小便后用 1 : 5 000 高锰酸钾温热水冲洗外阴,年龄较大的小儿可用 1 : 5 000 高锰酸钾温水坐浴,每天 3 次。外阴擦干后,可用下列药物:15％氧化锌粉、15％滑石粉、炉甘石洗剂、紫草油。瘙痒剧烈时可用制霉菌素软膏或氢化可的松软膏,外阴及阴道口可适量涂抹雌激素霜剂或软膏,也可口服己烯雌酚 0.1 mg,每晚 1 次,连服 7 天。

(万淑燕)

第三节 盆 腔 炎

一、概述

盆腔炎是妇女常见疾病,包括子宫内膜炎、附件炎、盆腔腹膜炎、盆腔结缔组织炎、女性生殖器结核等。美国疾病控制与预防中心已将这一临床综合征定义为盆腔炎性疾病。既往盆腔炎性疾病多因产后、剖宫产后、流产后,以及妇科手术后细菌进入创面感染而致病,近年来则多由下生殖道的性传播疾病及细菌性阴道病上行感染造成。发病可局限于一个部位、几个部位或整个盆腔脏器。

(一)发病率

盆腔炎性疾病在一些性生活紊乱及性病泛滥的国家中是最常见的疾病。在工业化国家中,生育年龄组妇女每年盆腔炎性疾病的发生率可达 2％,估计美国每年有高达 100 万人患此病,其中需住院治疗者约 20 万人。我国盆腔炎性疾病发病率亦有升高的趋势,但尚无此方面确切的统计数字。

(二)病原体

通过对上生殖道细菌培养的研究,明确证明盆腔炎性疾病的发生为多重微生物感染所致,且许多细菌为存在于下生殖道的正常菌群。常见的致病菌有以下几种。

1.需氧菌

(1)葡萄球菌:属革兰氏阳性球菌,其中以金黄色葡萄球菌致病力最强,多于产后、剖宫产后、流产后或妇科手术后细菌通过宫颈上行感染至子宫、输卵管黏膜。葡萄球菌对一般常用的抗生素可产生耐药,根据药物敏感试验用药较为理想,耐青霉素的金黄色葡萄球菌对头孢唑林钠、万古霉素、克林霉素及第三代头孢菌素敏感。

(2)链球菌:也属革兰氏阳性球菌,其中以乙型链球菌致病力最强,能产生溶血素及多种酶,使感染扩散。本菌对青霉素敏感,患病后只要及时、足量、足疗程治疗基本无死亡。此菌可在成年女性阴道长期寄居,有报道妊娠后期此类菌在阴道的携带率为 5%~29%。

(3)大肠埃希菌:为肠道的寄生菌,一般不致病,但在机体抵抗力下降,或因外伤等侵入肠道外组织或器官时可引起严重的感染,甚至产生内毒素休克,常与其他致病菌混合感染。本菌对卡那霉素、庆大霉素、头孢唑林钠、羧苄西林敏感,但易产生耐药菌株,可在药敏试验指导下用药。

此外尚有肠球菌、克雷伯杆菌属、奈瑟淋病双球菌、阴道嗜血杆菌等。

2.厌氧菌

厌氧菌是盆腔感染的主要菌种。厌氧菌主要来源于结肠、直肠、阴道及口腔黏膜,肠腔中厌氧菌与需氧菌的数量比为 100∶1,阴道内两者的比例为 10∶1。女性生殖道内常见的厌氧菌有以下几种。

(1)消化链球菌:属革兰氏阳性菌,易滋生于产后子宫内坏死的蜕膜碎片或残留的胎盘中,其内毒素毒力低于大肠埃希菌,但能破坏青霉素的 β-内酰胺酶,对青霉素有抗药性,还可产生肝素酶,溶解肝素。促进凝血,导致血栓性静脉炎。

(2)脆弱类杆菌:系革兰氏阴性菌,为严重盆腔感染中的主要厌氧菌,这种感染易造成盆腔脓肿,恢复期长,伴有恶臭。本菌对甲硝唑、克林霉素、头孢菌素、多西环素敏感,对青霉素易产生耐药。

(3)产气荚膜梭状芽孢杆菌:系革兰氏阴性菌,多见于创伤组织感染及非法堕胎等的感染,分泌物恶臭,组织内有气体,易产生中毒性休克、弥漫性血管内凝血及肾衰。对克林霉素、甲硝唑及三代头孢菌素敏感。

除上述 3 种常见的厌氧菌外,二路拟杆菌和二向拟杆菌也是常见的致病菌,对青霉素耐药,对抗厌氧菌抗生素敏感。

3.性传播的病原体

如淋球菌、沙眼衣原体、支原体等。是工业化国家中导致盆腔炎性疾病的主要病原体,占 60%~70%。性传播病原体与多种微生物感染导致的盆腔炎性疾病常可混合存在,且在感染过程中可相互作用。淋球菌、衣原体所造成的宫颈炎、子宫内膜炎为阴道内的细菌上行感染创造了条件,也有人认为在细菌性阴道病时,淋球菌及衣原体更易进入上生殖道。

(三)感染途径

盆腔炎性疾病主要由病原体经阴道、宫颈的上行感染引起。其他途径有以下几种。

1.经淋巴系统蔓延

细菌经外阴、阴道、宫颈裂伤、宫体创伤处的淋巴管侵入内生殖器及盆腔腹膜、盆腔结缔组织等部分,可形成产后感染,流产后感染或手术后感染。

2.直接蔓延

盆腔中其他脏器感染后,直接蔓延至内生殖器。如阑尾炎可直接蔓延到右侧输卵管,发生右侧输卵管炎。盆腔手术损伤后的继发感染亦可引起严重的盆腔炎。

3.经血液循环传播

病原体先侵入人体的其他系统,再经过血液循环达内生殖器,如结核菌感染,由肺或其他器官的结核灶可经血液循环而传至内生殖器,菌血症也可导致盆腔炎症。

4.盆腔炎性疾病的预防

盆腔炎性疾病可来自产后、剖宫产、流产,以及妇科手术操作后。因此必须做好宣传教育,注意孕期的体质,分娩时减少局部的损伤,对损伤部位的操作要轻,注意局部的消毒。月经期生殖器官抵抗力较弱,宫颈口开放,易造成上行感染,故应避免手术。手术前应详细检查患者的体质,有无贫血及其他脏器的感染灶,如有应予以治疗。此外也存在一些盆腔手术后发生的盆腔炎性疾病,妇科围术期应选用广谱类抗生素,常用的有氨苄西林、头孢羟氨苄、头孢唑林钠、头孢西丁钠、头孢噻肟钠、头孢替坦、头孢曲松钠等。多数学者主张抗生素应在麻醉诱导期,即术前30分钟1次足量静脉输注,20分钟后组织内抗生素浓度可达高峰。必要时加用抗厌氧菌类抗生素如甲硝唑、替硝唑、克林霉素等。如手术操作60~90分钟,在4小时内给第2次药。剖宫产术可在钳夹脐带后给药,可选用抗厌氧菌类药物,如甲硝唑、替硝唑、克林霉素等。给药剂量及次数还需根据病变种类、手术的复杂性及患者情况而定。

可导致盆腔炎性疾病常见的其他手术,有各类需将器械伸入宫腔的操作,如人工流产,放、取环术,子宫输卵管造影等。我国在进行宫腔的计划生育手术前,需常规检查阴道清洁度、滴虫、真菌等,发现有阴道炎症者先给予治疗,有助于预防术后盆腔炎性疾病的发生。

性乱史是导致盆腔炎性疾病的重要因素。应加强对年轻妇女及其性伴侣的性传播疾病教育工作,包括延迟初次性交的时间,限制性伴侣的数量,避免与有性传播疾病者进行性接触,坚持使用屏障式的避孕工具,积极诊治无并发症的下生殖道感染等。

二、子宫内膜炎

子宫内膜炎是妇科常见的疾病,多与子宫体部的炎症并发,有急性子宫内膜炎及慢性子宫内膜炎两种。

(一)急性子宫内膜炎

1.概述

急性子宫内膜炎多发生于产后、剖宫产后、流产后,以及宫腔内的手术后。一些妇女在月经期、身体抵抗力虚弱时性交,或医务人员在不适当的情况下(如宫腔或其他部位的脏器已有感染)进行刮宫术,宫颈糜烂的电熨术,输卵管通液或造影术等均可导致急性子宫内膜炎。感染的细菌最常见者为链球菌、葡萄球菌、大肠埃希菌、淋球菌、衣原体及支原体、厌氧菌等,细菌可突破子宫颈的防御功能侵入子宫内膜发生急性炎症。

(1)病理表现:子宫内膜炎时子宫内膜充血、肿胀,有炎性渗出物,可混有血,也可为脓性渗出物;重症子宫内膜炎内膜坏死,呈灰绿色,分泌物可有恶臭。镜下见子宫内膜有大量多核白细胞浸润,细胞间隙内充满液体,毛细血管扩张,严重者细胞间隙内可见大量细菌,内膜坏死脱落形成溃疡。如果宫颈开放,引流通畅,宫腔分泌物清除可自愈;但也有炎症向深部侵入导致子宫肌炎、输卵管炎;如宫颈肿胀,引流不畅则形成子宫腔积脓。

(2)临床表现:急性子宫内膜炎患者可见白带增多,下腹痛,白带呈水样、黄白色、脓性,或混有血,如系厌氧菌感染,则分泌物带有恶臭。下腹痛可向双侧大腿放射,疼痛程度根据病情而异。发生在产后、剖宫产后或流产后者则有恶露长时间不净,如炎症未治疗,可扩散至子宫肌层及输卵管、卵巢、盆腔结缔组织,症状可加重,高热可达 39～40 ℃,下腹痛加剧,白带增多。体检子宫可增大,有压痛,全身体质衰弱。

2.诊断要点

主要根据病史和临床表现来诊断。

3.治疗方案

(1)全身治疗:本病全身治疗较重要,需卧床休息,给以高蛋白流食或半流食,在避免感冒情况下,开窗通风,体位以头高脚低位为宜,以利于宫腔分泌物引流。

(2)抗生素治疗:在药物敏感试验无结果前给以广谱抗生素,如青霉素,氨基糖苷类抗生素如庆大霉素、卡那霉素等对需氧菌有效,而甲硝唑对厌氧菌有效。细菌培养药物敏感试验结果得出后,可更换敏感药物。①庆大霉素:80 mg 肌内注射,每 8 小时 1 次。②头孢菌素:可用第三代产品,对革兰氏阳性、阴性菌,球菌及杆菌均有效,急救情况下,可将此药 1 g 溶于 0.9% 盐水 100 mL 中同时加入地塞米松 5～10 mg,静脉点滴,每天 1～2 次,经 3 天治疗后体温下降病情好转时,可改服头孢唑林钠 0.25 g 每天 4 次,皮质激素也应逐渐减量至急性症状消失。如对青霉素过敏,可换用林可霉素 300～600 mg,静脉滴注,每天 3 次,体温平稳后,可改口服用药,每天 1.5～2 g,分 4 次给药,持续 1 周,病情稳定后停药。③诺氟沙星片:对变形杆菌、铜绿假单胞菌具有强大的抗菌作用,可抑制细菌 DNA 合成,服药后可广泛分布于全身,对急性子宫内膜炎有良好的治疗作用。每次 0.2 g,每天 3 次,连服 10～14 天,或氧氟沙星 200 mg 静脉滴注,每天 2～3 次,对喹诺酮类药物过敏者最好不用。④有条件者可对急性子宫内膜炎患者进行住院治疗,以解除症状及保持输卵管的功能。可选择抗生素方案:头孢西丁 2 g 静脉注射,每 6 小时 1 次,或头孢替坦 2 g 静脉注射,每 12 小时 1 次,加强力霉素 100 mg 每 12 小时 1 次口服或静脉注射,共 4 天,症状改善后 48 小时,继续使用多西环素 100 mg,每天 2 次,共 10～14 天。此方案对淋球菌及衣原体感染均有效。克林霉素 900 mg 静脉注射,每 8 小时 1 次,庆大霉素 2 mg/kg 静脉或肌内注射,此后约 1.5 mg/kg,每8 小时 1 次,共 4 天,用药 48 小时后,如症状改善,继续用多西环素 100 mg,每天 2 次口服,共给药 10～14 天,此方案对厌氧菌及兼性革兰氏阴性菌有效。使用上述方案治疗后,体温下降或症状消失 4 小时后患者可出院,继续服用多西环素 100 mg,每 12 小时1 次,共 10～14 天,对淋球菌及衣原体感染均有效。

(3)手术治疗:一般急性子宫内膜炎不做手术治疗,以免引起炎症扩散,但如宫腔内有残留物、宫颈引流不畅,宫腔内积留分泌物,或老年妇女宫腔积脓时,需在给大量抗生素、病情稳定后清除宫腔残留物及取出宫内避孕器,或扩张宫颈使宫腔分泌物引流通畅,尽量不做刮宫。

(二)慢性子宫内膜炎

1.概述

慢性子宫内膜炎常因宫腔内分泌物通过子宫口流出体外,症状不甚明显,仅有少部分患者因防御机制受损,或病原体作用时间过长,对急性炎症治疗不彻底而形成。其病因如下。

（1）分娩、产后、剖宫产术后：有少量胎膜或胎盘残留于子宫腔，子宫复旧不全，引起慢性子宫内膜炎。

（2）宫内避孕器：宫内避孕器的刺激常可引起慢性子宫内膜炎。

（3）更年期或绝经期：体内雌激素水平降低，子宫内膜菲薄，易受细菌感染，发生慢性子宫内膜炎。

（4）宫腔内有黏膜下肌瘤、息肉、子宫内膜腺癌：子宫内膜易受细菌感染发生炎症。

（5）子宫内膜下基底层炎症：常可感染子宫内膜功能层而发生炎症。

（6）老年性子宫内膜炎：常可与老年性阴道炎同时发生。

（7）细菌性阴道病：病原体上行感染至子宫内膜所致。

2.病理表现

其内膜间质常见有大量浆细胞及淋巴细胞，内膜充血、肿胀，有时尚可见到肉芽组织及纤维性变。

3.临床表现

慢性子宫内膜炎患者常诉有不规则阴道流血或月经不规则，有时有轻度下腹痛及白带增多。妇科检查子宫可增大，有触痛。少数子宫内膜炎可导致不孕。

4.诊断要点

主要依据患者病史和临床表现来诊断。

5.治疗方案

慢性子宫内膜炎在治疗上应去除原因，如在产后、剖宫产后、人工流产后疑有胎膜、胎盘残留者，如无急性出血，可给抗生素 3～5 天后做刮宫术；如因宫内避孕器而致病者，可取出宫内避孕器；如有黏膜下息肉、肌瘤或内膜腺癌者，可做相应的处理；如合并有输卵管炎、卵巢炎等则应做相应的处理；同时存在细菌性阴道病者，抗生素中应加用抗厌氧菌药物。

三、附件炎、盆腔腹膜炎

（一）概述

附件炎和盆腔腹膜炎，目前本病仍为多发病，国外以淋球菌及沙眼衣原体感染为最多，占 60％～80％，其他为厌氧菌及需氧菌多种微生物的混合感染；国内以后者感染为主，但由性传播疾病引起者亦有增加趋势。主要原因有以下几种。

1.产后、剖宫产后及流产后感染

内在及外来的细菌上行通过剥离面或残留的胎盘、胎膜、子宫切口等至肌层、输卵管、卵巢及盆腔腹膜发生炎症，也可经破损的黏膜、胎盘剥离面通过淋巴、血行播散到盆腔。通过对上生殖道细菌培养的研究，明确证明盆腔炎性疾病是多重微生物感染，包括阴道的需氧菌、厌氧菌、阴道加德纳菌、流感嗜血杆菌等，其中厌氧菌占 70％～80％。厌氧菌中以各类杆菌及脆弱类杆菌最常见。

2.月经期性交

月经期宫颈口开放，子宫内膜剥脱面有扩张的血窦及凝血块，均为细菌的上行及滋生提供了良好的环境。如在月经期性交或使用不洁的月经垫，可使细菌侵入发生炎症。

3.妇科手术操作

任何通过宫颈黏液屏障的手术操作导致的盆腔感染，都称医源性盆腔炎性疾病，如放置宫内避孕器、人工流产、输卵管通液、造影等。其他妇科手术如宫颈糜烂电熨术、腹腔镜绝育术、人工流产子宫穿孔,盆腔手术误伤肠管等均可导致急性炎症。

4.邻近器官炎症的蔓延

邻近器官的炎症最常见者为急性阑尾炎、憩室炎、腹膜炎等。

5.盆腔炎性疾病

再次急性发作盆腔炎性疾病所造成的盆腔粘连、输卵管积水、扭曲等后遗症,易造成盆腔炎性疾病的再次急性发作,尤其是在患者免疫力低下、有不洁性交史等情况下。

6.全身性疾病

如败血症、菌血症等,细菌也可波及输卵管及卵巢发生急性盆腔炎性疾病。

7.淋球菌及沙眼衣原体

多为上行性急性感染,病原体多来自尿道炎、前庭大腺炎、宫颈炎等。

(二)病理表现

1.附件炎

当多重微生物造成产后、剖宫产后、流产后的急性输卵管炎、卵巢炎、输卵管卵巢脓肿时,病变可通过子宫颈的淋巴播散至子宫颈旁的结缔组织,首先侵及输卵管浆膜层再达肌层,输卵管内膜受侵较轻,或可不受累。病变是以输卵管间质炎为主,由于输卵管管壁增粗,可压迫管腔变窄,轻者管壁充血、肿胀,重者输卵管肿胀明显,且弯曲,并有纤维素性渗出物,引起周围组织粘连。炎症如经子宫内膜向上蔓延,首先引起输卵管内膜炎,使输卵管内膜肿胀、间质充血、肿胀及大量中性多核白细胞浸润,重者输卵管内膜上皮可有退行性变或成片脱落,引起输卵管管腔粘连闭塞或伞端闭锁,如有渗出物或脓液积聚,可形成输卵管积脓,与卵巢粘连形成炎性包块。卵巢表面有一层白膜包被,很少单独发炎,卵巢多与输卵管伞端粘连,发生卵巢周围炎,进一步形成卵巢脓肿,如脓肿壁与输卵管粘连贯通则形成输卵管卵巢脓肿。脓肿可发生于初次感染之后,但往往是在反复发作之后形成。脓肿多位于子宫后方、阔韧带后叶及肠管间,可向阴道、直肠间贯通,也可破入腹腔,发生急性弥漫性腹膜炎。

2.盆腔腹膜炎

病变腹膜充血、肿胀,伴有含纤维素的渗出液,可形成盆腔脏器粘连,渗出物聚集在粘连的间隙内,形成多个小脓肿,或聚集在子宫直肠窝形成盆腔脓肿,脓肿破入直肠,症状可减轻;如破入腹腔则可引起弥漫性腹膜炎,使病情加重。

(三)临床表现

视病情及病变范围大小,表现的症状不同,轻者可以症状轻微或无症状。重者可有发热及下腹痛,发热前可先有寒战、头痛,体温可高达 39～40 ℃,下腹痛多为双侧下腹部剧痛或病变部剧痛,可与发热同时发生。如疼痛发生在月经期则可有月经的变化,如经量增多、月经期延长;在非月经期发作则可有不规则阴道出血,白带增多,性交痛等。由于炎症的刺激,少数患者也可有膀胱及直肠刺激症状如尿频、尿急、腹胀、腹泻等。体格检查患者呈急性病容,脉速,唇干。妇科检查见阴道充血,宫颈充血有分泌物,呈黄白色或黏液脓性,有时带恶臭,阴道穹隆有触痛,宫颈有举痛,子宫增大,压痛,活动受限,双侧附件有增厚,或触及包块,压痛明显。下腹部剧痛常拒按,或一侧压痛,摆动宫颈时更明显,炎症波及腹膜时呈现腹膜刺激症状。如已发展为盆腔腹膜炎,则整个下腹部有压痛及反跳痛。

(四)诊断要点

重症及典型的盆腔炎性疾病病例根据病史、临床及实验室检查所见,诊断不难,但此部分患者只占盆腔炎性疾病的 4% 左右。临床上绝大多数盆腔炎性疾病为轻到中度及亚临床感染者。这部分患者可无明确病史,临床症状轻微,或仅表现有下腹部轻微疼痛,白带稍多,给临床诊断带来困难。有研究显示因感染造成的输卵管性不孕患者中,30%~75% 无盆腔炎性疾病病史,急性盆腔炎性疾病有发热者仅占 30%,有下腹痛、白带多、宫颈举痛者仅占 20%。有鉴于此,美国疾病控制与预防中心提出了新的盆腔炎性疾病诊断标准:①至少必须具备下列 3 项主要标准,下腹痛、宫颈举痛、附件区压痛。②此外,下列标准中具备一项或一项以上时,增加诊断的特异性。体温>38 ℃、异常的宫颈或阴道排液、沙眼衣原体或淋病双球菌的实验室证据、血沉加快或 C 反应蛋白升高。③对一些有选择的病例必须有下列的确定标准。阴道超声或其他影像诊断技术的阳性发现如输卵管增粗、伴或不伴管腔积液、输卵管卵巢脓肿或腹腔游离液体、子宫内膜活检阳性、腹腔镜下有与盆腔炎性疾病一致的阳性所见。

盆腔炎性疾病中有 10%~20% 伴有肝周围炎或局部腹膜炎,多在腹腔镜检查时发现,被认为是感染性腹腔液体直接或经淋巴引流到膈下区域造成,以沙眼衣原体引起者最多见,偶见有淋球菌及厌氧菌引起者。腹腔镜下见肝周充血,炎性渗出,以及肝膈面与上腹、横膈形成束状、膜状粘连带。此种肝周炎很少侵犯肝实质,肝功能多正常。

1.阴道分泌物涂片检查

此方法简便、经济、实用。阴道分泌物涂片检查中每个阴道上皮细胞中多于 1 个以上的多形核白细胞就会出现白带增多,每高倍视野有 3 个以上白细胞诊断盆腔炎性疾病的敏感性达 87%,其敏感性高于血沉、C 反应蛋白,以及经过内膜活检或腹腔镜证实的有症状的盆腔炎性疾病所呈现出来的外周血的白细胞计数值。

2.子宫内膜活检

可得到子宫内膜炎的组织病理学诊断,被认为是一种比腹腔镜创伤小而又能证实盆腔炎性疾病的方法,因子宫内膜炎常合并有急性输卵管炎。子宫内膜活检与腹腔镜检查在诊断盆腔炎性疾病上有 90% 的相关性。子宫内膜活检的诊断敏感性达 92%,特异性为 87%,并可同时取材做细菌培养,但有被阴道细菌污染的机会。

3.超声等影像学检查

在各类影像学检查方法中,B 超是最简便、实用和经济的方法,且与腹腔镜检查有很好的相关性。在急性、严重的盆腔炎性疾病时,经阴道超声可见输卵管增粗、管腔积液或盆腔有游离液体。B 超还可用于监测临床病情的发展,出现盆腔脓肿时,B 超可显示附件区肿块,伴不均匀回声。CT、MRI 有时也可显示出较清晰的盆腔器官影像,但由于其价值昂贵而不能普遍用于临床。对于早期、轻度的盆腔炎性疾病,B 超敏感性差。

4.腹腔镜检查

目前被认为是诊断盆腔炎性疾病的金标准,因可在直视下观察盆腔器官的病变情况,并可同时取材行细菌鉴定及培养而无阴道污染之虑。腹腔镜下诊断盆腔炎性疾病的最低标准为输卵管表面可见充血、输卵管壁肿胀及输卵管表面与伞端有渗出物,也可显示肝包膜渗出、粘连。

5.其他实验室检查

其他实验室检查包括白细胞计数增多、血沉增快、C 反应蛋白升高、血清 CA125 升高等,虽对临床诊断有所帮助,但均缺乏敏感性与特异性。

(五)治疗方案

盆腔炎性疾病治疗目的是缓解症状、消除当前感染及降低远期后遗症的危险。

1.全身治疗

重症者应卧床休息,给予高蛋白流食或半流食,体位以头高脚低位为宜,以利于宫腔内及宫颈分泌物排出体外,盆腔内的渗出物聚集在子宫直肠窝内而使炎症局限。补充液体,纠正电解质紊乱及酸碱平衡,高热时给以物理降温,并应适当给予止痛药,避免无保护性交。

2.抗生素治疗

近年来由于新的抗生素不断问世,细菌培养技术的提高及药物敏感试验的配合,使临床上得以合理使用抗生素,对急性炎症可达到微生物学的治愈(治愈率为84%～98%),一般在药物敏感试验做出以前,先使用需氧菌、厌氧菌及淋球菌、沙眼衣原体兼顾的广谱抗生素,待药敏试验做出后再更换,一般是根据病因及发病后已用过何种抗生素作为参考来选择用药。急性附件炎、盆腔腹膜炎常用的抗生素如下。

(1)青霉素或红霉素与氨基糖苷类药物及甲硝唑联合:青霉素 G 每天 240 万～1 000 万单位,静脉滴注,病情好转后改为每天 120 万～240 万单位,每 4～6 小时 1 次,分次给药或连续静脉滴注。红霉素每天 0.9～1.25 g 静脉滴注,链霉素 0.75 g 肌内注射,每天 1 次。庆大霉素每天16 万～32 万单位,分 2～3 次静脉滴注或肌内注射,一般疗程＜10 天。甲硝唑 500 mg 静脉滴注,每 8 小时 1 次,病情好转后改口服 400 mg,每 8 小时 1 次。

(2)第 1 代头孢菌素与甲硝唑合用:对第 1 代头孢菌素敏感的细菌有 β 溶血性链球菌、葡萄球菌、大肠埃希菌等。头孢噻吩每天 2 g,分 4 次肌内注射;头孢唑林钠每次 0.5～1 g,每天 2～4 次,静脉滴注;头孢拉定,静脉滴注每天量为100～150 mg/kg,分次给予,口服每天 2～4 g,分4 次空腹服用。

(3)克林霉素与氨基糖苷类药物联合:克林霉素每次 600 mg,每 6 小时 1 次,静脉滴注,体温降至正常后 24～48 小时改口服,每次 300 mg,每 6 小时 1 次。克林霉素对多数革兰氏阳性和厌氧菌(如类杆菌,消化链球菌等)及沙眼衣原体有效。与氨基糖苷类药物合用有良好的效果。但此类药物与红霉素有拮抗作用,不可与其联合。

(4)林可霉素:其作用与克林霉素相同,用量每次 300～600 mg,每天 3 次,肌内注射或静脉滴注。

(5)第 2 代头孢菌素:对革兰氏阴性菌的作用较为优越,抗酶性能强,抗菌谱广。临床用于革兰氏阴性菌。如头孢呋辛,每次 0.75～0.5 g,每天 3 次肌内注射或静脉滴注;头孢孟多轻度感染每次 0.5～1 g,每天 4 次静脉滴注,较重的感染每天 6 次,每次 1 g;头孢西丁对革兰氏阳性及阴性需氧菌与厌氧菌包括脆弱类杆菌均有效,每次 1～2 g,每 6～8 小时 1 次静脉注射或静脉滴注,可单独使用。

(6)第 3 代头孢菌素:对革兰氏阴性菌的作用较第 2 代头孢菌素更强,抗菌谱广,耐酶性能强,对第 1、2 代头孢菌素耐药的一些革兰氏阴性菌株常可有效。头孢噻肟对革兰氏阴性菌有较强的抗菌效能,但对脆弱杆菌较不敏感。一般感染每天 2 g,分 2 次肌内注射或静脉注射,中度或重度感染每天 3～6 g,分 3 次肌内注射或静脉注射。头孢曲松钠 1～2 g,每天 2 次静脉注射。

(7)哌拉西林:对多数需氧菌及厌氧菌均有效,每天 4～12 g,分 3～4 次静脉注射或静脉滴注,严重感染每天可用 16～24 g。

(8)喹诺酮类药物:如诺氟沙星、氧氟沙星、环丙沙星等,其抗菌谱广,对革兰氏阳性、阴性菌均有抗菌作用,且具有较好的组织渗透性,口服量每天 0.2～0.6 g,分 2～3 次服用。其中氟罗沙星由于其半衰期长,每天 1 次服 0.2～0.4 g 即可。

3.中药治疗

主要为活血化瘀、清热解毒,如用银翘解毒汤、清营汤、安宫牛黄丸、紫雪丹等。

4.手术治疗

(1)经药物治疗 48～72 小时,体温持续不降,肿块增大,出现肠梗阻、脓肿破裂或中毒症状时,应及时行手术处理。年轻妇女要考虑保留卵巢功能,对体质衰弱的患者,手术范围需根据具体情况决定。如为盆腔脓肿,可在 B 超、CT 等影像检查引导下经腹部或阴道切开排脓,也可在腹腔镜下行盆腔脓肿切开引流,同时注入抗生素。

(2)输卵管脓肿、卵巢脓肿,经保守治疗病情好转,肿物局限,也可行手术切除肿物。

(3)脓肿破裂,患者出现腹部剧痛,伴高热、寒战、恶心、呕吐,腹胀、拒按等情况时应立即剖腹探查。

四、盆腔结缔组织炎

(一)急性盆腔结缔组织炎

1.概述

盆腔结缔组织是腹膜外的组织,位于盆腔腹膜的后方,子宫两侧及膀胱前间隙处,这些部位的结缔组织间并无明显的界限。急性盆腔结缔组织炎是指盆腔结缔组织初发的炎症,不是继发于输卵管、卵巢的炎症,是初发于子宫旁的结缔组织,然后再扩展至其他部位。

本病多由于分娩或剖宫产时宫颈或阴道上端的撕裂,困难的宫颈扩张术时宫颈裂伤,经阴道的子宫全切除术时阴道残端周围的血肿,以及人工流产术中误伤子宫及宫颈侧壁等情况时细菌侵入发生感染。

本病的常见病原体多为链球菌、葡萄球菌、大肠埃希菌、厌氧菌、淋球菌、衣原体、支原体等。

2.病理表现

发生急性盆腔结缔组织炎后,局部组织出现肿胀、充血,并有多量白细胞及浆细胞浸润。炎症初起时多位于生殖器官受到损伤的部位,如自子宫颈部的损伤浸润至子宫颈一侧盆腔结缔组织,逐渐可蔓延至盆腔对侧的结缔组织及盆腔的前半部分。病变部分易化脓,形成大小不等的脓肿,如未能及时控制,炎症可通过淋巴向输卵管、卵巢或髂窝处扩散,由于盆腔结缔组织与盆腔内血管接近,可引起盆腔血栓性静脉炎。如阔韧带内已形成脓肿未及时切开引流,脓肿可向阴道、膀胱、直肠破溃,高位的脓肿也可向腹腔破溃引起弥漫性腹膜炎,脓毒血症使病情急剧恶化,但引流通畅后,炎症可逐渐消失。如排脓不畅,也可引起发生长期不愈的窦道。

3.临床表现

炎症初期患者可有高热,下腹痛,体温可达 39～40 ℃,下腹痛多与急性输卵管卵巢炎相似。如病史中在发病前曾有全子宫切除术、剖宫产术时有单侧壁或双侧壁损伤,诊断更易。如已形成脓肿,除发热、下腹痛外,常见有直肠、膀胱压迫症状如便意频数、排便痛、恶心、呕吐、尿频、尿痛等症状。

妇科检查在发病初期,子宫一侧或双侧有明显的压痛与边界不明显的增厚感,增厚可达盆壁,子宫略大,活动差,压痛,一侧阴道或双侧阴道穹隆可触及包块,包块上界常与子宫底平行,触痛明显。如已形成脓肿则因脓液向下流入子宫后方,阴道后穹隆常可触及较软的包块,且触痛明显。

4.诊断要点

根据病史、临床症状及妇科检查所见诊断不难,但需做好鉴别诊断。

(1)输卵管妊娠破裂:有停经史、下腹痛突然发生,面色苍白,急性病容,腹部有腹膜刺激症状,阴道出血少量、尿 HCG(+)、后穹隆穿刺为血液。

(2)卵巢囊肿蒂扭转:有突发的一侧性下腹痛,有或无肿瘤史,有单侧腹膜刺激症状,触痛明显,妇科检查子宫一侧触及肿物及触痛,无停经史。

(3)急性阑尾炎:疼痛缓慢发生,麦氏点有触痛,妇科检查无阳性所见。

5.治疗方案

与急性输卵管卵巢炎同。

(1)抗生素治疗:可用广谱抗生素如青霉素、头孢菌素、氨基糖苷类抗生素、林可霉素、克林霉素、多西环素及甲硝唑等。待细菌药物敏感试验出结果后,改用敏感的抗生素。

(2)手术治疗:急性盆腔结缔组织炎,轻症者一般不作手术治疗,以免炎症扩散或出血,但有些情况需手术处理。①宫腔内残留组织伴阴道出血:首先应积极抗感染,如无效或出血较多时,在用药物控制感染的同时,用卵圆钳清除宫腔内容物,而避免做刮宫术。②子宫穿孔:如无肠管损伤及内出血,可不必剖腹修补。③宫腔积脓:应扩张宫口使脓液引流通畅。④已形成脓肿者:根据脓肿的部位采取切开排脓手术,如系接近腹股沟韧带的脓肿,应等待脓肿扩大后再作切开;如脓肿位于阴道一侧则应自阴道作切开,尽量靠近中线,以免损伤输尿管或子宫动脉。

(二)慢性盆腔结缔组织炎

1.概述

慢性盆腔结缔组织炎多由于急性盆腔结缔组织炎治疗不彻底,或患者体质较差,炎症迁延而成慢性。由于宫颈的淋巴管直接与盆腔结缔组织相通,故也可因慢性宫颈炎发展至盆腔结缔组织炎。

2.病理表现

本病的病理变化多为盆腔结缔组织由充血,肿胀,转为纤维组织,增厚、变硬的瘢痕组织,与盆壁相连,子宫被固定不能活动,或活动受限,子宫常偏于患侧的盆腔结缔组织。

3.临床表现

轻度慢性盆腔结缔组织炎,一般多无症状,偶尔于身体劳累时有腰痛,下腹坠痛,重度者可有较严重的下腹坠痛,腰酸痛及性交痛。妇科检查,子宫多呈后倾后屈位,三合诊时触及宫骶韧带增粗呈索条状,有触痛,双侧宫旁组织肥厚,有触痛,如为一侧性者可触及子宫变位,屈向于患侧,如已形成冰冻骨盆,则子宫的活动完全受到限制。

4.诊断要点

根据有急性盆腔结缔组织炎史、临床症状与妇科检查,诊断不难,但需与子宫内膜异位症、结核性盆腔炎、卵巢癌,以及陈旧性异位妊娠等鉴别。

(1)子宫内膜异位症:多有痛经史,且进行性加重。妇科检查可能触及子宫骶韧带处有触痛结节,或子宫两侧有包块,B超及腹腔镜检查有助于诊断。

(2)结核性盆腔炎:多有其他脏器结核史,腹痛常为持续性,腹胀,偶有腹部包块,有时有闭经史,可同时伴子宫内膜结核,X线检查下腹部可见钙化灶,包块位置较慢性盆腔结缔组织炎高。

(3)卵巢癌:包块多为实质性,较硬,表面不规则,常有腹水,患者一般情况差,晚期患者有下腹痛,诊断时有困难,B超、腹腔镜检查、肿瘤标志物及病理活组织检查有助于诊断。

(4)陈旧性异位妊娠:多有闭经史及阴道出血,下腹痛偏于患侧,妇科检查子宫旁有境界不清的包块,触痛,B超及腹腔镜检查有助于诊断。

5.治疗方案

需积极治疗慢性宫颈炎及急性盆腔结缔组织炎。慢性宫颈炎的治疗包括物理治疗如超短波、激光、微波,中波直流电离子透入紫外线等。对慢性盆腔结缔组织炎可用物理治疗,以减轻疼痛。对急性盆腔结缔组织炎需积极彻底治疗,不使病原体潜伏于体内。应用抗生素治疗可取得一定的疗效,与物理治疗合用效果较好。慢性盆腔结缔组织炎经治疗后症状可减轻,但易复发,如月经期后、性交后及过度体力劳动后。

五、女性生殖器结核

(一)概述

由人型结核杆菌侵入机体后在女性生殖器引起的炎症性疾病称为女性生殖器结核,常继发于肺、肠、肠系膜淋巴结、腹膜等器官的结核,也有少数患者继发于骨、关节结核,多数患者在发现生殖器结核时原发病灶已愈。结核杆菌首先侵犯输卵管,然后下行传播至子宫内膜和卵巢,很少侵犯子宫颈,阴道及外阴结核更属罕见。由于本病病程缓慢,症状不典型,易被忽视。

(二)传播途径

生殖器结核是全身结核的一种表现,一般认为是继发性感染,主要来源于肺或腹膜结核。传播途径可有以下几种。

1.血行传播

最为多见。结核杆菌一般首先感染肺部,短时间即进入血液循环,传播至体内其他器官,包括生殖器官。有研究发现,肺部原发感染发生在月经初期时结核菌通过血行播散可被单核-吞噬细胞系统清除,但在输卵管内可形成隐性传播灶,处于静止状态可达 1～10 年,直至机体免疫功能低下时细菌重新激活发生感染。青春期时生殖器官发育,血供较为丰富,结核菌易借血行传播。

2.淋巴传播

较少见。多为逆行传播,如肠结核通过淋巴管逆行传播至生殖器官。

3.直接蔓延

结核性腹膜炎和肠系膜淋巴结核可直接蔓延到输卵管。腹膜结核与输卵管结核常并存,平均占生殖器结核的 50%,两处结核病灶可通过直接接触相互传染。

4.原发性感染

极为少见。一般多为男性附睾结核的结核菌通过性交传染给女性。

(三)病理表现

女性生殖器结核绝大多数首先感染输卵管,其次为子宫内膜、卵巢、宫颈、阴道及外阴。

1.输卵管结核

占 90%～100%。多为双侧性。典型病变输卵管黏膜皱襞可有广泛的肉芽肿反应及干酪样坏死,镜下可见结核结节。由于感染途径不同,结核性输卵管炎初期大致有 3 种类型。

(1)结核性输卵管周围炎:输卵管浆膜面充血、肿胀,见散在黄白色粟米状小结节,可与周围器官广泛粘连,常为盆腔腹膜炎或弥漫性腹膜炎的一部分。可能出现少量腹水。

（2）结核性输卵管间质炎：由血行播散而来。输卵管黏膜下层或肌层最先出现散在小结节，后波及黏膜和浆膜。

（3）结核性输卵管内膜炎：多由血行播散所致，继发于结核性腹膜炎者较少见，结核杆菌可由输卵管伞端侵入。输卵管黏膜首先受累，发生溃疡和干酪样坏死，病变以输卵管远端为主，伞端黏膜肿胀，黏膜皱襞相互粘连，伞端可外翻呈烟斗状但并不一定闭锁。

输卵管结核随病情发展可有两种类型：①增生粘连型。较多见，此型病程进展缓慢，临床表现多不明显。输卵管增粗僵直，伞端肿大开放呈烟斗状，但管腔可发生狭窄或阻塞。切面可在黏膜及肌壁找到干酪样结节，慢性病例可见钙化灶。当病变扩展到浆膜层或整个输卵管被破坏后，可有干酪样物质渗出，随后肉芽组织侵入，使输卵管与邻近器官如卵巢、肠管、肠系膜、膀胱和直肠等广泛紧密粘连，形成难以分离的实性肿块，如有积液则形成包裹性积液。②渗出型：此型病程急性或亚急性。渗出液呈草黄色，澄清，为浆液性，偶可见血性液体，量多少不等。输卵管管壁有干酪样坏死，黏膜有粘连，管腔内有干酪样物质潴留而形成输卵管积脓。与周围器官可无粘连而活动，易误诊为卵巢囊肿。较大的输卵管积脓可波及卵巢而形成结核型输卵管卵巢脓肿。

2.子宫内膜结核

占50%～60%。多由输卵管结核扩散而来。由于子宫内膜有周期性脱落而使内膜结核病灶随之排出，病变多局限于子宫内膜，早期呈散在粟粒样结节，极少数严重者病变侵入肌层。宫体大小正常或略小，外观无异常。刮取的子宫内膜镜下可见结核结节，严重者出现干酪样坏死。典型的结核结节中央为1～2个巨细胞，细胞呈马蹄状排列，周围有类上皮细胞环绕，外侧有大量淋巴细胞和浆细胞浸润。子宫内膜结核结节的特点是结核结节周围的腺体对卵巢激素反应不敏感，表现为持续性增生或分泌不足。严重的内膜结核可出现干酪样坏死而呈表浅的溃疡，致使内膜大部分或全部被破坏，以后还可形成瘢痕，内膜的功能全部丧失而发生闭经。子宫内膜为干酪样组织或形成溃疡时可形成宫腔积脓；全部为干酪样肉芽肿样组织时可出现恶臭的浆液性白带，需排除子宫内膜癌。

3.卵巢结核

占20%～30%。病变多由输卵管结核蔓延而来，多为双侧性，卵巢表面可见结核结节或干酪样坏死或肉芽肿。卵巢虽与输卵管相邻较近，但因有白膜包裹而较少受累，常仅有卵巢周围炎。若由血行传播引起的感染可在卵巢深层间质中形成结节，或发生干酪样坏死性脓肿。

4.子宫颈结核

占5%～15%。常由子宫内膜结核下行蔓延形成，或经血行淋巴播散而来。肉眼观病变呈乳头状增生或溃疡型而不易与宫颈癌鉴别，确诊需经病理组织学检查。宫颈结核一般有四种类型：溃疡型、乳头型、间质型和子宫颈黏膜型。

5.外阴、阴道结核

占1%。多自子宫和子宫颈向下蔓延而来或血行传播。病灶表现为外阴和阴道局部单个或数个表浅溃疡，久治不愈可形成窦道。

（四）临床表现

1.病史

病史对本病的诊断极为重要。需详细询问家族结核史、本人结核接触史及本人生殖器以外脏器结核史，生殖器结核患者中约有1/5的患者有结核家族史。

2.症状

患者的临床症状多为非特异性的。不少患者无不适主诉,而有的则症状严重。

(1)月经失调:为女性生殖器结核较常见的症状,与病情有关。早期患者因子宫内膜充血或形成溃疡而表现为月经量过多、经期延长或不规则阴道出血,易被误诊为功能失调性子宫出血。多数患者就诊时发病已久,此时子宫内膜已遭受不同程度的破坏,表现为月经量过少,甚至闭经。

(2)下腹坠痛:盆腔炎症和粘连,结核性输卵管卵巢脓肿等均可引起不同程度的下腹坠痛,经期尤甚。

(3)不孕:输卵管结核患者输卵管管腔可狭窄、阻塞,黏膜纤毛丧失或粘连,输卵管间质发生炎症者输卵管蠕动异常,输卵管失去正常功能而导致不孕。子宫内膜结核是引起不孕的另一主要原因。在原发性不孕患者中,生殖器结核常为主要原因之一。

(4)白带增多:多见于合并子宫颈结核者,尤其当合并子宫颈炎时,分泌物可呈脓性或脓血性,组织脆,有接触性出血,易误诊为癌性溃疡。

(5)全身症状:可有疲劳、消瘦、低热、盗汗、食欲下降或体重减轻等结核的一般症状。无自觉症状的患者临床亦不少见。有的患者可仅有低热,尤其在月经期比较明显,每次经期低热是生殖器结核的典型临床表现之一。生殖器结核常继发于肺、脑膜、肠和泌尿系统等脏器的结核,因而可有原发脏器结核的症状,如咯血、胸痛、血尿等。

3.体征

因病变部位、程度和范围不同而有较大差异。部分病例妇科检查子宫因粘连而活动受限,双侧输卵管增粗,变硬,如索条状。严重病例妇科检查可扪及盆腔包块,质硬,不规则,与周围组织广泛粘连,活动差,无明显触痛。包裹性积液患者可扪及囊性肿物,颇似卵巢囊肿。生殖器结核与腹膜结核并存患者腹部可有压痛,腹部触诊腹壁揉面感,腹水积液征阳性。个别患者于子宫旁或子宫直肠窝处扪及小结节,易误诊为盆腔子宫内膜异位症或卵巢恶性肿瘤。生殖器结核患者常有子宫发育不良,子宫颈结核患者窥阴器检查时可见宫颈局部乳头状增生或小溃疡形成。

(五)诊断要点

症状、体征典型的患者诊断多无困难,多数因无明显症状和体征极易造成漏诊或误诊。有些患者仅因不孕行诊断性刮宫,经病理组织学检查才证实为子宫内膜结核。如有以下情况应首先考虑生殖器结核可能:①有家族性结核史,既往有结核接触史,或本人曾患肺结核、胸膜炎和肠结核者。②不孕伴月经过少或闭经,有下腹痛等症状,或盆腔有包块者。③未婚妇女,无性接触史,主诉低热、盗汗、下腹痛和月经失调,肛门指诊盆腔附件区增厚有包块者。④慢性盆腔炎久治不愈者。

由于本病患者常无典型临床表现,需依靠辅助诊断方法确诊。常用的辅助诊断方法有以下几种。

1.病理组织学检查

盆腔内见粟粒样结节或干酪样物质者一般必须做诊断性刮宫。对不孕及可疑患者也应取子宫内膜做病理组织学检查。诊刮应在月经来潮后12小时之内进行,因此时病变表现较为明显。刮宫时应注意刮取两侧子宫角内膜,因子宫内膜结核多来自输卵管,使病灶多首先出现在宫腔两侧角。刮出的组织应全部送病理检查,最好将标本做系统连续切片,以免漏诊。如在切片中找到典型的结核结节即可确诊。子宫内膜有炎性肉芽肿者应高度怀疑内膜结核。无结核性病变但有巨细胞体系存在也不能否认结核的存在。可疑者需每隔2~3个月复查,如3次内膜检查均阴性者可认为无子宫内膜结核存在。因诊刮术有引起结核扩散的危险性,术前、术后应使用抗结核药物预防性治疗。其他如宫颈、阴道、外阴等病灶也须经病理组织学检查才能明确诊断。

2.结核杆菌培养、动物接种

取经血、刮取的子宫内膜、宫颈分泌物、宫腔分泌物、盆腔包块穿刺液或盆腔包裹性积液等作培养，到 2 个月时检查有无阳性结果。或将这些物质接种于豚鼠腹壁皮下，6～8 周后解剖检查，如在接种部位周围的淋巴结中找到结核杆菌即可确诊。如果结果为阳性，可进一步做药敏试验以指导临床治疗。经血培养(取月经第 1 天的经血 6～8 mL)可避免刮宫术引起的结核扩散，但阳性率较子宫内膜细菌学检查为低。一般主张同时进行组织学检查、细菌培养和动物接种，可提高阳性确诊率。本法有一定技术条件要求，而且需时较长，尚难推广使用。

3.X 线检查

(1)胸部 X 线摄片：必要时还可做胃肠系统和泌尿系统 X 线检查，以便发现其原发病灶。但许多患者在发现生殖器结核时其原发病灶往往已经愈合，而且不留痕迹，故 X 线片阴性并不能排除盆腔结核。

(2)腹部 X 线摄片：如显示孤立的钙化灶，提示曾有盆腔淋巴结结核。

(3)子宫输卵管碘油造影：子宫输卵管碘油造影对生殖器结核的诊断有一定的价值。其显影特征：①子宫腔形态各不相同，可有不同程度的狭窄或变形，无刮宫或流产病史者边缘亦可呈锯齿状。②输卵管管腔有多发性狭窄，呈典型的串珠状或细小僵直状。③造影剂进入子宫壁间质、宫旁淋巴管或血管时应考虑有子宫内膜结核。④输卵管壶腹部与峡部间有梗阻，并伴有碘油进入物卵管间质中的灌注缺损。⑤相当于输卵管、卵巢和盆腔淋巴结部位有多数散在粟粒状透亮斑点阴影，似钙化灶。子宫输卵管碘油造影有可能将结核菌或干酪样物质带入盆腹腔，甚至造成疾病扩散而危及生命，因此应严格掌握适应证。输卵管有积脓或其他疾病时不宜行造影术。造影前后应给予抗结核药物，以防病情加重。造影适宜时间在经净后 2～3 天内。

4.腹腔镜检查

腹腔镜检查在诊断妇女早期盆腔结核上较其他方法更有价值。对于宫内膜组织病理学和细菌学检查阴性的患者可行腹腔镜检查。镜下观察子宫和输卵管的浆膜面有无粟粒状结节，输卵管周围有无膜状粘连，以及输卵管卵巢有无肿块等，同时可取可疑病变组织做活检，并取后穹隆液体做结核菌培养等。

5.聚合酶链反应检测

经血或组织中结核杆菌特异的荧光聚合酶链反应定量测定可对疾病作出迅速诊断，但判断结果时要考虑病程。

6.血清 CA125 值测定

晚期腹腔结核患者血清 CA125 水平明显升高。伴或不伴腹水的腹部肿块患者血清 CA125 值异常升高也应考虑结核的可能，腹腔镜检查结合组织活检可明确诊断，以避免不必要的剖腹手术。血清 CA125 值的检测还可用于监测抗结核治疗的疗效。

7.宫腔镜检查

宫腔镜检查可直接发现子宫内膜结核病灶，并可在直视下取活组织做病理检查。但有可能使结核扩散，且因结核破坏所致的宫腔严重粘连变形可妨碍观察效果，难以与外伤性宫腔粘连鉴别，故不宜作为首选。如必须借助宫腔镜诊断，镜检前应排除有无活动性结核，并应进行抗结核治疗。宫腔镜下可见子宫内膜因炎症反应而充血发红，病灶呈黄白色或灰黄色。轻度病变子宫内膜高低不平，表面可附着粟粒样白色小结节；重度病变子宫内膜为结核破坏，致宫腔粘连，形态不规则，腔内可充满杂乱、质脆的息肉状突起，瘢痕组织质硬，甚至形成石样钙化灶，难以扩张和分离。

8.其他检查

如结核菌素试验、血常规、血沉和血中结核抗体检测等,但这些检查对病变部位无特异性,仅可作为诊断的参考。

(六)治疗方案

1.一般治疗

增强机体抵抗力及免疫力对治疗有一定的帮助。活动性结核患者,应卧床休息,至少休息3个月。当病情得到控制后,可从事部分较轻工作,但需注意劳逸结合,加强营养,适当参加体育活动,增强体质。

2.抗结核药物治疗

(1)常用的抗结核药物:理想的抗结核药物具有杀菌、灭菌或较强的抑菌作用,毒性低,不良反应小,不易产生耐药菌株,价格低廉,使用方便,药源充足;经口服或注射后药物能在血液中达到有效浓度,并能渗入吞噬细胞、腹膜腔或脑脊液内,疗效迅速而持久。

目前常用的抗结核药物分为4类:①对细胞内外菌体效力相仿者,如利福平、异烟肼、乙硫异烟胺和环丝氨酸等。②细胞外作用占优势者,如链霉素、卡那霉素、卷曲霉素和紫霉素等。③细胞内作用占优势者,如吡嗪酰胺。④抑菌药物,如对氨基水杨酸钠、乙胺丁醇和氨硫脲等。

链霉素、异烟肼和对氨基水杨酸钠称为第一线药物;其他各药称为第二线药物。临床上一般首先选用第一线药物,在第一线药物产生耐药菌株或因毒性反应患者不能耐受时则可换用1~2种第二线药物。

常用的抗结核药物如下:①异烟肼具有杀菌力强、可以口服、不良反应小、价格低廉等优点。结核杆菌对本药的敏感性很易消失,故多与其他抗结核药物联合使用。其作用机制主要是抑制结核菌脱氧核糖核酸(DNA)的合成,并阻碍细菌细胞壁的合成。口服后吸收快,渗入组织杀灭细胞内外代谢活跃或静止的结核菌,局部病灶药物浓度亦相当高。剂量:成人口服1次0.1~0.3 g,1天0.2~0.6 g;静脉用药1次0.3~0.6 g,加5%葡萄糖注射液或等渗氯化钠注射液20~40 mL缓慢静脉注射,或加入250~500 mL液体中静脉滴注;局部(子宫腔内、子宫直肠窝或炎性包块内)用药1次50~200 mg;也可1天1次0.3 g顿服或1周2次,1次0.6~0.8 g口服,以提高疗效并减少不良反应。本药常规剂量很少发生不良反应,大剂量或长期使用时可见周围神经炎、中枢神经系统中毒(兴奋或抑制)、肝脏损害(血清丙氨酸氨基转移酶升高)等。异烟肼急性中毒时可用大剂量维生素B_6对抗。用药期间注意定期检查肝功能。肝功能不良、有精神病和癫痫史者慎用。本品可加强香豆素类抗凝药、某些抗癫痫药、降压药、抗胆碱药、三环抗抑郁药等的作用,合用时需注意。抗酸药尤其是氢氧化铝可抑制本品吸收,不宜同时服用。②利福平是广谱抗生素。其杀灭结核菌的机制在于抑制菌体的RNA聚合酶,阻碍mRNA合成。对细胞内、外代谢旺盛及偶尔繁殖的结核菌均有作用,常与异烟肼联合应用。剂量:成人每天1次,空腹口服0.45~0.6 g。本药不良反应轻微,除消化道不适、流感综合征外,偶有短暂性肝功能损害。与INH、PAS联合使用可加强肝毒性。用药期间检查肝功能,肝功能不良者慎用。长期服用本品可降低口服避孕药的作用而导致避孕失败。服药后尿、唾液、汗液等排泄物可呈橘红色。③链霉素为广谱氨基糖苷类抗生素,对结核菌有杀菌作用。其作用机制在于干扰结核菌的酶活性,阻碍蛋白合成。对细胞内的结核菌作用较小。剂量:成人每天0.75~1.0 g,1次或分2次肌内注射,50岁以上或肾功能减退者用0.5~0.75 g。间歇疗法每周2次,每次肌内注射1 g。本药毒副作用较大,主要为第8对脑神经损害,表现为眩晕、耳鸣、耳聋等,严重者应及时停药;对肾脏有轻度损害,可引起蛋白尿和管型尿,一般停药后可恢复,肾功能严重减损者不宜使用;其他变态反应有皮疹、剥脱性皮炎和药物热等,过敏性休克较少见。单独用药易产生耐药性。④吡嗪酰胺能杀灭吞噬细胞内酸性环境中的结核菌。剂量:35 mg/(kg·d),分 3～4 次日服。不良反应偶见高尿酸血症、关节痛、胃肠不适和肝损害等。⑤乙胺丁醇对结核菌有抑菌作用,与其他抗结核药物联用时可延缓细菌对其他药物产生耐药性。剂量:0.25 克/次,1 天 0.5～0.75 g,也可开始 25 mg/(kg·d),分 2～3 次口服,8 周后减量为 15 mg/(kg·d),分 2 次给予;长期联合用药方案中,可 1 周 2 次,每次 50 mg/kg。不良反应甚少为其优点,偶有胃肠不适。剂量过大或长期服用时可引起球后神经炎、视力减退、视野缩小和中心盲点等,一旦停药多能缓慢恢复。与 RFP 合用有加强视力损害的可能。糖尿病患者须在血糖控制基础上方可使用,已发生糖尿病性眼底病变者慎用本品。⑥对氨基水杨酸钠为抑菌药物。其作用机制可能在结核菌叶酸的合成过程中与对氨苯甲酸竞争,影响结核菌的代谢。与链霉素、异烟肼或其他抗结核药联用可延缓对其他药物发生耐药性。剂量:成人每天 8～12 g,每次 2～3 g 口服;静脉用药每天 4～12 g(从小剂量开始),以等渗氯化钠或 5％葡萄糖液溶解后避光静脉滴注,5 小时内滴完,1 个月后仍改为口服。不良反应有食欲减退、恶心、呕吐和腹泻等,饭后服用或与碳酸氢钠同服可减轻症状。忌与水杨酸类同服,以免胃肠道反应加重和导致胃溃疡。肝肾功能减退者慎用。能干扰 RFP 的吸收,两者同用时给药时间最好间隔 6～8 小时。

(2)用药方案:了解抗结核药物的作用机制并结合药物的不良反应是选择联合用药方案的重要依据。

长程标准方案:采用 SM、INH 和 PAS 三联治疗,疗程 1.5～2 年。治愈标准为病变吸收,处于稳定而不再复发。但因疗程长,部分患者由于症状消失而不再坚持正规用药导致治疗不彻底,常是诱发耐药变异菌株的原因。治疗方案为开始 2 个月每天用 SM、INH 和 PAS,以后 10 个月用 INH 和 PAS;或 2 个月用 SM、INH 和 PAS,3 个月每周用 SM2 次,每天用 INH 和 PAS,7 个月用 INH 和 PAS。

短程方案:与长程标准方案对照,减少用药时间和药量同样可达到治愈效果。近年来倾向于短程方案,以达到疗效高、毒性低和价格低廉的目的。短程治疗要求:①必须含两种或两种以上杀菌剂。②INH 和 RFP 为基础,并贯穿疗程始末。③不加抑菌剂,但 EMB 例外,有 EMB 时疗程应为 9 个月。治疗方案有:前 2 个月每天口服 SM、INH、RFP 和 PZA,然后每天用 INH、RFP 和 EMB 4 个月;每天用 SM、INH、RFP 和 PZA 2 个月,然后 6 个月每周 3 次口服 INH、RFP 和 EMB;每天给予 SM、INH 和 RFP 2 个月,然后每周 2 次给予 SM、INH 和 RFP 2 个月,再每周 2 次给予 SM、INH5 个月,每天给予 SM、INH、RFP 和 PZA 治疗 2 个月,以后 4～6 个月用氨硫脲(T)和 INH。

(3)抗结核药物用药原则:①早期用药。早期结核病灶中结核杆菌代谢旺盛,局部血供丰富,药物易杀灭细菌。②联合用药。除预防性用药外,最好联合用药,其目的是取得各种药物的协同作用,并降低耐药性。③不宜同时给予作用机制相同的药物。④选择对细胞内和细胞外均起作用的药物,如 INH、RFP、EMB。⑤使用不受结核菌所处环境影响的药物,如 SM 在碱性环境中起作用,在酸性环境中不起作用;PZA 则在酸性环境中起作用。⑥须考虑抗结核药物对同一脏器的不良影响,如 RFP、INH、乙硫异烟胺等对肝功能均有影响,联合使用时应注意检测血清谷丙转氨酶。⑦规则用药。中断用药是治疗失败的主要原因,可使细菌不能被彻底消灭,反复发作,出现耐药。⑧适量用药。剂量过大会增加不良反应;剂量过小则达不到治疗效果。⑨全程用药。疗程的长短与复发率密切相关,坚持合理全程用药,可降低复发率。⑩宜选用杀菌力强、安全性高的药物,如 INH、RFP 的杀菌作用不受各种条件影响,疗效高;SM、PZA 的杀菌作用受结核菌所在环境影响,疗效较差。

3.免疫治疗

结核病病程中可引起 T 细胞介导的免疫应答,也有 I 型超敏反应。结核患者处于免疫紊乱状态,细胞免疫功能低下,而体液免疫功能增强,出现免疫功能严重失调,对抗结核药物的治疗反应迟钝,往往单纯抗结核药物治疗疗效不佳。辅助免疫调节剂可及时调整机体的细胞免疫功能,提高治愈率,减少复发率。常用的结核免疫调节剂有以下几种。

(1)卡提素(PNS):PNS 是卡介苗的菌体热酚乙醇提取物,含 BCG 多糖核酸等 10 种免疫活性成分,具有提高细胞免疫功能及巨噬核酸功能,使 T 细胞功能恢复,提高 H_2O_2 的释放及自杀伤细胞的杀菌功能。常用 PNS 1 mg 肌内注射,每周 2 次。与 INH、SM、RFP 并用作为短程化学治疗(以下简称化疗)初活动性肺结核。

(2)母牛分枝杆菌菌苗:其作用机制一是提高巨噬细胞产生 NO 和 H_2O_2 的水平杀灭结核菌,二是抑制变态反应。每 3~4 周深部肌内注射 1 次,0.1~0.5 mg,共用 6 次,并联合抗结核药物治疗初始和难治性肺结核,可缩短初治肺结核的疗程,提高难治性结核病的治疗效果。

(3)左旋咪唑:主要通过激活免疫活性细胞,促进淋巴细胞转化产生更多的活性物质,增强单核-吞噬细胞系统的吞噬能力,故对结核患者治疗有利,但对正常机体影响并不显著。LMS 作为免疫调节剂治疗某些难治性疾病已被临床日益重视。LMS 一般联合抗结核药物辅助治疗初始肺结核。用法:150 mg/d,每周连服 3 天,同时每天抗结核治疗,疗程 3 个月。

(4)γ-干扰素:可使巨噬细胞活化产生 NO,从而抑制或杀灭分枝杆菌。常规抗结核药物无效的结核患者在加用 γ-IFN 后可以缓解临床症状。$25\sim50\ \mu g/m^2$,皮下注射,每周 2 次或 3 次。作为辅助药物治疗难治性播散性分枝杆菌感染的用量为 $50\sim100\ \mu g/m^2$,每周至少 3 次。不良反应有发热、寒战、疲劳、头痛,但反应温和而少见。

4.耐药性结核病的治疗

耐药发生的结果必然是近期治疗失败或远期复发。一般结核杆菌对 SM、卡那霉素、紫霉素有单相交叉耐药性,即 SM 耐药的结核杆菌对卡那霉素和紫霉素敏感,对卡那霉素耐药者对 SM 也耐药,但对紫霉素敏感,对紫霉素耐药者则对 SM、卡那霉素均耐药。临床上应按 SM、卡那霉素、紫霉素的顺序给药。

初治患者原始耐药不常见,一般低于 2%,主要是对 INH 和/或 SM 耐药,而对 RFP、PZA 或 EMB 耐药者很少见。用药前最好做培养和药敏,以便根据结果调整治疗方案,要保证至少2种药敏感。如果患者为原发耐药,必须延长治疗时间,才能达到治疗目的。怀疑对 INH 和/或 SM 有原发耐药时,强化阶段应选择 INH、RFP、PZA 和 EMB,巩固阶段则用 RFP 和 EMB 治疗。继发耐药是最大也是最难处理的耐药形式,一般是由于药物联合不当、药物剂量不足、用药不规则、中断治疗或过早停药等原因引起。疑有继发耐药时,选用化疗方案前一定要做培养和药敏。如果对 INH、RFP、PZA 和 EMB 等多药耐药,强化阶段应选用 4~5 种对细菌敏感的药物,巩固阶段至少用 3 种药物,总疗程 24 个月。为防止出现进一步耐药,必须执行短程化疗法。

5.手术治疗

(1)手术适应证:①输卵管卵巢脓肿经药物治疗后症状减退,但肿块未消失,患者自觉症状反复发作。②药物治疗无效,形成结核性脓肿者。③已形成较大的包裹性积液。④子宫内膜广泛破坏,抗结核药物治疗无效。⑤结核性腹膜炎合并腹水者,手术治疗联合药物治疗有利于腹膜结核的痊愈。

(2)手术方法:手术范围应根据年龄和病灶范围决定。由于患者多系生育年龄妇女,必须手术治疗时也应考虑保留患者的卵巢功能。如患者要求保留月经来潮,可根据子宫内膜结核病灶已愈的情况予以保留子宫。对于输卵管和卵巢已形成较大的包块并无法分离者可行子宫附件切除术。盆腔结核导致的粘连多,极为广泛和致密,以致手术分离困难,若勉强进行可造成不必要的损伤,手术者应及时停止手术,术后抗结核治疗3~6个月,必要时进行二次手术。

(3)手术前后和手术时用药:一般患者在术前已用过1个疗程的化疗。手术如行子宫双侧附件切除者,除有其他脏器结核尚需继续正规药物治疗外,一般术后只需再予以药物治疗一个月左右即可。如果术前诊断未明确,术中发现结核病变,清除病灶引流通畅,术中可予4~5 g SM腹腔灌注,术后正规抗结核治疗。

6.预防生殖器结核

原发病灶以肺最常见,预防措施与肺结核相同。加强防痨的宣传教育,增加营养,增强体质。加强儿童保健,防痨组织规定:体重在2 200 g以上的新生儿出生24小时后即可接种卡介苗;体重不足2 200 g或出生后未接种卡介苗者,3个月内可补种;出生3个月后的婴儿需先做结核菌素试验,阴性者可给予接种。青春期少女结核菌素试验阴性者应行卡介苗接种。

生殖器结核患者的阴道分泌物和月经血内可有结核菌存在,应加强隔离,避免传染给接触者。

(万淑燕)

第四节　子　宫　颈　炎

子宫颈炎(简称宫颈炎)是妇科常见疾病之一。正常情况下,宫颈具有多种防御功能,包括黏膜免疫、体液免疫及细胞免疫,是阻止病原菌进入上生殖道的重要防线,但宫颈也容易受分娩、性交及宫腔操作的损伤,且宫颈管柱状上皮抗感染能力较差,易发生感染。临床上一般将宫颈炎分为急性和慢性两种类型。

一、急性宫颈炎

(一)病因

急性宫颈炎常发生于不洁性交后,分娩、流产、宫颈手术等亦可导致宫颈损伤而继发感染。此外,接触高浓度刺激性液体、药物,阴道内异物如遗留的纱布、棉球也是引起急性宫颈炎的原因。最常见病原体为淋病奈瑟菌和沙眼衣原体,淋病奈瑟菌感染时45%~60%常合并沙眼衣原体感染,其次为一般化脓菌如链球菌、葡萄球菌、肠球菌、大肠埃希菌,以及假丝酵母菌、滴虫、阿米巴原虫等。淋病奈瑟菌及沙眼衣原体主要侵犯宫颈管柱状上皮,如直接向上蔓延可导致上生殖道黏膜感染,亦常侵袭尿道移行上皮、尿道旁腺和前庭大腺。一般化脓菌则侵入宫颈组织较深,并可沿两侧宫颈淋巴管向上蔓延导致盆腔结缔组织炎。

(二)临床表现

主要表现为白带增多,呈脓性或脓血性,常伴有下腹坠痛、腰背痛、性交疼痛和尿路刺激症状,体温可轻微升高。妇科检查见宫颈充血、红肿,颈管黏膜水肿,宫颈黏膜外翻,宫颈触痛,脓性分泌物从宫颈管内流出,若尿道、尿道旁腺、前庭大腺感染,则可见尿道口、阴道口黏膜充血、水肿,以及多量脓性分泌物。沙眼衣原体性宫颈炎则症状不典型或无症状,有症状者表现为宫颈分泌物增多,点滴状出血或尿路刺激症状,妇科检查宫颈口可见黏液脓性分泌物。

(三)诊断

根据病史、症状及妇科检查,诊断急性宫颈炎并不困难,关键是确定病原体。疑为淋病奈瑟菌感染时,应取宫颈管内分泌物做涂片检查(敏感性 50%～70%)或细菌培养(敏感性 80%～90%),对培养可疑的菌落,可采用单克隆抗体免疫荧光法检测。检测沙眼衣原体感染时,可取宫颈管分泌物涂片染色找细胞质内包涵体,但敏感性不高,培养法技术要求高,费时长,难以推广,目前推荐的方法是直接免疫荧光法或酶免疫法,敏感性为 89%～98%。注意诊断时要考虑是否合并上生殖道感染。

(四)治疗

采用抗生素全身治疗。抗生素选择、给药途径、剂量和疗程则根据病原体和病情严重程度决定。目前,淋菌性宫颈炎推荐的首选药物为头孢曲松钠,备用药物有大观霉素、青霉素、氧氟沙星、左旋氧氟沙星、依诺沙星等,治疗时需同时加服多西环素。沙眼衣原体性宫颈炎推荐的首选药物为阿奇霉素或多西环素,备用药物有米诺环素、氧氟沙星等。一般化脓菌感染最好根据药敏试验进行治疗。急性宫颈炎的治疗应力求彻底,以免形成慢性宫颈炎。

二、慢性宫颈炎

(一)病因

慢性宫颈炎常由于急性宫颈炎未予治疗或治疗不彻底转变而来。急性宫颈炎容易转为慢性的原因主要是宫颈黏膜皱褶较多,腺体呈葡萄状,病原体侵入腺体深处后极难根除,导致病程反复、迁延不愈所致。阴道分娩、流产或手术损伤宫颈后继发感染亦可表现为慢性过程,此外,不洁性生活、雌激素水平下降、阴道异物均可引起慢性宫颈炎。病原体一般为葡萄球菌、链球菌、沙眼衣原体、淋病奈瑟菌、厌氧菌等。

(二)病理

1.宫颈糜烂

宫颈外口处的宫颈阴道部外观呈细颗粒状的红色区,称为宫颈糜烂。目前,已废弃宫颈糜烂这一术语,而改称为宫颈柱状上皮异位,并认为其不是病理改变,而是宫颈生理变化。在此沿用宫颈糜烂一词,专指病理炎性糜烂。宫颈糜烂是慢性宫颈炎最常见的一种表现,糜烂面呈局部细小颗粒状红色区域,其边界与正常宫颈上皮的界限清楚,甚至可看到交界线呈现一道凹入的线沟,有的糜烂可见到毛细血管浮现在表面上,表现为局部慢性充血。镜下见黏膜下有白细胞及淋巴细胞浸润,间质有小圆形细胞和浆细胞浸润。

根据糜烂面外观和深浅常分为 3 种类型:①单纯型糜烂,糜烂面仅为单层柱状上皮覆盖,浅而平坦,外表光滑。②颗粒型糜烂,由于腺体和间质增生,糜烂表面凹凸不平,呈颗粒状。③乳突型糜烂,糜烂表面组织增生更明显,呈乳突状。

根据糜烂区所占宫颈的比例可分为 3 度:①轻度糜烂。糜烂面积占整个宫颈面积的 1/3 以内。②中度糜烂:糜烂面积占宫颈的 1/3～2/3。③重度糜烂:糜烂面积占宫颈的 2/3 以上。

宫颈糜烂愈合过程中,柱状上皮下的基底细胞增生,最后分化为鳞状上皮。邻近的鳞状上皮也可向糜烂面的柱状上皮生长,逐渐将腺上皮推移,最后完全由鳞状上皮覆盖而痊愈。糜烂的愈合呈片状分布,新生的鳞状上皮生长于炎性糜烂组织的基础上,故表层细胞极易脱落而变薄,稍受刺激又可恢复糜烂,因此愈合和炎症的扩展交替发生,不容易彻底治愈。

2.宫颈肥大

由于慢性炎症的长期刺激,宫颈组织充血、水肿,腺体和间质增生,纤维结缔组织增厚,导致宫颈肥大,但表面仍光滑,严重者较正常宫颈增大 1 倍以上。

3.宫颈息肉

慢性炎症长期刺激,使宫颈管局部黏膜增生并向宫颈外口突出而形成一个或多个息肉,直径在 1 cm 左右,色红,舌形,质软而脆,血管丰富易出血,蒂长短不一,蒂根附着于宫颈外口或颈管壁内。镜检特点为息肉表面被柱状上皮覆盖,中心为充血、水肿及炎性细胞浸润的结缔组织。息肉的恶变率不到 1%,但极易复发。

4.宫颈腺囊肿

宫颈糜烂愈合过程中,宫颈腺管口被新生的鳞状上皮覆盖,腺管口堵塞,导致腺体分泌物排出受阻,液体潴留而形成囊肿。检查时见宫颈表面突出数毫米大小青白色囊泡,内含无色黏液。

5.宫颈管内膜炎

炎症局限于宫颈管黏膜及黏膜下组织,宫颈口充血,有脓性分泌物,而宫颈阴道部外观光滑。

(三)临床表现

主要症状为白带增多,常刺激外阴引起外阴不适和瘙痒。由于病原体种类、炎症的范围、程度和病程不同,白带的量、颜色、性状、气味也不同,可为乳白色黏液状至黄色脓性,可有血性白带或宫颈接触性出血。若白带增多,似白色干酪样,应考虑可能合并假丝酵母菌感染;若白带呈稀薄泡沫状,有臭味,则应考虑滴虫性阴道炎。严重感染时可有腰骶部疼痛、下腹坠胀,由于慢性宫颈炎可直接向前蔓延或通过淋巴管扩散,当波及膀胱三角区及膀胱周围结缔组织时,可出现尿路刺激症状。较多的黏稠脓性白带有碍精子上行,可导致不孕。妇科检查可见宫颈不同程度的糜烂、肥大,有时可见宫颈息肉、宫颈腺囊肿等,宫颈口多有分泌物,亦可有宫颈触痛和宫颈触血。

(四)诊断

宫颈糜烂诊断并不困难,但必须除外宫颈上皮内瘤样病变、早期宫颈癌、宫颈结核、宫颈尖锐湿疣等,因此应常规进行宫颈细胞学检查。目前已有电脑超薄细胞检测系统,准确率显著提高。必要时须做病理活检以明确诊断,电子阴道镜辅助活检对提高诊断准确率很有帮助。宫颈息肉、宫颈腺囊肿可根据病理活检确诊。

(五)治疗

局部治疗为主,方法有物理治疗、药物治疗及手术治疗。

1.物理治疗

目的在于使糜烂面坏死、脱落,原有柱状上皮为新生鳞状上皮覆盖。

(1)电灼(熨)治疗:采用电灼器或电熨器对整个病变区电灼或电熨,直至组织呈乳白色或微黄色为止。一般近宫口处稍深,越近边缘越浅,深度为 2 mm 并超出病变区 3 mm,深入颈管内 0.5～1.0 cm,治愈率 50%～90%。术后涂抹磺胺粉或呋喃西林粉,用醋酸冲洗阴道,每天 1 次,有助于创面愈合。

(2)冷冻治疗:利用液氮快速达到超低温(−196 ℃),使糜烂组织冻结、坏死、变性、脱落,创面修复而达到治疗目的。一般采用接触冷冻法,选择相应的冷冻头,覆盖全部病变区并略超过其范围 2~3 mm,根据快速冷冻、缓慢复温的原则,冷冻 1 分钟、复温 3 分钟、再冷冻 1 分钟。进行单次或重复冷冻,治愈率 80% 左右。

(3)激光治疗:采用 CO_2 激光器使糜烂部分组织炭化、结痂,痂皮脱落后,创面修复而达到治疗目的。激光头距离糜烂面 3~5 cm,照射范围应超出糜烂面 2 mm,轻症的烧灼深度为 2~3 mm,重症可达 4~5 mm,治愈率 70%~90%。

(4)微波治疗:微波电极接触局部病变组织时,瞬间产生高热效应(44~61 ℃)而达到组织凝固的目的,并可出现凝固性血栓形成而止血,治愈率 90% 左右。

(5)波姆光治疗:采用波姆光照射糜烂面,直至变为均匀灰白色为止,照射深度为 2~3 mm,治愈率可达 80%。

(6)红外线凝结法:红外线照射糜烂面,局部组织凝固、坏死,形成非炎性表浅溃疡,新生鳞状上皮覆盖溃疡面而达到治愈,治愈率 90% 以上。

(7)高强度聚焦超声治疗:高强度聚焦超声是治疗宫颈糜烂的一种新方法,通过超声波在焦点处产生的热效应、空化效应和机械效应,破坏病变组织。与传统物理治疗方法有所不同的是,利用聚焦超声良好的组织穿透性和定位性,将声波聚焦在宫颈病变深部,对宫颈组织的损伤部位是在表皮下的一定深度,而不是直接破坏表面黏膜层,深部病变组织被破坏后,由深及浅,促进健康组织的再生和表皮的重建。

物理治疗的注意事项:①治疗时间应在月经干净后 3~7 天进行。②排除宫颈上皮内瘤样病变、早期宫颈癌、宫颈结核和急性感染期后方可进行。③术后阴道分泌物增多,甚至有大量水样排液,有时呈血性,脱痂时可引起活动性出血,如量较多先用过氧化氢清洗伤口,用消毒棉球局部压迫止血,24 小时后取出。④物理治疗的次数、持续时间、强度、范围应严格掌握。⑤创面愈合需要一段时间(2~8 周),在此期间禁止盆浴和性生活。⑥定期复查,随访有无宫颈管狭窄。

2.药物治疗

药物治疗适用于糜烂面积小和炎症浸润较浅的病例。

(1)硝酸银或重铬酸钾液:为强腐蚀剂,局部涂擦进行治疗,方法简单,但因疗效不佳,现基本已弃用。

(2)聚甲酚磺醛浓缩液或栓剂:目前临床上应用较多,聚甲酚磺醛是一种高酸物质,可使病变组织的蛋白质凝固脱落,对健康组织无损害且可增加阴道酸度,有利于乳酸杆菌生长。用法:将浸有聚甲酚磺醛浓缩液的棉签插入宫颈管,转动数次取出,然后将浸有浓缩液的纱布块轻轻敷贴于病变组织,纱布块应稍大于糜烂面,浸蘸的药液以不滴下为度,持续 1~3 分钟,每周 2 次,一个月经周期为 1 个疗程;聚甲酚磺醛栓剂为每隔天晚阴道放置一枚,12 次为 1 个疗程。

(3)免疫治疗:采用重组人 α 干扰素栓,每晚一枚,6 天为 1 个疗程。近年报道用红色奴卡放线菌细胞壁骨架 N-CWs 菌苗治疗宫颈糜烂,该菌苗具有非特异性免疫增强及消炎作用,能促进鳞状上皮化生,修复宫颈糜烂病变达到治疗效果。

(4)宫颈管内膜炎时,根据细菌培养和药敏试验结果,采用抗生素全身治疗。

3.手术治疗

对于糜烂面积广而深,或用上述方法久治不愈的患者可考虑行宫颈锥形切除术,多采取宫颈环形电切除术。锥形切除范围从病灶外缘 0.3~0.5 cm 开始,深入宫颈管 1~2 cm,锥形切除,术后压迫止血。宫颈息肉可行息肉摘除术或电切术。

(万淑燕)

第七章 女性生殖系统内分泌疾病

第一节 性 早 熟

青春期为第二性征开始发育和获得性生殖能力的时期。女性第二性征发育以乳房发育为先,继而出现阴毛、腋毛。月经初潮通常晚于第二性征发育,此时已具有生育能力。

性早熟是指第二性征出现的年龄比预计青春期发育年龄早2.5个标准差,女性性早熟表现为8岁以前出现任何一种第二性征的发育或月经来潮。女性发病率为男性的5倍。性早熟可以引起患儿的社交心理问题,应特别重视。

一、病因和发病机制

根据病因和发病机制,基本分为两大类:GnRH 依赖性性早熟和非 GnRH 依赖性性早熟。

(一)GnRH 依赖性性早熟

一些病变或目前尚未明了的因素过早激活下丘脑-垂体-性腺轴,启动与正常青春期发育程序相同的第二性征的发育,又称为中枢性性早熟、真性性早熟或完全性性早熟。GnRH 依赖性性早熟可由器质性病变所致,也可以是全面检查未能发现任何相关病因。前者病变包括分泌GnRH/LH 的肿瘤、下丘脑异(错)构瘤、中隔-视神经发育不良、鞍上囊肿,脑炎、颅脑损伤、原发性甲状腺功能减低症、某些遗传代谢病,以及长期性甾体激素接触。后者又称特发性性早熟。

(二)非 GnRH 依赖性性早熟

为其他途径促使第二性征提前发育,并非下丘脑-垂体-性腺轴过早激活。非 GnRH 依赖性性早熟有两类:同性性早熟和异性性早熟。同性性早熟可由分泌雌激素的卵巢肿瘤和肾上腺皮质瘤、异位分泌 HCCT 的肿瘤及长期接触外源性雌激素等所致。异性性早熟可由分泌雄激素的疾病和肿瘤等引起。

二、临床表现

临床表现包括女性性早熟的共性表现,以及不同病因出现的相应症状和体征。

(一)女性性早熟的临床表现

主要为过早的第二性征发育、体格生长异常或月经来潮。

1.第二性征的过早出现

8岁以前出现第二性征发育,如乳房初发育、阴毛或腋毛出现,或月经来潮。临床上偶见第二性征单一过早发育,如单纯乳房发育、单纯阴毛过早发育,或孤立性月经提早初现,而无其他性早熟的表现。单纯乳房发育可早在患儿3岁或更早时发生,发育乳房多为Tanner Ⅲ期。单纯阴毛过早发育常由肾上腺雄激素通路过早启动引起,也可由21-羟化酶缺乏,以及罕见的11-羟化酶缺乏所致。

2.体格生长异常

发育年龄提前,初起因雌激素作用于长骨,患儿高于正常发育者。但由于长骨骨骺的提前融合,最终成年身高低于正常发育者。

(二)不同病因伴随的主要临床表现

1.GnRH依赖性性早熟

占女性性早熟的80%以上,包括特发性性早熟与中枢神经系统异常所致的性早熟。

(1)特发性性早熟:占80%～90%,无特殊症状。

(2)中枢神经系统异常:占7%左右,可由下丘脑、垂体肿瘤,脑积水等先天畸形,以及颅部手术、外伤及感染等引起。性早熟常是肿瘤早期仅有的表现,随之可有颅内压增高和肿瘤压迫视神经症状或癫痫发作等。

2.非GnRH依赖性性早熟

占女性性早熟的17%左右,包括同性性早熟与异性性早熟。

(1)同性性早熟:①卵巢肿瘤,约占11%,由分泌雌激素的卵巢肿瘤(良性或恶性)所致。检查可见80%的患者有盆腔肿块。②McCune-Albright综合征,又称多发性、弥漫性囊性骨病变,占5%。临床特点:易骨折、皮肤色素沉着、出现奶咖斑、卵巢囊肿、甲状腺功能亢进、肾上腺皮质功能亢进或软骨病。③肾上腺肿瘤,可分泌雌激素的肾上腺肿瘤,占1%。④分泌HCCT的卵巢肿瘤,约占0.5%,其中最常见的有卵巢绒毛膜上皮性癌和无性细胞瘤,患者有盆腔肿块。⑤原发性甲状腺功能减退症,可出现甲状腺功能减退的相应表现。

(2)异性性早熟:分泌雄激素的肾上腺及卵巢肿瘤,可有多毛、无排卵、高胰岛素血症,或肾上腺肿块及盆腔肿块。先天性肾上腺皮质增生症(CAH)是女孩异性性早熟的多见原因,可出现不同程度男性化表现,表现为痤疮多毛,包括性毛和体毛增多,伴阴蒂肥大。

三、诊断

性早熟的诊断首先应了解是否有器质性病变(如神经系统、卵巢、肾上腺等部位的肿瘤)及非内分泌异常引起的阴道流血。

(一)病史

(1)注意性发育变化,特别是第二性征变化的时间顺序,生长是否加快,月经发生的时间。

(2)是否接触外源性性激素制剂如药物(避孕药)、化妆品、食物(添加催长剂的动植物)等。

(3)神经系统、视觉、行为的变化。

(4)智力学习情况。

(5)家族中的青春发育年龄史。

(二)体格检查

记录身高、体重及性发育Tanner分期,内、外生殖器发育情况及腹部、盆腔检查了解是否有占位性病变。全身检查应注意有无皮肤斑块,甲状腺功能减退的特有的体征或男性化体征,以及有无神经系统异常。

(三)辅助检查

1.激素检测

激素检测:①血浆生殖激素测定。测定 FSH、LH、E₂、HCCT,必要时测定硫酸脱氢表雄酮、睾酮、黄体酮。血 LH、FSH 基础值增高提示中枢性性早熟,女孩 LH/FSH$>$1 更有意义。②TSH、T₃、T₄ 测定有助于甲状腺功能的判断。③疑及先天性肾上腺皮质增生或肿瘤时,应查血皮质醇、11-脱氧皮质醇、17α-羟孕酮、24 小时尿 17-酮类固醇等。④GnRH 激发试验。正常 LH 峰值出现在 15~30 分钟,激发后 LH 峰值$>$15 U/L,或者较基础值增加 3 倍以上提示为特发性性早熟,LH/FSH$>$0.66 更有意义。

2.影像学检查

(1)腕部摄片了解骨龄,超过实际年龄 1 岁以上视为提前。

(2)CT、MRI 和 B 超检查,了解有无颅内肿瘤,腹部及盆腔超声了解卵巢及肾上腺有无肿瘤。

3.阴道上皮细胞检查

能较好地反映卵巢分泌 E₂ 水平。在性早熟治疗过程中,该检查对疗效监测作用较检测 E₂ 敏感。

四、鉴别诊断

首先分辨类型(依赖性或非依赖性),然后寻找病因(器质性;非器质性)。GnRH 依赖性性早熟,特别是特发性者,可出现一系列第二性征、性激素升高、GnRH 激发试验反应强烈;非 GnRH 依赖性性早熟常为性腺、肾上腺疾病和外源性性激素所致,无排卵;单纯乳房、阴毛发育者常无其他性征(表 7-1)。

表 7-1　性早熟疾病的辅助检查结果

	性腺大小	基础 FSH/LH	E₂	DHAS	睾酮	GnRH 反应
特发性	增大	升高	升高	升高	升高	增高
中枢性	增大	升高	升高	升高	升高	增强
性腺性	增大	不高	升高	不高	可高	无反应
Albright	增大	不高	升高	可高	可高	无反应
肾上腺性	小	不高	升高	升高	可高	无反应

五、治疗

性早熟的治疗原则:①去除病因。②抑制性发育至正常青春期年龄。③延缓及遏制性早熟体征。④促进生长,改善最终成人身高。⑤正确心理引导及性教育。

(一)病因治疗

首先应查明病因,进行相应治疗。肿瘤可采用手术、化疗或放疗;脑积水进行引流减压。先天性肾上腺疾病和甲状腺功能减退者可进行激素替代治疗。外源性激素使用者,应停止服用相应药物或食品。

（二）药物治疗

1.GnRH 类似物（GnRHa）

治疗中枢性性早熟（特别是特发性者）的首选药物。治疗目的是停止或减慢第二性征发育，延缓骨成熟的加速，改善最终身高。目前多采用 GnRH 类似物的缓释型制剂。起始剂量 50～80 $\mu g/kg$，维持量为 60～80 $\mu g/kg$。每 4 周 1 次。治疗至少两年，一般建议用至 12 岁时停药。

2.甲状腺素替代治疗

可治疗甲状腺功能减退引起的性早熟。

3.肾上腺皮质激素替代治疗

CAH 者需要终生使用。

（三）外科矫形

外生殖男性化者应酌情作矫形手术，即缩小增大的阴蒂，扩大融合的会阴。早手术对患者心理创伤较少。

（孙玉红）

第二节 痛 经

痛经为月经期出现的子宫痉挛性疼痛，可伴腰酸、下腹坠痛或其他不适，严重者可影响生活和工作。1980 年全国妇女月经生理常数协作组抽样调查结果表明，痛经发生率为 33.9％，其中严重影响工作的约为占 1/10。痛经分为原发性与继发性两种；原发性痛经是无盆腔器质性病变的痛经，发生率占 36.06％，痛经始于初潮或其后不久；继发性痛经通常是器质性盆腔疾病的后果。本节仅介绍原发性痛经。

一、病因

原发性痛经的病因和病理生理并未完全明了，目前有以下几种解释。

（一）前列腺素合成与释放异常

目前已知前列腺素（PGs）可影响子宫收缩：$PGF_2\alpha$ 可刺激子宫平滑肌收缩，节律性增强，张力升高；PGE_2 能抑制子宫收缩，使宫颈松弛。黄体酮能促进子宫内膜合成前列腺素，分泌期子宫内膜 $PGF_2\alpha$ 的量高于 PGE_2，故引起子宫平滑肌过强收缩，甚至痉挛而出现痛经。因此，原发性痛经仅发生在有排卵的月经周期。$PGF_2\alpha$ 进入血循环可引起胃肠道、泌尿道和血管等处的平滑肌收缩，从而引发相应的全身症状。

（二）子宫收缩异常

子宫平滑肌不协调收缩及子宫张力变化可使子宫供血不足，导致子宫缺血和盆腔神经末梢对前列腺素、endoperoxides 的高度敏感，从而降低物理和化学刺激引起的疼痛阈值。

（三）其他

黄体退化时，黄体酮合成减少，细胞内溶酶体释放磷脂酶 A，后者水解磷脂产生花生四烯酸。花生四烯酸通过环氧化酶途径生成前列腺素；也可通过 5-脂氧化酶途径生成白三烯，后者可刺激子宫收缩。

垂体后叶加压素也可能导致子宫肌层的高敏感性,减少子宫血流,引起原发性痛经。还有研究表明原发性痛经的发生还受精神、神经因素的影响,另外与个体痛阈及遗传因素也有关。

二、临床表现

于月经来潮前数小时即感疼痛,经时疼痛逐步或迅速加剧,历时数小时至 2～3 天不等。疼痛常呈阵发性或痉挛性,通常位于下腹部,放射至腰骶部或大腿内侧。50% 患者有后背部痛、恶心呕吐、腹泻、头痛及乏力;严重病例可发生晕厥而急诊就医。一般妇科检查无异常发现。有时可见子宫发育不良,子宫过度前屈、后屈,以及子宫内膜呈管状脱落的膜样痛经等情况。

三、诊断与鉴别诊断

根据初潮后一段时间月经转规律后,出现经期下腹坠痛,基础体温测定证实痛经发生在排卵周期,妇科检查排除器质性疾病,临床即可诊断。须与子宫内膜异位症,子宫腺肌病,盆腔感染、黏膜下子宫肌瘤及宫腔粘连症等引起的痛经相鉴别。三合诊检查、子宫输卵管碘油造影、腹腔镜及宫腔镜有助于鉴别诊断。

四、治疗

主要目的是缓解疼痛及其伴随症状。

(一)一般治疗

应重视精神心理治疗,阐明月经期轻度不适是生理反应。必要时可给予镇痛、镇静、解痉治疗。

(二)药物治疗

1.抑制排卵药物

通过抑制下丘脑-垂体-卵巢轴,抑制排卵、抑制子宫内膜生长,降低前列腺素和加压素水平,从而缓解痛经程度。口服避孕药疗效可达 90% 以上。主要适用于要求避孕的患者。

2.抑制子宫收缩药物

(1)前列腺素合成酶抑制剂:通过抑制前列腺素合成酶的活性,减少 PG 的产生,防止过强子宫收缩和痉挛,降低子宫压力,从而达到治疗的目的,有效率 60%～90%。适用于不要求避孕或对口服避孕药效果不好的原发性痛经患者。月经来潮或痛经出现后连续服药 2～3 天。吲哚美辛栓剂 100 mg 肛塞或吲哚美辛片剂 25 mg,每天 3～4 次口服。布洛芬、酮洛芬、甲氯芬那酸、甲芬那酸是被美国食品和药品管理委员会(FDA)批准的用于治疗痛经的药物。布洛芬 200～400 mg,每天 3～4 次;或酮洛芬 50 mg,每天 3～4 次。该类药物的主要不良反应为胃肠道症状及变态反应。胃肠道溃疡者禁用。

(2)钙通道阻滞剂:可干扰钙离子通过细胞膜,并阻止钙离子由细胞释放,降低子宫肌细胞周围的钙离子浓度,使子宫收缩减弱。常用硝苯地平 10 mg,每天 3 次,痛时舌下含服。主要不良反应为血压下降,心动过速,血管扩张性头痛及面部潮红。

(三)手术治疗

1.宫颈管扩张术

适用于已婚宫颈狭窄的患者。用扩张棒扩张宫颈管至 6～8 号,利于经血流畅。

2.神经切除术

对顽固性痛经还可考虑经腹腔镜骶前神经切除手术治疗,效果良好,但手术有一定的并发症。

(孙玉红)

第三节 闭 经

闭经为月经从未来潮或异常停止。闭经可分生理性闭经和病理性闭经。本节仅介绍病理性闭经。

病理性闭经分为两类:原发性闭经和继发性闭经。原发性闭经是指女性年逾 14 岁,而无月经及第二性征发育,或年逾 16 岁,虽有第二性征发育,但无月经,约占 5%。继发性闭经为曾有月经,但现停经时间超过 6 个月,或≥原 3 个月经周期的时间,约占 95%。

病理性闭经是一种常见症状,可由多种原因所致,应仔细寻找病因,正确诊断和及时治疗。

一、分类

正常月经的建立和维持,有赖于下丘脑-垂体-卵巢轴的神经内分泌调节,以及子宫内膜(靶器官)对性激素的周期性反应和下生殖道通畅性,其中任何一个环节发生障碍均可导致闭经。

(一)按病变部位分类

可分为 4 种:①子宫性闭经。②卵巢性闭经。③垂体性闭经。④中枢神经-下丘脑性闭经。

(二)按促性腺激素水平分类

有高促性腺激素闭经和低促性腺激素闭经。由于两者性腺功能均处低落状态,故亦称高促性腺激素性腺功能低落和低促性腺激素性腺功能低落。

1.高促性腺激素性腺功能低落

指促性腺激素 FSH≥30 IU/L 的性腺功能低落者,提示病变环节在卵巢。

2.低促性腺激素性腺功能低落

指促性腺激素 FSH 和 LH 均<5 IU/L 的性腺功能低落者,提示病变环节在中枢(下丘脑或垂体)。

(三)按卵巢功能障碍的程度分类

将闭经分为两度闭经。

1.Ⅰ度闭经

子宫内膜已受一定量的雌激素作用,用孕激素后有撤退性子宫出血,提示卵巢具有分泌雌激素功能。

2.Ⅱ度闭经

子宫内膜未受雌激素影响,用孕激素后不出现撤退性子宫出血,提示卵巢分泌雌激素功能缺陷或停止。

二、病因和病理生理

原发性闭经多由先天性疾病和生殖道畸形,或功能失调及继发疾病发生于青春期前所致。继发性闭经常由器官功能障碍或肿瘤引起。本节按下丘脑-垂体-卵巢-子宫轴解剖部位介绍引起闭经的相关病变。

(一)中枢神经-下丘脑性闭经

它包括精神应激性、体重下降、神经性厌食、过度运动、药物等引起的下丘脑分泌 GnRH 功能失调或抑制;另外,尚有先天性疾病或脑发育畸形及肿瘤引起的下丘脑 GnRH 分泌缺陷。

1.精神应激性

环境改变、过度紧张或精神打击等应激引起的应激反应,最重要的是促肾上腺皮质激素释放激素(CRH)和可的松分泌的增加。CRH 可能通过增加内源性阿片肽分泌,抑制垂体促性腺激素分泌而导致闭经。

2.下丘脑多巴胺分泌下降

多巴胺为下丘脑分泌的垂体催乳激素抑制因子。下丘脑多巴胺分泌的下降可引起垂体催乳激素病理性分泌增加,从而产生对生殖轴的抑制。

3.体重下降、神经性厌食

神经性厌食起病于强烈惧怕肥胖而有意节制饮食;体重骤然下降将导致促性腺激素低下状态,原因未明。当体重降至正常体重的 15% 以上时,即出现闭经,继而出现进食障碍和进行性消瘦及多种激素改变;促性腺激素逆转至青春期前水平。此症多发生于 25 岁以下年轻女性,是一种威胁生命的疾病,死亡率高达 9%。

4.运动性闭经

竞争性的体育运动,以及强运动和其他形式的训练,如芭蕾和现代舞蹈,可引起闭经,称运动性闭经,系因体内脂肪减少及应激本身引起下丘脑 GnRH 分泌受抑制。最近的研究还提示强运动的同时不适当地限制能量摄入(低能量摄入)比体脂减少更易引起闭经。现认为,体内脂肪下降及营养低下引起瘦素下降是生殖轴功能抑制的机制之一。

5.嗅觉缺失综合征

一种下丘脑 GnRH 先天性分泌缺陷,同时伴嗅觉丧失或嗅觉减退的低促性腺激素性腺功能低落,称嗅觉缺失综合征。临床表现为原发性闭经,性征发育缺如,伴嗅觉减退或丧失。

6.药物性闭经

口服避孕药或肌内注射甲羟孕酮避孕针引起继发性闭经,是由于药物对下丘脑 GnRH 分泌的抑制。另外,尚有一些药物如氯丙嗪、利血平等通过抑制下丘脑多巴胺使垂体分泌催乳激素增加引起闭经。药物性闭经是可逆的,但若在停药后 6 个月仍不能恢复月经者,应注意排除其他问题。

7.肿瘤

颅咽管瘤是最常见的下丘脑肿瘤,发生于蝶鞍上的垂体柄漏斗部前方。该肿瘤沿垂体柄生长可压迫垂体柄,影响下丘脑 GnRH 和多巴胺向垂体的转运,从而导致低促性腺激素闭经伴垂体催乳激素分泌增加。

(二)垂体性闭经

指垂体病变使促性腺激素分泌降低引起的闭经。有先天性和获得性两大类,先天性很少见。

常见的获得性垂体病变如下所述。

1.垂体肿瘤

位于蝶鞍内的腺垂体各种腺细胞均可发生肿瘤,最常见的是分泌催乳激素的腺瘤。若肿瘤压迫分泌促性腺激素的细胞可使促性腺激素分泌减少引起闭经。肿瘤过多分泌催乳激素使血循环中催乳激素升高,可激发下丘脑多巴胺而抑制 GnRH 分泌;同时,催乳激素的升高可降低卵巢对促性腺激素敏感性。闭经程度与催乳激素对下丘脑 GnRH 分泌的抑制程度呈正相关;微量的垂体催乳激素有时也可引起闭经。

2.空蝶鞍综合征

由于蝶鞍隔先天性发育不全或肿瘤及手术破坏蝶鞍隔,而使充满脑脊液的蛛网膜下腔向垂体窝(蝶鞍)延伸,使腺垂体逐渐被脑脊液压扁,蝶鞍被脑脊液充盈,称空蝶鞍。由于脑脊液对垂体柄的压迫使下丘脑 GnRH 和多巴胺经垂体门脉循环向垂体的转运受阻,临床表现为闭经,可伴溢乳。实验室检查催乳激素可高于正常。

3.希恩综合征

由于产后出血和休克导致腺垂体急性梗死和坏死,使腺垂体丧失正常功能引起一系列腺垂体功能低下的症状,包括产后无乳,脱发,阴毛腋毛脱落,低促性腺激素闭经,以及肾上腺皮质、甲状腺功能减退症状,如低血压、畏寒、嗜睡、食欲缺乏、贫血、消瘦等。

(三)卵巢性闭经

指卵巢先天性发育不全,或卵巢功能衰退或继发性病变所引起的闭经。

1.性腺先天性发育不全

性腺条索状或发育不全,性腺内卵泡缺如或少于正常。临床多表现为性征幼稚的原发性闭经,性腺发育不全者由于性激素分泌功能缺陷故促性腺激素升高,属高促性腺激素闭经。占原发性闭经的 35%,分为染色体正常和异常两类。性腺发育不全者,75%患者存在染色体异常;25%患者染色体正常。染色体正常的性腺体发育不全称单纯性性腺发育不全。原发性闭经性腺发育不全最常见的核型异常为 45,XO(50%);其次为 45,XO 的嵌合型(25%)和 46,XX(25%);少见的尚有 46,XY 单纯性性腺发育不全和 45,XO/46,XY 嵌合型性腺发育不全。继发性闭经性腺发育不全最常见的核型为 46,XX,按发生频率尚有 45,XO 嵌合型、X 短臂和长臂缺失、47,XXX 及 45,XO。

45,XO 患者除性腺发育不全发生高促性腺激素低雌激素闭经外,尚具有一系列体格发育异常特征:如身材矮小(不足150 cm),蹼颈,盾状胸,肘外翻,称 Turner 综合征。

46,XY 单纯性性腺发育不全(Swyer 综合征):具有女性生殖系统,但无青春期性发育,表现为性幼稚型原发性闭经。性腺可在任何年龄发生肿瘤,因此一旦确诊必须切除性腺。

2.抵抗性卵巢综合征或称不敏感卵巢

特征为卵巢具有多数始基卵泡及初级卵泡,形态饱满,但对促性腺激素不敏感,故卵泡不分泌雌二醇,促性腺激素升高。临床表现为原发性闭经,但性征发育接近正常。其维持性征发育的雌激素来源于卵巢间质在高 LH 刺激下产生的雄烯二酮在外周组织的转化。

3.卵巢早衰

40 岁前由于卵巢内卵泡耗竭或被破坏,或因手术切除卵巢而发生的卵巢功能衰竭,称卵巢早衰。卵巢外观呈萎缩状。由于卵巢分泌性激素功能衰竭,促性腺激素升高,80%以上患者有潮热等绝经过渡期症状。多数患者无明确诱因,属特发性。部分患者由自身免疫性疾病的自身免疫性卵巢炎所致。另外,盆腔放射及全身化疗对卵母细胞有损害作用,儿童期腮腺炎病毒可破坏卵巢卵母细胞可发生卵巢早衰。

(四)子宫性闭经

由先天性子宫畸形或获得性子宫内膜破坏所致闭经。

1.先天性无子宫

因双侧副中肾管形成子宫段未融合,退化所致,常合并无阴道。卵巢发育正常。

2.Asherman 综合征

Asherman 综合征是指子宫内膜破坏引起继发性闭经。一般发生于产后或流产后过度刮宫引起的子宫内膜基底层损伤和粘连;粘连可使宫腔、宫颈内口、宫颈管或上述多处部位部分或全部阻塞,从而引起子宫内膜不应性或阻塞性闭经,称 Asherman 综合征或宫腔粘连。

3.其他

子宫内膜结核可破坏子宫内膜引起闭经。此外,也有宫内节育器引起宫内感染发生闭经的报道。

(五)先天性下生殖道发育异常

处女膜无孔、阴道下 1/3 段缺如,均可引起经血引流障碍而发生闭经,其特点是周期性腹痛伴阴道积血和子宫积血或腹腔积血。此类患者一经发现,需做引流及矫治术。

三、诊断

(一)病史

病史包括月经史、婚育史、服药史、子宫手术史、家族史,以及发病可能起因和伴随症状,如环境变化、精神心理创伤、情感应激、运动性职业或过强运动、营养状况及有无头痛、溢乳等。原发性闭经者应了解青春期生长和第二性征发育进程。

(二)体格检查

体格检查包括智力、身高、体重,第二性征发育状况,有无体格发育畸形,甲状腺有无肿大,乳房有无溢乳,皮肤色泽及毛发分布。原发性闭经性征幼稚者还应检查嗅觉有无缺失,头痛或溢乳者还应行视野测定。

(三)妇科检查

内、外生殖器发育情况及有无畸形;外阴色泽及阴毛生长情况;已婚妇女可用阴道窥器暴露阴道和宫颈,通过检查阴道壁皱褶多少及宫颈黏液了解体内雌激素的水平。

(四)实验室辅助检查步骤

已婚妇女月经停止必须首先排除妊娠;通过病史及体格检查应对闭经病变环节及病因应有初步印象。辅助检查的目的是通过选择项目的检查以确定诊断。

1.评估雌激素水平以确定闭经程度

(1)宫颈评分法:根据宫颈黏液量、拉丝度、结晶及宫颈口开张程度评分;每项 3 分,共 12 分。见表 7-2。

(2)阴道上皮脱落细胞检查:根据阴道上皮脱落细胞中伊红染色或角化细胞所占比例了解雌激素影响程度。

(3)孕激素试验:肌内注射黄体酮 100 mg(每天 20 mg,连用 5 天,或 100 mg 一次注射)。停药后有撤退流血者表明体内有一定内源性雌激素水平,为Ⅰ度闭经;停药后无撤退性流血者可能存在两种情况:①Ⅱ度闭经,内源性雌激素水平低落。②子宫病变所致闭经。

表 7-2　Insler 宫颈雌激素作用程度评分法

项目	评分			
	0	1	2	3
黏液量	无	颈管内	颈管口见黏液	溢出宫颈口
拉丝度	无	达阴道 1/4	达阴道 1/2	达阴道口
结晶	无	少许细条结晶	羊齿结晶	典型结晶
宫颈口	无	裂隙	部分开张	开张（瞳孔样）

2.雌激素试验

每天口服已烯雌酚 1 mg 或妊马雌酮 1.25 mg 或雌二醇 2 mg,共服 20 天。最后 5~7 天口服甲羟孕酮,每天 10 mg。停药后有撤退性流血者可排除子宫性闭经;无撤退性流血者则应再重复上述用药方法,停药仍无撤退性流血者可确定子宫性闭经。但如病史及妇科检查已排除子宫性闭经及下生殖道发育异常,此步骤可省略。

3.激素测定

(1)催乳激素(PRL)的测定:①PRL 升高者,测定 TSH。TSH 升高者,为甲状腺功能减退所致闭经。TSH 正常,PRL>100 ng/mL 时应行头颅及蝶鞍部位磁共振显像(MRI)或 CT 以明确蝶鞍或蝶鞍以上部位肿瘤或空蝶鞍;MRI 对颅咽管肿瘤、蝶鞍肿瘤及肿瘤向蝶鞍以外部位延伸和空蝶鞍的检测优于 CT。②PRL 正常者,测定促性腺激素值。

(2)促性腺激素测定:以区分以下情况闭经。①孕激素试验阴性者:FSH<5 IU/L 为低促性腺激素性腺功能低落,提示病变环节在下丘脑或垂体。FSH>30 IU/L 为高促性腺激素性腺功能低落,提示病变环节在卵巢,应行染色体检查,明确遗传学病因。②孕激素试验阳性者:LH>FSH 且 LH/FSH 的比例>3 时提示多囊卵巢综合征。LH、FSH 正常范围者为下丘脑功能失调性闭经。

(3)垂体兴奋试验:又称 GnRH 刺激试验。通过静脉注射 GnRH 测定 LH 和 FSH,以了解垂体 LH 和 FSH 对 GnRH 的反应性。将戈那瑞林 25 μg 溶于生理盐水 2 mL,在静息状态下经肘静脉快速推入,注入后 30、90 分钟采血测定 LH 和 FSH。临床意义:①LH 正常反应型。注入后 30 分钟 LH 高峰值比基值升高 2~4 倍。②LH 无反应或低弱反应。注入后 30 分钟 LH 值无变化或上升不足 2 倍,提示垂体功能减退。如希恩综合征、垂体手术或放射线严重破坏正常组织时。③LH 反应亢进型。30 分钟时刻 LH 高峰值比基值升高 4 倍以上,此时须测定 FSH 反应型以鉴别多囊卵巢综合征与卵巢储备功能降低两种不同的生殖内分泌失调。多囊卵巢综合征时 LH 反应亢进,但 FSH 反应低下;30 分钟,90 分钟 FSH 峰值<10 IU/L。卵巢储备功能降低(卵巢功能衰退)时 LH、FSH 反应均亢进;30 分钟,90 分钟 FSH 峰值>20 IU/L。

(4)其他激素测定:肥胖或临床上存在多毛、痤疮等高雄激素体征时尚须测定胰岛素、雄激素(血睾酮,硫酸脱氧表雄酮;尿 17 酮等)和 17 羟孕酮,以确定是否存在胰岛素拮抗、高雄激素血症或先天性 21 羟化酶缺陷所致的青春期延迟或闭经。必要时还应行卵巢和肾上腺超声或 MRI 检查以排除肿瘤。

4.其他辅助检查

(1)基础体温测定:了解卵巢排卵功能。

(2)子宫内膜活检:了解子宫内膜有无增生性病变。

（3）子宫输卵管造影：了解有无子宫腔病变和宫腔粘连。

（4）宫腔镜检查：诊断宫腔粘连较子宫造影精确，且能发现轻度宫腔粘连。

（5）超声/腹腔镜检查：对诊断多囊卵巢综合征及卵巢肿瘤有价值。

四、治疗

确定闭经病因后，根据病因给予治疗。

（一）一般处理

疏导神经精神应激起因的精神心理，以消除患者精神紧张、焦虑及应激状态。低体重或因节制饮食消瘦致闭经者应调整饮食，加强营养，以期恢复标准体重。运动性闭经者应适当减少运动量及训练强度，必须维持运动强度者，应供给足够营养及纠正激素失衡。因全身性疾病引起闭经者应积极治疗。

（二）内分泌药物治疗

根据闭经的病因及其病理生理机制，采用天然激素及其类似物或其拮抗剂，补充机体激素不足或拮抗其过多，以恢复自身的平衡而达到治疗目的。

1. 抑制垂体催乳激素过多分泌

（1）溴隐亭：为多巴胺激动剂，与多巴胺受体结合后，起到类似多巴胺作用，直接抑制垂体 PRL 分泌，从而降低循环中 PRL，恢复排卵。还可直接抑制垂体分泌 PRL 肿瘤细胞的生长和肿瘤细胞 PRL 的分泌。无肿瘤的功能性催乳激素分泌过多，口服剂量为每天 2.5～5 mg，一般在服药的第 5～6 周能使月经恢复。垂体肿瘤患者每天口服溴隐亭 5～7.5 mg，敏感患者在服药的后 3 个月可见肿瘤明显缩小。不良反应为胃肠道不适，应餐中服。不良反应重者，可经阴道给药（睡前），阴道给药较口服吸收完全，且避免药物肝脏首过效应，不良反应小。溴隐亭长效针剂，肌内注射，作用较口服迅速，适合于大肿瘤对视野有急性损害者。

（2）甲状腺片：适用于甲状腺功能减退所致的高催乳激素血症。

2. 雌、孕激素替代治疗

（1）雌孕激素人工周期替代疗法：用于低雌激素性腺功能低落患者。其重要性：①维持女性生殖健康及全身健康，包括神经系统、心血管、骨骼（维持骨矿含量）和皮肤等。②维持性征和引起月经。③维持子宫发育为诱发排卵周期作受孕准备。方法：补佳乐 1 mg 或倍美力 0.625 mg，于月经期第 5 天口服，每晚 1 次，连服 21 天，至服药第 11～16 天，每天加用醋酸甲羟孕酮片 10 mg 口服，或地屈孕酮 10 mg，每天 2 次口服。停药后 3～7 天月经来潮，此为 1 个周期。

（2）孕激素后半周期疗法：适合于体内有一定内源性雌激素的Ⅰ度闭经患者，以阻断雌激素对内膜持续作用引起的增生，并引起子宫内膜功能层剥脱性出血。于月经周期后半期（撤药性出血的第 16～25 天）口服地屈孕酮片 10 mg/d，每天 2 次，共 10 天，或微粒化黄体酮 200～300 mg/d，5～7 天，或醋酸甲羟孕酮 10 mg/d，连用 10 天，或肌内注射黄体酮 20 mg/d，共 5 天。

（3）短效口服避孕药：适用于Ⅰ、Ⅱ度闭经、同时短期内无生育要求者。其机制是雌、孕激素联合可抑制垂体 LH 的合成和分泌，从而减少对卵巢的过度刺激。另外，避孕药中的雌激素（炔雌醇）具有升高循环中性激素结合蛋白的作用，从而降低循环中的游离雄激素。方法：去氧孕烯炔雌醇片（妈富隆）、复方孕二烯酮片（敏定偶）或复方醋酸环丙孕酮（达英-35），每天 1 片，计 21 天。

（三）手术治疗

针对器质性病因，采用相应的手术治疗。

1.生殖道畸形

经血引流障碍阻塞部位行切开术,并通过手术矫正(成形术)建立通道。

Asheman 综合征:手术分解宫颈及宫腔粘连,既往采用宫颈扩张器和刮宫术分解粘连,现采用宫腔镜下直视的机械性(剪刀)切割或激光切割粘连带,效果比盲目操作为佳。需生育者还应服用大剂量雌激素,每天口服结合雌激素 2.5 mg/d,连服 3 周后加用如地屈孕酮 10 mg/d 或甲羟孕酮 4~8 mg/d,共 10~12 天;连用 2~3 个周期。

2.肿瘤

卵巢肿瘤一经确诊应手术切除。颅内蝶鞍部位肿瘤应根据肿瘤大小、性质及是否有压迫症状决定治疗方案。垂体催乳激素肿瘤可口服溴隐亭,除非肿瘤过大产生急性压迫症状或对药物不敏感,一般不需手术治疗。颅咽管肿瘤属良性肿瘤,手术可能损伤下丘脑,无压迫症状者也不需手术,至于肿瘤对生殖轴功能的影响可采用激素替代治疗。高促性腺激素闭经、染色体含Y者性腺易发生肿瘤,一经确诊应立即行性腺切除术。

(孙玉红)

第四节　功能失调性子宫出血

正常月经是下丘脑-垂体-卵巢轴生理调节控制下的周期性子宫内膜剥脱性出血。正常月经的周期、持续时间、月经量呈现明显的规律性和自限性。当机体受到内部和外部各种因素诸如精神过度紧张、情绪变化、环境气候改变、营养不良、贫血、代谢紊乱、甲状腺、肾上腺功能异常等影响时,均可通过中枢神经系统引起下丘脑-垂体-卵巢轴功能调节异常,导致月经失调。

功能失调性子宫出血(DUB)简称功血,是由下丘脑-垂体-卵巢轴功能失调引起的异常子宫出血。按发病机制可分无排卵性和排卵性功血两大类,前者占 70%~80%,多见于青春期和绝经过渡期妇女;后者占 20%~30%,多见于育龄妇女。

一、无排卵性功能失调性子宫出血

卵巢不排卵可导致孕激素缺乏,子宫内膜仅受雌激素的作用,可呈现不同程度的增殖改变。继后,可因雌激素量的不足,子宫内膜发生突破性出血;抑或因雌激素持续作用的撤退,子宫内膜发生出血自限机制异常,出现月经量增多或经期延长。常见于卵巢功能初现期和衰退期。

(一)病因和病理生理

无排卵性功血主要包括青春期功血和绝经过渡期功血,育龄期少见。各期无排卵性功血发病机制不同。

1.青春期功血

青春期女性初潮后需要 1.5~6.0 年时间(平均 4.2 年)建立稳定的月经周期性调控机制。由于该时期下丘脑-垂体-卵巢轴尚未成熟,FSH 呈持续低水平,虽有卵泡生长,但不能发育为成熟卵泡,合成、分泌的雌激素量未能达到促使 LH 高峰(排卵必需)释放的阈值,故无排卵。此外,青春期少女正处于生理与心理的急剧变化期,情绪多变,感情脆弱,发育不健全的下丘脑-垂体-卵巢轴更易受到内、外环境的多因素影响,导致排卵障碍。

2.绝经过渡期功血

该时期女性卵巢功能逐渐衰退,卵泡逐渐耗尽,剩余卵泡对垂体促性腺激素反应性降低,卵泡未能发育成熟,雌激素分泌量波动不能形成排卵前高峰,故不排卵。

3.生育期无排卵功血

生育期妇女既可因内、外环境刺激,如劳累、应激、流产、手术和疾病等引起短暂的无排卵,也可因肥胖、多囊卵巢综合征、高催乳素血症等引起持续无排卵。

各种原因引起的无排卵均可导致子宫内膜受单纯雌激素影响,达到或超过雌激素的内膜出血阈值,而无孕激素对抗,从而发生雌激素突破性出血。雌激素突破性出血分为阈值雌激素水平和高雌激素水平突破性出血两种类型。突破性出血与雌激素浓度之间存在半定量关系。雌激素水平过低可无子宫出血;雌激素达到阈值水平可发生间断性少量出血,内膜修复慢,出血时间延长,临床上表现为出血淋漓不尽;雌激素超过阈值水平并维持较长时期,可引起一定时间的闭经,因无孕激素参与,内膜增厚但不牢固,易发生急性突破性出血,血量汹涌,犹如"血崩"。无排卵性功血也可因雌激素持续作用撤退出血引起,子宫内膜在单纯雌激素的刺激下持续增生,此时可因一批卵泡闭锁导致雌激素水平下降,内膜失去支持而剥脱出血。

无排卵性功血的子宫出血尚与子宫内膜出血的自限性机制缺陷有关:①子宫内膜组织脆性增加。因子宫内膜受单纯雌激素影响,腺体持续增生,间质因缺乏孕激素作用而反应不足,导致子宫内膜组织脆弱,易自发溃破出血。②子宫内膜脱落不全。正常月经前子宫内膜各部剥脱同步、完全、快速,无排卵性功血子宫内膜由于雌激素的波动,脱落不规则和不完整,缺乏足够的功能层组织丢失而难以有效刺激内膜的再生和修复。③血管结构与功能异常。不规则的组织破损和多处血管断裂,以及小动脉螺旋化缺乏,收缩乏力,造成流血时间延长、流血量增多。④凝血与纤溶异常。多次子宫内膜组织的破损不断活化纤溶酶,导致局部纤维蛋白裂解增强,纤溶亢进,凝血功能异常。⑤血管舒缩因子异常。增殖期子宫内膜 PGE_2 含量高于 $PGF_2\alpha$,而在无排卵性功血中,PGE_2 含量更高,血管易于扩张,出血增加。另外,前列环素具有促血管扩张和抑制血小板凝集作用,在无排卵性功血患者,子宫肌层合成前列环素明显增加。

(二)子宫内膜病理改变

无排卵性功血患者子宫内膜由于受雌激素持续影响而无孕激素拮抗,发生不同程度的增生性改变,少数亦可呈萎缩性改变。

1.子宫内膜增生症

根据世界卫生组织(WHO)制定的标准分型如下所述。

(1)单纯性增生:以前称腺囊型增生过长。组织学特点是内膜腺体和间质细胞增生程度超过正常周期的增殖晚期,常呈局部腺体密集、大小轮廓不规则、腺腔囊性扩大,犹如瑞士干酪样外观,故又称瑞士干酪样增生。腺上皮细胞为高柱状,呈假复层排列;间质细胞质少,排列疏松;螺旋动脉发育差、直竖。表面毛细血管和小静脉增多,常呈充血扩张。

(2)复杂性增生:以前称腺瘤型增生过长。内膜常增生,呈息肉状。腺体增生拥挤,结构复杂。子宫内膜腺体高度增生,呈出芽状生长,形成子腺体或突向腺腔,腺体数目明显增多,腺体背靠背,致使间质明显减少。腺上皮呈复层或假复层排列,细胞核大深染,位于中央,有核分裂象,胞质界限明显但无不典型性改变。

(3)不典型性增生:腺上皮出现异型性改变,表现为腺上皮细胞增生,层次增多,排列紊乱,细胞核大深染有异型性。

不论为单纯性或复杂性增生,只要腺上皮细胞出现不典型增生改变,都应归于不典型增生。此类改变已不属于功血的范畴,属癌前期病变,10%～15%可转化为子宫内膜癌。

各型增生之间的关系 单纯性增生通常是单独存在,但有时也与复杂性增生或不典型增生同时存在。如果组织结构为单纯性增生,而细胞学上具有不典型改变,则为单纯性不典型增生。如果组织结构为复杂性增生,而细胞学上具有不典型改变,则为复杂性不典型增生。内膜不典型增生分为轻、中、重三度。

内膜不典型增生与无不典型增生的单纯性与复杂性增生有以下几点区别。

1)形态学上的不同:组织结构与细胞异型性有一定关系,往往是结构越复杂,细胞有不典型细胞的可能性越大。在不典型区域,腺上皮细胞排列紊乱,极性消失,细胞多形性,有的见多核细胞,筛状结构和"迷宫"样结构尤为明显。

2)组织计量学上的比较:不典型增生及无不典型增生的细胞体积,胞核的大小(包括面积、周长、短径和长径等),以及细胞形态等形态学测量提示,它们之间的区别主要在核的变化,不典型增生特别是重度不典型增生与分化好的腺癌无明显差异。

3)细胞 DNA 合成间期与细胞倍增时间:不典型增生与腺癌相似,而无不典型增生与正常增殖相似。

4)对黄体酮的反应:细胞无不典型增生者比细胞有不典型增生者对黄体酮的反应更明显。

2.增殖期子宫内膜

子宫内膜的形态表现与正常月经周期中的增殖期内膜无区别,只是在月经周期后半期甚至月经期,仍表现为增殖期形态。

3.萎缩性子宫内膜

子宫内膜萎缩菲薄,腺体少而小,腺管狭而直,腺上皮为单层立方形或低柱状细胞,间质少而致密,胶原纤维相对增多。

(三)临床表现

无排卵性功血失去正常周期性和出血自限性,临床上最主要的症状是子宫不规则出血:出血间隔长短不一,短者几日,长者数月,常误诊为闭经;出血量多少不一,出血量少者仅为点滴出血,多者大量出血,不能自止,可能导致贫血甚至休克。出血期间一般无腹痛或其他不适。

(四)诊断

主要依据病史、体格检查及辅助检查做出诊断。

1.病史

详细了解异常子宫出血的表现(经期长短、经量多少、经血的性质)、发病时间、病程经过、目前出血情况、发病前有无停经史、以往治疗经过。应询问患者的年龄、月经史、婚育史、避孕措施、激素类药物使用史及全身与生殖系统有无相关疾病如肝病、血液病、高血压及代谢性疾病如甲状腺功能亢进或减退、肾上腺或垂体疾病等。

2.体格检查

体格检查包括全身检查和妇科检查,以排除全身性及生殖系统器质性病变。

3.辅助检查

在排除器质性病变后,主要了解血凝功能、有无贫血、卵巢是否排卵和了解子宫内膜情况等。

(1)血凝功能测试:血小板计数,出、凝血时间,凝血酶原时间,活化部分凝血酶原时间等。

(2)血红蛋白、血红细胞计数及血细胞比容:了解患者贫血情况。

（3）妊娠试验：有性生活史者应行妊娠试验，以排除妊娠及妊娠相关疾病。

（4）超声检查：可了解子宫大小、形状，宫腔内有无赘生物，子宫内膜厚度等。

（5）诊断性刮宫（D&C）：简称诊刮。其目的包括止血和取材做病理学检查。年龄＞40岁的生育期和绝经过渡期妇女、异常子宫出血病程超过半年者、子宫内膜厚度＞12 mm者，或药物治疗无效、具有子宫内膜癌高危因素患者，应采用诊断性刮宫，以了解子宫内膜有无其他病变。对未婚患者，若激素治疗无效或疑有器质性病变，也应经患者和其家属知情同意后考虑诊刮。不规则流血或大量出血者应及时刮宫，拟确定排卵或了解子宫内膜增生程度，宜在经前期或月经来潮后6小时内刮宫。刮宫要全面、特别注意两侧宫角部；注意宫腔大小、形态、宫壁是否光滑、刮出物性质和量。刮出物应全部送病理学检查。

（6）宫腔镜检查：在宫腔镜直视下选择病变区进行活检，较盲取内膜的诊断价值高，尤其可排除早期子宫内膜病变如子宫内膜息肉、子宫黏膜下肌瘤、子宫内膜癌等。

（7）基础体温测定（BBT）：基础体温呈单相型，提示无排卵。

（8）激素测定：酌情检查FSH、LH、E_2、P及PRL。为确定有无排卵，可于经前1周测定血清黄体酮。

（9）阴道脱落细胞涂片检查：一般表现为中、低度雌激素影响。

（10）宫颈黏液结晶检查：经前检查出现羊齿植物叶状结晶提示无排卵。

（11）宫颈细胞学检查：巴氏分类法或TBS报告系统，用于排除宫颈癌及其癌前病变。

（五）鉴别诊断

诊断功血，必须排除以下病理原因的子宫出血。

（1）异常妊娠或妊娠并发症：如流产、异位妊娠、葡萄胎、子宫复旧不良，胎盘残留、胎盘息肉或滋养细胞病变等。常可通过仔细询问病史及血或尿HCCT测定，B超检查等协助鉴别。

（2）生殖器官肿瘤：如子宫内膜癌、宫颈癌、滋养细胞肿瘤、子宫肌瘤、卵巢肿瘤等。一般通过盆腔检查、B超、诊刮及相关特殊检查等鉴别。

（3）生殖器官感染：如急性阴道炎或急、慢性子宫内膜炎、子宫肌炎等。妇科检查可有宫体压痛等。

（4）生殖道损伤：如阴道裂伤出血。

（5）性激素类药物使用不当、宫内节育器或异物引起的子宫不规则出血。

（6）全身性疾病：如血液病、肝肾衰竭、甲状腺功能亢进或减退等。可以通过查血常规、肝功能，以及根据甲状腺病变的临床表现和甲状腺激素的测定来作出鉴别诊断。

（六）治疗

1.一般治疗

贫血者应补充铁剂、维生素C和蛋白质，严重贫血者需输血。流血时间长者给予抗生素预防感染。出血期间应加强营养，避免过度劳累和剧烈运动，保证充分休息。

2.青春期及生育期无排卵性功血的治疗

以止血、调整周期为治疗原则，有生育要求者需促排卵治疗。

（1）止血：首先采用大剂量雌激素或雌、孕激素联合用药。根据出血量采用合适的制剂和使用方法。①大量出血：要求6～8小时内见效，24～48小时内出血基本停止，若96小时以上仍不止血，应考虑有器质性病变存在的可能。大剂量雌激素可迅速促使子宫内膜生长，短期内修复创面而止血，也称"子宫内膜修复法"，适用于出血时间长、量多、血红蛋白＜80 g/L的患者。主要药物为苯甲酸雌二醇、结合雌激素及戊酸雌二醇。具体用法如下。a.苯甲酸雌二醇:初始剂量3~4 mg/d,分2~3次肌内注射,若出血明显减少,则维持;若出血量未见减少,则加量,也可从6~8 mg/d开始,每天最大量一般不超过12 mg。出血停止3天后开始减量,通常以每3天递减1/3量为宜。b.结合雌激素:25 mg,静脉注射,可4~6小时重复1次,一般用药2~3次;次日应给予结合雌激素(倍美力)3.75~7.5 mg/d,口服,并按每3天递减1/3量为宜。也可在24~48小时内开始用口服避孕药。c.口服结合雌激素(倍美力)每次1.25 mg或戊酸雌二醇(补佳乐)每次2 mg,每4~6小时1次,血止3天后按每3天递减1/3量为宜。大剂量雌激素止血对存在血液高凝状态或有血栓性疾病史的患者应禁用。血红蛋白增加至90 g/L以上后均必须加用孕激素,有利于停药后子宫内膜的完全脱落。若激素治疗无效或疑有器质性病变,应经患者和其家属知情同意后考虑诊刮。②少量出血:使用最低有效量激素,减少药物不良反应。采用孕激素占优势的口服避孕药,如去氧孕烯炔雌醇片(妈富隆)、复方孕二烯酮片(敏定偶)或复方醋酸环丙孕酮(达英-35)。用法为每次1~2片,1天2~3次,血止3天后逐渐减量至1天1片,维持至出血停止后21天周期结束。

(2)调整月经周期:血止后,需恢复正常的内分泌功能,以建立正常月经周期。①孕激素后半周期疗法:适用于有内源性雌激素的青春期或生育期功血患者。于月经周期后半期(撤药性出血的第16~25天)口服地屈孕酮片10 mg/d,每天2次,共10天,或微粒化黄体酮200~300 mg/d,5~7天,或醋酸甲羟孕酮10 mg/d,连用10天,或肌内注射黄体酮20 mg/d,共5天。②雌、孕激素序贯法(即人工周期):模拟月经周期中卵巢分泌的雌、孕激素变化,将雌、孕激素序贯应用,使子宫内膜发生相应变化。适用于青春期功血或生育期功血内源性雌激素较低者。补佳乐1 mg或倍美力0.625 mg,于月经期第5天口服,每晚1次,连服21天,至服药第11~16天,每天加用醋酸甲羟孕酮片10 mg口服,或地屈孕酮10 mg,每天2次口服。停药后3~7天月经来潮,此为1周期。连用2~3个周期后,部分患者能自发排卵。若正常月经仍未建立,应重复上述序贯疗法。③口服避孕药:此法开始即用孕激素以限制雌激素的促内膜生长作用,使撤药性出血逐步减少,其中雌激素可预防治疗过程中孕激素的突破性出血。口服避孕药可很好地控制周期,尤其适用于有避孕需求的生育期功血患者。应注意口服避孕药潜在风险,不宜用于有血栓性疾病、心脑血管疾病高危因素及40岁以上吸烟的女性。

3.绝经过渡期功血

以止血、调整周期、减少经量,防止子宫内膜病变为治疗原则。常采用性激素药物止血和调整月经周期。

年龄>40岁的妇女、具有子宫内膜癌高危因素或子宫内膜厚度>12 mm者,应首先采用诊断性刮宫,以排除子宫内膜其他病变。

(1)止血:主要采用孕激素,也称"内膜萎缩法"。合成孕激素止血的机制是使雌激素作用下持续增生的子宫内膜转化为分泌期,并有对抗雌激素作用,使内膜萎缩,从而达到止血目的。

急性出血:可选用炔诺酮(妇康片)5 mg口服,每6小时1次,一般用药4次后出血量明显减少或停止,改为8小时1次,血止3天后按每3天减量1/3,直至维持量每天5 mg。

生命体征稳定,血红蛋白>80 g/L的患者也可采用孕激素内膜脱落法或药物刮宫:孕激素停药后,子宫内膜脱落较完全,从而达到止血效果。药物及用法如下:①黄体酮20~40 mg,肌内注射,每天1次,共5天。②口服地屈孕酮片(达芙通)每次10 mg,1天2次,共10天。③口服微粒化黄体酮(琪宁),每天200~300 mg,5~7天。④口服醋酸甲羟黄体酮片8~10 mg/d,共10天。

此外还可加用雄激素。雄激素有拮抗雌激素、增强子宫平滑肌及子宫血管张力的作用,减轻盆腔充血而减少出血量,但无止血作用,大出血时单独应用效果不佳。

(2)调整月经周期、减少经量:多应用口服妇康片周期治疗,4.375～5.000 mg/d,于月经期第 5 天口服,共 20 天。也可于月经第 16～25 天采用孕激素后半周期疗法,具体方法同上。

对于药物治疗效果不佳或不宜用药、无生育要求的患者,尤其是不易随访的年龄较大者及内膜病理为癌前病变或癌变者,应考虑手术治疗。手术治疗:①子宫内膜去除术,适用于激素等药物治疗无效或复发者。②子宫全切除术。

4.辅助治疗

抗纤溶药物和促凝药物,抗纤溶药物氨甲环酸(妥塞敏)静脉注射或静脉滴注:每次 0.25～0.5 g,1 天 0.75～2.00 g;口服,每次 500 mg,3 次/d;还可以用巴曲酶、酚磺乙胺、维生素 K 等。有减少出血量的辅助作用,但不能赖以止血。

二、排卵性功能失调性子宫出血

排卵性功血较无排卵性功血少见,多发生于生育期妇女。患者虽有排卵,但黄体功能异常。常见有两种类型。

(一)黄体功能不足(LPD)

月经周期中有卵泡发育及排卵,但黄体期孕激素分泌不足或黄体过早衰退,导致子宫内膜分泌反应不良。

1.发病机制

足够水平的 FSH 和 LH、LH/FSH 比值及卵巢对 LH 良好的反应是黄体健全发育的必要前提。黄体功能不足有多种因素。

(1)卵泡发育不良:卵泡颗粒细胞数目和功能分化缺陷,特别是颗粒细胞膜上 LH 受体缺陷,引起排卵后颗粒细胞黄素化不良及分泌黄体酮量不足。神经内分泌调节功能紊乱可导致卵泡期 FSH 缺乏,卵泡发育缓慢,雌激素分泌减少,从而对下丘脑及垂体正反馈不足。

(2)LH 排卵高峰分泌不足:卵泡成熟时 LH 排卵峰分泌量不足,促进黄体形成的功能减弱,是黄体功能不足的常见原因。循环中雄激素水平偏高和垂体泌乳激素升高等因素都可抑制 LH 排卵峰。

(3)LH 排卵峰后低脉冲缺陷:LH 排卵峰后的垂体 LH 低脉冲分泌是维持卵泡膜黄体细胞功能的重要机制,若此分泌机制缺陷将导致黄体功能不足。

2.病理

子宫内膜形态表现为分泌期腺体呈分泌不良,间质水肿不明显或腺体与间质发育不同步,或在内膜各个部位显示分泌反应不均,如在血管周围的内膜,孕激素水平稍高,分泌反应接近正常,远离血管的区域则分泌反应不良。内膜活检显示分泌反应较实际周期日至少落后 2 天。

3.临床表现

一般表现为月经周期缩短,因此月经频发。有时月经周期虽在正常范围内,但卵泡期延长、黄体期缩短(<11 天)。在育龄妇女常可表现为不易受孕或在孕早期流产。

4.诊断

根据月经周期缩短、不孕或早孕时流产,妇科检查无引起功血的生殖器官器质性病变;基础体温双相型,但排卵后体温上升缓慢,上升幅度偏低,高温期短于 11 天。经前子宫内膜活检显示分泌反应至少落后 2 天,可做出诊断。

5.治疗

(1)促进卵泡发育:针对其发生原因,调整性腺轴功能,促使卵泡发育和排卵,以利于正常黄体的形成。

促卵泡发育治疗:首选药物为氯米芬,适用于黄体功能不足卵泡期过长者。氯米芬可通过与内源性雌激素受体竞争性结合而促使垂体释放 FSH 和 LH,达到促进卵泡发育的目的。可于月经第 2~5 天开始每天口服氯米芬 50 mg,共 5 天。应用 3 个周期后停药并观察其恢复情况。疗效不佳,尤其不孕者,考虑每天口服氯米芬量增加至 100~150 mg 或采用 HMG-HCCT 疗法,以促进卵泡发育和诱发排卵,促使正常黄体形成。

(2)促进月经中期 LH 峰形成:在监测到卵泡成熟时,使用绒促性素 5 000~10 000 U 肌内注射,以加强月经中期 LH 排卵峰,达到促进黄体形成和提高其分泌黄体酮的功能。

(3)黄体功能刺激疗法:于基础体温上升后开始,肌内注射 HCCT 1 000~2 000 U 每周 2 次或隔天1 次,共 2 周,可使血浆黄体酮明显上升。

(4)黄体功能替代疗法:一般选用天然黄体酮制剂。自排卵后或预期下次月经前 12~14 天开始,每天肌内注射黄体酮 10~20 mg,共 10~14 天;也可口服天然微粒化黄体酮,以补充黄体分泌黄体酮的不足。

(5)黄体功能不足合并高催乳素血症的治疗:使用溴隐亭每天 2.5~5 mg,可使催乳激素水平下降,并促进垂体分泌促性腺激素及增加卵巢雌、孕激素分泌,从而改善黄体功能。

(二)子宫内膜不规则脱落

月经周期中有卵泡发育及排卵,黄体发育良好,但萎缩过程延长,导致子宫内膜不规则脱落。

1.发病机制

由于下丘脑-垂体-卵巢轴调节功能紊乱或溶黄体机制异常引起黄体萎缩不全,内膜持续受孕激素影响,以致不能如期完全脱落。

2.病理

正常月经第 3~4 天时,分泌期子宫内膜已全部脱落,代之以再生的增殖期内膜。但在黄体萎缩不全时,月经期第 5~6 天仍能见到呈分泌反应的子宫内膜。由于患者经期较长,使内膜失水,间质变致密,腺体皱缩,腺腔呈梅花状或星状,腺细胞透亮、核固缩,间质细胞大,间质中螺旋血管退化。此时刮宫,子宫内膜常表现为混合型子宫内膜,即残留的分泌期内膜与出血坏死组织及新增殖的内膜混合共存。有些区域内膜尚有出血,另一些区域已有新的增殖期内膜出现。

3.临床表现

表现为月经周期正常,但经期延长,长达 9~10 天,且出血量多,甚至淋漓数天方止。

4.诊断

临床表现为月经周期正常,经期延长,经量增多,基础体温呈双相型,但下降缓慢。在月经第 5~6 天行诊断性刮宫,病理检查仍能见到呈分泌反应的内膜,且与出血期及增殖期内膜并存。

5.治疗

(1)孕激素:通过下丘脑-垂体-卵巢轴的负反馈功能,使黄体及时萎缩,内膜按时完整脱落。方法:自排卵后第 1~2 天或下次月经前 10~14 天开始,每天口服甲羟孕酮 10 mg,连服 10 天。有生育要求者可肌内注射黄体酮注射液或口服天然微粒化黄体酮。无生育要求者也可口服避孕药,月经第 5 天开始,每天1片,连续 21 天为 1 周期。

(2)绒促性素:用法同黄体功能不足,HCCT 有促进黄体功能的作用。

（孙玉红）

第五节　高催乳激素血症

任何原因导致血清催乳激素(PRL)水平异常升高,超过其检测实验室标准上限数值者(一般>1.14 nmol/L,或 25 μg/L)应视为高催乳激素血症。

一、病因

导致高催乳素血症的原因主要有以下病变和药物。

(一)分泌催乳素的垂体肿瘤

分泌催乳素的垂体肿瘤是高催乳激素血症最常见的原因。此类垂体肿瘤主要为催乳激素瘤。按催乳激素瘤直径大小分微腺瘤(<1 cm)和大腺瘤(≥1 cm)。多数催乳激素瘤患者血清 PRL 水平可达100 μg/L,并伴有溢乳。随着催乳激素瘤增大,其可压迫垂体柄,从而阻断下丘脑多巴胺的抑制作用。

(二)影响下丘脑激素神经递质生成、输送的病变

下丘脑分泌的催乳激素抑制因子(PIF)途经垂体柄至垂体,可抑制垂体 PRL 的分泌,PIF 主要是多巴胺。空蝶鞍综合征、颅咽管瘤、神经胶质瘤、脑膜炎症、颅脑外伤、脑部放疗等影响 PIF 的分泌和传递,均可引起 PRL 的升高。下丘脑功能失调也使 PRL 升高,例如假孕。

(三)内分泌疾病

原发性甲状腺功能减退、多囊卵巢综合征都可引起 PRL 的升高。原发性甲状腺功能减退时,由于血清甲状腺素水平低下,引起 TRH 分泌增加,TRH 可刺激垂体前叶的分泌促甲状腺素细胞和分泌催乳激素细胞,从而引起促甲状腺素和 PRL 增高。多囊卵巢综合征则通过雌激素的刺激,提高分泌催乳激素细胞的敏感性,引起 PRL 分泌增加。

(四)胸部疾病

如胸壁的外伤、手术、烧伤、带状疱疹等也可能通过反射引起 PRL 升高。

(五)其他

肾上腺瘤、异位性癌肿(如支气管癌、肾癌)也可能有 PRL 升高。肾功能不全、肝硬化影响到全身内分泌稳定时也会使 PRL 升高。手术切除卵巢及子宫后,PRL 也可异常增高。

(六)特发性高催乳激素血症

PRL 多为 60~100 μg/L,无明确原因。诊断前需排除垂体微腺瘤。脑部 CT 检查发现许多此类疾病患者数年后常发展为垂体微腺瘤。

(七)药物影响

长期服用多巴胺受体阻断剂、儿茶酚胺耗竭类、鸦片类和抗胃酸类药物,以及避孕药等可使垂体分泌 PRL 增多。

二、临床表现

(一)溢乳

＞50％的高催乳激素血症患者伴有溢乳。在非妊娠和非哺乳期出现溢乳或挤出乳汁,或断奶数月仍有乳汁分泌,通常是乳白、微黄色或透明液体,非血性。部分患者 PRL 水平较高但无溢乳表现,可能与其分子结构有关。

(二)闭经或月经紊乱

高水平的 PRL 可影响垂体前叶促性腺激素的分泌,导致黄体期缩短或无排卵性月经失调;约 20％的患者伴有月经稀发甚至闭经。后者与溢乳表现合称为闭经—溢乳综合征。

(三)不育或流产

卵巢排卵障碍或黄体功能不足可导致不孕或流产。

(四)头痛、眼花及视觉障碍

微腺瘤一般无明显症状;大腺瘤可压迫蝶鞍隔出现头痛、头胀等;当腺瘤向前侵犯或压迫视交叉或影响脑脊液回流时,也可出现头痛、呕吐和眼花,甚至视野缺损和动眼神经麻痹。

(五)性功能改变

部分患者因卵巢功能障碍,表现低雌激素状态,阴道壁变薄或萎缩,分泌物减少,性欲减低。

三、辅助检查

(一)血清学检查

血清 PRL 水平持续异常升高,＞1.14 nmol/L(25 μg/L)。多囊卵巢综合征合并高催乳激素血症患者 LH 和雄激素可升高。

(二)影像学检查

当血清 PRL 水平高于 4.55 nmol/L(100 μg/L)时,应注意是否存在垂体腺瘤,CT 和 MRI 可明确下丘脑、垂体及蝶鞍情况,是有效的诊断方法。其中 MRI 对软组织的显影较 CT 清晰,因此对诊断空蝶鞍症最为有效,也可使视神经,海绵窦及颈动脉清楚显影。

(三)眼底、视野检查

垂体肿瘤增大可侵犯和/或压迫视交叉,引起视盘水肿;也可因肿瘤损伤视交叉不同部位而有不同类型视野缺损,因而眼底、视野检查有助于确定垂体腺瘤的部位和大小。

四、诊断

根据血清学检查 PRL 持续异常升高,同时出现溢乳、闭经及月经紊乱、不育、头痛、眼花、视觉障碍及性功能改变等临床表现,可诊断为高催乳素血症。诊断时应注意某些生理状态如妊娠、哺乳、夜间睡眠、长期刺激乳头乳房、性交、过饱或饥饿、运动和精神应激等都会导致 PRL 轻度升高。因此,临床测定 PRL 时应避免生理性影响,在 9～12 时取血测定较为合理。诊断高催乳激素血症后,根据病情做必要的辅助检查,以进一步明确发病原因及病变程度,便于治疗。在包括 MRI 或 CT 等各种检查后未能明确催乳激素异常增高原因的患者可诊断为特发性高催乳激素血症,但应注意对其长期随访,小部分患者甚至 10～20 年后出现垂体瘤。

五、治疗

根据病因而定。

(一)随访

对特发性高催乳素血症、PRL 轻微升高、月经规律、卵巢功能未受影响、无溢乳且未影响正常生活时,可不必治疗,应定期复查,观察临床表现和 PRL 的变化。

(二)药物治疗

1.溴隐亭

为非特异性多巴胺受体激动剂,可兴奋多巴胺 D1 和 D2 受体,抑制催乳素的合成分泌,是治疗高催乳激素血症最常用的药物。一般每天 2.5～5 mg 可降低 PRL 水平、抑制溢乳、恢复排卵,但少数患者需每天 12.5 mg 才见效。对无垂体肿瘤的高催乳激素血症者不必长期用药,一般 1 年后停药,观察 PRL 情况,再做处理。对于催乳激素腺瘤患者,应长期用药,可使部分腺瘤萎缩、退化或停止生长。

对有生育要求的患者应待 PRL 正常稳定一段时间后再妊娠为宜。尽管目前认为溴隐亭对妊娠是安全的,但仍主张一旦妊娠,应考虑停药。虽然,妊娠期催乳激素腺瘤增大情况少见,但仍应加强监测,定期复查视野(妊娠 20、28、38 周)。若有异常,应及时行 MRI 检查。溴隐亭不良反应主要有恶心、呕吐、眩晕、疲劳和直立性低血压等,用药数天后可自行消失,故治疗应从小剂量开始,逐渐增量至有效维持量,可在晚餐后或睡觉前服。新型溴隐亭长效注射剂克服了因口服造成的胃肠道功能紊乱,每次 50～100 mg,每28 天/次,是治疗大催乳激素腺瘤安全有效的方法,可长期控制肿瘤的生长并使瘤体缩小,不良反应较少,用药方便。

2.诺果宁

若溴隐亭不良反应无法耐受或无效时可改用诺果宁。本药是选择性多巴胺 D_2 受体激动剂,不良反应更少。

3.维生素 B_6

作为辅酶在下丘脑中多巴向多巴胺转化时加强脱羟及氨基转移作用,与多巴胺受体激动剂起协同作用。临床用量可达 60～100 mg,每天 2～3 次。

(三)手术治疗

垂体腺瘤如无视神经压迫症状不必手术。但垂体肿瘤产生明显压迫及神经系统症状或药物治疗无效时,应考虑手术治疗。经蝶窦手术是最为常用的方法,开颅手术少用。术前可用溴隐亭使肿瘤减小,减少术中出血。手术后应观察 PRL 水平和垂体的其他功能状况。

(四)放射治疗

放疗适用于药物治疗无效或不能坚持和耐受、不愿手术或因其他禁忌证不能手术,以及手术后患者的辅助治疗,一般不单独使用。近年兴起的 γ 刀技术也被应用于垂体肿瘤的治疗。放射治疗会影响瘤体周围的组织,从而有可能影响垂体功能,诱发其他肿瘤,损伤周围神经等。

(孙玉红)

第六节　经前期综合征

经前期综合征(PMS)是指月经前周期性发生的影响妇女日常生活和工作、涉及躯体精神及行为的症候群,月经来潮后可自然消失。伴有严重情绪不稳定者称为经前焦虑障碍(PMDD)。

一、病因和发病机制

PMS 的病因尚无定论,目前有以下几种学说。

(一)脑神经递质学说

研究发现一些与应激反应及控制情感有关的神经递质,如 5-羟色胺、阿片肽、单胺类等,在月经周期中对性激素的变化敏感。雌、孕激素通过对神经递质的影响在易感人群中引起 PMS。

(二)卵巢激素学说

PMS 症状与月经周期黄体期黄体酮的撤退变化相平行,因而认为中、晚黄体期黄体酮水平的下降或雌/孕激素比值的改变可能诱发 PMS。但近年的研究并未发现 PMS 患者卵巢激素的产生与代谢存在异常。

(三)精神社会因素

临床上 PMS 患者对安慰剂的治愈反应高达 30%～50%,接受精神心理治疗者也有较好疗效,表明患者精神心理因素与 PMS 的发生有关。另外,个性及社会环境因素对 PMS 症状的发生也极为重要。PMS 患者病史中常有较明显的精神刺激,可能都是产生经前情绪变化的重要因素。

(四)前列腺素作用

前列腺素可影响钠潴留、精神行为、体温调节及许多 PMS 的有关症状,前列腺素合成抑制剂能改善 PMS 躯体症状,但对精神症状的影响尚不肯定。

(五)维生素 B_6 缺陷

维生素 B_6 是合成多巴胺和 5-羟色胺的辅酶,对减轻抑郁症状有效,因此认为 PMS 患者可能存在维生素 B_6 缺陷。

PMS 的病理生理存在多种因素的相互影响,卵巢激素是 PMS 的必要因素,但其本身不足以引起 PMS。PMS 的易感因素可能与患者本身的神经敏感体质或其他异常如维生素 B_6 缺陷等有关。在易感患者一些脑神经递质活性的改变是引起 PMS 的可能原因。

二、临床表现

典型 PMS 症状出现于经前 1～2 周,逐渐加重,至月经前最后 2～3 天最为严重,月经来潮后迅速减轻直至消失。有些患者症状消退时间较长,逐渐消退,直至月经开始后 3～4 天才完全消失。

本病多见于 25～45 岁妇女,主要表现为周期性出现的易怒、抑郁和疲劳,伴有腹部胀满、四肢水肿、乳房触痛。主要症状归纳为 3 方面:①躯体症状,表现为头痛、乳房胀痛、腹部胀满、肢体浮肿、体重增加、运动协调功能减退。②精神症状,易怒、焦虑、抑郁、情绪不稳定、疲乏,以及饮食、睡眠、性欲改变。③行为改变,思想不集中、工作效率低、意外事故倾向,易有犯罪行为或自杀意图。

三、诊断

根据经前期出现的周期性典型症状,PMS 的诊断多无困难。PMDD 的诊断可采用美国精神病协会推荐的标准。

对患者 2～3 个月周期所记录的症状作前瞻性评估。在黄体期的最后一个星期存在 5 种(或更多种)下述症状,并且在经后消失,其中至少有一种症状必须是(1)、(2)、(3)或(4)。

(1)明显的抑郁情绪,自我否定意识,感到失望。

(2)显焦虑、紧张,感到激动或不安。

(3)情感不稳定,比如突然伤感、哭泣或对拒绝增加敏感性。

(4)持续和明显易怒或发怒,或与他人的争吵增加。

(5)对平时活动(如工作、学习、友谊、嗜好)的兴趣降低。

(6)主观感觉注意力集中困难。

(7)嗜睡、易疲劳或能量明显缺乏。

(8)食欲明显改变,有过度摄食或产生特殊的嗜食渴望。

(9)失眠。

(10)主观感觉不安或失控。

(11)其他躯体症状,如乳房触痛或肿胀、头痛、关节或肌肉痛、肿胀感、体重增加。

这些失调务必是明显干扰工作或学习或日常的社会活动及与他人的关系(如逃避社会活动、生产力和工作学习效率降低),不是另一种疾病加重的表现(加重型抑郁症、恐慌症、恶劣心境或人格障碍)。

诊断 PMDD 的要求:连续 3 次月经前具有上述 11 种症状中的 5 种,月经来潮 4 天内缓解,无症状期持续到周期第 13 天;5 种症状中必须至少包括 1 种精神症状(如易怒、情绪波动、焦虑或抑郁);具有的多种躯体症状仅作为 1 种症状评估。

四、鉴别诊断

PMS 的症状为非特异性,需与其他疾病鉴别,包括各种精神病、心肝肾疾病引起的水肿、特发性水肿及经前期加重的疾病。周期性出现症状是 PMS 的典型特点,而精神病在整个月经周期中症状不变,严重程度也缺乏规律性。其次,经前期加重的疾病在卵泡期也有症状,经前期加重。而 PMS 卵泡期则无症状。有与 PMS 同时出现的精神障碍患者,均应首先由精神病学专家诊断,排除精神病后再按照 PMS 进行治疗。

五、治疗

先采用心理疏导及饮食治疗,若无效可给予药物治疗。

(一)心理疏导

帮助患者调整心理状态,认识疾病和建立勇气及自信心,这种精神安慰治疗对相当一部分患者有效。

(二)饮食

应选择:①高碳水化合物低蛋白饮食。②限制盐。③限制咖啡。④补充维生素 E、维生素 B_6 和微量元素镁。

(三)药物治疗

1.抗抑郁剂

可选用:①选择性 5-羟色胺再摄入抑制剂。对 PMS 有明显疗效,是治疗 PMS 的一线药物,如氟西汀 20 mg/d,整个月经周期服用,无明显不良反应。②三环类抗抑郁剂。氯丙咪嗪每天 25～75 mg,对控制 PMS 有效。

2.抗焦虑剂

适用于明显焦虑及易怒的患者。阿普唑仑经前用药,起始剂量为 0.25 mg,每天 2～3 次,逐渐递增,最大剂量为每天 4 mg,一直用至月经来潮的第 2～3 天。

3.前列腺素抑制剂

吲哚美辛 25 mg,每天 3 次。可缓解头痛、痛经。

4.促性腺激素释放激素类似剂(GnRH-a)

通过降调节抑制垂体促性腺激素分泌,造成低促性腺激素、低雌激素状态,缓解症状。有一定不良反应,不宜长期应用,且费用较高。

5.达那唑

每天 200 mg,能减轻乳房疼痛,对情感、行为改变有效。但有雄激素特性和肝功能损害作用,只用于其他治疗无效,且症状严重时。

6.溴隐亭

1.25～2.50 mg,每天 2 次,经前 14 天起服用,月经来潮时停药。主要对经前乳房疼痛有效。

7.醛固酮受体拮抗剂

螺内酯 25 mg,每天 2～3 次。不仅可减轻水钠潴留症状,对精神症状也有效。

8.维生素 B_6

可调节自主神经系统与下丘脑-垂体-卵巢轴的关系,还可抑制催乳激素的合成。每天口服 100 mg 可改善症状。

(孙玉红)

第七节　多囊卵巢综合征

多囊卵巢综合征(PCOS)是一种以高雄激素血症、排卵障碍及多囊卵巢为特征的病变。1935 年 Stein 和 Leventhal 首次报道,故又称 Stein-Leventhal 综合征。至今,多囊卵巢综合征的定义和诊断标准尚未被广泛接受。因此,其发生率亦不相同。一般认为,多囊卵巢综合征在青春期及育龄期妇女中发生率均较高,为 5%～10%,无排卵性不孕妇女中约为 75%,多毛妇女可高达 85%以上。

一、发病相关因素

病因至今尚不十分清楚,其发病相关因素仍以胰岛素抵抗为主。其他的相关因素有遗传学因素和非遗传学因素。

(一)胰岛素抵抗和高胰岛素血症

胰岛素促进器官、组织和细胞吸收、利用葡萄糖的效能下降时称胰岛素抵抗。为维持正常的血糖水平,机体代偿性分泌更多的胰岛素,形成高胰岛素血症。高水平的胰岛素可促进肾上腺和卵巢产生雄激素,另可使性激素结合球蛋白量下降,从而增加循环血中的有生物活性的雄激素,导致高雄激素血症。

(二)遗传因素

部分 PCOS 患者存在明显的家族聚集性,主要以常染色体显性遗传方式遗传。研究提示 PCOS 的候选基因位于 19p13.3,而位于 15q24.1 的 CYP11A1 基因可能与 PCOS 患者的高雄激素血症相关。此外 LH-β 基因突变也可能与 PCOS 有关。但临床上患 PCOS 的单卵双胎的同胞不一定患病,故 PCOS 的发病可能与遗传因素和必要的环境因素共同作用有关。

二、病理生理

PCOS 的发病机制非常复杂,有关研究仍在发展过程中。目前已认识到 PCOS 是涉及内分泌、代谢和遗传等许多因素的内分泌与代谢紊乱的疾病。PCOS 是高度异质性的临床症候群,不同患者的病理生理特征差异较大,包括高雄激素血症、胰岛素抵抗和高胰岛素血症、高 LH 水平伴有正常或低水平的 FSH、无周期性波动的雌激素水平且雌酮(E_1)＞雌二醇(E_2)等。

(一)胰岛素抵抗

胰岛素抵抗是指外周组织对胰岛素敏感性降低,使胰岛素的生物效能低于正常。胰岛素通过细胞内的信号传导途径发挥对卵巢的作用,包括调节葡萄糖代谢的促代谢途径和引起卵巢细胞分裂增殖作用的促分裂途径。胰岛素和胰岛素样生长因子通过共享细胞内蛋白激酶或信号蛋白机制,实现作用的相互交叉。40%～60% PCOS 患者(特别是肥胖者)存在胰岛素抵抗,其原因包括胰岛素受体丝氨酸残基的过度磷酸化从而减弱了信号传导,或胰岛素受体基因突变、受体底物-I(IRS-I)或受体后葡萄糖转运的缺陷。胰岛素抵抗因促代谢作用途径受损,机体代偿性升高胰岛素水平形成高胰岛素血症,细胞内胰岛素/类胰岛素样生长因子的促分裂途径的作用因而放大,导致卵泡膜细胞和间质细胞的过度增殖,生成更多的雄激素,加重高雄激素血症。高胰岛素血症又通过抑制肝脏的性激素结合球蛋白合成,使体内游离性激素增加,促进其生物学作用。而雄激素在外周组织转化为 E_1,更增加垂体 LH 的分泌,过多的 LH 和胰岛素共同刺激卵巢的卵泡膜细胞和间质细胞。促分裂作用的加强使卵泡的募集增加,而 FSH 的相对不足,卵泡发育停滞,卵泡的选择障碍,导致无排卵和多囊卵巢形成。

(二)下丘脑-垂体-卵巢轴调节功能紊乱

PCOS 患者的雄激素过多,其中的雄烯二酮在外周脂肪组织转化为 E_1,又由于卵巢内多个小卵泡而无主导卵泡形成,持续分泌较低水平的 E_2,因而 E_1＞E_2。外周循环这种失调的雌激素水平使下丘脑 GnRH 脉冲分泌亢进,主要使垂体分泌过量 LH,雌激素对 FSH 的负反馈使 FSH 相对不足,升高的 LH 刺激卵巢卵泡膜细胞和间质细胞产生过量的雄激素,进一步升高雄激素的水平,从而形成"恶性循环"。FSH 的相对不足,以及异常的激素微环境,使卵泡发育到一定程度即停滞,导致多囊卵巢形成,并出现 PCOS 患者特征性的生殖内分泌改变。高雄激素则导致多毛、痤疮等临床表现。

三、临床表现

PCOS 常发病于青春期,生育期,以无排卵、不孕和肥胖、多毛等典型临床表现为主;中老年则出现因长期的代谢障碍导致的高血压、糖尿病、心血管疾病等。因此,未得到恰当处理的 PCOS 可影响患者的一生。

(一)月经失调

患者的初潮年龄多为正常,但常在初潮后即出现月经失调,主要表现为月经稀发、经量少或闭经。临床上可见从月经稀发(周期逐渐延长)至闭经的发展过程。少数患者表现为月经过多或不规则出血。

(二)不孕

PCOS患者由于持续的无排卵状态,导致不孕。异常的激素环境可影响卵子的质量、子宫内膜的容受性、甚至胚胎的早期发育,即使妊娠也易发生流产。

(三)男性化表现

在高雄激素的影响下,PCOS女性呈现不同程度的多毛,发生率为17%~18%。多毛以性毛(阴毛和腋毛)浓密为主,尤其是阴毛,分布呈男性型,甚至下延及肛周,上及腹股沟或腹中线。毛发也可分布于面部口周、乳周、下颌、大腿根部等处。多毛的程度与血雄激素升高并不平行,白种患者更为常见。过多的雄激素转化为活性更强的双氢睾酮后,刺激皮脂腺分泌过盛,可出现痤疮。痤疮多分布在额部、颧部及胸背部,伴有皮肤粗糙、毛孔粗大,具有症状重、持续时间长、顽固难愈、治疗反应差的特点。另外,还可有阴蒂肥大、乳腺萎缩等。极少数病例有男性化征象如声音低沉、喉结突出。

(四)肥胖

PCOS患者中40%~60%的体重指数(BMI)≥25。可能是由于雄激素过多或长期的雌激素刺激,或其他内分泌、代谢紊乱和遗传特征,引起脂肪的堆积,不但腹壁,而且腹腔内脏器官间也出现脂肪堆积。后者的危害更大,更易导致代谢异常、心血管疾病等远期并发症。肥胖的发生与PCOS的发生发展存在相互促进的作用,肥胖患者的胰岛素抵抗及高胰岛素血症促进PCOS的发展。

(五)黑棘皮症

PCOS患者可出现局部皮肤或大或小的天鹅绒样、片状、角化过度、呈灰棕色的病变,常分布在颈后、腋下、外阴、腹股沟等皮肤皱褶处,称黑棘皮症,与高雄激素和胰岛素抵抗及高胰岛素血症有关。

(六)卵巢增大

盆腔检查有时可触及一侧或双侧增大的卵巢。B超检查可见一侧或双侧卵巢直径2~9 mm的卵泡≥12个,和/或卵巢体积≥10 cm^3。

(七)内分泌改变

1.雄激素水平高

血清T、A水平升高,少数患者DHEA和DHEAS升高,SHBG水平降低。

2.雌激素改变

PCOS分泌雌酮(E_1)明显增多,雌二醇(E_2)相当于早、中卵泡期水平。E_1除了与E_2之间的相互转化外,大部分来自A在外周组织局部芳香化酶作用下的转化,无周期性变化,这些患者体内总体雌激素处于较高水平。

3.促性腺激素变化

LH水平升高较恒定地维持在正常妇女月经周期中卵泡期上下水平,而FSH则相当于早卵泡期水平,因此LH/FSH比值多升高。

4.胰岛素抵抗及高胰岛素血症

50%~60%PCOS患者呈现高胰岛素分泌和IR,有发展为糖耐量受损和2型糖尿病的危险。

5.血清催乳素(PRL)水平升高

10％～15％PCOS患者表现为轻度的高催乳素血症,其可能为雌激素持续刺激所致。明显的高催乳素血症或催乳素瘤是PCOS的鉴别诊断之一。

(八)远期并发症

1.肿瘤

持续的、无周期性的、相对偏高的雌激素水平和升高的雌酮与雌酮/雌二醇比值对子宫内膜的刺激,又无孕激素拮抗,可增加子宫内膜癌和乳腺癌发病率。

2.心血管疾病

血脂代谢紊乱易引起动脉粥样硬化,从而导致冠心病、高血压等。

3.糖尿病

胰岛素抵抗和高胰岛素血症、肥胖,易发展为隐性糖尿病或糖尿病。

四、诊断

不同专家组认可的诊断标准不一:美国 NIH 1990 年的诊断标准为高雄激素血症和月经稀发或闭经;2003 年欧洲人类生殖和胚胎与美国生殖医学学会的(ESHRE/ASRM)鹿特丹专家会议诊断标准为月经稀发或闭经、高雄激素血症,以及超声检查诊断多囊卵巢 3 项指标中任何 2 项;而 Androgen Excess Society 2006 年指南为高雄激素血症加上月经稀发或闭经和超声检查诊断多囊卵巢2项指标中任何 1 项。但一致认为,诊断时首先需除外高雄激素血症的其他原因。

(一)推荐的诊断标准

目前,中华医学会妇产科分会推荐采用 2003 年欧洲人类生殖和胚胎与美国生殖医学学会的(ES HRE/ASRM)鹿特丹专家会议推荐的标准。

1.稀发排卵或无排卵

临床表现为闭经、月经稀发、初潮 2～3 年不能建立规律月经,以及基础体温呈现单相。有时,月经规律者却并非有排卵性月经。

2.高雄激素的临床表现和/或高雄激素血症

临床表现有痤疮、多毛。高雄激素血症者血清总睾酮、游离睾酮指数或游离睾酮高于检测单位实验室参考正常值。

3.卵巢多囊性改变

B 超检查可见一侧或双侧卵巢直径 2～9 mm 的卵泡≥12 个,和/或卵巢体积≥10 cm^3。

符合上述 3 项中任何 2 项者,即可诊断 PCOS。

(二)辅助检查

2009 年美国妇产科医师协会(ACOG)建议,若疑及 PCOS 时,可采用以下辅助检查,以便正确诊断、恰当治疗。

1.体格检查

测定血压、确定 BMI、腰围,了解有无高血压和肥胖,确定肥胖类型。

2.实验室测定

(1)了解是否存在生化高雄激素血症、代谢综合征及下丘脑性闭经。①总睾酮、生物活性睾酮或游离睾酮、性激素结合蛋白测定:PCOS 患者血清总睾酮、双氢睾酮、雄烯二酮水平升高,性激素结合蛋白(SHBG)水平下降,部分患者表现为血清总睾酮水平不高、但血清游离睾酮升高。由肾上腺产生的脱氢表雄酮或硫酸脱氢表雄酮正常或轻度升高。②TSH、PRL、17-羟孕酮测定:以排除甲状腺功能异常和高催乳素血症引起的高雄激素血症。尿 17-酮皮质类固醇升高时提示肾上腺功能亢进。③2 小时口服葡萄糖耐量试验:空腹血糖值:正常为<110 mg/dL;损害为 110~150 mg/dL;2 型糖尿病则>126 mg/dL。口服 75 mg 葡萄糖后 2 小时血糖值:正常糖耐量为<140 mg/dL;糖耐量损害为 140~199 mg/dL;2 型糖尿病则>200 mg/dL。④空腹血脂、脂蛋白测定:正常者:高密度脂蛋白>50 mg,甘油三酯<150 mg。

(2)根据患者情况,可选择以下测定。①促性腺激素测定:PCOS 患者 FSH 正常或偏低,约 60%的患者 LH 升高,LH/FSH≥2。如 LH/FSH≥3 以上,更有助于诊断。约 95%患者的 LH/FSH 升高。GnRH 刺激后,LH 反应亢进,FSH 反应偏低。②空腹胰岛素水平:年轻 PCOS 患者、接受促排卵治疗 PCOS 患者,以及具有胰岛素抵抗或高雄激素血症临床特征者应测定空腹胰岛素水平。③24 小时尿游离皮质醇测定或低剂量地塞米松抑制试验:适用于晚发型 PCOS 患者或库欣综合征患者。

3.B 超检查

卵巢多囊性改变为一侧或双侧卵巢中见≥12 个 2~9 mm 直径卵泡,卵巢>10 cm³。一侧卵巢见上述改变也可诊断。阴道超声检查较为准确,无性生活史的患者应经直肠超声检查。宜选择在卵泡早期(月经规律者)或无优势卵泡状态下做超声检查。卵巢体积计算(cm³):0.5×长(cm)×宽(cm)×厚(cm);卵泡数目测量应包括横面与纵面扫描;若卵泡直径<10 mm,则可取卵泡横径与纵径的平均数。

五、鉴别诊断

首先需与 PCOS 鉴别的主要疾病为引起高雄激素的疾病,如先天性肾上腺皮质增生、库欣综合征、雄激素分泌性肿瘤、高催乳素血症和甲状腺功能异常、外源性雄激素应用等。

(一)产生雄激素的卵巢肿瘤

如门细胞瘤、支持-间质细胞瘤,可产生大量雄激素,可出现男性化表现如喉结大、阴蒂增大、血雄激素水平较高,可行B超、CT检查协助诊断。

(二)先天性肾上腺皮质增生(CAH)

一种常染色体隐性遗传病,分为早发型和迟发型,是由于皮质醇生物合成过程中有酶的缺陷,其中以 21-羟化酶缺陷最常见,可引起 17α-羟孕酮和雄激素水平增高,对 ACTH 兴奋试验反应亢进。

(三)库欣综合征

库欣综合征是由各种原因导致肾上腺皮质功能亢进,促使皮质醇及其中间产物雄激素的过量分泌所致。本病少见,典型表现有满月脸,水牛背,向心性肥胖,皮肤紫纹、多毛、痤疮、高血压,以及骨质疏松,糖耐量异常,皮肤色素沉着等。实验室检查发现血浆皮质醇正常的昼夜节律消失,尿游离皮质醇增高,过夜小剂量地塞米松抑制实验是筛选本病的简单方法。

(四)甲状腺功能异常

甲状腺功能异常可引起下丘脑-垂体-卵巢轴异常,从而引起持续不排卵。临床上可有月经失调或闭经,可检测血清 TSH 鉴别之。

六、治疗

PCOS 的治疗主要为调整月经周期、治疗高雄激素与胰岛素抵抗,以及有生育要求者的促排卵治疗。其次,无论有生育要求与否,均应进行生活方式,调整控制饮食、锻炼,以及戒烟、戒酒。

(一)调整月经周期

可采用口服避孕药和孕激素后半周期疗法,有助于调整月经周期、纠正高雄激素血症,改善高雄激素的临床表现。其周期性撤退性出血可改善子宫内膜状态,预防子宫内膜癌的发生。

1.口服避孕药作用及注意点

此法开始即用孕激素以限制雌激素的促内膜生长作用,使撤药性出血逐步减少,其中雌激素可预防治疗过程中孕激素的突破性出血。口服避孕药可很好地控制周期,尤其适用于有避孕需求的生育期患者。应注意口服避孕药潜在风险,不宜用于有血栓性疾病、心脑血管疾病高危因素及 40 岁以上吸烟的女性。PCOS 患者常有糖、脂代谢紊乱,用药期间应监测血糖、血脂变化。青春期女孩应用口服避孕药前,应做好充分的知情同意。

2.孕激素后半周期疗法

适用于无严重高雄症状和代谢紊乱的患者。于月经周期后半期(月经第 16～25 天)口服地屈孕酮片 10 mg/d,每天 2 次,共 10 天,或微粒化黄体酮 200～300 mg/d,5～7 天,或醋酸甲羟孕酮 10 mg/d,连用 10 天,或肌内注射黄体酮 20 mg/d,共 5 天。孕激素可能通过减慢 GnRH-LH 脉冲分泌频率,在一定程度上降低雄激素水平。

(二)多毛、痤疮及高雄激素治疗

可采用短效口服避孕药,首选复方醋酸环丙孕酮(达英-35)。

达英-35 作用机制、用法及注意事项:该药含有醋酸环丙孕酮(CPA)2 mg 和炔雌醇(EE)35 μg。炔雌醇可以升高 SHBG,以降低游离睾酮水平;醋酸环丙孕酮可抑制 P450c17/17-20 裂解酶活性,减少雄激素合成,并在靶器官与雄激素竞争结合受体,阻断雄激素的外周作用;通过抑制下丘脑-垂体 LH 分泌而抑制卵泡膜细胞高雄激素生成。痤疮治疗需用药 3 个月,多毛治疗需用药 6 个月,但停药后高雄激素症状将恢复。注意事项同口服避孕药。

(三)胰岛素抵抗的治疗

适用于肥胖或有胰岛素抵抗的患者,可采用二甲双胍治疗。

二甲双胍作用机制、用法及注意事项:二甲双胍可增强周围组织对葡萄糖的摄入、抑制肝糖产生并在受体后水平增强胰岛素敏感性、减少餐后胰岛素分泌,改善胰岛素抵抗,可预防代谢综合征的发生。用法:500 mg,每天 2 次或 3 次,3～6 个月复诊,了解月经和排卵恢复情况,有无不良反应,复查血胰岛素。若无月经,须加用孕激素调整月经。二甲双胍最常见的是胃肠道反应,餐中用药可减轻反应。初起可每次 250 mg,每天 2～3 次,2～3 周后可根据病情调整用量。严重的不良反应是可能发生肾功能损害和乳酸性酸中毒。须定期复查肾功能。

(四)促排卵治疗

适用于有生育要求患者。首选氯米芬治疗。若无效,可采用促性腺激素、腹腔镜下卵巢打孔术及体外受精-胚胎移植。

1.氯米芬作用机制、用法及注意事项

氯米芬有弱的抗雌激素作用,可与下丘脑和垂体的内源性雌激素受体相竞争,解除对垂体分泌促性腺激素的抑制,促进 FSH 和 LH 的分泌,从而诱发排卵。氯米芬也能影响宫颈黏液,使精子不易生存与穿透;影响输卵管蠕动及子宫内膜发育,不利于胚胎着床。应用氯米芬时,也可于近排卵期适量加用戊酸雌二醇等天然雌激素,以减少其抗雌激素作用对子宫内膜及宫颈黏液的不良影响。用法:自然或人工诱发月经周期的第 5 天起,50～150 mg/d(可根据患者体重及以往治疗反应决定)，共 5 天。如能应用 B 超监测卵泡发育，则更能确定是否排卵及卵泡发育情况。卵泡直径达 18～20 mm 时，可肌内注射 HCCT 5 000～10 000 IU，以诱发排卵。治疗后排卵率为 60%～80%，妊娠率为 30%～40%。20%～25% 的患者治疗无效。

2.促性腺激素:尿促性素(HMG)

每支含 FSH、LH 各 75 IU，常规用法:自然月经来潮或黄体酮撤退出血第 5 天，每天肌内注射 HMG 1 支，根据 B 超监测卵泡发育情况增减用量，优势卵泡直径达 18 mm 时，肌内注射 HCCT 5 000～10 000 IU，以诱发排卵。若有 3 个卵泡同时发育，应停用 HCCT，以避免卵巢过度刺激综合征发生。HMG 也可和氯米芬联合应用，以促卵泡发育。尿促性素排卵率 70%～90%，单卵泡发育率 50%～70%，周期妊娠率 10%～20%，OHSS 发生率 0～5%。

3.腹腔镜下卵巢打孔术

主要适用于 BMI≤34，LH>10 mIU/mL，游离睾酮高者，以及氯米芬和常规促排卵治疗无效的患者。现多采用激光或单极电凝将卵泡汽化和电凝。许多妊娠发生在腹腔镜术后 1～6 个月。作用机制:破坏产生雄激素的卵巢间质，间接调节垂体-卵巢轴，血清 LH 及睾酮水平下降，增加妊娠机会，并可能降低流产的危险。其主要并发症为盆腔粘连，偶有卵巢萎缩。

(五)体外受精-胚胎移植

难治性 PCOS 患者(应用促排卵治疗 6 个周期无排卵者或有排卵，但未妊娠者)可采用体外受精、胚胎移植方法助孕。

(孙玉红)

第八节　绝经综合征

绝经指永久性无月经状态，是因为卵巢功能停止所致。绝经的判断是回顾性的，停经后 12 个月随诊方可判定绝经。围绝经期是妇女自生育期的规律月经过渡到绝经的阶段，包括从出现与卵巢功能下降有关的内分泌、生物学和临床特征起，至最后一次月经后 1 年。绝经综合征(MPS)指妇女绝经前后出现的一系列绝经相关症状。

绝经可分为自然绝经和人工绝经两种。前者指卵巢内卵泡耗竭，或剩余的卵泡对促性腺激素丧失了反应，卵泡不再发育和分泌雌激素，不能刺激子宫内膜生长，导致绝经。后者是指手术切除双侧卵巢或用其他方法停止卵巢功能，如放射线治疗和化疗等。单独切除子宫而保留一侧或双侧卵巢者，不作为人工绝经。判定绝经，主要根据临床表现和激素的测定。人工绝经者更易发生绝经综合征。

中国北方城市妇女平均绝经年龄 49.5 岁，农村 47.5 岁;而中国南方妇女平均绝经年龄为 48.99 岁;美国中位绝经年龄 51.3(48～55)岁。绝经年龄与曾服用避孕药、营养、地区、环境、吸烟等因素有关，而与教育程度、体形、初潮年龄、妊娠次数、末次妊娠年龄等因素无明显关系。

一、围绝经期和绝经后的性激素分泌变化

围绝经期最早的变化是卵巢功能的衰退，继后下丘脑-垂体功能退化。

（一）雌激素

卵巢功能衰退的最早征象是卵泡对 FSH 敏感性降低；绝经过渡期早期的特征是雌激素水平波动很大，整个绝经过渡期雌激素不呈逐渐下降趋势，而是在卵泡生长发育停止时，雌激素水平才下降。

绝经后卵巢分泌雌激素极少，妇女体内低水平的雌激素主要是由来自肾上腺皮质及来自卵巢的睾酮和雄烯二酮经周围组织中芳香化酶转化的雌酮，转化的部位主要在肌肉和脂肪。肝、肾、脑等组织也可促进转化。此期血中雌酮水平高于雌二醇。

（二）黄体酮

在绝经过渡期，卵巢仍有排卵功能，故仍有黄体酮分泌，但因黄体功能不全，黄体酮量减少。绝经后卵巢不再排卵、分泌黄体酮，极少量黄体酮可能来自肾上腺。

（三）雄激素

卵巢产生的雄激素是睾酮和雄烯二酮。绝经前，血液中 50% 的雄烯二酮和 25% 的睾酮来自卵巢；绝经后雄烯二酮产生量约为绝经前的一半，其中 85% 来自肾上腺，15% 来自卵巢间质细胞。绝经后，卵巢主要产生睾酮，而且产量在绝经后早期较绝经前增多，系因卵巢间质细胞受到大量的促性腺激素刺激所致。

由于绝经后雌激素的显著降低，使循环中雄激素与雌激素的比例显著上升；性激素结合蛋白降低，使游离雄激素增高，因而绝经后有些女性出现轻度多毛。

（四）促性腺激素

绝经过渡期仍有排卵的妇女，其 FSH 在多数周期中升高，而 LH 还在正常范围，但 FSH/LH 仍<1。绝经后，FSH、LH 明显升高，FSH 升高更为显著，FSH/LH>1。自然绝经 1 年内，FSH 能上升 13 倍，而 LH 仅上升 3 倍。绝经 2～3 年内，FSH/LH 达最高水平，以后随年龄增长渐下降，但仍在较高水平。

（五）促性腺激素释放激素（GnRH）

围绝经期 GnRH 的分泌增加，并与 LH 相平行。

（六）抑制素

绝经后妇女血抑制素浓度下降，较雌二醇下降早且明显，可能成为反映卵巢功能衰退更敏感的标志。抑制素有反馈抑制垂体合成分泌 FSH 作用，并抑制 GnRH 对自身受体的升调节，因而抑制素浓度与 FSH 水平呈负相关。绝经后卵泡抑制素极低，而 FSH 升高。

二、临床表现

大多数绝经妇女出现雌激素缺乏相关症状是自然和普遍的。绝经早期主要是血管舒缩症状、精神神经系统症状和一些躯体症状，绝经多年后逐渐出现泌尿生殖道萎缩性变化、代谢改变和心血管疾病、骨质疏松及认知功能下降等退行性变化或疾病。

（一）月经改变

月经周期改变是围绝经期出现最早的临床症状，大致分为 3 种类型。

（1）月经周期缩短，经量减少，最后绝经。

（2）月经周期不规则，周期和经期延长，经量增多，甚至大出血或出血淋漓不断，然后逐渐减少而停止。

（3）月经突然停止，较少见。

由于无排卵,雌激素水平波动,缺乏孕激素的对抗,易发生子宫内膜增殖症甚至子宫内膜癌。

(二)血管舒缩症状

主要表现为潮热、出汗,是血管舒缩功能不稳定的表现,是绝经期综合征最突出的特征性症状之一。潮热起自前胸,涌向头颈部,然后波及全身。少数妇女仅局限在头、颈和乳房。在潮红的区域患者感到灼热,皮肤发红,紧接着暴发性出汗。持续数秒至数分钟不等,发作频率每天数次至 30~50 次。夜间或应激状态易促发。此种血管功能不稳定可历时 1 年,有时长达 5 年或更长。

(三)精神神经症状

主要包括情绪、记忆及认知功能症状。围绝经期妇女往往出现激动易怒、焦虑、多疑、情绪低落、自信心降低、不能自我控制等情绪症状。记忆力减退及注意力不集中也较常见。睡眠障碍也是常见表现。

(四)泌尿生殖道症状

主要表现为泌尿生殖道萎缩症状,外阴瘙痒、阴道干燥疼痛,性交困难,性欲低下,子宫脱垂;膀胱、直肠膨出;尿频,尿急,压力性尿失禁,反复发作的尿路感染。

(五)代谢异常和心血管疾病

一些绝经后妇女血压升高或血压波动;心悸时心率不快,心律不齐,常为期前收缩,心电图常表现为房性期前收缩,或伴随轻度供血不足表现。绝经后妇女代谢的改变导致体重增加明显、糖脂代谢异常增加、冠心病发生率及心肌梗死的病死率增加较快,并随年龄而增长。

(六)骨质疏松

妇女从围绝经期开始,骨质吸收速度大于骨质生成,促使骨质丢失而骨质疏松。骨质疏松症大约出现在绝经后 9~13 年,约 1/4 的绝经后妇女患有骨质疏松。绝经早期的骨量快速丢失和骨关节的退行性变可导致腰背、四肢疼痛,关节痛。骨质疏松症患者可出现驼背,严重者可致骨折,最常发生在椎体,其他如桡骨远端、股骨颈等都易发生骨折。

三、诊断和鉴别诊断

绝经期综合征症状复杂,对其主要症状应给予正确的估计,并能对器质性病变及早予以鉴别诊断。

(一)诊断

1.病史

仔细询问症状、月经史、绝经年龄;婚育史;既往史,是否切除子宫或卵巢,有无心血管疾病史、肿瘤史及家族史,以往治疗所用的激素、药物。

2.体格检查

全身检查和妇科检查。对 3 个月未行妇科检查复诊者,必须做妇科检查。

3.辅助检查

(1)激素测定:选择性激素测定有助于判断卵巢功能状态,以及其他相关内分泌腺功能。如 FSH＞40 U/L,提示卵巢功能衰竭。

(2)B 超检查:阴道不规则流血者应排除子宫、卵巢肿瘤,了解子宫内膜厚度。

(3)分段诊刮及子宫内膜病理检查:疑有子宫内膜病变者,应行分段诊刮及子宫内膜病理检查。有条件者可在宫腔镜检查下进行。

（4）骨密度测定：确诊有无骨质疏松。

（二）鉴别诊断

妇女在围绝经期容易发生高血压、冠心病、肿瘤等，因此必须除外心血管疾病、泌尿生殖器官的器质性病变，也要与神经衰弱、甲亢等鉴别。

四、预防

目前尚未能预防或延迟自然绝经的来临。但围绝经期妇女可以加强自我保健，积极参加体力劳动，参加体育锻炼，积极防治绝经综合征的发生。

有关绝经前妇女切除子宫时，是否切除卵巢的临床问题，多数学者认为应尽可能避免过早切除卵巢，保留卵巢有其恶变和盆腔疼痛等风险，但其可能性极小，而保留卵巢的优点超过其危险性。

五、治疗

较多围绝经期妇女可出现症候群，但由于精神状态、生活环境各不相同，其轻重差异很大。有些妇女不需任何治疗；有些只需一般性治疗，就能使症状消失；有的妇女则需要激素替代治疗才能控制症状。

（一）一般处理和对症治疗

围绝经期妇女应了解围绝经期是自然的生理过程，应以积极的心态适应这一变化。心理治疗是围绝经期治疗的重要组成部分，可辅助使用自主神经功能调节药物，如谷维素 20 mg 口服，每天 3 次；如有睡眠障碍，影响生活质量，可夜晚服用艾司唑仑 2.5 mg。为预防骨质疏松，应鼓励妇女坚持体育锻炼，增加日晒时间，摄入足量蛋白质和含钙食物。潮热治疗可用选择性 5-羟色胺再吸收抑制剂，如文拉法辛、帕罗西汀及加巴喷丁。

（二）激素治疗

1.适应证

（1）绝经相关症状：潮热、盗汗、睡眠障碍、疲倦、情绪不振、易激动、烦躁和轻度抑郁。

（2）泌尿生殖道萎缩相关的问题：阴道干涩、疼痛、排尿困难、反复性阴道炎、性交后膀胱炎、夜尿、尿频和尿急。

（3）有骨质疏松症的危险因素（含低骨量）及绝经后骨质疏松症。缺乏雌激素的较年轻妇女和/或有绝经症状的妇女应该首选激素治疗。

2.治疗时机

在卵巢功能开始减退并出现相关症状后即可应用。

3.禁忌证

激素治疗的禁忌证：①已知或可疑妊娠、原因不明的阴道出血。②已知或可疑患有乳腺癌、与性激素相关的恶性肿瘤或脑膜瘤（禁用孕激素）等。③最近 6 个月内患有活动性静脉或动脉血栓栓塞性疾病、严重肝肾功能障碍、血卟啉症、耳硬化症、系统性红斑狼疮。

4.慎用者

子宫肌瘤、子宫内膜异位症、子宫内膜增生史、高催乳素血症、尚未控制的糖尿病及严重的高血压、血栓形成倾向、胆囊疾病、癫痫、偏头痛、哮喘、乳腺良性疾病、乳腺癌家族史者慎用。

5.激素治疗流程

(1)治疗前的评估:根据病史、妇科检查及相关辅助检查(根据需要选择,应注意乳腺和子宫内膜的检查),评估是否有应用激素治疗的适应证、禁忌证或慎用。

(2)权衡利弊:根据年龄、卵巢功能衰退情况(绝经过渡期、绝经早期或绝经晚期)和激素治疗前的评估结果进行综合评价,以确定应用激素治疗的必要性。若难以辨明临床症状与绝经的关系,但无禁忌证者,可给予短期的诊断性激素治疗。应告知患者激素治疗的利弊,使其知情后做出选择。

(3)个体化治疗:应根据患者年龄、子宫及卵巢功能情况(绝经过渡期、绝经早期或绝经晚期),以及是否有其他危险因素等,制定个体化的激素治疗方案。

(4)应用激素治疗过程中的监测及注意事项:激素治疗过程中,须注意判断激素治疗是否有效、有无不良反应、个体危险/受益比是否发生改变、评价是否需要继续激素治疗或调整方案。监测的指标和频度应根据患者的具体情况确定。

6.激素治疗方案、用药方法及用药途径

应用激素治疗时,应在综合评估治疗目的和风险的前提下,采用最低有效剂量。没有必要限制激素治疗的期限,但在应用激素治疗期间应至少于每年进行 1 次个体化危险/受益评估,应根据评估情况决定疗程的长短,并决定是否继续或长期应用。为预防血栓形成,因疾病或手术需要长期卧床者酌情停用。

(1)激素治疗的方案:可采用单纯雌激素、单纯孕激素,以及雌、孕激素联合应用的治疗方案。①单纯雌激素:适用于已切除子宫,不需要保护子宫内膜的妇女。目前,尚无足够证据表明,植物雌激素可以作为激素治疗的替代物。②单纯孕激素:周期使用,用于绝经过渡期,调整卵巢功能衰退过程中出现的月经问题。③雌、孕激素联合应用:适用于子宫完整的妇女。联合应用孕激素的目的在于对抗雌激素所致的子宫内膜过度生长,此外,对增进骨健康可能有协同作用。

(2)用药方法及用药途径。①需要保护子宫内膜患者:多采用雌、孕激素联合应用。雌、孕激素联合应用又分序贯和连续联合用药两种。a.序贯用药是模拟生理周期,在使用雌激素的基础上,每月加用孕激素 10~14 天,继后停药 2~7 天,期间有预期计划性出血。适用于年龄较轻,绝经早期或愿意有月经样定期出血的妇女。用法:序贯用药。a.结合雌激素(倍美力)0.3~0.625 mg/d或戊酸雌二醇(补佳乐)1~2 mg/d,连用 21~28 天,用药第 10~14 天加用醋酸甲羟孕酮(安宫黄体酮)4~6 mg/d,共 10~14 天,停药 2~7 天后再开始新一周期。b.戊酸雌二醇片/雌二醇环丙孕酮片(克龄蒙)为雌、孕激素复方制剂,该药是由 11 片 2 mg 的戊酸雌二醇(白色)和 10 片 2 mg 的戊酸雌二醇加 1 mg 醋酸环丙孕酮组成(浅橙色),每天1片,连用 21 天。b.连续联合用药是每天联合应用雌激素和孕激素,不停用。连续用药方案可避免周期性出血,适用于年龄较长或不愿意有月经样出血的绝经后妇女。但实施早期可能有难以预料的非计划性出血,通常发生在用药的 6 个月以内。用法:a.结合雌激素 0.3~0.625 mg/d 或戊酸雌二醇 0.5~1.5 mg/d,加用醋酸甲羟孕酮 1~3 mg/d,连用。b.替勃龙(具有雌、孕、雄激素 3 种活性):1.25 mg/d,连用。②子宫缺失患者:单纯雌激素治疗适用于子宫切除术后或先天性无子宫的卵巢功能低下女性。用法:a.口服单纯雌激素治疗可用结合雌激素(倍美力)0.3~0.625 mg/d 或戊酸雌二醇(补佳乐)0.5~2 mg/d,连用 21 天。b.经皮途径雌二醇(松奇贴)适用于尚未控制的糖尿病及严重的高血压、有血栓形成倾向、胆囊疾病、癫痫、偏头痛、哮喘、高催乳素血症者可采用。③以泌尿生殖道症系统状为主诉者可采用经阴道途径雌激素有结合雌激素(倍美力霜、葆丽软膏)、雌三醇(欧维婷霜)、普罗雌烯(更宝芬胶囊)。

7.不良反应及危险性

(1)子宫出血:用药期间的异常出血,多为突破性出血,应了解有无服药错误,B超检查内膜,必要时做诊刮排除子宫内膜病变。

(2)性激素不良反应:雌激素剂量过大时可引起乳房胀、白带多、头痛、水肿、色素沉着等,酌情减量可减少其不良反应。

(3)孕激素的不良反应:包括抑郁、易怒、乳房痛和浮肿,极少数患者甚至不耐受孕激素。改变孕激素种类可能减少其不良反应。少数妇女接受 HRT 后,可因为水钠潴留造成短期内体重增加明显。

(4)子宫内膜癌:长期单独应用雌激素使子宫内膜癌和子宫内膜增生的危险增加 6～12 倍。雌激素替代治疗时,有子宫的妇女,必须加用孕激素,可以阻止子宫内膜单纯型和复杂型增生,内膜癌的相对危险性降至 0.2～0.4。

(5)乳腺癌:美国国立卫生研究院的"妇女健康倡议研究(WHI)"大型随机对照试验结果显示:有子宫的妇女随机给予雌孕激素联合治疗,平均随访 5.2 年,浸润性乳腺癌相对风险增加 26％,对无子宫妇女给单一结合雌激素治疗平均 6 年浸润性乳癌的发病风险不增加。

(三)防治骨质疏松症的其他药物

除了 HRT,防治骨质疏松可选用以下药物。

1.钙剂

只有轻微的骨吸收抑制作用,通常作为各种药物治疗的辅助或基础用药。绝经后应用雌激素者妇女的适当钙摄入量为 1 000 mg/d,不用雌激素者为 1 500 mg/d,65 岁以后应为 1 500 mg/d。补钙方法首先是饮食补充,不能补足的部分以钙剂补充,临床应用的钙剂有碳酸钙、磷酸钙、氯酸钙、枸橼酸钙等制剂。

2.维生素 D

适用于围绝经期妇女缺少户外活动者,每天口服 400～500 U,与钙剂合用有利于钙的完全吸收。

3.降钙素

降钙素是作用很强的骨吸收抑制剂,用于骨质疏松症。有效制剂为鲑降钙素。用法,100 U 肌内或皮下注射,每天或隔天1 次,2 周后改为 50 U,皮下注射,每月 2～3 次。

4.双磷酸盐类

可抑制破骨细胞,有较强的抗骨吸收作用,用于骨质疏松症。常用氨基双磷酸盐,预防剂量 5 mg/d,治疗剂量 10 mg/d;利塞膦酸钠,5 mg/d,必须空腹用白水送服,服药后保持直立和禁食至少 30 分钟。

(四)甲状旁腺素

特立帕肽每天皮下注射 20 μg。

(五)雷诺昔芬

雷诺昔芬是选择性雌激素受体调节剂,用法为 60 mg/d。

(孙玉红)

第八章　女性盆底功能障碍

第一节　阴道脱垂

阴道脱垂包括阴道前壁脱垂与阴道后壁脱垂。

一、阴道前壁脱垂

阴道前壁脱垂常伴有膀胱膨出和尿道膨出，以膀胱膨出为主(图 8-1)。

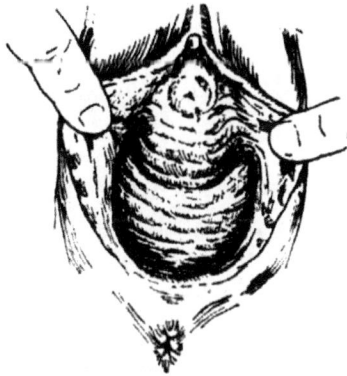

图 8-1　阴道前壁脱垂

(一)病因病理

阴道前壁的支持组织主要是耻骨尾骨肌、耻骨膀胱宫颈筋膜和泌尿生殖膈的深筋膜。

若分娩时，上述肌肉、韧带和筋膜，尤其是耻骨膀胱宫颈筋膜、阴道前壁及其周围的耻尾肌过度伸张或撕裂，产褥期又过早从事体力劳动，使阴道支持组织不能恢复正常，膀胱底部失去支持力，膀胱及与其紧连的阴道前壁上 2/3 段向下膨出，在阴道口或阴道口外可见，称为膀胱膨出。膨出的膀胱随同阴道前壁仍位于阴道内，称Ⅰ度膨出；膨出部暴露于阴道口外称Ⅱ度膨出；阴道前壁完全膨出于阴道口外，称Ⅲ度膨出。

若支持尿道的耻骨膀胱宫颈筋膜严重受损，尿道及与其紧连的阴道前壁下 1/3 段则以尿道外口为支点，向后向下膨出，形成尿道膨出。

（二）临床表现

轻者可无症状。重者自觉下坠、腰酸，并有块物自阴道脱出，站立时间过长、剧烈活动后或腹压增大时，阴道"块物"增大，休息后减小。仅膀胱膨出时，可因排尿困难而致尿潴留，易并发尿路感染，患者可有尿频、尿急、尿痛等症状。膀胱膨出合并尿道膨出时，尿道膀胱后角消失，在大笑、咳嗽、用力等增加腹压时，有尿液溢出，称张力性尿失禁。

（三）诊断及鉴别诊断

主要依靠阴道视诊及触诊，但要注意是否合并尿道膨出及张力性尿失禁。患者有上述自觉症状，视诊时阴道口宽阔，伴有陈旧性会阴裂伤。阴道口突出物在屏气时可能增大。若同时见尿液溢出，表明合并膀胱膨出和尿道膨出。触诊时突出包块为阴道前壁，柔软而边界不清。如用金属导尿管插入尿道膀胱中，则在可缩小的包块内触及金属导管，可确诊为膀胱或尿道膨出，也除外阴道内其他包块的可能，如黏膜下子宫肌瘤、阴道壁囊肿、阴道肠疝、肥大宫颈及子宫脱垂（可同时存在）等。

（四）预防

正确处理产程，凡有头盆不称者及早行剖宫产术，避免第二产程延长和滞产；提高助产技术，加强会阴保护，及时行会阴侧切术，必要时手术助产结束分娩；产后避免过早参加重体力劳动；提倡做产后保健操。

（五）治疗

轻者只需注意适当营养和缩肛运动。严重者应行阴道壁修补术；因其他慢性病不宜手术者，可置子宫托缓解症状，但需日间放置、夜间取出，以防引起尿瘘、粪瘘。

二、阴道后壁脱垂

阴道后壁脱垂常伴有直肠膨出。阴道后壁脱垂可单独存在，也可合并阴道前壁脱垂。

（一）病因病理

经阴道分娩时，耻尾肌、直肠-阴道筋膜或泌尿生殖膈等盆底支持组织由于长时间受压而过度伸展或撕裂，如在产后未能修复，直肠支持组织削弱，导致直肠前壁向阴道后壁逐渐脱出，形成伴直肠膨出的阴道后壁脱垂（图8-2）。

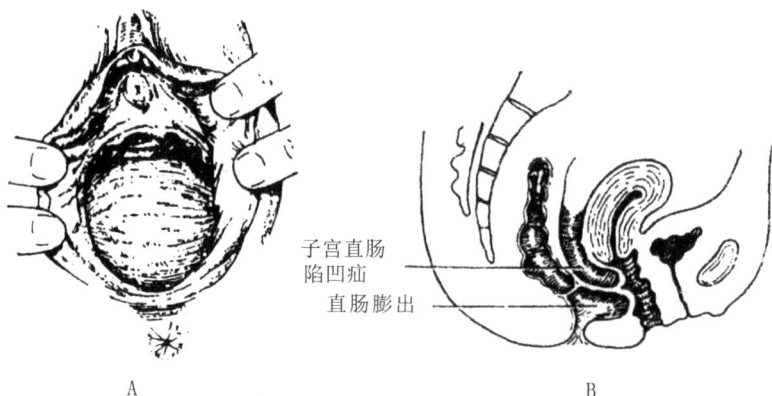

子宫直肠
陷凹疝
直肠膨出

A   B

图8-2　阴道后壁脱垂

A.直肠膨出；B.直肠膨出矢状面观

若较高处的耻尾肌纤维严重受损,可形成子宫直肠陷凹疝,阴道后穹隆向阴道内脱出,内有肠管,称肠膨出。

(二)临床表现

轻者无明显表现,严重者可感下坠、腰酸、排便困难,甚至需要用手向后推移膨出的直肠方能排便。

(三)诊断与鉴别诊断

检查可见阴道后壁呈球形膨出,肛诊时手指可伸入膨出部,即可确诊。

(四)预防

同阴道前壁脱垂。

(五)治疗

轻度者不需治疗,重者需行后阴道壁及会阴修补术。

(朱益静)

第二节　子宫脱垂

子宫脱垂是子宫从正常位置沿阴道下降,宫颈外口达坐骨棘水平以下,甚至子宫全部脱出阴道口以外。子宫脱垂常伴有阴道前壁和后壁脱垂。

一、临床分度与临床表现

(一)临床分度

我国采用 1981 年全国部分省、市、自治区"两病"科研协作组的分度,以患者平卧用力向下屏气时,子宫下降最低点为分度标准。将子宫脱垂分为 3 度(图 8-3)。

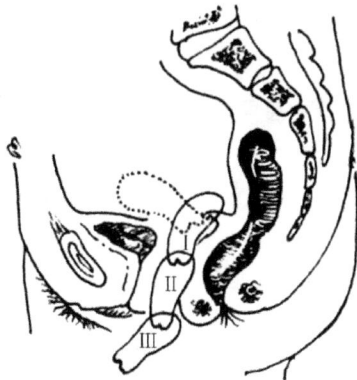

图 8-3　子宫脱垂

1.Ⅰ度

(1)轻型,宫颈外口距处女膜缘小于 4 cm,未达处女膜缘。

(2)重型,宫颈外口已达处女膜缘,阴道口可见子宫颈。

2.Ⅱ度

(1)轻型,宫颈已脱出阴道口外,宫体仍在阴道内。

(2)重型,宫颈及部分宫体脱出阴道口。

3.Ⅲ度

宫颈与宫体全部脱出阴道口外。

(二)临床表现

1.症状

(1)Ⅰ度:患者多无自觉症状。Ⅱ、Ⅲ度患者常有程度不等的腰骶区疼痛或下坠感。

(2)Ⅱ度:患者在行走、劳动、下蹲或排便等腹压增加时有块状物自阴道口脱出,开始时块状物在平卧休息时可变小或消失。严重者休息后块状物也不能自行回缩,常需用手推送才能将其还纳至阴道内。

(3)Ⅲ度:患者多伴Ⅲ度阴道前壁脱垂,易出现尿潴留,还可发生压力性尿失禁。

2.体征

脱垂子宫有的可自行回缩,有的可经手还纳,不能还纳的,常伴阴道前后壁脱出,长期摩擦可致宫颈溃疡、出血。Ⅱ、Ⅲ度子宫脱垂患者宫颈及阴道黏膜增厚角化,宫颈肥大并延长。

二、病因

分娩损伤,产后过早体力劳动,特别是重体力劳动;子宫支持组织疏松薄弱,如盆底组织先天发育不良;绝经后雌激素不足;长期腹压增加。

三、诊断

通过妇科检查结合病史很容易诊断。检查时嘱患者向下屏气或加腹压,以判断子宫脱垂的最大程度,并分度。同时注意观察有无阴道壁脱垂、宫颈溃疡、压力性尿失禁等,必要时做宫颈细胞学检查。如可还纳,需了解盆腔情况。

四、处理

(一)支持疗法

加强营养,适当安排休息和工作,避免重体力劳动,保持大便通畅,积极治疗增加腹压的疾病。

(二)非手术疗法

1.放置子宫托

适用于各度子宫脱垂和阴道前后壁脱垂患者。

2.其他疗法

包括盆底肌肉锻炼、物理疗法和中药补中益气汤等。

(三)手术疗法

适用于国内分期Ⅱ度及以上子宫脱垂或保守治疗无效者。

1.阴道前、后壁修补术

适用于Ⅰ、Ⅱ度阴道前、后壁脱垂患者。

2.曼氏手术

手术包括阴道前后壁修补、主韧带缩短及宫颈部分切除术。适用于年龄较轻、宫颈延长、希望保留子宫的Ⅱ、Ⅲ度子宫脱垂伴阴道前、后壁脱垂患者。

3.经阴道子宫全切术及阴道前后壁修补术

适用于Ⅱ、Ⅲ度子宫脱垂伴阴道前、后壁脱垂、年龄较大、无须考虑生育功能的患者。

4.阴道纵隔形成术或阴道封闭术

适用于年老体弱不能耐受较大手术、不需保留性交功能者。

5.阴道、子宫悬吊术

可采用手术缩短圆韧带,或利用生物材料制成各种吊带,以达到悬吊子宫和阴道的目的。

五、预防

推行计划生育,提高助产技术,加强产后体操锻炼,产后避免重体力劳动,积极治疗和预防使腹压增加的疾病。

（朱益静）

第三节　子宫损伤

一、子宫穿孔

子宫穿孔多发生于流产刮宫,特别是钳刮人工流产手术时,但诊断性刮宫、安放和取出宫腔内节育器(intrauterine device,简称 IUD)均可导致子宫穿孔。

(一)病因

1.术前未做盆腔检查或判断错误

刮宫术前未做盆腔检查或对子宫位置、大小判断错误,即盲目操作,是子宫穿孔的常见原因之一,特别是当子宫前屈或后屈,而探针,吸引头或刮匙放入的方向与实际方向相反时,最易发生穿孔。双子宫或双角子宫畸形患者,早孕时勿在未孕侧操作,亦易导致穿孔。

2.术时不遵守操作常规或动作粗暴

初孕妇宫颈内口较紧,强行扩宫,特别是跳号扩张宫颈时,可能发生穿孔。此外,如在宫腔内粗暴操作,过度搔刮或钳夹子宫某局部区域,均可引起穿孔。

3.子宫病变

以往有子宫穿孔史、反复多次刮宫史或剖宫产后瘢痕子宫患者,当再次刮宫时均易发生穿孔。子宫绒癌或子宫内膜癌累及深肌层者,诊断性刮宫或宫腔镜检查时,可导致或加速其穿孔或破裂。

4.萎缩子宫

当体内雌激素水平低落,如产后子宫过度复旧或绝经后,子宫往往小于正常,且其肌层组织脆弱、肌张力低,探针很容易直接穿透宫壁,甚至可将 IUD 直接放入腹腔内。

5.强行取出嵌入肌壁的 IUD

IUD 已嵌入子宫肌壁,甚至部分已穿透宫壁时,如仍强行经阴道取出,有引起子宫穿孔的可能。

(二)临床表现

绝大多数子宫穿孔均发生在人工流产手术,特别是大月份钳刮手术时。子宫穿孔的临床表现可因子宫原有状态、引起穿孔的器械大小、损伤的部位和程度,以及是否并发其他内脏损伤而有显著不同。

1.探针或 IUD 穿孔

凡探针穿孔,由于损伤小,一般内出血少,症状不明显,检查时除可能扪及宫底部有轻压痛外,余无特殊发现。产后子宫萎缩,在安放 IUD 时,有时可穿透宫壁将其直接放入腹腔而未察觉,直至以后 B 超随访 IUD 或试图取出 IUD 失败时方始发现。

2.卵圆钳、吸管穿孔

卵圆钳或吸管所致穿孔的孔径较大,特别是当穿孔后未及时察觉仍反复操作时,常伴急性内出血。穿孔发生时患者往往感突发剧痛。腹部检查,全腹均有压痛和反跳痛,以下腹部最为明显,但肌紧张多不显著,如内出血少,移动性浊音可为阴性。妇科检查宫颈举痛和宫体压痛均极显著。如穿孔部位在子宫峡部一侧,且伤及子宫动脉的下行支时,可在一侧阔韧带内扪及血肿形成的块物;但也有些患者仅表现为阵性颈管内活跃出血,宫旁无块物扪及,宫腔内亦已刮净而无组织残留。子宫绒癌或葡萄胎刮宫所导致的子宫穿孔,多伴有大量内、外出血,患者在短时间内可出现休克症状。

3.子宫穿孔并发其他内脏损伤

人工流产术发生穿孔后未及时发现,仍用卵圆钳或吸引器继续操作时,往往夹住或吸住大网膜、肠管等,以致造成内脏严重损伤。如将夹住的组织强行往外牵拉,患者顿感刀割或牵扯样上腹剧痛,术者亦多觉察往外牵拉的阻力极大,有时可夹出黄色脂肪组织、粪渣或肠管,严重者甚至可将肠管内黏膜层剥脱拉出。因肠管黏膜呈膜样,故即使夹出亦很难肉眼辨认其为何物。肠管损伤后,其内容物溢入腹腔,迅速出现腹膜炎症状。如不及时手术,患者可因中毒性休克死亡。

如穿孔位于子宫前壁,伤及膀胱时可出现血尿。当膀胱破裂,尿液流入腹腔后,则形成尿液性腹膜炎。

(三)诊断

凡经阴道宫腔内操作出现下列征象时,均提示有子宫穿孔的可能。

(1)使用的器械进入宫腔深度超过事先估计或探明的长度,并感到继续放入无阻力时。

(2)扩张宫颈的过程中,如原有阻力极大,但忽而阻力完全消失,且患者同时感到有剧烈疼痛时。

(3)手术时患者有剧烈上腹痛,检查有腹膜炎刺激征,或移动性浊音阳性;如看到夹出物有黄色脂肪组织、粪渣或肠管,更可确诊为肠管损伤。

(4)术后子宫旁有块物形成或宫腔内无组织物残留,但仍有反复阵性颈管内出血者,应考虑在子宫下段侧壁阔韧带两叶之间有穿孔可能。

(四)预防

(1)术前详细了解病史和做好妇科检查,并应排空膀胱。产后 3 个月哺乳期内和宫腔＜6 cm者不放置 IUD。有刮宫产史、子宫穿孔史或哺乳期受孕而行人工流产术时,在扩张宫颈后即注射子宫收缩剂,以促进子宫收缩变硬,从而减少损伤。

(2)经阴道行宫腔内手术若不用超导可视是完全凭手指触觉的"盲目"操作,故应严格遵守操作规程,动作轻柔,安全第一,务求做到每次手术均随时警惕有损伤的可能。

（3）孕 12～16 周而行引产或钳刮术时,术前 2 天分四次口服米菲司酮共 150 mg,同时注射依沙吖啶 100 mg 至宫腔,以促进宫颈软化和扩张。一般在引产第 3 天,胎儿胎盘多能自行排出,如不排出时,可行钳刮术。钳刮时先取胎盘,后取胎体,如胎块长骨通过宫颈受阻时,忌用暴力牵拉或旋转,以免损伤宫壁。此时应将胎骨退回宫腔最宽处,换夹胎骨另一端则不难取出。

（4）如疑诊子宫体绒癌或子宫内膜腺癌而需行诊断性刮宫确诊时,搔刮宜轻柔。当取出的组织足以进行病理检查时,则不应再做全面彻底的搔刮术。

（五）治疗

手术时一旦发现子宫穿孔,应立即停止宫腔内操作。然后根据穿孔大小、宫腔内容物干净与否、出血多少和是否继续有内出血、其他内脏有无损伤,以及妇女对今后生育的要求等而采取不同的处理方法（图 8-4）。

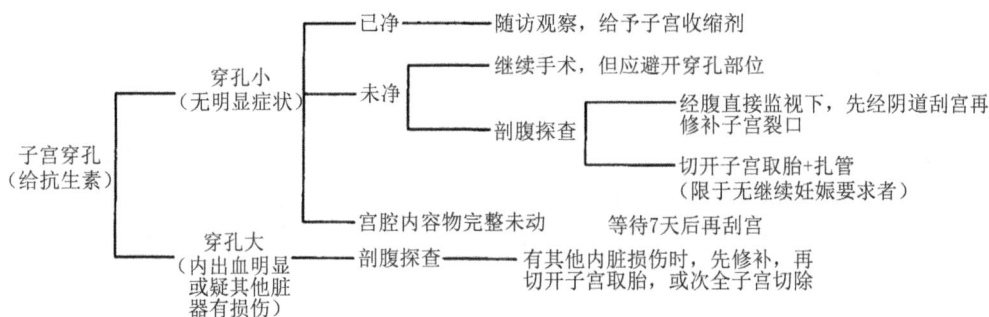

图 8-4　人工流产导致子宫穿孔的处理方法

（1）穿孔发生在宫腔内容物已完全清除后,如观察无继续内、外出血或感染,三天后即可出院。

（2）凡穿孔较小者（用探针或小号扩张器所致）,无明显内出血,宫腔内容物尚未清除时,应先给予麦角新碱或缩宫素以促进子宫收缩,并严密观察有无内出血。如无特殊症状出现,可在 7 天后再行刮宫术;但若术者刮宫经验丰富,对仅有部分宫腔内容物残留者,可在发现穿孔后避开穿孔部位将宫腔内容物刮净。

（3）如穿孔直径大,有较多内出血,尤其合并有肠管或其他内脏损伤者,则不论宫腔内容物是否已刮净,应立即剖腹探查,并根据术时发现进行肠修补或部分肠段切除吻合术。子宫是否切开或切除,应根据有无再次妊娠要求而定。已有足够子女者,最好做子宫次全切除术;希望再次妊娠者,在肠管修补后再行子宫切开取胎术。

（4）其他辅助治疗:凡有穿孔可疑或证实有穿孔者,均应尽早经静脉给予抗生素预防和控制感染。

二、子宫颈撕裂

子宫颈撕裂多发生于产妇分娩时,一般均在产后立即修补,愈合良好。但孕中期人流引产时亦可引起宫颈撕裂。

（一）病因

多因宫缩过强但宫颈未充分容受和扩张,胎儿被迫强行通过宫颈外口或内口所致。一般见于无足月产史的孕中期引产者。加用缩宫素特别是前列腺素引产者发生率更高。

(二)临床表现

临床上可表现为以下三种不同类型。

1.宫颈外口撕裂

宫颈外口撕裂与一般足月分娩时撕裂相同,多发生于宫颈 6 或 9 点处,长度可由外口处直达阴道穹隆部不等,常伴有活跃出血。

2.宫颈内口撕裂

内口尚未完全扩张,胎儿即强行通过时,可引起宫颈内口处黏膜下层结缔组织撕裂,因黏膜完整,故胎儿娩出后并无大量出血,但因宫颈内口闭合不全以致日后出现复发性流产。

3.宫颈破裂

凡裂口在宫颈阴道部以上者为宫颈上段破裂,一般同时合并有后穹隆破裂,胎儿从后穹隆裂口娩出。如破裂在宫颈的阴道部为宫颈下段破裂,可发生在宫颈前壁或后壁,但以后壁为多见。裂口呈横新月形,但宫颈外口完整。患者一般流血较多。窥阴器扩开阴道时即可看到裂口,甚至可见到胎盘嵌顿于裂口处。

(三)预防和治疗

(1)凡用依沙吖啶引产时,不应滥用缩宫素特别是不应采用米索前列醇加强宫缩。引产时如宫缩过强,产妇诉下腹剧烈疼痛,并有烦躁不安,而宫口扩张缓慢时,应立即肌内注射哌替啶 100 mg 及莨菪碱 0.5 mg 以促使子宫松弛,已加用静脉注射缩宫素者应尽速停止滴注。

(2)孕中期引产后不论流血多少,应常规检查阴道和宫颈。发现撕裂者立即用人工合成可吸收缝线修补。

(3)凡因宫颈内口闭合不全出现晚期流产者,可在非妊娠期进行手术矫正,但疗效不佳。现多主张在妊娠 14~19 周用 10 号丝线前后各套 2 cm 长橡皮管绕宫颈缝合扎紧以关闭颈管。待妊娠近足月或临产前拆除缝线。

(朱益静)

第四节　压力性尿失禁

压力性尿失禁(stress urinary incontinence,SUI)是指由于腹压增高引起的尿液不自主流出。真性压力性尿失禁(genuine stress incontinence,GSI)指在膀胱肌肉无收缩状态下,由于膀胱内压大于尿道压而发生的不自主性尿流出,是由于压力差导致的尿流出。压力性尿失禁患者的常见主诉是当腹压增高时,如咳嗽、打喷嚏等,出现无法抑制的漏尿现象。急迫性尿失禁是由于膀胱无抑制性收缩使膀胱内压力增加导致的尿液自尿道口溢出。弄清这两种尿失禁区别的意义在于,真性压力性尿失禁可以通过手术恢复尿道及其周围组织的正常解剖关系,达到治疗的目的。而急迫性尿失禁主要依靠药物和行为的治疗,使膀胱的自发性收缩得到抑制。如果这 2 种尿失禁同时存在,那么诊断和治疗起来就比较复杂。

一、病因学

压力性尿失禁的病因复杂,主要的有年龄因素、婚育因素和既往妇科手术史等因素。其他可能的危险因素包括体重指数过高、类似的家族史、吸烟史、慢性便秘等。由于这些因素的复杂关系，很难预测出现尿失禁的概率。

二、控尿机制

GSI 是由于腹部压力增加，这种压力又传递到膀胱，尽管此时膀胱无收缩，但突然升高的腹压传到膀胱，使膀胱内压的升高超过膀胱颈和尿道括约肌产生的阻力而导致漏尿。尿道闭合压力的异常有多方面的原因，但主要有以下 3 个方面，主动控尿机制缺陷、解剖损伤及尿道黏膜封闭不全。

(一)主动控尿功能

女性主动控尿功能由尿道括约肌和膀胱颈肌肉的主动收缩产生，这些肌肉的主动收缩提供了膀胱出口闭合的力量。这些收缩彼此独立并且和传递到近端尿道的力结合在一起，形成了尿道关闭压。正常情况下，尿道主动收缩发生在腹压内升高前 250 μs，咳嗽或喷嚏导致腹压升高，首先主动提前收缩膀胱关闭膀胱出口，抵抗腹压压迫膀胱产生的排尿作用。分娩创伤和其他尿失禁的诱发因素可使的支配相关肌肉的神经受到损伤或肌肉本身的损伤后由瘢痕组织替代，这些可使盆底肌和括约肌的质量和数量发生变化，导致压力性尿失禁。

(二)维持控尿的解剖基础

女性尿道是膀胱闭合控制机制的功能部分，其本身并无真正的内括约肌。一般说只要上端一半尿道是完整的，且有适当的功能，排尿即可自行节制。膀胱控制良好的决定性因素是尿道膀胱颈和膀胱周围的韧带筋膜等支持组织，如解剖上这些支持组织完整，则尿道中上段是作为腹腔内器官存在。腹压增高时，在传递到膀胱表面时也以同样程度和大小传递到腹内的尿道近端；同时支持膀胱颈和尿道的韧带筋膜的韧性对腹压产生反作用力，从而挤压尿道，使得膀胱出口关闭。控尿正常的女性，这种传递来的挤压力在腹压传递到来后，或传递到膀胱颈部和尿道的同时就开始了。相反，患有压力性尿失禁女性的这些韧带较松弛和受到牵拉，造成膀胱颈下降，以致腹压不能传递到近端尿道和膀胱颈部（图 8-5）。因此，对于这类患者的咳嗽和喷嚏等增加的腹压仅作用于膀胱，不作用于膀胱颈部和尿道近端，产生较强的排尿力量。

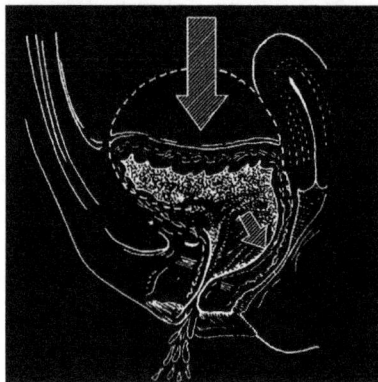

图 8-5　压力性尿失禁发生机制

膀胱尿道结合部支撑不良，腹内压增加时周围支撑组织失去对腹压的抵抗，发生漏尿

(三)尿道黏膜与黏膜下

柔软的尿道上皮和尿道黏膜下血管丛产生的黏膜密封作用是参与控尿的第三个机制。女性

尿道平滑肌与上皮内层之间有丰富的血液供应,大大增厚并加强了黏膜层,使得尿道壁自然关闭,提高了尿道静压。尿道上皮黏膜血管丛对雌激素敏感,雌激素的作用使其血流丰富、黏膜柔软且厚实。如果尿道失去了柔软性或者由于手术、放疗、雌激素缺乏使黏膜下血液供应不良,也会影响尿道严密闭合(图 8-6)。

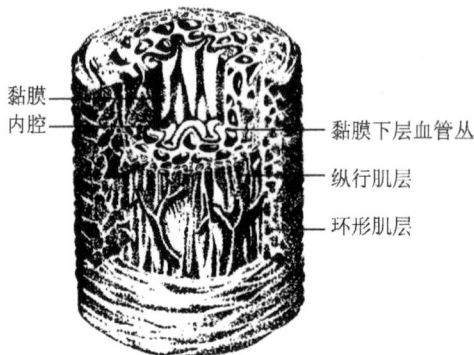

图 8-6　女性尿道黏膜及黏膜下结构

雌激素影响尿道黏膜及黏膜下血供,增加尿道血流及黏膜厚度

　　上述三种机制的同时作用维持控尿。这可以解释为什么当一个年轻女性经过多次生产,并有韧带损伤(控尿的解剖机制丧失),却无压力性尿失禁,直到绝经期后,雌激素水平下降(尿道黏膜的封闭机制减弱)才出现压力性尿失禁。这也可以解释为什么不是所有患尿道过度移动的女性都发生压力性尿失禁,因为增加主动机制的作用和尿道黏膜保持完好可以代偿解剖机制的丧失。在深入了解控尿机制的相互作用后,可以理解为什么有些女性对标准的膀胱悬吊术效果不佳。

三、压力性尿失禁的分类

　　尿失禁的分类方法有许多种,但多数的分类方法都是依据解剖和生理学方面的变化。这些分类的意义在于能够预测手术的成功率。有学者注意到无尿失禁女性的尿道侧位观,其上部尿道与垂直线的夹角<30°(即尿道倾斜角为 10°～30°),膀胱尿道后角在 90°～100°。而尿失禁患者由于解剖支撑不良,尿道高活动性,有力时尿道旋转下降,使尿道倾斜角增大,如角度倾斜 30°～45°,为压力性尿失禁Ⅰ;>45°为Ⅱ型(图 8-7)。

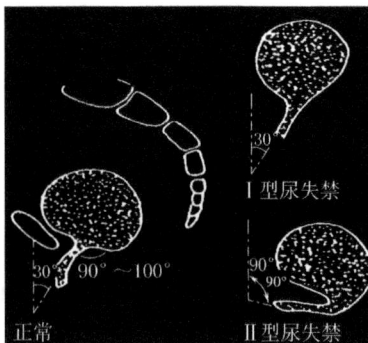

图 8-7　Ⅰ型和Ⅱ型真性压力性尿失禁膀胱颈及尿道后角形态改变示意图

压力性尿失禁的概念包括尿道的解剖和功能。有学者把影像学诊断技术和流体力学技术结合起来。同时观察尿道的解剖和功能,提出固有括约肌缺损的概念,此类尿失禁属于Ⅲ型尿失禁。人们发现,膀胱颈悬吊术治疗Ⅲ型尿失禁不如尿道吊带术效果好。提出Ⅲ型尿失禁是压力性尿失禁的认识和诊断中的一项重要的进步。许多医师主张尿道悬吊治疗Ⅰ型和Ⅱ型尿失禁,对Ⅲ型尿失禁主张尿道吊带悬吊术。

(一)影像尿流动力学分型

1.0 型(ype 0)SUI

典型 SUI 病史,但临床和尿动力学检查未能显示 SUI,影像尿动力学示膀胱颈后尿道位于耻骨联合下缘上方,应力状态下膀胱颈后尿道开放并有所下降。

2.Ⅰ型(ypeⅠ)SUI

静止状态膀胱颈关闭并位于耻骨联合下缘上方,应力状态下膀胱颈开放并下移,但下移距离<2 cm。应力状态下常出现尿失禁,无或轻微膀胱膨出。

3.ⅡA 型(typeⅡA)SUI

静止状态膀胱颈关闭并位于耻骨联合下缘之上,应力状态下膀胱颈后尿道开放,尿道扭曲下移膀胱膨出。应力状态下通常会出现明显尿失禁。

4.ⅡB 型(typeⅡB)SUI

静止状态膀胱颈关闭并位于耻骨联合下缘或其之下,应力状态下膀胱颈可不下移,但颈部后尿道开放并出现尿失禁。

5.Ⅲ型(ypeⅢ)SUI

静止状态逼尿肌未收缩时膀胱颈后尿道即处于开放状态。腹压轻微升高或仅重力作用即可出现明显的尿失禁。

(二)腹压漏尿点压(ALPP)分型

(1)Ⅰ型 SUI:ALPP≥8.8 kPa(90 cmH$_2$O)。

(2)Ⅱ型 SUI:ALPP 5.9~8.8 kPa(60~90 cmH$_2$O)。

(3)Ⅲ型 SUI:ALPP≤5.9 kPa(60 cmH$_2$O)。

(三)尿道压分型

1.尿道固有括约肌功能障碍型

最大尿道闭合压(maximum urethral close pressure,MUCP)≤2.0 kPa(20 cmH$_2$O)的压力性尿失禁患者[另一意见为<2.9 kPa(30 cmH$_2$O)]。

2.解剖型

最大尿道闭合压(MUCP)>2.0 kPa(20 cmH$_2$O)的压力性尿失禁患者[另一意见为>2.9 kPa(30 cmH$_2$O)]。

四、压力性尿失禁的分度

压力性尿失禁分轻、中、重三度。

(一)主观分度

1.轻度

一般活动及夜间无尿失禁,腹压增加时偶发尿失禁,不需要佩戴尿垫。

2.中度

腹压增加及起立活动时,有频繁的尿失禁,日常生活中需要佩戴尿垫。

3.重度

起立活动或卧位体位变化时即有尿失禁。

(二)客观分度

以尿垫试验为基准,可有 24 小时尿垫、3 小时尿垫及 1 小时尿垫试验,因 24 小时、3 小时受时间、环境及患者依从性影响太大,目前较推荐 1 小时尿垫试验,但目前尚无统一标准,尚需积累经验。应用较多的 1 小时尿垫试验为依据的分度如下。

1.轻度

1 小时尿垫试验<2 g。

2.中度

1 小时尿垫试验 2～10 g。

3.重度

1 小时尿垫试验>10 g。

五、压力性尿失禁的临床评估

(一)压力性尿失禁病史

1.与压力性尿失禁相关的症状和病史

病史和体检是尿失禁诊断的基础。详尽的病史能提供有关尿失禁病因的相关信息,也能为选择进一步的检查而提供依据。引起尿失禁的病因很多,如泌尿系统感染、萎缩性阴道炎、急性谵妄状态、运动受限、便秘等和各种药物可引起暂时性尿失禁。Resnick 曾归纳了几种引起暂时性尿失禁的最常见病因,创建了"DIAPPERS"记忆法。而女性压力性尿失禁与生育、肥胖、盆腔手术等因素有关;男性压力性尿失禁多为前列腺手术所致。

在病史采集中需对患者的主诉进行一定的分析。如主诉尿急,有可能指突然出现强烈的排尿感(常为急迫性尿失禁),或患者因担心尿液溢出而做出的过度反应(压力性尿失禁的表现),或患者憋尿时感觉下腹部严重不适或疼痛并无急迫排尿感或未曾出现过急迫性尿失禁(感觉型尿急或间质性膀胱炎表现)。尿频通常指每天排尿次数超过 7 次。尿频可为过多、服用利尿剂或咖啡因等能刺激利尿的饮料。但这种尿频为尿量过多所致,表现为排尿次数增加而排尿量基本正常,又称多尿。而因泌尿系统疾病产生的尿频为排尿次数增加的同时每次排尿量明显减少(24 小时平均每次排尿量<200 mL)。原因有泌尿系统感染(感觉型尿急)、逼尿肌过度活动(运动型尿急)、膀胱排空障碍(残余尿增多或慢性尿潴留)等。其他膀胱内病理改变如膀胱内结石、膀胱结核和膀胱癌也会出现尿频症状。另外,泌尿系外疾病如盆腔肿物、妊娠、盆腔炎、前列腺炎等也是造成尿频的常见原因。如需进一步了解尿频的原因需询问以上所有疾病的病史才能做出准确的诊断。夜尿增多与多种因素有关,如逼尿肌过度活动,残余尿增多所致的膀胱有效容量减少和夜间尿量过多,也有可能与睡眠方面的疾病有关。白天尿频而夜间正常者常提示有精神因素作用,或与饮水过多、口服利尿药和饮食中有利尿成分(如咖啡因)等有关。

女性膀胱膨出者,常因膀胱颈后尿道下移出现压力性尿失禁,而膨出严重者则因尿道扭曲反而出现排尿困难,甚至充盈性尿失禁。

各种各样可能影响到膀胱尿道功能的神经系统疾病均可导致尿失禁的发生。如糖尿病早期可出现逼尿肌过度活动所致的急迫性尿失禁,而糖尿病性膀胱病变严重者因逼尿肌收缩无力而出现充盈性尿失禁。高位截瘫多因逼尿肌反射亢进导致急迫性尿失禁,而骶髓损伤则常导致充盈性尿失禁。

2.反映压力性尿失禁特征和严重程度的症状

女性压力性尿失禁为尿道功能障碍所致,根据其发病机制不同分为两型:解剖型压力性尿失禁,表现为膀胱颈后尿道明显下移;固有尿道括约肌缺陷型压力性尿失禁(intrinsic sphincter deficiency,ISD)。两种压力性尿失禁的鉴别极为重要,标准的膀胱颈悬吊术对 ISD 疗效极差。根据定义,ISD 的产生与尿道固有括约肌机制下降有关,产生或提示尿道固有括约肌功能受损的因素很多,在询问病史时应加以考虑。一般来说,解剖型压力性尿失禁多为轻或中度,而 ISD 者尿失禁严重;此外还可以通过尿动力学检查[腹压型漏尿点压力低于 $5.9\ kPa(60\ cmH_2O)$]鉴别是否为 ISD。通过临床表现可以对压力性尿失禁的严重程度进行初步评估。有资料显示 Stamey 分级系统与 ISD 的严重程度成正相关,如患者压力性尿失禁症状严重时应考虑 ISD 的可能性。咳嗽、大笑或打喷嚏等出现轻～中度压力性尿失禁者多与膀胱颈后尿道下移有关,因此需了解患者有无膀胱膨出及其严重程度。如询问下蹲时有无阴道口肿物膨出感,或下蹲时是否有明显的排尿困难等,这些症状均提示可能存在膀胱后壁膨出(膀胱颈后尿道随之下移)。同时需了解有无生育、难产、子宫切除等可能损害盆底肌功能,造成膀胱后壁膨出的因素。如平卧有咳嗽漏尿,但下蹲确有排尿困难者常提示有严重的膀胱后壁膨出(或称阴道前壁膨出)。有时膀胱后壁膨出者常主诉排尿困难,并无明显压力性尿失禁症状,但并非无压力性尿失禁,一旦将膨出的阴道前壁复位后即可表现出典型的压力性尿失禁。

3.既往史

既往史应包括过去及现在疾病史、手术史、妇产科病史和目前药物史。神经系统状态会影响膀胱和括约肌功能,如多发性硬化症、脊柱损伤、腰椎疾病、糖尿病、脑卒中、帕金森病和脊柱发育不良等。应了解患者以前有否神经系统疾病,如肌肉萎缩、瘫痪、震颤、麻木、麻刺感。了解有否肌肉痛、瘫痪或不协调运动及双眼视力情况。前列腺手术、阴道手术或尿失禁手术可能导致括约肌损伤;直肠和根治性子宫切除术可能会造成神经系统损伤;放射治疗可以导致小容量低顺应性膀胱或放射性膀胱炎。

药物治疗可加重或导致尿失禁,如老年人常服用的利尿剂、α-受体激动剂和 α-受体阻滞剂(可影响到膀胱颈平滑肌的张力);抗胆碱能药物可通过阻断神经肌肉接头而抑制逼尿肌收缩,导致尿潴留,进而引起充溢性尿失禁。钙通道阻滞剂亦可抑制逼尿肌收缩。

妇女按激素水平分为绝经前期、绝经期和绝经后期。如果为绝经后期必须注意是否接受激素补充治疗,因为低雌激素导致的尿道黏膜萎缩对尿道结合部有不良影响。分娩史应当包括活产总数、最大胎儿体重、分娩方式及第二产程。胎儿高体重和第二产程延长可造成盆神经的损伤。应当询问患者尿失禁的出现与妊娠、分娩、绝经、手术的关系,为病理生理分析提供线索。

(二)体格检查

尿失禁患者的体格检查分为 3 个步骤:①腹部和背部检查;②盆底检查,女性检查内容包括有无器官膨出,阴道疾病应行阴道双合诊了解子宫和附件;③神经系统的评估。

1.初步评估

初步评估包括望诊有无肥胖、先前手术瘢痕或有无腹部和腹股沟疝。有无神经系统疾病的体表征象,如骶部皮肤凹陷、皮下脂肪瘤、毛发、色素沉着和隆起等。腹部触诊有无下腹部压痛和胀满等尿潴留体征。耻骨上叩诊可了解膀胱充盈程度。背部和脊柱检查了解有无骨骼畸形、外伤和手术瘢痕等。

2.女性盆底的检查

对病史及尿失禁严重程度的了解,可初步判断尿失禁的类型和产生原因。但女性尿失禁患者盆底的检查往往能提供有关的客观证据。如曾有膀胱颈悬吊术病史而症状复发者,经阴道检查发现阴道前壁支撑良好,提示该患者压力性尿失禁的类型为ISD。

女性盆底检查最主要的目的是了解女性患者有无膀胱后壁、直肠和子宫的膨出或下垂。如存在严重的膀胱前后壁膨出或子宫下垂,单纯进行压力性尿失禁手术不但会造成压力性尿失禁手术的失败,还可因术后尿道扭曲造成排尿困难等,也会给日后进行生殖器官膨出或下垂的修补手术带来困难。

(1)阴道窥器检查:患者取截石位,先观察女性外生殖器有无异常,如小阴唇过度向后分开或肛门后移提示会阴体张力减退或去神经化。放入窥器之前应通过阴道口连接有无黏膜萎缩和阴道口狭窄。

放入阴道窥器后,应有次序地系统检查3个方面:阴道前壁、阴道顶部和阴道后壁。具体如下:①阴道前壁,采用阴道拉钩压住阴道后壁即可显示阴道前壁。观察有无尿道肉阜、尿道旁囊肿和尿道旁腺炎等,尿道硬结常提示尿道炎症,憩室或肿瘤。如有尿道憩室挤压之尿道口可见脓性分泌物。苍白、薄而发亮的阴道黏膜或黏膜皱襞消失则提示为缺乏雌激素所致的阴道炎。如曾有耻骨后阴道前壁悬吊术,阴道前壁留有瘢痕且固定,压力性尿失禁症状仍然严重提示为ISD。静止时阴道后壁平坦而前壁隆起则提示存在膀胱膨出,可根据患者屏气增加腹压是评估膀胱膨出的严重程度。目前临床上将膀胱膨出分为4级:轻度或Ⅰ级膨出仅行膀胱颈悬吊术即可;Ⅱ级膨出选择膀胱四角悬吊术;Ⅲ级以上者应在行膀胱颈悬吊术同时行膀胱膨出修补(表8-1)。②阴道顶部,再用一阴道拉钩沿阴道前壁置入并向上提拉以暴露阴道顶部。观察子宫颈位置或子宫全切术后患者的阴道顶部位置。增加腹压时子宫颈下移提示子宫脱垂。如发现子宫颈位置异常或阴道黏膜病变,应进行详尽的妇科检查。③阴道后壁,子宫切除术后患者增加腹压时阴道顶部出现下移,提示可能存在肠道膨出或阴道穹隆脱垂。测量阴道后壁的长度可鉴别是否为肠道膨出或阴道穹隆脱垂,如为阴道穹隆脱垂,阴道后壁长度缩短;而阴道顶部膨出为肠道脱垂所致则阴道后壁长度可无明显变化。如可疑肠道膨出,应同时进行直肠和阴道检查。患者取立位,检查者拇指和示指分别置入阴道和直肠内,嘱患者咳嗽或增加腹压,在两指间膨出疝囊处可感觉因咳嗽或增加腹压所产生的脉冲波动。

表 8-1 膀胱膨出临床分级

分级	表现
Ⅰ级	膀胱后壁轻度下移
Ⅱ级	增加腹压时膀胱后壁下移至阴道口
Ⅲ级	静止时膀胱后壁下移至阴道口
Ⅳ级	静止或腹压增加时膀胱膨出至阴唇处

用阴道拉钩固定后,如仍有阴道壁膨出(阴道前壁修补术后),则可能为直肠膨出(或称阴道后壁膨出)。阴道后壁膨出更接近阴道口。有时阴道后壁膨出严重或位置较高则难与阴道穹隆

部膨出相鉴别,常在手术中才能区别。怀疑阴道后壁膨出者,还应了解患者会阴体的完整性,会阴中心腱会阴肌的张力。

(2)其他检查。①棉签试验:是判断膀胱颈后尿道有无下移的一项简便方法。患者取截石位,尿道内注入润滑剂,将一消毒棉签经尿道插入膀胱,嘱患者增加腹压,如膀胱颈后尿道下移,则棉签抬高,加压前后夹角变化超过 30°则提示膀胱颈后尿道有下移。②诱发试验和膀胱颈抬举试验:患者憋足尿并取截石位,示指和中指分别置于阴道两侧穹隆部,嘱患者增加腹压,如同时有尿液流出,即为诱发试验阳性。在做诱发试验时应注意观察漏尿的时间和伴随症状,压力性尿失禁者在腹压增高的同时出现漏尿,无明显的伴随症状;而急迫性尿失禁者常在腹压增高后出现漏尿,该现象与腹压等活动诱发逼尿肌无抑制性收缩有关,患者在漏尿的同时常伴有尿急症状。如诱发试验阳性,再次嘱患者增加腹压,在出现漏尿后,再两指抬高,托起膀胱颈后尿道,如漏尿停止则膀胱颈抬举试验阳性。该结果提示压力性尿失禁与膀胱颈后尿道下移有关。注意在行膀胱颈抬举试验时阴道内手指不能直接压迫尿道,否则可造成假阳性。如抬高膀胱颈后尿道后仍漏尿,则有 2 种可能:一种为膀胱颈位置抬高不够所造成的假阴性,否则,提示患者尿道固有括约肌功能存在明显的缺陷。

3.神经系统的检查

详尽的神经系统检查应包括 4 个方面:①精神状态;②感觉功能;③运动功能;④反射的完整性。首先观察患者有无痴呆、麻痹性痴呆、瘫痪、震颤,以及有无不同程度的运动障碍。通过检查患者的方向感、语言表达能力、认知水平、记忆和理解能力等评估其精神状态。排尿障碍性疾病可与痴呆、脑卒中、帕金森病或多发硬化等所致的精神状态改变有关,也可为这类疾病所致的神经系统损伤所致。可根据不同皮区感觉的缺失了解神经损伤的水平。在检查某一特定皮区时应同时检查其位置感、震颤感、针刺感、轻触感和温度觉等。常用的脊髓水平皮区标志有乳头($T_4 \sim T_5$),脐(T_{10}),阴茎根部、阴囊上部和大阴唇(L_1),阴囊中部和小阴唇($L_1 \sim L_2$),膝前部(L_3),足底和足外侧面(S_1),会阴及肛周($S_1 \sim S_5$)。

运动系统评估中首先应检查有无肌肉萎缩,运动功能的不完全丧失定义为"麻痹",而功能完全丧失则定义为"瘫痪"。下肢应检查的肌肉有胫前肌($L_4 \sim S_1$),腓肠肌($L_5 \sim S_2$)、趾展肌($L_4 \sim S_1$)。可通过背屈、跖屈和趾展活动来了解以上这些肌肉的功能。

通常采用一定部位的皮肤感觉评估了解骶皮神经反射功能。骶神经根($S_2 \sim S_4$)主要分布于尿道外括约肌和肛门外括约肌,在临床上一般认为肛门外括约肌是会阴所有横纹肌的代表,因此通过肛门外括约肌来预测尿道外括约肌的功能。最常用的反射是皮肤肛门反射($S_2 \sim S_5$),即轻触肛门黏膜皮肤交界处可引起肛门外括约肌的收缩。该反射消失提示骶神经的损害,但有时正常老年人此反射也不甚明显。还应行直肠指诊,除了解有关前列腺的情况外,怀疑有神经系统疾病者应评估患者肛门括约肌张力和肛门自主收缩的能力。肛门自主收缩能力正常则提示盆底肌肉神经支配和骶髓圆锥功能的完整,如肛门括约肌张力和肛门自主收缩能力明显减弱或消失,则提示骶神经或外周神经受到损害,甚至圆锥功能完全丧失。而肛门括约肌张力存在,但不能自主收缩者常提示存在骶上神经的损伤。

尽管球海绵体肌反射专指球海绵体的反射性收缩,但该反射可用于检查所有会阴横纹肌的神经系统。球海绵体肌反射为反映骶髓($S_2 \sim S_4$)活动的骶髓局部反射。球海绵体肌反射检查男女不同,检查者预先将右手示指置入患者的肛门内(通常在直肠指诊时进行),然后用左手突然挤压患者的阴茎头,如肛门括约肌出现收缩,提示球海绵体肌反射存在。女性患者则通常采用挤压阴蒂进行球海绵体肌反射检查。留着导尿管者可通过突然向外牵拉导尿管刺激膀胱颈来诱发球海绵体肌反射。球海绵体肌反射消失通常提示骶神经受到损害,但大约 20% 正常女性其球海绵体肌反射可缺失。

六、压力性尿失禁的治疗

当尿失禁的诊断、分类和严重程度被确定下来,就要选择治疗方法。以下是一些应用于压力性尿失禁的非手术和手术治疗方法。

(一)非手术治疗

一般认为,非手术治疗是 SUI 的第一线治疗方法,主要用于轻、中度患者,同时还可以作为手术治疗前后的辅助治疗。SUI 的非手术治疗方法主要包括生活方式干预、盆底肌肉锻炼、盆底电磁刺激、膀胱训练、佩戴止尿器、子宫脱和药物治疗等。

1.生活方式干预

主要包括减轻体重、戒烟、禁止饮用含咖啡因饮料、生活起居规律、避免强体力劳动和避免参加增加腹压的体育活动等。

2.盆底肌肉锻炼

盆底肌肉锻炼又称凯格尔运动,由德国医师 Arnold Kegel 在 1948 年提出,半个多世纪以来一直在尿失禁的治疗中占据重要地位,目前仍然是 SUI 最常用和效果最好的非手术治疗方法。其主要内容是:通过持续收缩盆底肌(提肛运动)2～6 秒,松弛休息 2～6 秒,如此反复 10～15 次。每天训练 3～8 次,持续 6～8 周为 1 个疗程。

3.盆底电磁刺激

从 1998 年开始,磁场刺激被用来治疗尿失禁。目前用于临床的神经肌肉刺激设备能产生脉冲式超低频地磁场,有固定式和便携式两种。便携式家庭装治疗仪的使用极为方便,可以穿戴于下腹部,无须脱去贴身衣服。盆底电磁刺激每次 20 分钟,一周 2 次,6 周为 1 个疗程。治疗 3 个月后,其有效率可达 50%,尿失禁的量和生活质量评分均明显提高。有资料表明,盆底电磁场刺激后盆底肌肉最大收缩压的改变程度高于 PFMT。盆底电磁刺激可能的不良反应主要为下腹部及下肢疼痛不适,但发生率很低。

4.射频治疗

利用射频电磁能的振荡发热使膀胱颈和尿道周围局部结缔组织变性,导致胶原沉淀、支撑尿道和膀胱颈的结缔组织挛缩,结果抬高了尿道周围阴道旁结缔组织,恢复并稳定尿道和膀胱颈的正常解剖位置,从而达到控尿的目的。该方法可靠、微创、无明显不良反应,但尚在探索应用阶段。

5.膀胱训练

(1)方法一:延迟排尿,逐渐使每次排尿量大于 300 mL。①治疗原理:重新学习和掌握控制排尿的技能,打断精神因素的恶性循环,降低膀胱的敏感性。②禁忌证:低顺应性膀胱,充盈期末逼尿肌压大于 3.9 kPa(40 cmH_2O)。③要求:切实按计划实施治疗。④配合措施:充分的思想工作,排尿日记,其他。

(2)方法二:定时排尿。①目的:减少尿失禁次数,提高生活质量。②适应证:尿失禁严重,且难以控制者。③禁忌证:伴有严重尿频。

6.佩戴止尿器

其作用原理是乳头产生的负压将尿道外口黏膜和远端尿道吸入使之对合,同时对尿道远端组织起稳定及支托作用。外用止尿器对轻、中度的 SUI 效果较好,对年轻患者,还具有使会阴肌肉张力恢复的效果,缺点是易引发尿路感染。另外,止尿器也可以置入尿道内,疗效优于外置止尿器,但其感染机会明显增加。使用阴道止尿器,可使得 24 小时失禁的尿液量明显减少,提高患者生活质量评分。

7.子宫托

其设计目的是为尿道和膀胱颈提供不同程度的支撑,以改善 SUI 的症状。对于配合 PFMT 依从性较差的患者或治疗无效的患者,尤其是不适合手术治疗者,可考虑使用子宫托。

8.药物治疗

主要适用于轻、中度女性压力性尿失禁患者。其主要作用原理在于增加尿道闭合压,提高尿道关闭功能,以达到控尿的目的,而对膀胱尿道解剖学异常无明显作用。目前主要有 3 种药物用于 SUI 的治疗:α-肾上腺素能激动剂、三环抗抑郁药和雌激素补充。

(1)α_1-肾上腺素能激动剂。①原理:激活尿道平滑肌 α_1 受体,以及躯体运动神经元,增加尿道阻力。②不良反应:高血压、心悸、头痛和肢端发冷,严重者可发作脑卒中。③常用药物:米多君、甲氧明。米多君的不良反应较甲氧明更小。美国 FDA 禁止将苯丙醇胺用于压力性尿失禁治疗。④用法:2.5 mg/次,每天两次。⑤疗效:有效,尤其合并使用雌激素或盆底肌训练等方法时疗效较好。

(2)三环抗抑郁药。①原理:抑制肾上腺素能神经末梢的去甲肾上腺素和 5-羟色胺再吸收,增加尿道平滑肌的收缩力;并可以从脊髓水平影响尿道横纹肌的收缩功能;抑制膀胱平滑肌收缩,缓解急迫性尿失禁。②用法:50~150 mg/d。③疗效:尽管有数个开放性临床试验显示它可以缓解压力性尿失禁症状,以及增加尿道闭合压,其疗效仍需随机对照临床试验(RCT)研究加以证实。④不良反应:口干、视力模糊、便秘、尿潴留和直立性低血压等胆碱能受体阻断症状;镇静、昏迷等组胺受体-Ⅰ阻断症状;心律失常、心肌收缩力减弱;有成瘾性;过量可致死。目前此类药物常用有丙米嗪。更新型制剂,不良反应较小,但在中国未上市。

(3)雌激素。①原理:促进尿道黏膜、黏膜下血管丛及结缔组织增生;增加 α 肾上腺素能受体的数量和敏感性。通过作用于上皮、血管、结缔组织和肌肉 4 层组织中的雌激素敏感受体来维持尿道的主动张力。②用法:口服或经阴道黏膜外用。③疗效:雌激素曾经广泛应用于压力性尿失禁的治疗,可以缓解尿频尿急症状,但不能减少尿失禁,且有诱发和加重尿失禁的风险。④不良反应:最新研究对雌性激素特别是过去常用的单纯性雌激素如己烯雌酚在治疗女性压力性尿失禁中的作用提出了质疑,有资料显示这类激素在应用的早期阶段有一定疗效,但如果长期应用不仅有较多的不良反应如增加子宫内膜癌、乳腺癌和心血管病的风险,且有加重压力性尿失禁症状的可能性。

(二)手术治疗

女性压力性尿失禁患者治疗方法选择需考虑下列几个重要问题:①SUI 是单纯解剖性、内在括约肌失功能,还是两者混合所致;②SUI 伴有尿频、尿急的患者,是否存在 UUI 的病因,在手术纠正解剖因素后,尿频、尿急、尿失禁是否仍然存在;③SUI 患者伴有膀胱膨出,在施行尿道悬吊术后是否会发生排尿困难、残余尿甚至尿潴留。要解决上述问题,需进行全面检查。

1.Marshall 实验

用示、中指在膀胱颈下、尿道两旁将阴道壁抬高后,用腹压时可阻止尿液外流;做 Q-tip 试验将轻探针插入尿道深部,在使用腹压时探针与躯体水平抬高超过 30°角。上述两个试验提示尿道过度活动所致的解剖性 SUI。

2.测量尿道长度

若短于 3 cm,外阴、阴道及尿道呈老年性萎缩,或曾有医源性膀胱尿道神经损伤史,应考虑为内在尿道括约肌失功能所致的尿失禁。

3.做尿液常规检查及尿道按摩后首段尿液检查

注意有无泌尿生殖道感染或炎症,必要时做尿动力学检查,以排除膀胱过度活动症及 UUI。

4.妇科检查

注意有无膀胱膨出及子宫脱垂,必要时取站立抬高一侧股部,观察用腹压时阴道壁膨出及子宫脱垂的程度。

上述检查若证实合并 OAB、泌尿生殖系统感染或炎症,或明显有膀胱膨出、子宫脱垂等情况,应分别予以处理。伴有内在括约肌失功能的患者,尿道悬吊手术可能收效,病情严重者需要施行尿道括约肌假体手术。伴有尿频、尿急的解剖性压力性患者,若无导致急迫症状的病因,是否应实施尿道悬吊手术,是较难取舍的问题,此类患者经各种药物治疗、物理治疗及针灸治疗,若症状无改善,在取得患者理解及同意后,可以施行尿道悬吊术。Schrepferman 通过临床观察,发现 SUI 伴低压运动性急迫症状者(尿动力学检查于膀胱内压<1.5 kPa(15 cmH$_2$O)时产生逼尿肌不稳定收缩的振幅),术后 91%患者急迫症状缓解;而在伴有高压运动性急迫症状者中仅 28%缓解,在感觉性急迫症状者仅 39%术后急迫症状缓解。提示术前伴有低压运动性急迫症状的妇女在施行膀胱颈悬吊术后,极少遗留尿急症状。

压力性尿失禁的手术有 150 多种术式,许多方法之间往往仅有很小的差异,而更多的是解剖学名词的纷繁和操作技巧的细微不同。目前用于压力性尿失禁的手术主要有以下四类。

(1)泌尿生殖膈成形术:阴道前壁修补术和 Kely 折叠术。

(2)耻骨后尿道悬吊术:Burch 手术。

(3)悬吊带术:悬吊带术可用自身筋膜(腹直肌、侧筋膜、圆韧带)或合成材料医用材料带(阴道无张力尿道中段悬吊术 TVT、经阴道悬吊带术 IVS、SPARC 悬吊术、经闭孔阴道无张力尿道中段悬吊术 TVTO/TOT 等)。

(4)膀胱颈旁填充剂注射:明胶醛交叉连接牛胶原蛋白及已被允许用于治疗 SUI。

经过实践检验,1997 年美国尿控协会对女性 SUI 治疗的临床规范上提出:耻骨后尿道悬吊术和悬吊带术是治疗女性 SUI 的有效方法。

SUI 手术治疗的主要适应证:①非手术治疗效果不佳或不能坚持,不能耐受,预期效果不佳的患者。②中重度压力性尿失禁,严重影响生活质量的患者。③生活质量要求较高的患者。④伴有盆腔脏器脱垂等盆底功能病变需行盆底重建者,应同时行抗压力性尿失禁手术。

SUI 手术治疗的主要禁忌证:①伴尿道原因的排空困难;②膀胱逼尿肌不稳定;③严重的心、肝、肺、肾等疾病。

行手术治疗前应注意:①征询患者及家属的意愿,在充分沟通的基础上做出选择;②注意评估膀胱尿道功能,必要时应行尿动力学检查;③根据患者的具体情况选择术式,要考虑手术的疗效、并发症及手术费用,并尽量选择创伤小的术式;④尽量考虑到尿失禁的分类及分型;⑤对特殊病例应灵活处理,如多次手术或尿外渗导致的盆腔固定患者,在行抗尿失禁手术前应对膀胱颈和后尿道行充分的松解;对尿道无显著移动的Ⅲ型 ISD 患者,术式选择首推为经尿道注射,次为人工尿道括约肌及尿道中段吊带。

（朱益静）

第五节　术后下尿路功能障碍

一、术后下尿路功能障碍的病因及诊治注意事项

术后下尿路功能障碍是妇产科常见的手术并发症之一。由于膀胱、尿道和妇科脏器同属盆腔脏器,妇产科手术,如盆腔脏器切除或盆底重建术,常在女性盆腔深部操作,因此可能会损伤下段输尿管、膀胱,破坏盆底支持结构,损伤分布于泌尿系统的神经和血管,从而导致下尿路功能障碍。

妇产科术后下尿路功能障碍性疾病包括术后排尿障碍、术后尿失禁、膀胱过度活动及泌尿系统感染等。下尿路症状(lower urinary tract symptoms,LUTS)由损伤的部位、类型和严重程度决定,如盆底支持结构的破坏可导致压力性尿失禁;盆底神经丛的损伤会产生充盈性尿失禁;膀胱或尿道周围水肿、血肿等可引起短暂的排尿困难、尿急或尿频。

LUTS 都将明显影响患者术后的生活质量,因此要求妇产科医师除了考虑原发病的治疗外,也应尽可能考虑保留患者术后的膀胱及尿道功能。对需进行相关手术操作的患者,妇产科医师应对包括下尿路功能障碍在内的手术风险、发病机制及相关治疗有充分认识,并充分告知患者,有助于预防相关并发症、改善患者术后生活质量和避免医患纠纷。本节将阐述妇产科术后下尿路功能障碍的病因、诊断、治疗进展及相关注意事项。

(一)妇科术后下尿路功能障碍影响的病因

不同手术对下尿路功能障碍产生不同影响,如根治性手术通过破坏盆底支持结构和神经支配导致下尿路症状,而卵巢切除后通过激素水平改变可能导致膀胱功能受影响;同一种手术术后下尿路功能障碍可能存在多种表现,如根治性手术可表现为逼尿肌功能亢进或减弱;而同一种下尿路功能障碍可能存在多种机制参与,如根治性手术术后压力性尿失禁与术中分离阴道上段和腹膜时损伤了膀胱支持结构和尿道膀胱间隙有关,也可能与内脏神经和盆神经的损伤及尿道旁组织的部分切除有关,而术前高龄和绝经的状态可加重膀胱颈的薄弱性,故对每个发生术后下尿路功能障碍患者的病因应个体化分析,并采取针对性的治疗措施。以下是造成下尿路功能障碍几种常见的病因。

1.术后血肿、组织水肿和感染

盆腔操作后局部可能形成血肿、组织水肿和感染,从而进一步影响到术后膀胱和尿道功能的恢复。膀胱和尿道的症状在术后即可出现,如排尿困难、尿急或尿频等。这些症状多是由于手术对膀胱的刺激,膀胱或尿道周围水肿、血肿等引起,常在患者出院以前就得以缓解,而长期存在的下尿路症状可能提示尿道和膀胱、其支持结构、自主神经支配或血供的直接破坏。

2.下尿路神经损伤

盆腔神经的损伤是盆腔器官切除术后下尿路功能障碍的主要原因之一。下尿路的神经解剖学研究表明，切除盆腔脏器可能影响到邻近脏器的支配神经与血供。

下尿路神经支配由自主神经和体神经组成。

下尿路的副交感盆腔神经来自骶髓 2～4 节，与交感神经纤维会合，在骶前区形成腹下神经丛（盆丛），该神经丛沿两侧向下分布于直肠两侧宫颈旁、阴道穹隆部、膀胱后壁，并继续向下分布于两侧阔韧带，其中膀胱丛支配膀胱与尿道，具有收缩膀胱逼尿肌、松弛尿道内括约肌及加强输尿管的蠕动的功能。该神经分布区域为手术中分离的重要部位，手术横切、牵拉、肿瘤侵犯和感染等均可导致不同程度的神经损伤和排尿障碍。例如，盆腔神经丛主干在子宫动静脉下方走行，故离断主韧带时常易损伤该神经。Hanson 指出，残留的盆腔神经丛不足以向膀胱发放足够的脉冲，从而导致膀胱功能失调；另有观点认为，当手术范围足够大以至于大部分阴道穹隆被切除时，如广泛全子宫切除，才会涉及盆腔神经丛。由于盆腔神经丛位于宫颈侧后方，行走于主韧带下方，故单纯全子宫切除术中，大部分盆腔神经丛得以保存，对神经功能的影响不大。Butler-Manuel 指出宫骶韧带与主韧带中外侧 1/3 包含大量自主神经组织，故若从靠近宫颈和宫体处离断宫颈骶主韧带复合物，仅仅会损伤少量进入宫体和宫颈的神经纤维，而对其他盆腔脏器的自主神经无明显损伤，故认为次全子宫切除术对盆腔功能障碍无明显影响。

下尿路的交感神经纤维来自胸 10～12 节，在盆腔缘和骶骨岬附近形成上腹下丛。在以下两种情况下可能会损伤该神经丛：前后位切除游离直肠中动脉、腹膜后和主动脉旁淋巴结清扫。上腹下丛交感神经纤维的损伤可导致膀胱颈和近段尿道张力下降，造成患者尿频、尿急和尿失禁，而副交感神经的损伤可导致逼尿肌收缩力减低，如逼尿肌反射低下，严重者甚至逼尿肌反射丧失。当交感神经和副交感神经同时受到不同程度的损伤，可能会出现比较复杂的排尿功能障碍，需要尿动力学检查才能了解患者膀胱尿道功能。

在直肠手术时，常可损伤阴部神经，而导致尿道膜部括约肌功能受损，严重者因括约肌功能完全丧失而出现真性完全性尿失禁。此外，盆腔局部恶性肿瘤侵犯盆腔神经丛或下腹神经丛也可造成膀胱尿道的功能障碍。

下尿路神经损伤后膀胱储尿功能障碍分为两个阶段：以体积缩小、痉挛膀胱为特征的高张状态，以及以过度扩张膀胱为特征的低张状态。在低张状态，膀胱与尿道中段括约肌主要处于交感神经的支配。这两相的转变，在术后膀胱修复机制中起重要作用。

局部的去神经作用将导致膀胱平滑肌细胞的高张状态，非随意逼尿肌收缩的稳定性不足直接影响到膀胱容积。膀胱顺应性的改变及黏膜水肿对膀胱容积亦有不利影响。膀胱的高张状态被认为是直接手术创伤及去神经支配后以副交感神经为主导的状态两个原因造成的。由于位于盆腔的内脏神经和下腹神经内的副交感纤维的离断，从而改变了膀胱内压力传感器的敏感性。

膀胱高张状态是最常见的术后膀胱功能障碍形式，通常持续短暂，术后 8～12 周消失或缓解。通过动物实验已观察到这一时期局部神经纤维的再生和膀胱直肠功能的恢复现象。组织水肿和血肿在这一时期也基本消退。之后出现的膀胱低张状态是膀胱自身调节和适应不良及术后初始阶段过度扩张的表现。术后持续导尿在术后早期有利于减少上述并发症。在膀胱处于低张时，逼尿肌为休息状态，尿道中段括约肌仍关闭。在不显著增加膀胱内压力的情况下，膀胱容积却明显增加（容受）。与此相反的是，在排尿状态，膀胱主要受副交感神经控制，交感神经受到抑制，从而使膀胱逼尿肌收缩，尿道中段括约肌开放。阴部神经的活性也受到抑制，尿道外括约得以开放,尿液流出。

损伤内侧盆腔神经丛的自主神经纤维可能增加膀胱颈的阻力,同时使逼尿肌及感受器受损。因此,逼尿肌难以发动及维持足够的收缩力,尿道括约肌难以放松,造成排尿困难。最大排尿压力及最大流速压力在术后均增加,提示尿道出口阻力增加;而最大排尿速度下降,提示逼尿作用抑制。为克服低张状态,耻骨弓加压(Crede 动作)或腹腔加压(Valsalva 动作)有助于排尿。腹腔加压对弥补膀胱颈功能的改变很有效。几乎 100％术后患者采用这种方式均可排尿,但排尿时间延长。需要注意的是,长期使用这种增加腹压方式帮助排尿易造成盆腔脏器脱垂。

3.盆底支持结构改变

术后解剖结构改变也是手术引起下尿路功能障碍的重要原因。子宫切除使膀胱颈失去支撑,产生排尿功能障碍;尿失禁术后由于尿道或膀胱颈位置改变导致流出道梗阻可致尿潴留;前壁脱垂矫正后解除了尿道的解剖学梗阻状态,使术前可以"控尿"的患者在 Valsalva 动作时出现术后压力性尿失禁(postoperative stress urinary incontinence,POSUI);后壁脱垂患者腹压增加时,后壁脱垂的阴道壁向前施加压力,使得尿道压力增加,从而获得"控尿"效果,可能掩盖或减轻原本的尿失禁症状,术后出现或加重。

4.膀胱与尿道直接损伤

膀胱或尿道的直接损伤,如 TVT 术中造成膀胱穿孔可引起显著的下尿路症状;膀胱尿道间隙或逼尿肌平滑肌纤维的损伤可能诱发逼尿肌的非自主性收缩从而导致术后尿失禁。

此外,盆腔手术中对输尿管、膀胱、尿道的直接损伤可造成尿液从损伤部位漏出,形成尿生殖瘘,目前对此类尿失禁常称之为尿瘘或称尿道外尿失禁,也是广义尿失禁的一种,但其处理原则和经尿道尿失禁却有明显不同。妇科盆腔大手术有 0.5％可能出现输尿管损伤,经腹子宫切除术损伤膀胱者大约为 1.8％,而经阴道子宫切除术者仅为 0.4％。如术中泌尿系统器官损伤未能及时发现,术后将出现伤口漏尿、尿囊肿或尿瘘形成。

膀胱阴道瘘是女性尿生殖瘘中最常见的一种,尽管目前在发达国家妇科手术膀胱阴道瘘的发生率低于 0.02％,但其中 80％发生于良性疾病手术后,如月经过多、盆腔纤维化和盆腔器官膨出等。在发展中国家多数膀胱阴道瘘与产科有关,而且漏尿症状严重,其中只有 20％可自愈而逸尿逐渐消失,而其他大部分仍需手术修补。

其他泌尿系瘘较为少见。输尿管阴道瘘与根治性子宫切除术后输尿管损伤有关。尿道阴道瘘多见于尿道憩室修补术后,尿道损伤和阴道前壁修补术后并发症等。膀胱子宫瘘更为少见,多见于剖宫产时膀胱损伤未能及时发现。

尿生殖瘘也可同时合并膀胱尿道功能障碍,产生的原因与盆腔疾病和盆腔手术有关。

(二)妇产科术后膀胱尿道功能障碍诊治注意事项

下尿路功能障碍的常用诊断方法:①实验室检查。尿常规、尿培养、血生化等。②泌尿道特殊检查。泌尿系及残余尿测定、尿流率。③选择性检查。病原学检查、细胞学检查、内镜、CT 或 MRI 检查、尿动力学检查。对不同类型的下尿路功能障碍患者,应结合病史、症状与体征,选择适合的诊断方法。

1.高危因素

对存在上述高危因素的人群,术后应积极预防和警惕术后下尿路功能障碍的发生。OAB 易患因素包括:年龄因素、多产生育史及 OAB 家族史等。尿潴留易患因素包括:年龄因素、下尿道感染、高体重指数、排尿困难史、肛门括约肌撕裂病史、巨大儿分娩史、阴道干涩感及术前已存在尿潴留疾病(糖尿病、盆底膨出性疾病)等。

2.手术方式

不同手术方式对术后排尿困难的发生也有影响。广泛子宫切除较次广泛子宫切除根治手术更易发生术后尿潴留;开腹、阴式及腹腔镜子宫切除相比,术后尿潴留及泌尿系统感染的发生率以开腹最高,阴式次之,腹腔镜最低。TOT 相比 TVT,尿潴留发生率明显降低,而 TVT 与 Butch 之间无显著差异。另有研究发现,Butch 术中使用 2 号缝线者尿潴留发生率较使用 0 号线者明显为高,故建议 Butch 手术中尽量使用 0 号缝线,以减少术后尿潴留的发生。

3.术后镇痛

使用镇痛泵持续硬膜外给药,将抑制腰骶部脊髓的盆神经,膀胱内括约肌张力提高,导致尿潴留。其中,鞘内和硬膜外使用阿片类药物致尿潴留的发生率为 $42\%\sim80\%$。此外,大量输液、麻醉过深、麻醉时间长(>2 小时)也是术后尿潴留的危险因素。

4.尿路感染与尿潴留

需警惕尿路感染与尿潴留相互作用。广泛性全子宫切除术后,尿路感染者有 71.9% 合并尿潴留,而尿潴留者有 24% 并发尿路感染,提示感染可导致逼尿肌炎性水肿,影响膀胱逼尿功能,加重尿潴留。术后保留导尿管超过 4 天者,尿培养阳性率为 94.4%,故对长时间导尿的患者应警惕由于感染所致尿潴留的风险。

5.手术操作

为避免术后下尿路功能障碍并发症,各种涉及切除泌尿生殖器官的盆腔手术需遵循以下基本原则。

(1)适当引流:适当使用支架和引流装置,可降低泌尿道瘘管和狭窄风险。

(2)保持组织血供丰富无张力:该原则适用于单纯性膀胱修补复杂的尿道-小肠吻合等多种盆腔手术。

(3)避免重叠缝合:大网膜和肌瓣有助于避免瘘管形成,特别是在既往接受放疗的区域。

(4)制订个性化治疗方案:在考虑行改道术前,应将既往放疗、大量肠道切除、总体健康状况、肾功能等因素进行综合考虑;不同尿流改道术的优缺点及可用的肠道节段均有很大差异。

6.尿失禁类型

术前准确判断尿失禁的类型。术前对压力性尿失禁的全面评估,其中包括有无混合性尿失禁、压力性尿失禁的类型和有无合并盆腔器官的膨出及其膨出的严重程度,确定有效的治疗方案,以避免术后并发症的发生。如压力性尿失禁合并膀胱严重膨出,应同时进行盆底修补术,单纯行膀胱颈悬吊术常造成术后出现排尿困难或单纯前壁悬吊造成术后尿失禁加重。

7.悬吊手术

尿失禁手术术中避免过度悬吊,过度悬吊可造成膀胱不稳定,产生急迫性尿失禁,严重者造成膀胱颈梗阻,出现充盈性尿失禁。

8.充盈性尿失禁

注意鉴别尿潴留与尿失禁。部分患者盆腔大手术后可出现尿失禁,是由于尿潴留、尿流率下降导致的充盈性尿失禁。如患者残余尿量增多,尿流率下降,应警惕充盈性尿失禁的可能。

9.药物

有些药物,如钙通道阻滞剂、镇痛药和麻醉药物等对逼尿肌收缩有明显抑制作用,适当控制这些药物,也能明显缓解盆腔手术对膀胱尿道功能的影响。α 受体激动剂可造成膀胱出口阻力增加,也是造成充盈性尿失禁或加重尿失禁的因素之一,但是药物的调整应考虑到患者所患相关疾病的需要。

10.尿动力学检查

由于术后早期膀胱尿道功能障碍的病因很多,如对于术后早期水肿、盆底结构的重新分布组合、外科创伤、神经暂时性损害等,多数患者膀胱尿道功能逐渐恢复正常,一般不需要做尿动力学检查。术后 3~6 个月,患者膀胱尿道功能障碍仍无明显恢复时,应考虑尿动力学检查。检查项目包括残余尿量测定、膀胱测压、尿道测压、腹部漏尿点压力测定、括约肌肌电图等。对可能有复杂的神经源性膀胱者,影像尿动力学检查能提供更准确和有临床意义的参考。

二、妇产科术后排尿障碍及处理

术后排尿功能障碍包括尿潴留、排尿无力、排尿延迟、排尿间断、排尿不尽感、尿频、尿急和夜尿等,是妇科手术后常见的泌尿系统并发症。由于尿潴留可以导致上述所有症状,并进而导致肾功能障碍和泌尿系统感染,所以诊断与干预必须及时。文献报道,广泛及次广泛子宫切除术后尿潴留发生率为 3.8%~44.9%;尿失禁手术后尿潴留发生率为 35%。

(一)妇产科术后排尿障碍的病因

术后尿潴留是一较为常见但对其知之甚少的事件,与其发生有关的 8 个互不排斥的影响因素:①有创性操作;②膀胱过度扩张;③膀胱敏感度降低;④膀胱收缩性降低;⑤流出道阻力增高;⑥排尿反射活力降低;⑦伤害性抑制反射;⑧原有膀胱出口病变。麻醉和止痛可以影响第②、③、④和⑥条。疼痛或不适引起的伤害性抑制反射是一个重要因素,因为交感神经传出支可以直接影响第④、⑤、⑥条因素。

(二)病理生理

绝对或相对的排尿功能障碍多起因于膀胱收缩功能的降低(收缩幅度或持续时间的下降)或流出道阻力的升高。

1.低活动性膀胱

膀胱收缩功能绝对或相对障碍可由诱发和维持正常逼尿肌收缩所必需的神经肌肉机制的某一环节暂时或者永久性改变导致。神经功能正常的个体中在排空反射受到抑制时也可以发生。排空障碍也可继发于骨盆和会阴区域发出的传出冲动增加而产生的反应结果或者由心理因素造成。非神经因素包括膀胱过度扩张导致的膀胱肌肉的损伤,中枢或者外周激活药物的反应,严重的感染及纤维化。

2.膀胱出口过度活动或梗阻

病理性的出口阻力增高在男性患者中比在女性更容易出现。尽管这种情况经常继发于解剖性梗阻,但也可以继发于膀胱收缩时尿道内、外括约肌舒张功能的障碍或者过度活动。外括约肌协同功能失调是神经疾病或损伤患者常见的非解剖性梗阻的原因(与确定的解剖性因素相对),女性最常见的流出道梗阻的原因为括约肌性尿失禁术后继发的流出道受压或纤维化。

(三)临床表现

术后排尿障碍常常合并感染与排尿刺激症状,如排尿困难、尿频、尿急或急迫性尿失禁均可能是尿路梗阻的表现,液体摄入与排尿日记可反映症状的严重程度,但目前尚缺乏统一的诊断标准。对抗尿失禁手术后仍能排尿的患者常表现为梗阻性症状,如排尿延迟、尿流缓慢、排尿费力和排尿不尽感。

(四)诊断

妇科手术后出现排尿障碍,体检常发现尿道在耻骨后位置偏高及角度异常,棉签试验可用于检测尿道轴角度;残余尿≥100 mL。使用排尿后导尿或超声均可诊断尿潴留。膀胱容量>600 mL(超声诊断)且在30分钟内不能自行排尿可诊断尿潴留。

尿失禁术后尿道梗阻可结合病史(如术前患者有无梗阻或刺激性排尿症状)及体检综合考虑。排尿后残余尿可反映膀胱排空能力,但不能区分是否是由于逼尿肌收缩功能减退或尿道阻力增加所致。

此外,尿培养可排除感染的可能;尿道径测量也不能代替尿动力学检查用于反映尿道阻力;膀胱镜检查偶尔可以发现尿道角度异常或膀胱小梁,虽无法准确判断尿道阻力,但可用于排除异物或肿瘤的可能;影像尿动力学检查可确定梗阻的部位,膀胱颈缺陷、近端尿道扩张,伴膀胱内压升高、低流速[排尿压力>4.9 kPa(50 cmH$_2$O)合并尿流速<15 mL/min],提示尿道梗阻,但仍需结合临床对个体进行综合分析。

(五)治疗

排尿功能障碍的治疗目标:①保护或改善上尿路功能;②无或抑制了感染;③低膀胱内压足够储尿;④低膀胱内压恰当排尿;⑤适当的控制;⑥不使用尿管或造瘘;⑦社会接受度和适应性;⑧职业接受度和适应性。

术后短暂性尿潴留不需要手术处理,持续性尿潴留可能由流出道梗阻所致,常需手术干预。

膀胱排空障碍的治疗通常包括提高膀胱内压和逼尿肌压力,排尿反射的训练、降低出口阻力或上述方面的联合治疗。如果上述方法都无效,间歇性导尿同样是一种非常有效的治疗方法。

1.非手术治疗

(1)导尿:导尿仍是现今治疗术后尿潴留的最常用方法。膀胱的过度膨胀将延迟恢复自发性排尿并导致膀胱输尿管反流、肾积水、泌尿道感染和尿失禁,长期尿潴留和反复泌尿系统感染将导致膀胱壁纤维化和膀胱顺应性的丧失,故排尿困难的患者通过间歇或连续导尿解除膀胱高压状态至关重要。目前观点认为,应提倡周期性导尿,急性尿潴留应持续保留导尿一周,但定期夹闭尿管的训练意义目前存在争议;清洁间断导尿较长期留置导尿管显著降低感染率,并提高患者满意度,应使膀胱容量小于500 mL并持续到盆神经功能恢复和残余尿正常;对于无法行清洁间歇导尿的患者,可考虑经尿道或耻骨上膀胱持续引流,但感染率较高。此外,长期引流也会引发膀胱尿道炎症、降低膀胱容积、膀胱结石等。此外,一种由磁性控制单位激活的尿道植入性装置是可代替导尿的简便有效方法;尿道扩张器对解除梗阻的疗效尚存争议,不推荐使用。

如果尿潴留持续4~6周不缓解,需行尿动力学检查测定尿流率和膀胱压,以排除膀胱流出道梗阻。

(2)药物治疗:对于由麻醉导致的尿潴留可以使用麻醉药的拮抗剂,如阿片受体拮抗剂(纳洛酮0.1~0.2 mg,此剂量常可影响镇痛效果)或阿片类药物外周拮抗剂(甲基纳曲酮0.3 mg/kg,不影响镇痛效果);α受体阻滞剂作用于膀胱括约肌与三角肌中的α受体,发挥抗肾上腺素能神经的作用,抑制胆碱酯酶的生成,作用于膀胱表面平滑肌,促进排尿。抗胆碱酯酶药(如新斯的明)和拟胆碱药(如氯贝胆碱)可通过减少乙酰胆碱破坏及模拟乙酰胆碱的作用来改善尿潴留,但应注意药物不良反应,如心动过缓、呕吐、肌束震颤等。

(3)其他非手术疗法:其他非手术治疗方法还包括限制液体摄入量、定时排尿及盆底肌肉康复疗法等。

2.手术治疗

(1)尿道松解术:适用于抗尿失禁术后顽固性尿急伴或不伴急迫性尿失禁、残余尿量持续上升和尿潴留者;间歇性或持续性导尿4周后无法自主排尿者;残余尿持续3个月者。若患者术前排尿功能正常或体检发现尿道被抬高,则无须另行尿动力学检查。对未达到尿潴留诊断标准但有梗阻症状者,应先行非手术治疗,无效者方可考虑尿道松解术。术后新发尿急或急迫性尿失禁者可通过药物、限制液体摄入量、定时排尿和盆底肌肉康复疗法,无效者方可考虑尿道松解术。术后约19%压力性尿失禁复发,与尿道过度活动和/或内在括约肌缺陷有关,患者术前应被告知尿道松解术引起压力性尿失禁复发的风险。

对尿道松解术无效的患者,多由于尿道与耻骨再次形成了粘连带所致。有学者主张在尿道与耻骨间放置隔离组织(如带蒂大网膜脂肪垫或Martius唇),以防止黏附,但疗效不确定。

(2)骶神经调节:将脉冲发生器植入患者骶孔内,将原本失衡的尿路控制系统的兴奋与抑制重新调节到一个平衡状态,适用于非梗阻性尿潴留。对照评估术前术后残余尿量、膀胱容量及最大尿流率,均有大幅度好转,70%尿潴留患者的每次导尿量减少50%以上,其中58%治愈(无须导尿),患者满意度为100%,但费用昂贵。

三、妇产科手术后尿失禁及处理

术后尿失禁可分为急迫性和压力性,包括术后新发急迫性尿失禁和术后压力性尿失禁,多数情况下两者同时存在。压力性尿失禁是腹压增加时非自主溢尿;急迫性尿失禁与膀胱不稳定、容积降低或顺应性下降有关。在排除尿潴留与感染后,尿动力检查可以明确单纯的急迫性尿失禁,使用抗胆碱药物治疗。

(一)术后压力性尿失禁

1.病因

(1)手术损伤,影响盆底组织复旧,致使尿道膨出,尿道内压力减低,膀胱颈下降,后尿道膀胱角消失,使尿道变得短而宽。另外,由于泌尿生殖膈及浅层肌肉的损伤,外括约肌失去功能,发生尿失禁。

(2)隐匿性尿失禁是引起术后压力性尿失禁的主要原因。子宫脱垂及阴道前壁膨出时,由于膀胱过度下垂,膀胱尿道角度消失,尿道内括约肌受牵拉而关闭不全,发生压力性尿失禁,如合并尿道膨出,则尿失禁症状更加明显。子宫脱垂患者中约39%合并尿失禁。隐匿性尿失禁机制可能为腹压增加时,后壁脱垂的阴道壁向前施加压力,使得尿道压力增加,从而获得控尿效果,而在手术治疗脱垂纠正了尿道的解剖学梗阻状态后患者表现出增加腹压后尿失禁。

2.临床表现及分度

患者有妇科手术病史,术后在腹压突然增加时发生遗尿。多发生在咳嗽、打喷嚏、大笑、提重物、便秘加腹压时。在各年龄妇女中均有轻微至较明显的尿失禁。最常见于45岁以上曾有分娩创伤的妇女,50%左右的老年妇女有尿失禁。

尿失禁程度轻重不一,由偶发几滴遗尿到全部尿不能控制流出。常依症状的轻重分为4度。Ⅰ度:腹压增加时偶有尿失禁;Ⅱ度:腹压增加时常有尿失禁;Ⅲ度:直立时即有尿失禁;Ⅳ度:平卧时即有尿失禁。Nario等根据尿失禁的状态、频率、数量给予临床评分。如尿失禁发生在咳嗽、打喷嚏、举重物、跑步时,评1分;如发生在上楼梯、行走、大笑、性交时,评2分。在尿失禁的频率上,如每周发生,评1分;如每天发生,评2分。在尿失禁的数量上,如每天少于一张卫生巾,评 1 分；如每天多于两张卫生巾，评 2 分。累计总分 1~3 分为轻度，4~7 分为中度，≥8 分为重度。

3.诊断

详细询问病史，鉴别是压力性尿失禁还是急迫性尿失禁；有无尿频、尿急、尿痛及脓尿，与膀胱炎及尿道炎鉴别；注意询问尿失禁与增加腹压的关系；神经性尿失禁多伴有其他神经支配障碍。妇科检查注意有无尿瘘、子宫脱垂、膀胱膨出、尿道膨出及盆腔肿物等。可进行以下实验和检查。

(1)诱发试验：患者仰卧位，双腿屈曲外展，检查者压患者腹壁，如有尿液溢出，而患者无排尿感，腹压解除后溢出停止，即为阳性。

(2)膀胱颈抬高试验：检查者右手伸入阴道，中、示指置阴道壁尿道的两侧，指尖位于膀胱及尿道交接处，向前上方将膀胱颈抬高，再行诱发试验，如无尿液溢出，即为阳性。

(3)膀胱尿道造影：可发现尿道后角消失伴尿道倾斜角＞45°；膀胱尿道位置下移，膀胱颈位置为膀胱的最下缘，膀胱颈开放如锥状。

(4)尿道压力测定：用测压导尿管测定。正常人最大尿道压平均为 6.86 kPa，最大尿道关闭压一般在 4.90 kPa 以上。尿失禁患者最大尿道压明显下降，最大尿道关闭压低于 4.96 kPa。

(5)超声波检查：阴道超声波诊断张力性尿失禁的标准如下。①休息状态的膀胱角≥90°；②膀胱角至耻骨弓的距离≥2.3 cm；③膀胱颈的活动度≥20°。符合以上标准的 2 项即可诊断。

4.治疗

隐匿性尿失禁被认为是术后压力性尿失禁的主要原因，术前加强对隐匿性尿失禁的筛选有助于降低 POSUI。

隐匿性尿失禁被认为是在无逼尿肌收缩及脱垂脏器完全回纳的情况下，在膀胱充盈 300 mL、Valsalva 动作时出现的尿失禁，通常在尿动力学检查（urodynamics，UDS）监测膀胱内压时进行上述试验。若膀胱截石位不能明确诊断，则取坐位或站立位重复检查。患者若主诉脱垂前有 SUI 史，而脱垂发生后尿失禁症状消失，则应高度怀疑隐匿性尿失禁。在实际操作中，回纳脱垂脏器的程度及阴道壁内压力并无公认标准，故同一患者可能在不同的测量状态得出不同结果。

此外，术前可采用压力-流速动态尿动力检查评估排尿功能。排尿困难、膀胱出口梗阻、逼尿肌不稳定及尿道活动度增加与脱垂相关；而逼尿肌收缩受损和内括约肌缺陷则与脱垂无关。有学者推荐尿道中段闭合压或漏尿点时压力转化率显著降低至＜0.9 或 1.0 作为筛查隐匿性尿失禁的指标。尿道逆行性压力测定和膀胱过度活动异常对诊断亦有一定帮助。膀胱尿道造影的影像学参数和棉签试验的尿道活动度对鉴别隐匿性尿失禁帮助不大。

对可疑的隐匿性压力性尿失禁，主要有两种处理方式：①纠正脱垂同时实施预防性压力性尿失禁手术；②先纠正脱垂，术后再评估是否需要行尿失禁手术。前者的优势在于术后极少患者会出现压力性尿失禁症状，但可能增加术后并发症（梗阻性尿频、膀胱过度活动及尿潴留等）的风险，同时也存在过度治疗的情况；选择后者避免了增加术后并发症和过度治疗的风险，术后出现 POSUI 可行二次手术纠正 POSUI。手术治疗如尿道中段悬吊术，可在一定程度上纠正盆腔手术操作导致的解剖学异常，5 年治愈率较满意。

（二）术后急迫性尿失禁与膀胱过度活动

急迫性尿失禁指有强烈尿意，有意识性抑制排尿但不能控制而尿液经尿道漏出者。膀胱过度活动症(overactive bladder syndrome,OAB)是指无明显病理或代谢性疾病的前提下出现尿急,伴或不伴急迫性尿失禁,常伴夜尿与尿频,这些症状提示逼尿肌功能亢进,但其他形式的排尿功能障碍也有上述症状,但需排除感染和其他原因所致。尿动力学检查可以表现为非自主性逼尿肌过度活动,也可为其他形式的尿道-膀胱功能障碍。

正常排尿过程涉及神经系统、膀胱和括约肌协调机制。OAB的病理机制包括失去中枢或周围神经系统对膀胱平滑肌兴奋的抑制、异常兴奋及膀胱本身的病变。目前病因不明,可能的病因有逼尿肌不稳定;膀胱感觉过敏;尿道及盆底肌功能异常;其他如精神行为异常,激素代谢失调等。

1.病因

术后急迫性尿失禁的原因可能为膀胱逼尿肌过度活动或原发性膀胱敏感性异常。膀胱逼尿肌的非自主收缩可能与支配膀胱的神经状态(多发性硬化、脑损伤及脊柱损伤等)有密切关系,被认为是神经源性膀胱逼尿肌过度活动。若排除上述原因后,逼尿肌的过度活动被认为是原发性膀胱逼尿肌过度活动。

原发性膀胱逼尿肌过度活动发生的原因可能由于术中组织分离时导致逼尿肌的去神经损伤,从而提高平滑肌细胞的兴奋性和肌细胞间神经冲动的传导速度,导致逼尿肌平滑肌细胞一过性协调性收缩。其他可能导致术后急迫性尿失禁的原因在于 SUI 缓解后,膀胱容量上升,从而使原本隐匿性的膀胱过度活动性表现出来。此外,膀胱流出道梗阻为 SUI 术后急迫性尿失禁的原因之一。膀胱出口阻力增加必然导致逼尿肌收缩性增强,从而诱发急迫性尿失禁。

术后急迫性尿失禁的另一个可能原因是术前存在未被诊断的混合型尿失禁,即同时存在膀胱过度活动与 SUI。常规尿动力学对急迫性尿失禁的诊断率并不高,使术前未发现的混合型尿失禁患者在术后出现急迫性尿失禁症状。

2.临床表现

典型的临床表现为手术后尿急,突发、强烈的排尿欲望,且很难被主观抑制而延迟排尿;尿频,患者自觉每天排尿次数过于频繁。在主观感觉的基础上,成人排尿次数达到:日间≥8 次,夜间≥2 次,每次尿量<200 mL;夜尿,因尿意而排尿≥2 次/夜的主诉;常伴发急迫性尿失禁。

3.诊断

依据病史、体检和尿动力检查,排除泌尿系统感染等即可诊断。但膀胱的非自主收缩本身可能是其他排尿功能障碍的表现,故 OAB 为排他性诊断,目前尚无统一诊断标准。

按照国际泌尿协会对 OAB 的定义,OAB 属用评估症状、体检、尿液分析和其他评估形成的经验性诊断。作为经验性诊断,只能使用非侵入或可重复的治疗手段进行干预。当明确排除其他疾病可能,包括感染、膀胱结石、肿瘤后,才能明确诊断 OAB。世界卫生组织第二次国际控尿论坛发表了下尿路功能障碍的基本评估方法推荐意见。评估需选择最大成本收益方案,在一系列物理与实验室检查中进行选择。

4.治疗

在给予任何治疗前,需要确认患者需要或愿意接受治疗,以及治疗对患者生活质量的影响。术后出现急迫性尿失禁首先应测定膀胱容积及明确是否存在非自主性收缩,干预的目标是增加膀胱容积及减少非自主性收缩。

行为疗法适用于任何 OAB 患者的初始治疗,由一系列的治疗策略组成,包括加强教育(使患者认知下泌尿道结构与功能)、液体摄入与饮食管理、排尿日记、定时排尿、延迟排尿(逐渐使每次排尿量＞300 mL)、PFE 生物反馈和盆底功能锻炼等。行为治疗可帮助患者重新掌握控制排尿的技能，打断精神因素的恶性循环，从而降低膀胱敏感性。对膀胱排空时无漏尿，但充盈是尿失禁的患者，可定时排空膀胱以控制症状。

药物治疗可增加膀胱流出道阻力，包括三环抗抑郁剂和 α 受体激动剂，主要为非选择性 M 受体拮抗剂（酒石酸托特罗定片 2 mg，每天 2 次；奥昔布宁 5 mg，每天 2 次；其他药物：丙米嗪、地西泮、吲哚美辛等）。非选择性 M 受体拮抗剂对 OAB 治疗的疗效肯定，但有口干、便秘、视物模糊等不良反应，将来可能被膀胱选择性更好的药物将替代。

对药物和行为治疗无效的患者，可考虑骶神经调节，涉及电刺激骶神经和周围神经、电刺激使得肌肉收缩、放松，并调节中枢神经系统功能。电刺激控制下尿路的骶神经根部可同时用于治疗尿失禁与尿潴留。

对于神经调节无效的严重 OAB 患者，可考虑更具侵入性的治疗手段，如膀胱扩大成形术和尿流改道术。由膀胱容积缩小所致的难治性急迫性尿失禁病例可利用肠道组织行膀胱扩大成形术。作为最早使用的尿流改道术，输尿管乙状结肠吻合术有较高的电解质失衡、上尿路感染、梗阻率和吻合部位的肿瘤发生风险，已逐渐被其他改道术取代。输尿管皮肤造瘘术也由于吻合口狭窄和难以收集尿液而不再采用。目前最常使用的是肠带膀胱修补术、可插管可控尿流改道术和原位新膀胱术。根据临床情况，可使用各种大肠与小肠组织。

其他的治疗策略还包括其他类型的药物、膀胱内给药，包括拮抗剂、膀胱逼尿肌内注射 A 型肉毒毒素、采用组织工程学方法简化膀胱扩大成形术、基因干预逆转神经重构、针灸及综合治疗等。目前，还有两种潜在的治疗处于临床研究阶段：膀胱内注入辣椒素受体使神经元感受器失活，以及向逼尿肌直接注射肉毒毒素。其他治疗尝试：如电磁疗法与去神经疗法的疗效不能肯定。

四、术后泌尿系统感染

经阴道手术的住院时间较经腹手术显著缩短，但可能增加尿路感染风险。术后泌尿系统感染按解剖学部位分为上尿路感染（肾盂肾炎）与下尿路感染（膀胱炎/尿道炎）；按病程长短分为急性感染与慢性感染。

（一）病因

大多数尿路感染是由细菌引起的，这些细菌通常来自肠道。细菌毒力因子、包括黏附素在决定细菌侵入和感染范围上起了决定性作用。上皮细胞感受性的增加，使患者易患复发性尿路感染，是一种遗传型特征。尿流梗阻是增加宿主对尿路感染的易感性的关键因素。

（二）临床表现

术后膀胱炎通常伴有排尿困难、尿频、尿急、耻骨上疼痛和血尿。下尿路症状是最常出现的，并且通常比上尿路症状提前数天出现。肾盂肾炎典型的表现为发热、寒战和腰痛。恶心和呕吐也可能出现。肾脏或肾周脓肿可能导致无痛的发热、腰部肿块和压痛。在老年人中，这些症状可能更弱。留置导尿的患者通常伴有无症状的菌尿，但是也可能迅速发生与菌血症相关的发热并威胁生命。

（三）诊断

推定尿路感染的诊断靠直接或间接的尿液分析，并经尿液培养确诊。尿液的评估提供了关于尿路情况的临床信息。尿液和尿路在正常情况下是不存在细菌和炎症的。在患有尿路感染时可能发生尿液分析和培养的假阴性,尤其是在感染的早期,细菌和白细胞的数量较低,或因液体摄入增加及随后的利尿作用导致的尿液稀释。在偶然的情况下,尽管存在细菌定植和尿路上皮炎症,但尿液中可能检测不到细菌和白细胞。尿液分析和培养的假阴性是由收集尿液标本时细菌和白细胞污染造成的。自行排尿留取的标本最易发生污染,但是也可以发生在导尿的过程中。耻骨上穿刺留取膀胱中的尿液受污染的可能性最小,这种方式能够提供对膀胱尿液状况最精确地评价,但由于它会带来一些损伤,因此在临床中仅做有限的使用。

急性非复杂性 UTI 诊断标准为尿培养菌数 $\geqslant 10^3$ cfu/mL;复杂性 UTI(合并泌尿道解剖或功能异常)诊断标准为尿培养菌数 $\geqslant 10^5$ cfu/mL。

(四)治疗

常规治疗包括休息、大量饮水、尿量 $>2\,000$ mL/d;改善营养、热水坐浴/下腹热敷;碳酸氢钠碱化尿液,缓解疼痛;托特罗定可减轻膀胱刺激征,症状重时短时服用止痛镇静药。

抗菌治疗应选择尿中浓度较高的广谱抗革兰氏阴性菌药物,据疗效和药敏试验调整,其中喹诺酮类药物 85% 以原形经肾排泄,带来尿内高浓度,故治疗尿路感染多选择氟喹诺酮类,半合成青霉素类及头孢菌素类亦为常用药物。

预防性使用抗生素可降低阴道手术术后 UTI 风险。盆底妇科术后不使用预防性抗生素时,UTI 的发生率为 10%~64%,使用头孢菌素类作为术前预防性抗生素类药物后降到 0~15%。使用复方磺胺甲噁唑(28%)、氨苄西林/舒巴坦(13.6%)、甲硝唑加氨苄西林(20%)、甲硝唑(10%~22.7%)、环丙沙星(27.2%)后 UTI 的发生率较高。头孢菌素类联合呋喃妥因(1.8%)或克林霉素(2.5%)作为预防性抗生素 UTI 的发生率较低。

头孢菌素类是预防 UTIs 的首选药物,一般术前给药一次,术后给药 2~3 次。Rogers 等认为联合应用呋喃妥因是治疗 UTI 最常用的抗菌药,可扩展抗菌谱(包括大肠埃希菌或克雷伯菌),进一步降低 UTI 发生率,但该研究基于经腹手术病例,该方法是否对盆底手术病例有效尚待探讨。

然而预防性抗生素在抑制泌尿系统病原微生物的同时,也可打破正常阴道菌群平衡,从而诱发泌尿系统病原体增殖导致 UTIs 发生。抗生素的种类和治疗期限是决定疗效的关键。很多因素影响盆底术后 UTIs。手术与持续时间是重要的因素。如后盆腔阴道手术区域更靠近肛门,UTIs 的发生率较尿道中段悬吊增加;不规范的导尿操作也会增加 UTIs;其他术中或术后的并发症与 UTIs 复发相关,包括术中损伤泌尿道、术后排尿功能障碍和膀胱阴道瘘或直肠阴道瘘形成;与患者相关的危险因素包括年龄、肥胖、神经源性膀胱、心血管疾病、糖尿病,以及既往 UTIs史。术后长期导尿为病原微生物提供了繁殖场所,从而增加了 UTIs 风险。UTIs 风险与导尿方式与持续时间相关。文献报道,耻骨上导尿较经尿道导尿降低术后 UTIs 风险,但由于前者属侵入式操作,故很少使用。术前应用雌激素可降低术后 UTIs,可能由于雌激素降低阴道 pH 并促进乳酸杆菌增殖。绝经患者接受激素代替治疗者,雌激素可帮助调节阴道菌群及尿道上皮功能从而降低 UTIs,但 Mikkelsen 认为术前雌二醇虽然减少了菌尿,但未能降低膀胱炎的复发率。

单纯下尿路综合征时经验用药,予以短疗程(3 天)治疗 7 天后复查。如果无尿路症状,尿培养阴性,则可拟诊膀胱炎,无须给予治疗。嘱患者 1 个月后复查;如尿培养仍有真性细菌尿,则可拟诊隐匿性肾盂肾炎,给予敏感的抗菌药物治疗 2 周;如患者仍有下尿路症状,尿培养有真性细菌尿及再发性肾盂肾炎,则需按肾盂肾炎常规治疗。

(朱益静)

第九章　妇科肿瘤护理

第一节　概　　述

一、肿瘤放疗护理概述

肿瘤患者在接受放疗过程中,由于射线在杀灭肿瘤细胞的同时对临近的正常组织会造成一定损伤,而出现不同程度的毒性反应,以及随之而来的一些心理问题,护士应了解患者病情、治疗计划,以及预期效果,通过耐心细致、科学有效的护理,帮助患者顺利完成放疗,得到身心康复。

(一)放疗前护理

1.心理护理

向患者及家属介绍有关放疗知识,大致的治疗程序,放疗中可能出现的不良反应和治疗后可能发生的并发症,以及需要配合的事项,使患者消除焦虑情绪和恐惧心理,积极配合治疗。

2.身体准备

(1)摘除金属物质:在放疗中金属物质可形成次级电子,使其相邻的组织受射线量增加,出现溃疡且不易愈合。所以接受头颈部照射的患者在放疗前应摘除金属牙套,气管切开的患者将金属套管换成塑料套管或硅胶管,避免造成损伤。

(2)放疗前:口腔的处理极为重要,放疗前应常规口腔处理,及时修补龋齿,拔出残根或断牙,并注意口腔卫生。如放疗前必须拔牙,应待牙床愈合以后再行放疗。

(3)放疗前应改善全身情况:纠正贫血、脱水、电解质紊乱等,做好必要的物理及实验室检查。血象低者给予治疗,如有感染,须先控制感染后再行治疗;如有伤口,除特殊情况外,一般应待伤口愈合再行放疗。

(二)放疗期间护理

1.照射野皮肤的保护

在放疗过程中,照射野皮肤会出现放疗反应,其程度与放射源种类、照射剂量、照射野的面积及部位等因素有关。如护理不当,可人为加重皮肤反应。所以护士应做好健康宣教,使患者充分认识皮肤保护的重要性,并指导患者掌握照射野皮肤保护的方法。

(1)充分暴露照射野皮肤:避免机械性刺激,建议穿柔软宽松、吸湿性强的纯棉内衣,颈部的照射野要求衣领柔软或低领开衫,以减少刺激便于穿脱。

(2)照射野区域皮肤:可用温水软毛巾温和的清洗,禁用碱性肥皂搓洗;不可涂酒精、碘酊药膏,以及对皮肤有刺激性的药物。

(3)避免皮肤损伤:剃毛发宜用电动剃须刀,以防损伤皮肤造成感染。

(4)保持照射野皮肤的清洁干燥:特别是多汗区皮肤如腋窝、腹股沟、外阴等处。

(5)避免紫外线及潮湿:外出时防止曝晒及风吹雨淋。

(6)照射野区域保护:禁止做穿刺点,局部禁贴胶布,禁止冷热敷。

2.保持口腔清洁

头颈部放疗患者,保持口腔清洁非常重要。由于射线的影响唾液分泌减少,口腔自洁能力下降,容易发生龋齿及口腔感染,从而诱发更严重的放疗并发症或后遗症。所以做好口腔清洁是放疗中重要环节,需要患者配合:①保持良好的口腔卫生,餐后睡前漱口,清除食物残渣,预防感染和龋齿发生。②每天用软毛牙刷刷牙,建议用含氟牙膏。③饮食以软食易消化为好,禁烟酒,禁止强冷强热及辛辣食品对口腔黏膜刺激。

3.注意监测血象的变化

因放疗可使造血系统受到影响造成骨髓抑制,使白细胞和血小板锐减,以致出现严重感染。患者在放疗期间应每周查一次血象,及时监测血细胞的变化,并观察有无发热等症状,及早对症治疗,以保证放疗顺利进行。

4.头颈部放疗护理要点

(1)眼、鼻、耳放疗期间应经常应用润滑剂、抗生素滴剂预防感染,保持照射部位清洁舒适。

(2)根据需要做鼻咽冲洗、上颌窦冲洗,保持局部清洁,提高放射敏感性。

(3)气管切开的患者保持呼吸道通畅,观察有无喉头水肿并备齐急救物品。

(4)脑瘤患者放疗期间,注意观察有无颅内压增高症状出现,如头痛、恶心、呕吐等,应立即通知医师给予处置。

(5)督促并指导患者做张口功能锻炼:预防放射性张口困难。张口功能锻炼的方法:张口锻炼是预防放疗后颞颌关节纤维化的重要方法。通过被动张口、支撑、搓齿、咬合等动作,活动颞颌关节和咀嚼肌,防止颞颌关节强直和咀嚼肌萎缩。张口锻炼方法:①大幅度张口锻炼:口腔迅速张开,然后闭合,幅度以可以忍受为限,每次2~3分钟,3~4次/天。②支撑锻炼:根据患者门齿距选择不同大小的软木塞或木质开口器(直径2.5~4.5 cm),置于上、下门齿之间或双侧磨牙区交替支撑锻炼,张口程度以能忍受为限,保持或恢复理想开口度(>3 cm),每次10~20分钟,2~3次/天。③搓齿及咬合锻炼,活动颞颌关节,锻炼咀嚼肌,每天数次。④放疗期间即开始张口锻炼,长期坚持,作为永久性功能锻炼。

5.胸部放疗护理要点

食管癌照射后局部黏膜水肿反应较重,容易出现疼痛和吞咽困难,应做好饮食指导,食半流质饮食,禁食辛辣刺激性食物,如患者出现发热、呛咳,应提示有食管穿孔的可能。肺癌患者放疗期间,注意预防感冒,以免诱发放射性肺炎。

6.腹部放疗护理要点

腹腔盆腔照射前应排空大小便,减少膀胱直肠的反应。

7.全身反应

(1)放疗期间:部分患者出现疲劳、头晕、虚弱、食欲下降、恶心、呕吐、性欲减退、睡眠障碍和血象改变等全身症状,在对症处理同时,注意营养饮食,给高热量、高蛋白、高维生素饮食,家属配合烹制美味食品增加食欲。提供安静休养环境,睡眠障碍可药物助眠,保证生活规律。给予精神鼓励,使患者增强信心,主动积极地配合治疗。

(2)预防感染:机体免疫力下降可引起病毒感染,如带状疱疹,沿神经分布,多见于胸背部肋间神经与下肢,其次是三叉神经。表现为疱疹呈串珠状大小不一,透明,伴痛,严重时可累及全身,剧痛伴发热。处理以抗病毒、神经营养、增强免疫力药物为主,保持皮肤清洁,加强营养改善全身状况。

8.心理护理

由于放疗反应的出现,往往会加重患者心理负担,要加强护患之间沟通,根据患者具体情况,有针对性做好阶段性健康指导,使患者对放疗的每一阶段出现的不良反应有所了解,不会惊慌恐惧,并掌握应对方法。通过定期组织讲座、召开工休座谈会的方式,增加护士与患者之间、患者与患者之间的交流机会,介绍成功病例,通过各种形式宣传肿瘤防治知识,使患者增强战胜疾病信心,顺利完成治疗。

9.饮食调整

接受放疗后患者会出现食欲减退,头颈部放疗患者会出现口干、味觉改变、口咽疼痛等不同程度的口腔黏膜反应,从而影响进食。加上放疗后机体消耗增加,使患者体重下降,全身反应加重,严重者应中断治疗。有资料显示,放疗患者体重减轻 7 kg 者预后差。科学合理的营养饮食可促进组织修复,提高治疗效果。放疗患者饮食要注意以下几方面。

(1)饮食品种丰富,搭配合理,保证高蛋白、高热量、高维生素、低脂饮食。如瘦肉、海产品、新鲜果蔬。不要盲目忌口。

(2)饮食在清淡无刺激易消化食物为主,多吃煮、炖、蒸等易消化的食物。禁烟酒,忌过冷、过硬、过热食物,忌油腻、辛辣食品。

(3)根据放疗反应进行饮食调整。少食多餐,保证足够营养和水分摄入。①放疗刚开始的7～10天内,饮食应清淡,尽量避免酸、甜等增加唾液分泌的食物和饮料,减少唾液分泌,减轻腮腺急性反应症状。②口干、味觉改变症状出现时,建议食用含水量高、易消化的饮食或半流食,饮水或汤类以协助咀嚼与吞咽。多吃生津止渴、养阴清热食品,如藕汁、萝卜汁、绿豆汤、冬瓜汤、芦根汤、西瓜、蜂蜜、猕猴桃、雪梨、葡萄等新鲜蔬菜和水果。配合中药,如胖大海、菊花、麦冬、洋参片等泡水饮用。③食用有助于血象升高的食物:动物肝脏、动物骨髓、鸡、鸭、鱼、瘦肉、奶制品、豆芽、麦芽、大枣、菠菜、生姜等。④口腔黏膜反应严重时引起进食疼痛,可将新鲜水果或蔬菜榨汁后饮用,可将肉松或鱼、肉等切碎放入粥或面片中食用。重度口腔黏膜反应不能进食时,可采用鼻饲饮食或静脉营养,以保证足够的营养,促进机体恢复。⑤腹泻患者给予少渣、低纤维饮食,避免产气食品,如豆类、牛奶、糖、碳酸类饮料。⑥鼓励患者多饮水,每天 3 000 mL 以上,以增加尿量,促进体内毒素排出。

(三)放疗后护理

(1)放疗结束后应继续予以支持疗法,增强免疫功能和骨髓功能,因照射野的皮肤在多年后仍可发生放射性的溃疡,应该注意保护照射区的皮肤,避免感染、损伤及物理性刺激,防止强风及雨淋、阳光暴晒。

(2)口腔受照射放疗后3～4年内不能拔牙,特别是当出现放射性龋齿在颈部断裂时,牙根也不能拔出,平时可用含氟类牙膏预防,出现炎症时予以止痛消炎,以免诱发颌骨骨髓炎或骨坏死。

如 3 年后需要拔牙,拔牙前后各 1 周,应常规应用抗生素,可将并发症放射性骨坏死的发生率降低到最低。

(3)头颈部肿瘤放疗后要练习张口,让患者充分认识到功能锻炼的重要性,以免发生张口困难,给患者的生活带来不便。

(4)放疗后要预防感冒,及时治疗头面部的感染。由于颈深部组织受照射后淋巴回流不畅,局部免疫功能低下,容易因风吹、日晒、雨淋、感冒等诱发面颈部急性蜂窝织炎,可在放疗后任何时候发生,起病急来势凶猛,可伴有寒战、头痛、呼吸困难,延误诊治可致死亡。

(5)气管切开患者需要带管出院的,指导患者和家属掌握气管套管处理的正确方法。

(6)科学合理营养,进食高蛋白、高热量、高维生素、低脂饮食,多食新鲜水果、蔬菜,禁食辛辣、刺激、热性食品,如荔枝、桂圆、龙眼、狗肉、羊肉等。注意各种营养配比要适当。

(7)放疗结束后也要严禁烟酒,进行适当的体育运动,注意劳逸结合,生活有规律。

(8)定期复查很重要,住院患者出院后 1 个月复查,以后每 3 个月复查 1 次,1 年后无特殊情况可半年复查 1 次。如病情有变化,及时来院复查。

二、肿瘤放疗的原则和禁忌证

(一)肿瘤放疗的原则

确定治疗原则时,在考虑到有效性的基础上,还要根据不同的治疗目的综合考虑治疗的指征,同时还要考虑治疗的毒性,以及带给患者的利弊。根治性放疗时要以最小的并发症来达到根治的目的,因此照射野的设计要根据肿瘤的发生部位、生物学行为特点,给予根治剂量的放疗,可能发生转移的区域给予预防治疗,同时注意避免严重治疗并发症的出现。例如,单纯放疗早期霍奇金淋巴瘤,要给予次全淋巴区域的预防治疗,再给予病灶所在淋巴区域根治剂量治疗,注意肺、心脏及脊髓的剂量,防止并发症的出现。早期霍奇金病治愈率较高,但必须要建立在放射性脊髓炎的可能性极小的基础上。姑息性放疗目的是缓解患者的症状,如疼痛、梗阻或出血。恶性肿瘤无法治愈,仅给予病灶局部的小野、低剂量治疗,希望在不增加明显不良反应前提下达到姑息治疗的目的,例如,应用放疗缓解肺癌骨转移的疼痛时,仅照射病灶局部,低剂量治疗,避免大野照射带来的明显放射反应给患者带来更大的痛苦。

(二)肿瘤放疗的禁忌证

放疗的绝对禁忌证很少,即使很晚期患者仍可选择低剂量姑息放疗(如止痛)。但仍要进行治疗前的严格评估,避免不必要的放疗给患者造成身体和精神的损害。

1.绝对禁忌证

心、肝、肾等重要脏器功能严重损害时;严重的全身感染、败血症、脓毒血症未得到控制者;癌症晚期合并贫血、消瘦者;严重恶病质的濒死患者;伴高热或肿瘤所在脏器有穿孔或合并大量胸腔积液或腹水者。

2.相对禁忌证

(1)放疗不敏感性肿瘤,如骨肉瘤、某些软组织肉瘤及胃肠道癌等。

(2)放疗中等敏感肿瘤,如肺癌、头颈部癌、宫颈癌等已有远处转移者。

(3)放疗中等敏感的肿瘤经足量照射后,有局部复发者。

(4)大面积照射可能严重影响脏器功能者,如肺癌伴肺功能不全时。

(5)有其他疾病不能立即放疗者,如伴急性炎症或严重心肺功能或肝肾功能不全时。

（6）血象过低者，需待恢复后再行放疗。

三、放疗中常见并发症

目前的放疗中，在杀伤肿瘤细胞的同时，对正常组织也有一定程度的损伤。这种损伤或轻或重、或多或少的伴随着肿瘤放疗的过程中或治疗结束以后。

（一）皮肤反应及处理

任何部位的外照射，射线都要首先穿过皮肤才能达到病变部位。大约在照射后的 8～10 天，如出现皮肤反应应及时处理。

1.干性反应

表现为皮肤红斑，继之有色素沉着，皮肤脱屑和表皮脱落。轻者不需要处理，保持照射野皮肤清洁干燥，不能涂抹有刺激的药物，瘙痒时不能用手抓挠。如有疼痛及表皮破损，需要用水胶体外敷。

2.湿性反应

表现为照射野皮肤出现水疱，水疱逐渐增大破裂流出渗出液，继之表现为湿性脱皮。处理：湿性反应一旦出现，要中止放疗。反应处皮肤暴露，保持室内空气清洁、干燥，防止感染。局部可用含维生素 D、维生素 B_{12} 的药物或芦荟胶涂抹，一般 1～4 周可治愈。

3.全皮坏死

严重者可出现皮肤的溃疡和纤维化。需做外科处理。

（二）头颈部常见并发症

1.腮腺的急性反应

在放疗后的 1～2 次，患者会出现腮腺区的软组织肿胀、张口受限、局部压痛。

2.口腔、口咽部的黏膜急性反应

患者表现为口干、咽痛、局部充血、糜烂、溃疡、唾液减少。有些人口干非常顽固，涎腺的重建有的人需要几年的时间。

3.外耳道炎或中耳炎

患者耳部受照射后可出现局部充血水肿，或黏膜脱落渗出，发生中耳积液，有时穿破鼓膜可以形成耳道溢液。

4.鼻腔黏膜的反应

鼻腔受照射后可以出现出血水肿引起鼻塞，流鼻涕量多，甚至流鼻血。

5.喉水肿

喉部照射或全颈射野照射可引起喉黏膜的水肿。轻者声音嘶哑、喉部疼痛，重者出现呼吸困难或窒息。

6.放射性脑反应

脑组织被照射后可引起脑水肿，患者在放疗后数小时或数天内出现，表现为颅内压增高，头痛加重，恶心、呕吐。处理主要为脱水利尿，降低颅内压。

（三）胸部常见并发症

1.放射性支气管炎

以刺激性干咳为主，一般不需要特殊处理，给予对症支持处理即可，治疗结束后恢复。

2.放射性肺炎

一般发生在放疗后的 1～3 个月,患者表现为低热、咳嗽、胸闷,重者出现呼吸困难、胸痛和持续性的干咳,可以有少量白痰或痰带血丝,胸部体征一般不明显,CT 显示有少量胸腔积液和肺间质密度增高的表现。在肺部受较高剂量照射时,可出现肺纤维化,目前治疗尚无特效的方法,所以预防比治疗更为重要。

3.放射性食管炎

放射性食管炎是常见的并发症,通常发生于开始放疗后的 2 周,患者因黏膜水肿而感到吞咽困难伴吞咽疼痛,食物有存留感,重者甚至滴水不入。轻度一般不需要处理,中度疼痛应用止痛局麻等药物,必要时暂停放疗,部分患者可给予静脉输液维持营养,静脉滴注抗生素,必要时应用少量肾上腺皮质激素。

4.放射性心包积液

6％～30％会出现心包积液,量少,症状轻,大部分是在胸部 CT 扫描或 B 超时发现,不需要处理。

(四)腹部常见并发症

1.放射性直肠炎

主要为盆腔照射时发生,发生率约为 10％,在直肠癌和妇科恶性肿瘤的治疗中常见。患者表现为黏液血便、里急后重、腹泻,腹泻日数太久可引起患者消瘦和水、电解质紊乱。

2.恶心、呕吐

是腹部肿瘤放疗中最常见的并发症,发生率为 36％～48％,重度者为 5％左右。

3.放射性膀胱炎

在盆腔照射 3～4 周或更短的时间出现,患者表现为尿频、尿急、尿痛,严重者可出现血尿。一般在4 年内可以逐渐恢复。

(王海琴)

第二节　外阴癌的护理

外阴癌是女性常见外阴肿瘤,占女性生殖系统恶性肿瘤总数的 3％～5％,多见于绝经后妇女,以外阴鳞状细胞癌最常见。

外阴癌转移早、发展快、恶性程度高,以直接浸润、淋巴转移常见,血行转移很少。淋巴转移是最主要转移途径,直接浸润时癌灶沿皮肤、黏膜可侵及阴道、尿道,晚期累及膀胱直肠。

一、护理评估

(一)健康史

1.病因与发病机制

外阴癌的病因尚不明确,可能与病毒感染、性传播疾病有关,还可能与免疫功能低下及外阴营养不良等有关。外阴的慢性长期刺激如外阴瘙痒、慢性前庭大腺炎、慢性溃疡等也可能发展成外阴癌。外阴慢性皮肤病中,外阴白色病变有 5％～10％伴不典型增生者可能发展为外阴癌。

2.病理评估

外阴癌镜检多为高分化鳞癌,大部分发生于大阴唇,其次是小阴唇、阴蒂、会阴、阴道等部位,前庭和阴蒂病灶倾向于低分化或未分化。

(二)身心状况

1.症状

外阴癌早期主要表现为不易治愈的外阴瘙痒,表皮不同形态的肿物,伴外阴皮肤变白。晚期癌灶破溃、继发感染,可出现恶臭分泌物,癌肿深部浸润,可出现明显的疼痛及出血。侵犯直肠或尿道时,产生相应症状。

2.体征

癌灶可生长在外阴任何部位,以大阴唇最多见。早期局部呈结节状、菜花状或溃疡状,晚期见不规则肿块,组织脆而易脱落、溃烂,感染后流出脓性或血性分泌物。若腹股沟淋巴受累,可扪及增大、质硬、固定的肿块。

3.心理-社会状况

外阴部的手术使身体结构发生变化,患者出现自尊低下、自我形象紊乱、预感性悲伤等心理方面的问题。

二、辅助检查

对外阴可疑病变,行活体组织病理检查以明确诊断。

三、护理诊断及合作性问题

(一)恐惧

其与癌症的治疗及预后有关。

(二)组织完整性受损

其与外阴瘙痒、破损、溃疡和放疗损伤有关。

(三)疼痛

其与晚期癌肿侵犯神经、术后创伤有关。

四、护理目标

(1)患者焦虑情绪得到缓解,积极配合治疗与护理。

(2)患者组织无受损。

(3)患者疼痛缓解,舒适感增加。

五、护理措施

(一)一般护理

给患者提供安静、舒适的睡眠环境,保持室内空气流通,保持外阴清洁。指导患者于病变部位涂凡士林软膏,保护局部组织,避免搔抓。指导患者术后缓解疼痛的方法。

(二)心理护理

术前与患者沟通,耐心解释,向患者讲解术前术后注意事项、手术的方式和手术效果及手术将重建切除的外阴等,使患者能积极应对,并取得家属的配合。

(三)治疗护理

1.治疗要点

以手术为主,辅以放射治疗与化学药物治疗。手术治疗是外阴癌的主要方法,一般行外阴根治术及双侧腹股沟深浅淋巴清扫术。放疗或化疗多用于晚期不能手术者或复发癌患者。

2.治疗配合

(1)术前准备:按外阴手术一般准备外,注意如需植皮者,应将供皮区剃毛、消毒并用治疗巾包裹。术前3～5天给予1∶5 000高锰酸钾溶液坐浴,用于清除局部脓性分泌物。

(2)术后护理:①按外阴、阴道术后常规护理。②保持患者会阴清洁干燥,每天擦洗外阴2次,大小便后常规擦洗。③术后协助患者取平卧外展屈膝位,并在腘窝垫一软垫。④保持引流管通畅。⑤观察患者切口有无渗血、感染征象,移植皮瓣的愈合情况等;术后第2天即用支架支起盖被,以利通风;术后第2天,会阴部、腹股沟部可遵医嘱用红外线照射,每次20分钟,每天2次;外阴切口术后5日无异常可间断拆线,腹股沟切口术后7天拆线。⑥术后第5天可遵医嘱给液状石蜡口服,软化大便。

(3)化疗、放疗患者的护理同常规的化疗、放疗护理。

六、健康指导

指导患者出院后继续保持外阴清洁,避免长期应用刺激性强的药液。指导患者注意休息,合理膳食,避免重体力劳动。指导患者定期随访,外阴根治术后3个月复查。放疗患者于放疗后1、3、6个月各随访1次,以后每半年1次,2年以后每年1次,随访5年。

七、护理评价

(1)患者恐惧程度减轻,住院期间患者疼痛程度逐渐减轻,可以忍受。

(2)患者在诊疗过程中积极主动配合。住院治疗期间,血常规体温正常,患者无感染发生。

(王海琴)

第三节　子宫肌瘤的护理

子宫肌瘤是女性生殖器官中最常见的一种良性肿瘤。主要由子宫平滑肌组织增生而成,其间还有少量的纤维结缔组织。多见于30～50岁女性。由于肌瘤生长速度慢,对机体影响不大。所以,子宫肌瘤的临床报道发病率远比真实的要低。

一、病因

确切病因仍不清楚。好发于生育年龄女性,而且绝经后肌瘤停止生长,甚至萎缩、消失,发生子宫肌瘤的女性常伴发子宫内膜的增生。所以,绝大多数的人认为子宫肌瘤的发生与女性激素有关,特别是雌激素。雌激素可以使子宫内膜增生,使子宫肌纤维增生肥大,肌层变厚,子宫增大,而且肌瘤组织经过检验,其中雌激素受体和雌二醇的含量比正常子宫肌组织高。所以,目前认为子宫肌瘤与长期和大量的雌激素刺激有关。

二、病理

(一)巨检

肌瘤为实质性球形结节,表面光滑,与周围肌组织有明显界限。外无包膜,但是肌瘤周围的肌层受压可形成假包膜。肌瘤切开后,切面呈漩涡状结构,颜色和质地与肌瘤成分有关,若含平滑肌较多,则肌瘤质地较软,颜色略红;若纤维结缔组织多,则质地较硬、颜色发白。

(二)镜检

肌瘤由皱纹状排列的平滑肌纤维相互交叉组成,切面呈漩涡状,其间掺有不等量的纤维结缔组织。细胞大小均匀,呈卵圆形或杆状,核染色质较深。

三、分类

(一)按肌瘤生长部位分类

子宫体肌瘤(90%)与子宫颈肌瘤(10%)。

(二)按肌瘤生长方向与子宫肌壁的关系分类

分类如图 9-1 所示。

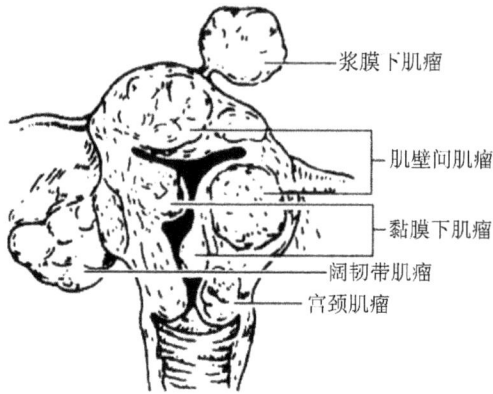

图 9-1 各型子宫肌瘤示意图

1.肌壁间肌瘤

肌壁间肌瘤最多见,占总数的 60%~70%。肌瘤全部位于肌层内,四周均被肌层包围。

2.浆膜下肌瘤

浆膜下肌瘤占总数的 20%。肌瘤向子宫浆膜面生长,突起于子宫表面,外面仅有一层浆膜包裹。这种肌瘤还可以继续向浆膜面生长,仅留一细蒂与子宫相连,成为带蒂的浆膜下肌瘤,活动度大。蒂内有供应肌瘤生长的血管,若因供血不足,肌瘤易变性、坏死;若发生蒂扭转,可出现急腹痛。若因扭转而造成断裂,肌瘤脱落至腹腔或盆腔,可形成游离性肌瘤。有些浆膜下肌瘤生长在宫体侧壁,突入阔韧带,形成阔韧带肌瘤。

3.黏膜下肌瘤

黏膜下肌瘤占总数的 10%~15%。肌瘤向宫腔内生长,并突出于宫腔,仅由黏膜层覆盖,称黏膜下肌瘤。黏膜下肌瘤使宫腔变形、增大,易形成蒂。在宫腔内就好像长了异物一样,可刺激子宫收缩,在宫缩的作用下,黏膜下肌瘤可被挤压出宫颈口外,或堵于宫颈口处,或脱垂于阴道。

各种类型的肌瘤可发生在同一子宫,称为多发性子宫肌瘤。

四、临床表现

(一)症状

多数患者无明显症状,只是偶尔在进行盆腔检查时发现。肌瘤临床表现的出现与肌瘤的部位、生长速度及是否发生变性有关。而与其数量及大小关系不大。

1.月经改变

月经改变为最常见的症状。主要表现为月经周期缩短,经期延长,经量过多,不规则阴道出血。其中以黏膜下肌瘤最常见。其次是肌壁间肌瘤。浆膜下肌瘤及小的肌壁间肌瘤对月经影响不明显。若肌瘤发生坏死、溃疡、感染,则可出现持续或不规则阴道流血或脓血性白带。

2.腹部包块

腹部包块常为患者就诊的主诉。当肌瘤增大超过妊娠3个月子宫大小时,可在下腹部扪及肿块,质硬,无压痛,清晨膀胱充盈将子宫推向上方时更加清楚。

3.白带增多

子宫肌瘤使宫腔面积增大,内膜腺体分泌增多,加之盆腔充血,所以患者白带增多。若为黏膜下肌瘤脱垂于阴道,则表面易感染、坏死,产生大量脓血性排液及腐肉样组织排出,伴臭味。

4.腰酸、腹痛、下腹坠胀

患者常表现为腰酸或下腹坠胀,经期加重。通常无腹痛,只是在发生一些意外情况时才会出现:如浆膜下肌瘤蒂扭转时,可出现急性腹痛;妊娠期肌瘤发生红色变性时,可出现腹痛剧烈伴发热、恶心,黏膜下肌瘤被挤出宫腔时,可因宫缩引起痉挛性疼痛。

5.压迫症状

大的子宫肌瘤使子宫体积增大,可对周围的组织器官产生一定的压迫症状。如前壁肌瘤压迫膀胱可出现尿频、尿急;宫颈肌瘤可引起排尿困难、尿潴留,后壁肌瘤可压迫直肠引起便秘、里急后重;较大的阔韧带肌瘤压迫输尿管可致肾盂积水。

6.不孕或流产

肌瘤压迫输卵管使其扭曲管腔不通,或使宫腔变形,影响受精或受精卵着床,导致不孕、流产。

7.继发性贫血

长期月经过多、不规则出血,部分患者可出现继发性贫血,严重时全身乏力,面色苍白、气短、心悸。

(二)体征

肌瘤较大时,可在腹部触及质硬。表面不规则,结节状物质。妇科检查时,肌壁间肌瘤子宫增大,表面不规则,有单个或多个结节状突起。浆膜下肌瘤外面仅包裹一层浆膜,所以质地坚硬,呈球形块状物,与子宫有细蒂相连,可活动;黏膜下肌瘤突出于宫腔,像孕卵一样,所以整个子宫均匀增大,有时宫口扩张,肌瘤位于宫口内或脱出于阴道,呈红色、实质、表面光滑,若感染则表面有渗出液覆盖或溃疡形成,排液有臭味。

五、治疗原则

根据患者的年龄、症状、有无生育要求及肌瘤的大小等情况综合考虑。

(一)随访观察

若肌瘤小(子宫<孕 2 个月)且无症状,通常不需治疗,尤其近绝经年龄患者,雌激素水平低落,肌瘤可自然萎缩或消失,每 3～6 个月随访 1 次;随访期间若发现肌瘤增大或症状明显时,再考虑进一步治疗。

(二)药物治疗(保守治疗)

肌瘤在 2 个月妊娠子宫大小以内,症状不明显或较轻,近绝经年龄及全身情况不能手术者,均可给予药物对症治疗。

1.雄性激素

常用药物有丙酸睾酮。可对抗雌激素,使子宫内膜萎缩,直接作用于平滑肌,使其收缩而减少出血,并使近绝经期的患者提早绝经。

2.促性腺激素释放激素类似物(GnRH-a)

常用药物有亮丙瑞林或戈舍瑞林。可抑制垂体及卵巢的功能,降低雌激素水平,使肌瘤缩小或消失。适用于肌瘤较小、经量增多或周期缩短、围绝经期患者。不宜长期使用,以免因雌激素缺乏导致骨质疏松。

3.其他药物

常用药物有米非司酮。作为术前用药或提前绝经使用。但不宜长期使用,以防其拮抗糖皮质激素的不良反应。

(三)手术治疗

手术治疗为子宫肌瘤的主要治疗方法。若肌瘤≥2.5 个月妊娠子宫大小或症状明显出现贫血者,应手术治疗。

1.肌瘤切除术

适用于年轻要求保留生育功能的患者,可经腹或腹腔镜切除肌瘤,突出宫内或脱出于阴道内的带蒂的黏膜下肌瘤也可经阴道或经宫腔镜下摘除。

2.子宫切除术

肌瘤较大,多发,症状明显,年龄较大,无生育要求或已有恶变者可行子宫全切。50 岁以下,卵巢外观正常者,可保留卵巢。

六、护理评估

(一)健康史

了解患者一般情况,评估月经史、婚育史,是否有不孕、流产史;询问有无长期使用雌激素类药物。如果接受过治疗,还应了解治疗的方法及所用药物的名称、剂量、用法及用药后的反应等。

(二)身体状况

1.症状

了解有无月经异常、腹部肿块、白带增多或贫血、腹痛等临床表现,了解出现症状的时间及具体表现。

2.体征

了解妇科检查结果,子宫是否均匀或不规则增大、变硬,阴道有无子宫肌瘤脱出等情况。了解 B 超检查所示结果中肌瘤的大小、个数及部位等。

(三)心理-社会状况

患者及家属对子宫肌瘤缺乏认识,担心肿瘤为恶性,对治疗方案的选择犹豫不决,对需要手术治疗而焦虑不安,担心手术切除子宫可能会影响其女性特征,影响夫妻生活。

七、护理诊断

(1)营养失调,低于机体需要量:与月经改变、长期出血导致贫血有关。

(2)知识缺乏:缺乏子宫肌瘤疾病发生、发展、治疗及护理知识。

(3)焦虑:与月经异常,影响正常生活有关。

(4)自我形象紊乱:与手术切除子宫有关。

八、护理目标

(1)患者获得子宫肌瘤及其健康保健知识。

(2)患者贫血得到纠正,营养状况改善。

(3)患者出院时,不适症状缓解。

九、护理措施

(一)心理护理

评估患者对疾病的认知程度,尊重患者,耐心解答患者提出的问题,告知患者和家属子宫肌瘤是妇科最常见的良性肿瘤,手术或药物治疗都不会影响今后日常生活和工作,让患者消除顾虑,纠正错误认识,配合治疗。

(二)缓解症状

对出血多需住院的患者,护士应严密观察并记录其生命体征变化情况,协助医师完成血常规及凝血功能检查、备血、核对血型、交叉配血等。注意收集会阴垫,评估出血量。按医嘱给予止血药和子宫收缩剂,必要时输血、补液、抗感染或刮宫止血。巨大子宫肌瘤者常出现局部压迫症状,如排尿不畅者应予以导尿;便秘者可用缓泻剂缓解不适症状。带蒂的浆膜下肌瘤发生扭转或肌瘤红色变性时应评估腹痛的程度、部位、性质,有无恶心、呕吐、体温升高征象。需剖腹探查时,护士应迅速做好急诊手术前准备和术中术后护理。保持患者的外阴清洁干燥,如黏膜下肌瘤脱出宫颈口者,应保持其局部清洁,预防感染,为经阴道摘取肌瘤者做好术前准备。

(三)手术护理

经腹或腹腔镜下行肌瘤切除或子宫切除术的患者按腹部手术患者的一般护理,并要特别注意观察术后阴道流血情况。经阴道黏膜下肌瘤摘除术常在蒂部留置止血钳24~48小时,取出止血钳后需继续观察阴道流血情况,按阴道手术患者进行护理。

(四)健康教育

1.保守治疗的患者

需定期随访,护士要告知患者随访的目的、意义和随访时间。应3~6个月定期复查,期间监测肌瘤生长状况、了解患者症状的变化,如有异常及时和医师联系,修正治疗方案。对应用激素治疗的患者,护士要向患者讲解用药的相关知识,使患者了解药物的治疗作用、使用剂量、服用时间、方法、不良反应及应对措施,避免擅自停药和服药过量引起撤退性出血和男性化。

2.手术后的患者

出院后 1 个月门诊复查,了解患者术后康复情况,并给予术后性生活、自我保健、日常工作恢复等健康指导。任何时候出现不适或异常症状,需及时随诊。

十、结果评价

(1)患者能叙述子宫肌瘤保守治疗的注意事项或术后自我护理措施。

(2)患者面色红润,无疲倦感。

(3)患者出院时,能列举康复期随访时间及注意问题。

（王海琴）

第四节　子宫颈癌的护理

子宫颈癌是最常见的妇科恶性肿瘤。原位癌高发年龄为 30～35 岁,浸润癌为 45～55 岁,近年来其发病有年轻化的趋势。近几十年子宫颈细胞学筛查的普遍应用,使子宫颈癌和癌前病变得以早期发现和治疗,子宫颈癌的发病率和死亡率已有明显下降。

一、病因

(一)病毒感染

高危型 HPV 持续感染是子宫颈癌的主要危险因素。90％ 以上的子宫颈癌伴有高危型 HPV 感染。

(二)性行为及分娩次数

多个性伴侣、初次性生活＜16 岁、初产年龄小、多孕多产等与子宫颈癌发生密切相关。

(三)其他生物学因素

沙眼衣原体、单纯疱疹病毒 Ⅱ 型、滴虫等病原体的感染在高危 HPV 感染导致子宫颈癌的发病过程中有协同作用。

(四)其他行为因素

吸烟作为 HPV 感染的协同因素可以增加子宫颈癌的患病风险。另外,营养不良、卫生条件差也可影响疾病的发生。

二、临床表现

早期子宫颈癌常无明显症状和体征,子宫颈可光滑或难与子宫颈柱状上皮异位区别。颈管型患者因子宫颈外观正常易漏诊或误诊。随病变发展,可出现以下表现。

(一)症状

1.阴道流血

早期多为接触性出血;中晚期为不规则阴道流血。出血量根据病灶大小、侵及间质内血管情况而不同,若侵袭大血管可引起大出血。年轻患者也可表现为经期延长、经量增多;老年患者常为绝经后不规则阴道流血。一般外生型较早出现阴道出血症状,出血量多;内生型较晚出现该症状。

2.阴道排液

多数患者有阴道排液,液体为白色或血性,可稀薄如水样或米泔状,或有腥臭。晚期患者因癌组织坏死伴感染,可有大量米汤样或脓性恶臭白带。

3.晚期症状

根据癌灶累及范围出现不同的继发性症状。如尿频、尿急、便秘、下肢肿痛等;癌肿压迫或累及输尿管时,可引起输尿管梗阻、肾盂积水及尿毒症;晚期可有贫血、恶病质等全身衰竭症状。

(二)体征

原位癌及微小浸润癌可无明显肉眼病灶,子宫颈光滑或仅为柱状上皮异位。随病情发展可出现不同体征。外生型子宫颈癌可见息肉状、菜花状赘生物,常伴感染,肿瘤质脆易出血;内生型子宫颈癌表现为子宫颈肥大、质硬、子宫颈管膨大;晚期癌组织坏死脱落,形成溃疡或空洞伴恶臭。阴道壁受累时,可见赘生物生长于阴道壁或阴道壁变硬;宫旁组织受累时,双合诊、三合诊检查可扪及子宫颈旁组织增厚、结节状、质硬或形成冰冻状盆腔。

(三)病理类型

常见鳞癌、腺癌和腺鳞癌三种类型。

1.鳞癌

按照组织学分化分为Ⅲ级。Ⅰ级为高分化鳞癌,Ⅱ级为中分化鳞癌(非角化性大细胞型),Ⅲ级为低分化鳞癌(小细胞型),多为未分化小细胞。

2.腺癌

腺癌占子宫颈癌15%～20%。主要组织学类型有2种。

(1)黏液腺癌:最常见,来源于子宫颈管柱状黏液细胞,镜下见腺体结构,腺上皮细胞增生呈多层,异型性增生明显,见核分裂象,癌细胞呈乳突状突入腺腔。可分为高、中、低分化腺癌。

(2)恶性腺瘤:又称微偏腺癌,属高分化子宫颈管黏膜腺癌。癌性腺体多,大小不一,形态多变,呈点状突起伸入子宫颈间质深层,腺上皮细胞无异型性,常有淋巴结转移。

3.腺鳞癌

腺鳞癌占子宫颈癌的3%～5%。是由储备细胞同时向腺细胞和鳞状细胞分化发展而形成。癌组织中含有腺癌和鳞癌两种成分。

4.转移途径

主要为直接蔓延及淋巴转移,血行转移较少见。

(1)直接蔓延最常见,癌组织局部浸润,向邻近器官及组织扩散。常向下累及阴道壁,极少向上由子宫颈管累及宫腔;癌灶向两侧扩散可累及子宫颈旁、阴道旁组织直至骨盆壁;癌灶压迫或侵及输尿管时,可引起输尿管阻塞及肾积水。晚期可向前、后蔓延侵及膀胱或直肠,形成膀胱阴道瘘或直肠阴道瘘。

(2)淋巴转移:癌灶局部浸润后侵入淋巴管形成瘤栓,随淋巴液引流进入局部淋巴结,在淋巴管内扩散。淋巴转移一级组包括宫旁、子宫颈旁、闭孔、髂内、髂外、髂总、骶前淋巴结;二级组包括腹股沟深、浅淋巴结、腹主动脉旁淋巴结。

(3)血行转移较少见,晚期可转移至肺、肝或骨骼等。

三、辅助检查

(一)子宫颈刮片细胞学检查

子宫颈刮片细胞学检查是子宫颈癌筛查的主要方法,应在子宫颈转化区取材。

(二)子宫颈碘试验

正常子宫颈阴道部鳞状上皮含丰富糖原,碘溶液涂染后呈棕色或深褐色,不染色区说明该处上皮缺乏糖原,可能有病变。在碘不染色区取材活检可提高诊断率。

(三)阴道镜检查

子宫颈刮片细胞学检查巴氏Ⅲ级及Ⅲ级以上、TBS分类为鳞状上皮内瘤变,均应在阴道镜观察下选择可疑癌变区行子宫颈活组织检查。

(四)子宫颈和子宫颈管活组织检查

子宫颈和子宫颈管活组织检查为确诊子宫颈癌及子宫颈癌前病变的可靠依据。所取组织应包括间质及邻近正常组织。子宫颈刮片阳性,但子宫颈光滑或子宫颈活检阴性,应用小刮匙搔刮子宫颈管,刮出物送病理检查。

(五)子宫颈锥切术

适用于子宫颈刮片检查多次阳性而子宫颈活检阴性者;或子宫颈活检为子宫颈上皮内瘤变需排除浸润癌者。可采用冷刀切除、环形电切除或冷凝电刀切除。

四、诊断

(一)诊断

根据病史、症状、妇科检查和/或阴道镜检查并进行子宫颈组织活检可以确诊。

(二)鉴别诊断

确诊主要依据子宫颈活组织病理检查。应注意与有类似临床症状或体征的各种子宫颈病变鉴别。

1.子宫颈良性病变

子宫颈柱状上皮异位、子宫颈息肉、子宫颈子宫内膜异位症和子宫颈结核性溃疡等;

2.子宫颈良性肿瘤

子宫颈黏膜下肌瘤、子宫颈管肌瘤、子宫颈乳头瘤等;

3.子宫颈恶性肿瘤

原发性恶性黑色素瘤、肉瘤及淋巴瘤、转移性癌等。

五、治疗

根据临床分期、患者年龄、生育要求、全身情况、医疗技术水平及设备条件等综合考虑制定适当的个体化治疗方案。采用以手术和放疗为主、化疗为辅的综合治疗方案。

(一)手术治疗

手术主要用于早期子宫颈癌患者。

常用术式:全子宫切除术;次广泛全子宫切除术及盆腔淋巴结清扫术;广泛全子宫切除术及盆腔淋巴结清扫术;腹主动脉旁淋巴切除或取样。年轻患者卵巢正常可保留。对要求保留生育功能的年轻患者,属于特别早期的可行子宫颈锥形切除术或根治性子宫颈切除术。根据患者不同分期选用不同的术式。

(二)放射治疗

适用于：①中晚期患者；②全身情况不适宜手术的早期患者；③子宫颈大块病灶的术前放疗；④手术治疗后病理检查发现有高危因素的辅助治疗。

(三)化疗

主要用于晚期或复发转移的患者，近年也采用手术联合术前新辅助化疗（静脉或动脉灌注化疗）来缩小肿瘤病灶及控制亚临床转移，也用于放疗增敏。常用化疗药物有顺铂、卡铂、紫杉醇、博来霉素、异环磷酰胺、氟尿嘧啶等。

六、护理措施

(一)心理护理

根据患者不同的心理动态，主动与患者进行交谈，对患者坦诚相告病情。并向患者介绍医院高超的放疗技术及先进的放疗设备，列举放疗成功的实例，再通过放疗成功患者的现身说法，使患者消除心理负担，建立信心和勇气积极接受放疗。

(二)饮食护理

指导患者进食高蛋白、高热量、高维生素、低脂易消化的饮食，不吃盐制、油炸等食物，鼓励患者多饮水，每天饮水 2 500～3 000 mL 如出现放射性肠炎反应时，宜进食少渣、低纤维素饮食，避免辛辣刺激、易产气食物，如豆浆、碳酸类饮料等。

(三)放射野皮肤护理

指导患者放疗期间穿清洁宽松、柔软。棉质的开身内衣；避免放射野皮肤摩擦受压，尤其注意皱褶处皮肤的保护，保持放射野皮肤清洁、干燥，标记清晰，局部可用温水软毛巾轻轻沾洗，禁用肥皂及粗毛巾擦洗，放射野不可涂抹化学油膏及粘贴胶布。夏季鼓励患者启用空调，指导患者调节室温以不出汗为宜。并根据放射性皮炎的分度做相应的处理，Ⅰ度、Ⅱ度放射性皮炎的患者不需要停止放疗，对于放射野皮肤瘙痒者，指导用温水软毛巾轻轻沾洗局部皮肤，待于后外洒爽身粉止痒或外涂苏肤，避免用手搔抓；严重田度、Ⅳ度放射性皮炎的患者应立即停止放疗，并根据皮肤创面的情况，清除痂皮和渗出物，少量渗出物者，用无菌棉签轻轻拭去，如有脓性渗出物时先用 3% 过氧化氢溶液清洗创面，再用生理盐水清洗创面待干或用无菌棉签拭干，再予金因肽联合双料喉风散均匀喷洒覆盖整个创面，每天 1 次，必要时每天 2 次。另外，还加强观察局部皮肤情况并做好记录。

(四)白细胞减少的护理

Ⅰ、Ⅱ、Ⅳ度白细胞减少的患者，指导患者加强营养，注意休息，保持口腔、肛周、会阴部清洁，减少探视及外出，必要外出时要戴口罩，叮嘱Ⅱ、Ⅰ度白细胞减少的患者暂停放疗；Ⅳ度白细胞减少的患者，应指导患者停止放疗，并实施保护性隔离，具体措施是安排患者住单间，限制外出、探视及陪护，加强口腔、肛周，会阴部护理，严密监测体温，严密观察易感部位（口腔、肛周、会阴部）有无感染，每天对病房进行紫外线消毒 2 次，每次 1 小时，如白细胞 $\geqslant 1.0 \times 10^9/L$，同时无感染症状，可解除隔离。如白细胞恢复 $\geqslant 3.0 \times 10^9/L$，应通知患者进行放疗。

(五)放射性肠炎的护理

放疗期间密切观察患者腹泻、腹痛情况，如轻度反应以保守治疗为主，口服洛哌丁胺、黄连素止泻；中、重度反应者口服洛哌丁胺，黄连素止泻同时予止血、抗感染、补液治疗。预防电解质平衡紊乱,严重者需暂停放疗或调整放疗计划。

(六)阴道冲洗护理

每天或隔天用生理盐水 250 mL 和甲硝唑 100 mL 冲洗阴道 1 次,冲洗过程中要密切观察阴道分泌物的颜色和量,有无臭味和无出血,如有阴道大出血暂停冲洗,并报告医师处理。

(王海琴)

第五节 子宫内膜癌的护理

子宫内膜癌发生于子宫体的内膜层,又称子宫体癌。绝大多数为腺癌,故亦称子宫内膜腺癌。其多见于老年妇女,是女性生殖器三大恶性肿瘤之一,仅次于子宫颈癌,居第 2 位,近年来我国该病的发病率有上升趋势。腺癌是一种生长缓慢,发生转移也较晚的恶性肿瘤。但是,一旦蔓延至子宫颈,侵犯子宫肌层或子宫外,其预后极差。

一、病因

确切病因尚不清楚,可能与下列因素相关。

(一)体质因素

易发生于肥胖、高血压、糖尿病、绝经延迟、未孕或不育的妇女。这些因素是子宫内膜癌的高危因素。

(二)长期持续的雌激素刺激

在长期持续雌激素刺激而又无孕激素拮抗的情况下,可发生子宫内膜增生症(单纯型或复杂型,伴有或不伴不典型增生),子宫内膜癌发病的危险性增高。临床常见于无排卵性疾病、卵巢女性化肿瘤等。

(三)遗传因素

约 20% 的癌患者有家族史。

二、病理

(一)巨检

病变多发生于子宫底部内膜,尤其是两侧宫角。根据病变形态及范围分为两种类型。

1.局限型

肿瘤局限于部分子宫内膜,常发生在宫底部或宫角部,呈息肉状或菜花状,表面有溃疡,容易出血,易侵犯肌层。

2.弥漫型

癌肿累及大部分或全部子宫内膜,呈菜花状,可充满宫腔或脱出子宫颈口外。癌组织表面灰白色或淡黄色。质脆,易出血、坏死或有溃疡形成,侵入肌层少。晚期癌灶可侵入深肌层或宫颈,若阻塞宫颈管引起宫腔积脓。

(二)镜检

1.内膜样腺癌

内膜样腺癌最常见,占子宫内膜癌的 80%～90%,腺体异常增生,癌细胞大而不规则,核大深染。分裂活跃。

2.腺癌伴鳞状上皮分化

腺癌中含成团的分化良好的良性鳞状上皮称为腺角化癌,恶性为鳞腺癌,介于两者之间为腺癌伴鳞状上皮不典型增生。

3.浆液性腺癌

浆液性腺癌占有 10%。复杂乳头样结构、裂隙样腺体、明显的细胞复层、芽状结构形成和核异型。恶性程度很高,常见于年老的晚期患者。

4.透明细胞癌

肿瘤呈管状结构,镜下见多量大小不等、背靠背排列的小管,内衬透明的鞋钉状细胞。

三、转移途径

多数生长缓慢,局限于内膜或宫腔内时间较长,也有极少数发展较快,短期内出现转移。

(一)直接蔓延

癌灶沿子宫内膜向上蔓延生长,经子宫角达输卵管,向下蔓延累及宫颈、阴道;向肌层浸润,可穿透浆膜而延及输卵管、卵巢,并广泛种植于盆腔腹膜、子宫直肠陷凹及大网膜。

(二)淋巴转移

淋巴转移为内膜癌的主要转移途径。其转移途径与肿瘤生长的部位有关。宫底部的癌灶可沿阔韧带上部的淋巴管网转移到卵巢,再向上到腹主动脉旁淋巴结。子宫角及前壁的病灶可经圆韧带转移到腹股沟淋巴结。子宫后壁的病灶可沿骶韧带至直肠淋巴结。子宫下段及宫颈管的病灶与宫颈癌的淋巴转移途径相同。

(三)血行转移

血行转移少见,出现较晚,主要转移到肺、肝、骨等处。

四、临床分期

现广泛采用国际妇产科联盟(FIGO,2000)规定的手术病理分期(表 9-1)。

表 9-1　子宫内膜癌临床分期(FIGO,2000)

期别	肿瘤累及范围
0 期	原位癌(浸润前癌)
Ⅰ 期	癌局限于宫体
Ⅰa	癌局限于子宫内膜
Ⅰb	癌侵犯肌层≤1/2
Ⅰc	癌侵犯肌层>1/2
Ⅱ 期	癌累及宫颈,无子宫外病变
Ⅱa	仅宫颈黏膜腺体受累
Ⅱb	宫颈间质受累

续表

Ⅲ期	癌扩散于子宫外的盆腔内,但未累及膀胱、直肠
Ⅲ_a	癌累及浆膜和/或附件和/或腹腔细胞学检查阳性
Ⅲ_b	阴道转移
Ⅲ_c	盆腔淋巴结和/或腹主动脉淋巴结转移
Ⅳ期	癌累及膀胱及直肠(黏膜明显受累),或有盆腔外远处转移
Ⅳ_a	癌累及膀胱和/或直肠黏膜
Ⅳ_b	远处转移,包括腹腔内转移和/或腹股沟淋巴结转移

五、临床表现

(一)症状

极早期的患者无明显症状,随着病程进展后出现下列症状。

1.阴道流血

不规则阴道流血为最常见的症状,量一般不多。绝经后患者主要表现为间歇性或持续性出血,量不多;未绝经者则表现为月经紊乱:经量增多,经期延长,或经间期出血。

2.阴道排液

少数患者述阴道排液增多,为癌肿渗出液或感染坏死所致。早期多为浆液性或浆液血性白带,晚期合并感染则为脓性或脓血性,有恶臭。

3.疼痛

通常不引起疼痛。晚期癌肿侵犯盆腔或压迫神经,可引起下腹部及腰骶部疼痛,并向下肢放射。若癌肿累及宫颈,堵塞宫颈管致使宫腔积脓时,可出现下腹胀痛或痉挛样疼痛。

4.全身症状

晚期可出现贫血、消瘦、乏力、发热、恶病质、全身衰竭等症状。

(二)体征

早期妇科检查无明显异常。随着病情发展,可有子宫增大、质地变软。有时可见癌组织自宫颈口脱出,质脆,易出血。若并发宫腔积脓,子宫明显增大、有压痛。若周围有浸润,子宫常固定,宫旁、盆腔内可触及不规则结节状物。

六、治疗原则

主要治疗方法为手术、放疗及药物治疗。早期以手术为主,晚期则采用放射、药物等综合治疗。

七、护理评估

(一)健康史

了解患者一般情况,评估高危因素,如老年、肥胖、高血压、糖尿病、不孕不育、绝经期推迟及用雌激素替代治疗等,了解有无家族肿瘤史;了解患者疾病诊疗过程及用药情况。

(二)身体状况

1.症状

评估阴道流血、排液、疼痛及有无肿瘤转移的临床表现。

2.体征

了解妇科检查的结果,如有子宫增大、变软,是否可以触及转移性结节或肿块,有无明显触痛等情况。

(三)心理-社会状况

子宫内膜癌多发生于绝经后妇女,因子女工作忙,疏于对患者的关心,使患者在精神上有较强的失落感;或因未婚、婚后不孕等易产生孤独感;加上恶性肿瘤的发生,更增加了患者的恐惧心理。

(四)辅助检查

根据病史、临床表现及辅助检查做出诊断。

1.分段诊刮

确诊子宫内膜癌最可靠的方法。先刮宫颈管,再刮宫腔,刮出物分瓶标记送病理检查。刮宫时操作要轻柔,特别是刮出豆渣样组织时,应立即停止操作,以免子宫穿孔或癌肿扩散。

2.B超

子宫增大,宫腔内可见实质不均的回声区,形态不规则,宫腔线消失。若肌层中有不规则回声紊乱区,则提示肌层有浸润。

3.宫腔镜检查

可直接观察病变大小、形态,并取活组织病理检查。

4.细胞学检查

用宫腔吸管或宫腔刷取宫腔分泌物找癌细胞,阳性率可达 90%。

5.其他

CT、MRI、淋巴造影检查及血清 CA125 检查等。

八、护理诊断

(一)焦虑
其与住院及手术有关。

(二)知识缺乏
缺乏子宫内膜癌相关的治疗、护理知识。

九、护理目标

(1)患者获得有关子宫内膜癌的治疗、护理知识。

(2)患者焦虑减轻,主动参与诊治过程。

十、护理措施

(一)心理护理

帮助患者熟悉医院环境,为患者提供安静、舒适的休息环境。告知患者子宫内膜癌的病程发展慢,是女性生殖系统恶性肿瘤预后较好的一种,以缓解或消除心理压力,增强治病的信心。

(二)生活护理

(1)卧床休息,注意保暖。鼓励患者进食高蛋白、高热量、高维生素、易消化饮食。进食不足或营养状况极差者,遵医嘱静脉补充营养。

（2）严密观察生命体征、腹痛、手术切口、血常规变化；保持会阴清洁，每天用 0.1％苯扎溴铵溶液会阴冲洗，正确使用消毒会阴垫，发现感染征象及时报告医师，并遵医嘱及时使用抗生素和其他药物。

（三）治疗配合

对于采用不同治疗方法的患者，实施相应的护理措施。手术患者注意术后病情观察，记录阴道残端出血的情况，指导患者适度地活动。孕激素治疗过程中注意药物的不良反应，指导患者坚持用药。化疗患者要注意骨髓抑制现象，做好支持护理。

（四）健康教育

1.普及防癌知识

大力宣传定期防癌普查的重要性，定期进行防癌检查；正确掌握使用雌激素的指征；绝经过渡期妇女月经紊乱或不规则流血者，应先除外子宫内膜癌；绝经后妇女出现阴道流血者警惕子宫内膜癌的可能；注意高危因素，重视高危患者。

2.定期随访

手术、放疗、化疗患者应定期随访。随访时间：术后 2 年内，每 3～6 个月 1 次；术后 3～5 年内，每6～12个月 1 次。随访中注意有无复发病灶，并根据患者康复情况调整随访时间。随访内容：盆腔检查、阴道脱落细胞学检查、胸片（6 个月至 1 年）。

十一、结果评价

（1）患者能叙述子宫内膜癌治疗和护理的有关知识。

（2）患者睡眠良好，焦虑缓解。

（王海琴）

第六节　卵巢肿瘤的护理

卵巢肿瘤是女性生殖系统常见肿瘤之一，可发生于任何年龄。由于卵巢位于盆腔深部，卵巢肿瘤早期无症状，又缺乏早期诊断的有效方法，患者就医时，恶性肿瘤多为晚期，预后差。其死亡率已居妇科恶性肿瘤的首位，严重地威胁着妇女生命和健康。

一、分类

卵巢肿瘤的分类方法较多，世界卫生组织（WHO）1973 年制定的卵巢肿瘤组织学分类方法，将卵巢肿瘤分为卵巢上皮性肿瘤、性索间质肿瘤、生殖细胞肿瘤和转移性肿瘤。

二、常见肿瘤及病理特点

（一）卵巢上皮性肿瘤

卵巢上皮性肿瘤是最常见的卵巢肿瘤，占卵巢肿瘤的 2/3，来源于卵巢表面的表面上皮。可分良性、交界性、恶性3 种。交界性肿瘤是一种低度潜在恶性肿瘤，无间质浸润，生长缓慢，转移率低，复发迟。

1.浆液性囊腺瘤

浆液性囊腺瘤约占卵巢良性肿瘤的25%。多为单侧,分单纯性和乳头状两种。前者中等大小,囊壁光滑。单房,囊内为淡黄色清亮液体,后者多房,囊壁上有乳头状物生长,穿透囊壁可发生腹腔种植。镜下可见囊壁内为单层立方上皮或柱状上皮,间质内见砂粒体。

2.浆液性囊腺癌

浆液性囊腺癌最常见的卵巢恶性肿瘤,占40%～50%。多为双侧,实性或囊实性,表面光滑,或有乳头状生长,有出血坏死。镜下见瘤细胞大小不一,复层,排列紊乱,并向间质浸润。恶性度高,预后差。

3.黏液性囊腺瘤

黏液性囊腺瘤约占卵巢良性肿瘤的20%。常为单侧多房,表面光滑,灰白色,囊壁较厚,内为胶冻状黏液,可长成巨大卵巢肿瘤。镜下见囊壁内衬单层柱状上皮,产生黏液,可见杯状细胞和嗜银细胞。如囊壁破裂,瘤细胞可广泛种植于腹膜上,继续生长并分泌黏液,形成结节状,称腹膜黏液瘤。

4.黏液性囊腺癌

黏液性囊腺癌约占卵巢恶性肿瘤的10%,由黏液性囊腺瘤恶变而来,多为单侧,表面光滑,实性或囊实性。镜下见腺体密集,间质较少,瘤细胞复层排列,有间质浸润。预后较好。

(二)卵巢生殖细胞肿瘤

卵巢生殖细胞肿瘤为来源于生殖细胞的一组肿瘤,其发生率仅次于上皮性肿瘤,多见于儿童及青少年。

1.畸胎瘤

畸胎瘤通常由2～3个胚层组织组成,这些组织可以是成熟的,或不成熟,肿瘤可以是囊性,也可以是实性。其恶性程度与组织分化程度有关。

(1)成熟畸胎瘤:又称皮样囊肿,是最常见的卵巢良性肿瘤。可发生于任何年龄。单侧为主,中等大小,圆形或椭圆形,表面光滑呈灰白色,囊腔内充满油脂及毛发,有时可见牙齿或骨组织。

(2)未成熟畸胎瘤:由分化程度不同的未成熟的胚胎组织组成,多为原始神经组织。多为实性,转移及复发率均较高,预后差。

2.无性细胞瘤

无性细胞瘤属于中度恶性肿瘤。单侧居多,中等大小,实性,表面光滑,切面呈淡棕色。间质中常有淋巴浸润。对放疗极敏感。

3.内胚窦瘤

内胚窦瘤又称卵黄囊瘤,较罕见。瘤体较大,单侧,圆形或卵圆形。切面实性为主,灰黄色,常有出血坏死。瘤细胞可产生甲胎蛋白(AFP)。生长迅速,早期即出现转移,故恶性度极高,预后差。

(三)卵巢性索间质肿瘤

卵巢性索间质肿瘤来源于原始性腺中的性索及间质,占卵巢恶性肿瘤的5%～8%。本组肿瘤多具有内分泌功能,可分泌性激素。

1.颗粒细胞瘤

颗粒细胞瘤占性索间质肿瘤的80%左右,为低度恶性肿瘤,任何年龄均可发生,45～55岁常见。多为单侧，圆形或卵圆形，大小不一，表面光滑。切面组织脆而软，伴有出血坏死灶。一般预后良好，5 年生存率达 80% 以上。

2.卵泡膜细胞瘤

卵泡膜细胞瘤为实质性的良性肿瘤，单侧，大小不一，呈圆形或卵圆形，切面灰白色，瘤细胞呈短梭形，胞浆中含有脂质，排列呈漩涡状。可分泌雌激素，故有女性化作用。

3.纤维瘤

纤维瘤为良性肿瘤，多发生于中年妇女，常为单侧，中等大小，实性，表面光滑。切面灰白色，质地坚硬，纤维组织呈编织状排列。可伴有胸腔积液或腹水，称为梅格斯综合征，肿瘤切除后，胸腔积液、腹水可自然消退。

4.支持细胞-间质细胞瘤

支持细胞-间质细胞瘤又称睾丸母细胞瘤，是一种能分泌男性激素的肿瘤，为低度恶性，罕见，多发生于 40 岁以下的妇女。单侧，实性、较小，表面光滑，有时呈分叶状，切面灰白色。镜下可见不同程度的支持细胞及间质细胞。患者常有男性化症状。5 年存活率为 70%～90%。

(四)卵巢转移性肿瘤

卵巢转移性肿瘤占卵巢肿瘤的 5%～10%。身体各部位的肿瘤均可能转移到卵巢，以乳腺、胃肠道、子宫的肿瘤最多见。库肯勃瘤是来自胃肠道的卵巢转移癌，呈双侧性、实性、中等大小、表面光滑。镜下可见印戒细胞。恶性度高，预后极差。

三、恶性肿瘤的分期

采用国际妇产科联盟(FIGO,2000)的手术病理分期(表 9-2)。

表 9-2　原发性卵巢恶性肿瘤的手术病理分期(FIGO,2000)

期别	肿瘤累及范围
Ⅰ 期	肿瘤局限于卵巢
Ⅰa	肿瘤局限于一侧卵巢，包膜完整，表面无肿瘤，腹水或腹腔冲洗液中未查见恶性细胞
Ⅰb	肿瘤局限于两侧卵巢，包膜完整。表面无肿瘤。腹水或腹腔冲洗液中未查见恶性细胞
Ⅰc	肿瘤局限于单侧或两侧卵巢，伴有以下任何一项者：包膜破裂、卵巢表面有肿瘤、腹水或腹腔冲洗液中查见恶性细胞
Ⅱ 期	肿瘤累及一侧或双侧卵巢，伴盆腔内扩散
Ⅱa	蔓延和/或转移到子宫和/或输卵管，腹水或冲洗液中无恶性细胞
Ⅱb	蔓延到其他盆腔组织，腹水或冲洗液中无恶性细胞
Ⅱc	Ⅱa 或 Ⅱb 病变，但腹水或冲洗液中查见恶性细胞
Ⅲ 期	一侧或双侧卵巢肿瘤，镜检证实有盆腔外的腹膜转移和/或区域淋巴结转移，肝表面转移为 Ⅲ期
Ⅲa	淋巴结阴性，组织学证实盆腔外腹膜表面有镜下转移
Ⅲb	淋巴结阴性，腹腔转移灶直径≤2 cm
Ⅲc	腹膜转移灶直径>2 cm 和/或腹膜后区域淋巴结阳性
Ⅳ 期	远处转移(胸腔积液有癌细胞，肝实质转移)

四、临床表现

(一)症状

卵巢肿瘤早期多无自觉症状,常在妇科检查或做 B 超时发现。随着肿瘤的增大,出现腹胀不适、尿频、便秘、心悸、气急等压迫症状,腹部触及肿块。如为恶性肿瘤,腹部肿块短期内迅速增大,出现腹胀、腹水;若肿瘤压迫神经、血管或向周围组织浸润,可引起腹痛、腰痛、下肢疼痛及水肿。晚期可出现恶病质。

(二)体征

妇科检查在子宫一侧或双侧扪及囊性或实质性肿物,良性肿瘤包块多囊性、表面光滑、活动与子宫不相连;恶性肿瘤包块多为双侧、实性、表面高低不平、固定不动,子宫直肠陷凹可触及大小不等的结节。

(三)卵巢良、恶性肿瘤的鉴别

鉴别如表 9-3 所示。

表 9-3 卵巢良性肿瘤与恶性肿瘤的鉴别

项目	卵巢良性肿瘤	卵巢恶性肿瘤
病史	生长缓慢,病程长,多无症状,生育期多见	生长迅速,病程短,幼女、青春期或绝经后妇女多见
体征	多为单侧,囊性,表面光滑,活动,一般无腹水	多为双侧,实性或囊性表面不规则,固定,直肠陷凹可触及结节,常伴腹水,且为血性,可查见癌细胞
一般情况	良好,多无不适	逐渐出现恶病质
B 超	边界清楚,液性暗区,有间隔光带	肿块边界不清,液性暗区,光点杂乱

五、常见并发症

(一)蒂扭转

蒂扭转是卵巢肿瘤最常见的并发症,也是妇科常见的急腹症之一。其多见于瘤蒂长,活动度好,中等大小,重心不均的肿瘤,以成熟畸胎瘤最多见。常发生于体位改变或妊娠期、产褥期子宫位置发生变化时。卵巢肿瘤的蒂由骨盆漏斗韧带、卵巢固有韧带及输卵管组成。发生扭转后,因血液循环障碍,瘤体增大、缺血坏死呈紫黑色,可发生破裂或继发感染(图 9-2)。

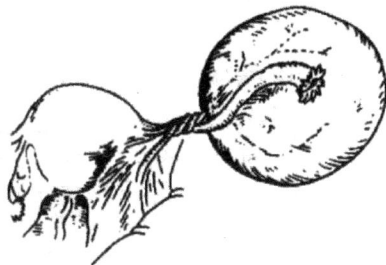

图 9-2 卵巢肿瘤蒂扭转

其主要症状是突然发生的下腹部一侧剧烈疼痛,伴有恶心、呕吐甚至休克,系腹膜牵引绞窄所致。妇科检查子宫一侧扪及肿块,张力较高,压痛以瘤蒂部最明显,并有局限性肌紧张。扭转有时可自然复位,腹痛随之缓解。

蒂扭转一旦确诊,应立即手术切除肿瘤。手术时应先钳夹蒂根部,再切除肿瘤及瘤蒂,钳夹前切不可将扭转复位,以免栓子脱落引起栓塞。

(二)破裂

破裂有外伤性破裂和自发性破裂两种。外伤性破裂可因腹部受到重击、分娩、性交、妇科检查及穿刺引起,自发性破裂则可由肿瘤生长过快所致或恶性肿瘤浸润穿透囊壁。其症状轻重与破口大小、流入腹腔囊液的性质、数量有关。轻者仅有轻度腹痛,重者致剧烈腹痛伴恶心、呕吐,有时导致内出血、腹膜炎。

(三)感染

感染多继发于蒂扭转或破裂后,也可由邻近器官感染蔓延所致。其主要表现为发热、腹痛,肿块压痛、腹肌紧张,白细胞升高。

(四)恶变

恶变早期多无症状,若肿瘤短时间内迅速增大,应疑有恶变。若出现腹水,已属晚期。因此,确诊为卵巢肿瘤者应尽早手术。

六、治疗原则

(一)良性肿瘤

一经确诊,即应手术治疗。可根据患者的年龄、有无生育要求及对侧卵巢情况决定手术范围。年轻、单侧良性肿瘤可行卵巢肿瘤剥出术、卵巢切除术或患侧附件切除术。围绝经期妇女可行全子宫及双附件切除术。

(二)恶性肿瘤

治疗以手术为主,辅以化疗、放疗。

1.手术

手术是恶性卵巢肿瘤的首选方法。首次手术尤为重要。疑为恶性肿瘤者,应尽早剖腹探查。早期患者一般做全子宫、双附件加大网膜切除及盆腔、腹主动脉旁淋巴结清扫术。晚期可行肿瘤细胞减灭术。

2.化疗

化疗为主要的辅助治疗方法。卵巢恶性肿瘤对化疗比较敏感,可用于预防肿瘤复发、消除残留病灶,或已无法施行手术的晚期患者。常用的化疗药物有顺铂、环磷酰胺、多柔比星、氟尿嘧啶、放线菌素 D 等。多采用联合化疗。

3.放疗

放疗常作为手术后的辅助治疗,无性细胞瘤对放疗最敏感;颗粒细胞瘤中度敏感,上皮性癌也有一定的敏感性。

七、护理评估

(一)健康史

卵巢肿瘤病因不清楚,一般认为与遗传和家族史有关,20％～25％卵巢恶性肿瘤患者有家族史;此外,还与饮食习惯(如长期食用高胆固醇食物)及内分泌因素有关。所以需评估患者年龄、生育史、有无其他肿瘤疾病史及卵巢肿瘤的家族史。了解有无相关的内分泌、饮食等高危因素。

(二)身体状况

1.症状

卵巢肿瘤体积较小或发病初期常无症状。产生激素的卵巢肿瘤在发病初期可以引起月经紊乱。随着卵巢肿瘤体积增大,患者会有肿胀感,继续长大可出现尿频、便秘等压迫症状。晚期卵巢肿瘤患者出现消瘦、贫血、恶病质表现。

2.体征

评估患者妇科检查的结果,注意有无腹围增大、有无腹水、卵巢肿瘤的性质、肿瘤的部位及其大小等情况。

(三)心理-社会状况

卵巢肿瘤性质确定之前,患者及家属多表现为紧张不安和焦虑,既想得到确切的结果,又怕诊断为恶性肿瘤。而一旦确诊为恶性,因手术和反复化疗影响其正常生活、疾病可能导致死亡等原因,患者表现为悲观、抑郁甚至绝望的情绪。

(四)辅助检查

1.B超检查

可了解肿块的位置、大小、形态和性质,与子宫的关系,并可鉴别卵巢肿瘤、腹水或结核性包裹性积液。

2.细胞学检查

腹水或腹腔冲洗液找癌细胞,可协助诊断及临床分期。

3.腹腔镜检查

可直接观察肿块的部位、形态、大小、性质,并可行活检或抽取腹腔液进行细胞学检查。

4.肿瘤标志物检查

卵巢上皮性癌患者血清中癌抗原(CA125)水平升高,黏液性卵巢癌时癌胚抗原(CEA)升高,卵巢绒癌时绒毛膜促性腺激素(HCG)升高;甲胎蛋白(AFP)则对内胚窦瘤、未成熟畸胎瘤有诊断意义;颗粒细胞瘤、卵泡膜细胞瘤患者体内雌激素水平升高。睾丸母细胞瘤患者尿中17-酮、17-羟类固醇升高。

八、护理诊断

(1)疼痛:与卵巢肿瘤蒂扭转或肿瘤压迫有关。

(2)营养失调,低于机体需要量:与恶性肿瘤、治疗不良反应及产生腹水有关。

(3)预感性悲哀:与卵巢癌预后不佳有关

九、护理目标

(1)患者疼痛减轻或消失。

(2)患者营养摄入充足。

(3)患者能正确面对疾病,焦虑程度减轻。

十、护理措施

(一)心理护理

护理人员应有同情心,关心体贴患者,建立良好的护患关系,详细了解患者的疑虑和需求,认真听取患者的诉说,并对患者所提出的各种疑问给予明确答复;鼓励患者尽可能参与护理计划,鼓励家属参与照顾患者,让患者能感受到来自多方面的关爱,尤其是确定肿瘤是良性者,要及时将诊断结果告诉患者,消除其紧张焦虑心理,从而增强战胜疾病的信心。

(二)饮食护理

疾病及化疗通常会使患者营养失调。应鼓励患者进食高蛋白、高维生素、营养素全面且易消化的饮食。进食不足和全身营养状况极差者,遵医嘱静脉补充高营养液及成分输血等,保证治疗效果。

(三)病情观察

术后注意观察切口及阴道残端有无渗血、渗液并及时更换敷料与会阴血垫。对切口疼痛者遵医嘱应用镇痛剂。对行肿瘤细胞减灭术者,术后一般放置腹膜外引流管与腹腔化疗管各1根。对留置的化疗管末端用无菌纱布包扎,固定于腹壁,防止脱落,以备术后腹腔化疗所用。引流管接负压引流袋,固定好,保持引流通畅,记录引流量与引流液性质。

(四)接受各种检查和治疗的护理

1.手术后一般护理

见腹部手术后护理。一般术后第2天血压稳定后取半卧位,利于腹腔及阴道分泌物的引流,减少炎症与腹胀发生。对行肠切除患者应暂禁食,根据医嘱行持续胃肠减压,保持通畅,记录引流量及性质。对未侵及肠管者,于第2天可给流质饮食,同时服用胃肠动力药,促进肠蠕动恢复,3天后根据肠蠕动恢复情况改半流质饮食或普通饮食,保持大便通畅。卧床期间,做好皮肤护理,避免压疮。鼓励床上活动,叩背,及时清除痰液,防止肺部并发症,待病情许可后,协助患者离床活动。

2.腹腔插管化疗的护理

卵巢癌患者术中往往发现盆腹腔各脏器浆膜表面广泛播散粟粒样或较大的植入病灶,经肿瘤减灭术后仍存散在病灶,术后腹腔插管化疗可使化疗药物与病灶直接接触,使局部药物浓度升高,而体循环的药物浓度较低。腹腔化疗能提高疗效并减少因化疗引起的全身反应。化疗方案根据组织学分类而定,多在腹部切口拆除缝线后行第1个疗程,或术中腹腔即放置化疗药,待1个月后再行第2个疗程。腹腔灌注化疗药物时应严格无菌操作,防止感染,注药前先注入少量生理盐水,观察注药管是否通畅,有无外渗。灌注药液量多时,应先将液体适当加温,避免药液过凉,导致患者寒战。灌注完毕,注药管末端包扎,嘱患者翻身活动,使药物在腹腔内均匀分布。

3.并发症观察与护理

同腹部手术后并发症观察与护理。

(五)健康教育

1.预防

30岁以上妇女,应每年进行1次妇科检查。高危人群不论年龄大小,最好每半年接受1次检查,以排除卵巢肿瘤。

2.出院指导

对手术后患者出院前应进行康复指导,对单纯一侧附件切除的患者也可因性激素水平波动而出现停经、潮热等症状。让患者了解这些症状,有一定心理准备,必要时可在医师指导下接受雌激素补充治疗,以缓解症状。对行卵巢癌根治术后患者应根据病理报告的组织学类型、临床分期和组织学分级,告知家属,并讲清后期化疗的必要性,化疗既可用于预防复发,也可用于手术未能全部切除者。化疗需 8～10 个疗程,一般为每月 1 次,化疗应在医院进行,以便随时进行各系统化疗不良反应的监测,护士应督促、协助患者克服实际困难,正确指导患者减轻化疗反应,顺利完成治疗计划。

3.做好随访

未手术的患者 3～6 个月随访 1 次,观察肿瘤的大小变化情况。良性肿瘤术后按一般腹部手术后 1 个月常规进行复查。恶性肿瘤术后易于复发,应长期随访。术后 1 年每月 1 次;术后第 2 年每 3 个月 1 次;术后 3～5 年每 3～6 个月 1 次;以后可每年 1 次。

十一、结果评价

(1)患者能说出应对疼痛的方法,自述疼痛减轻。

(2)患者合理膳食,能维持体重。

(3)患者能正常与人交往,树立正确自我形象。

(王海琴)

第七节　葡萄胎的护理

葡萄胎是因妊娠后胎盘滋养细胞增生,间质高度水肿,出现大小不一的水泡,水泡间借蒂相连成串,形如葡萄而得名,也称水泡状胎块。葡萄胎分为完全性葡萄胎和部分性葡萄胎两类,其中大多数为完全性葡萄胎。其主要病理变化:完全性葡萄胎表现为水泡状胎块占满整个子宫腔,无胎儿及其附属物。镜下见绒毛体积增大,滋养细胞增生,间质高度水肿和间质内胎源性血管消失。部分性葡萄胎表现为仅部分绒毛变为水泡,常合并胚胎组织,胎儿多已死亡。镜下见部分绒毛水肿,滋养细胞轻度增生,间质内可见有核红细胞的胎源性血管,还可见胚胎和胎膜的组织结构。

一、护理评估

(一)健康史

了解患者有无导致葡萄胎的高危因素,如妊娠年龄、社会经济地位、营养状况等。了解患者及其家族的既往疾病史,包括滋养细胞疾病史、月经史、生育史等。

(二)身体状况

1.症状

(1)停经后阴道流血:最常见症状,多在停经 8～12 周后出现不规则阴道流血,量多少不定,呈反复性,有时血中可发现水泡状物排出。葡萄胎反复出血如不及时治疗,可导致贫血及继发感染。

(2)妊娠呕吐:较正常妊娠发生早,症状严重而持续时间长。

(3)妊娠期高血压疾病征象:可在妊娠 20 周前出现高血压、水肿和蛋白尿且症状严重。

(4)腹痛:由葡萄胎生长迅速使子宫过度扩张所致,表现为阵发性下腹痛,一般不剧烈,能忍受。若发生黄素化囊肿扭转或破裂,可出现急腹症。

2.体征

(1)子宫异常增大、变软:大多数葡萄胎患者的子宫大于相应的停经月份的妊娠子宫,质地变软,并伴有血清 HCG 水平异常升高。

(2)卵巢黄素化囊肿:由于大量 HCG 刺激卵巢,卵泡内膜细胞发生黄素化而形成囊肿,称为卵巢黄素化囊肿(图 9-3)。常为双侧,葡萄胎清除后 2~4 个月可自行消退。

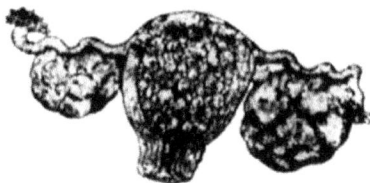

图 9-3　葡萄胎及双侧卵巢黄素化囊肿

(三)心理-社会状况

患者知情后会出现极大的情绪不安,担心疾病会恶变或对今后生育有影响,并表现出对清宫手术的恐惧和担心。

(四)辅助检查

1.人绒毛膜促性腺激素(HCG)测定

葡萄胎因滋养细胞高度增生,产生大量 HCG,患者血清、尿中的 HCG 均增高,且持续不降。如血清中的 β-HCG 在 100 kU/L 以上。

2.B 超检查

B 超检查可见子宫大于相应孕周大小的子宫,无妊娠囊或胎心搏动,子宫腔内充满不均质密集状或短条状回声,呈"落雪状",若水泡较大而形成大小不等的回声区,则呈"蜂窝状"。

(五)处理要点

1.清宫术

葡萄胎一经确诊,应及时清除子宫腔内容物。术后选取水泡小、贴近子宫壁的组织送病理检查。子宫大一次刮净有困难时,可于 1 周后行第二次刮宫。

2.预防性化疗

下列情况可考虑采用预防性化疗:①清宫后 HCG 持续不降或下降缓慢者;②子宫明显大于相应孕周大小的子宫者;③黄素化囊肿直径大于 6 cm 者;④年龄大于 40 岁者;⑤无条件随访者。常选用甲氨蝶呤、氟尿嘧啶或放线菌素-D 单一药物化疗 1 个疗程。

3.子宫切除术

对于年龄大于 40 岁、无生育要求者,可行全子宫切除术,保留双侧卵巢。但子宫切除不能防止转移,不能替代化疗。手术后仍需定期随访。

二、护理问题

(一)焦虑、恐惧

其与担心疾病预后有关。

(二)有感染的危险

其与反复阴道流血及清宫术有关。

（三）知识缺乏

其与缺乏疾病的信息和随访的有关知识有关。

三、护理措施

（一）一般护理

保持病房内空气清新、安静舒适，告知患者卧床休息。鼓励患者进高热量、高蛋白质、高维生素、易消化的食物，以增强机体的抵抗力。

（二）病情观察

1.严密观察

阴道流血情况排出物中有无水泡样组织，并嘱患者保留会阴垫，以便准确估计出血量。

2.监测生命体征

发现患者阴道大量流血及清宫术中大出血时，应立即报告医师，并严密观察患者面色、血压、脉搏、呼吸等征象。

（三）对症护理

（1）术前应建立静脉通路，补充血容量，吸氧，备好缩宫素、抢救药品及物品。

（2）保持外阴部清洁，每天擦洗。

（3）遵医嘱使用抗生素，复查血常规。

（四）心理护理

引导患者说出心理感受，评估患者对疾病的心理承受能力、接受清宫术的心理准备及目前存在的主要心理问题。多与患者沟通，解答患者疑问，解除不必要的思想顾虑。

（五）健康指导

葡萄胎患者作为高危人群，其随访有重要意义。通过定期随访，可早期发现妊娠滋养细胞肿瘤并及时治疗。随访应包括以下内容：①HCG 定量测定，葡萄胎清宫术后每周测定 1 次，直至降低到正常水平。随后 3 个月内仍每周 1 次，此后 3 个月每 2 周 1 次，然后每月检查 1 次持续半年，此后每半年 1 次，共随访 2 年。②在随访 HCG 的同时，应注意月经是否规则，有无异常阴道流血、咳嗽、咯血及其他转移灶症状，定时做妇科检查、盆腔 B 超检查及胸部 X 线检查。

葡萄胎随访期间必须严格避孕 1 年。首选避孕套，一般不选用宫内节育器或药物避孕，以免穿孔或混淆子宫出血的原因。

（王海琴）

第八节　侵蚀性葡萄胎与绒毛膜癌的护理

侵蚀性葡萄胎是指葡萄胎组织侵入子宫肌层引起组织破坏或转移至子宫以外，是继发于葡萄胎之后，具有恶性肿瘤行为，但恶性程度不高，多发生在葡萄胎清除后 6 个月内。绒毛膜癌（choriocarcinoma，CC）是一种高度恶性肿瘤，可继发于正常或异常妊娠之后，早期即可通过血行转移至全身，破坏组织及器官，引起出血坏死。

侵蚀性葡萄胎病理特点为大体可见子宫肌层内有大小不等、深浅不一的水泡状组织。病灶接近子宫浆膜层时,表面可见紫蓝色结节。镜下可见侵入子宫肌层的水泡状组织的形态和葡萄胎相似,绒毛结构及滋养细胞增生和分化不良。绒毛膜癌原发于子宫,肿瘤常位于子宫肌层内,也可突向子宫腔或穿破浆膜,病灶为单个或多个,与周围组织分界清,质地软而脆,暗红色,伴出血坏死。镜下表现为滋养细胞极度不规则增生,肿瘤中不含间质和自身血管,无绒毛或水泡状结构。

一、护理评估

(一)健康史

详细询问患者月经史、生育史及避孕情况,有无妊娠史;如果是葡萄胎清宫术后患者,应详细了解第一次刮宫情况,包括刮宫时间、水泡大小、刮宫量及病理检查结果;了解葡萄胎排空后的随访情况,流产、足月产、异位妊娠后的恢复情况。

(二)身体状况

1.症状

(1)不规则阴道流血:在葡萄胎清宫术、流产或分娩后,出现持续不规则的阴道流血,量多少不定,可继发贫血。

(2)假孕症状:由于肿瘤分泌的 HCG 及雌、孕激素的作用,表现为乳腺增大,乳头及乳晕着色,甚至有初乳样分泌,外阴、阴道、子宫颈着色,生殖道质地变软。

(3)腹痛:一般无腹痛。若病灶穿破子宫浆膜层时,可引起急性腹痛。

(4)转移灶症状:侵蚀性葡萄胎及绒毛膜癌主要转移途径是血行播散,出现肺转移、阴道转移、肝转移、脑转移。

2.体征

子宫增大,质地软,形态不规则,有时可触及两侧或一侧卵巢黄素化囊肿。如肿瘤穿破子宫导致腹腔内出血,可有腹部压痛及反跳痛。

(三)心理-社会状况

患者对疾病的预后产生无助感,恐惧化疗和手术。常因子宫切除造成生育无望而绝望,迫切希望得到其亲人的理解和帮助。

(四)辅助检查

1.血 β-HCG 测定

在葡萄胎排空后 9 周或流产、足月产、异位妊娠后 4 周持续阳性。

2.B 超检查

子宫肌层内可见无包膜的强回声团块等。

3.胸部 X 线检查

最初 X 线征象为肺纹理增粗,典型表现为棉絮状或团块状阴影。

4.MRI 检查

可发现肺、脑、肝等部位的转移病灶。

5.组织病理学检查

观察侵犯范围、有无绒毛结构,可区别葡萄胎、侵蚀性葡萄胎及绒毛膜癌(表9-4)。

表 9-4　葡萄胎、侵蚀性葡萄胎、绒毛膜癌的鉴别

项目	葡萄胎	侵蚀性葡萄胎	绒毛膜癌
病史	无	多发生在葡萄胎清宫术后 6 个月以内	常发生在各种妊娠后 12 个月以上
绒毛结构	有	有	无
浸润深度	蜕膜层	肌层	肌层
组织坏死	无	有	有
肺转移	无	有	有
肝、脑转移	无	少	较易
HCG 测定	＋	＋	＋

(五)处理要点

以化疗为主,手术和放疗为辅。年轻未生育者尽可能不切除子宫,以保留生育能力。

如不得已切除子宫者仍可保留正常的卵巢。需手术治疗者一般主张先化疗,待病情基本控制后再行手术,对肝、脑有转移的重症患者,除以上治疗外,可加用放疗治疗。

二、护理问题

(一)有感染的危险

其与阴道流血、化疗导致机体抵抗力降低,晚期患者长期卧床有关。

(二)预感性悲哀

其与担心疾病预后有关。

(三)潜在并发症

阴道转移、肺转移、脑转移。

三、护理措施

(一)一般护理

保持病室空气清新,温度适宜,定期进行病房消毒。嘱患者卧床休息,鼓励患者进高蛋白质、高维生素、易消化的饮食。

(二)病情观察

除观察患者阴道流血及腹痛情况外,还应注意有无咯血、呼吸困难等肺转移症状,及有无头痛、呕吐、视力障碍、偏瘫等脑转移征象。发现异常情况,立即报告医师并配合抢救工作。

(三)对症护理

1.预防感染

(1)监测体温、血常规的变化,对全血细胞减少或白细胞减少的患者遵医嘱少量多次输新鲜血或行成分输血,并进行保护性隔离。

(2)限制探陪人员,嘱患者少去公共场所,以防感染。

(3)遵医嘱应用抗生素。

2.有转移病灶患者的护理

(1)阴道转移患者的护理:①禁止做不必要的阴道检查,密切观察阴道出血情况;②备血并准备好各种抢救器械和物品;③如破溃大出血,应立即通知医师并配合抢救。

（2）肺转移患者的护理：①卧床休息，有呼吸困难者给予半卧位，并吸氧；②对大咯血患者，应严密观察有无窒息及休克，如发现异常应立即通知医师，给予头低侧卧位，轻叩背部，排出积血，保持呼吸道通畅。

（3）脑转移患者的护理：①采取相应的护理措施，预防跌倒、吸入性肺炎、压疮等情况；②积极配合医师治疗，按医嘱补液，给予止血剂、脱水剂、吸氧、化疗等；③配合医师做好 HCG 测定、腰椎穿刺、CT 等检查。

（四）心理护理

主动与患者交谈，鼓励其宣泄内心的痛苦。耐心讲解疾病有关知识、治疗方法与治疗效果，列举治疗成功的病例，帮助患者树立战胜疾病的信心。

（五）健康指导

指导患者严密随访。第 1 年每月随访 1 次，1 年后每 3 个月随访 1 次共 3 年，以后每年 1 次共 5 年。随访内容及避孕指导同葡萄胎的相关内容。

（王海琴）

产 科 篇

第十章 病 理 妊 娠

第一节 流 产

一、定义

1977 年,世界卫生组织(WHO)将流产定义为妊娠在 20～22 周以前终止、胎儿体重在 500 g 以下者。我国将流产定义为妊娠不足 28 周、胎儿体重不足 1 000 g 而自然终止者。流产发生于妊娠 12 周前者为早期流产,包括胚胎丢失和胎儿丢失;发生在妊娠 12 周至不足 28 周者为晚期流产。与同一性伴侣连续发生 2 次及以上的自然流产为反复自然流产,其中 50% 左右可以找到明确原因。在确认的妊娠中,自然流产发生率约 15%,连续 2 次及以上自然流产发生率约 5%,连续 3 次及以上自然流产发生率为 0.5%～3.0%。

二、病因

(一)遗传因素

尤其在早期胚胎丢失者,胚胎染色体异常占 50%～60%,仅少数染色体异常可继续发育成胎儿,但会发生某些功能异常或合并畸形。夫妇双方或一方存在染色体异常也会影响胚胎发育,且可表现 RSA。

(二)环境因素

过多接触有害化学物质(如砷、铅、苯、甲醛、氯丁二烯、氧化乙烯等)和物理因素(如放射线、噪音及高温等),直接或间接对胚胎或胎儿造成损害,均可引起流产。

(三)母体因素

1.全身性疾病

母体严重疾病可影响胎盘-胎儿循环发生流产。对母体血栓前状态等持续存在的疾病不进行干预和纠正还会发生 RSA。

2.生殖器官疾病

如子宫畸形、子宫肌瘤、宫颈内口松弛或宫颈重度损伤,可以发生各孕期流产。

3.多囊卵巢综合征等

多囊卵巢综合征等都可能发生流产,无干预也会发生 RSA。

4.创伤

腹部手术或妊外伤,可刺激子宫收缩而引发流产。

(四)胎盘内分泌功能不足

除孕激素外,胎盘还合成其他激素如绒毛膜促性腺激素、胎盘生乳素及雌激素等。

(五)免疫因素

母儿双方免疫不适应,可引起母体对胚胎排斥而致流产,包括自身免疫性疾病和同种免疫功能。相关免疫因素主要有父方的组织兼容性抗原、胎儿特异抗原、血型抗原、母体细胞免疫调节失调、孕期母体封闭抗体不足及母体抗父方淋巴细胞的细胞毒抗体不足等。

三、病理

早期流产时多数胚胎死亡,底蜕膜出血,子宫收缩妊娠产物被排出。有时 B 超下也可见蜕膜海绵层出血坏死,血栓形成,继后胎儿死亡被排出。有时底蜕膜反复出血,血块凝固包绕胚胎组织,纤维化并与子宫壁粘连稽留于宫腔内。偶有胎儿被挤压,形成纸样胎儿,或钙化后形成石胎。

四、临床表现

(一)症状

阴道流血、腹痛。并非所有胚胎/胎儿丢失时都存在阴道出血或腹痛。

(二)体征

耻骨联合上闻不到胎心音或 B 超显示胚胎/胎儿停止发育或胎心搏动消失,或底蜕膜出血。

(三)临床表现类型

流产发展的不同阶段呈现不同的临床表现形式。

1.先兆流产

少量阴道流血,继之或伴发阵发性下腹痛或腰背痛。胎膜未破,宫颈口未开,妊娠物未排出,子宫大小与停经周数相符。是需要抗流产干预时段之一,可发展为难免流产。

2.难免流产

阴道流血量增多,阵发性下腹痛加重或出现阴道流液(胎膜破裂),宫颈口已扩张,有时可见胚胎组织或胎囊堵塞于宫颈口内,子宫大小与停经周数相符或略小。流产已不可避免,需要清宫处理。

3.不全流产

不全流产指妊娠产物已部分排出体外,尚有部分残留于宫腔内,由于宫腔内残留部分妊娠产物,影响子宫收缩,可使出血持续不止。流血过多可发生失血性休克。阴道检查可见不断有血液自宫颈口内流出,有时尚可见胎盘组织堵塞于宫颈口或部分妊娠产物已排出至阴道内,而部分仍留在宫腔内。一般子宫小于停经周数。需要紧急清宫处理。

4.完全流产

完全流产指妊娠产物已全部排出,阴道流血逐渐停止,腹痛逐渐消失。检查宫颈口关闭,子宫接近正常大小,B 超宫腔内无妊娠组织残留。

5.稽留流产

胚胎或胎儿死亡滞留于宫腔未自然排出。早孕反应消失,子宫不再增大或反而缩小,胎动无或消失。子宫较停经周数小,未闻及胎心,B超检查示无胎心搏动。

6.流产感染

若阴道流血时间过长、组织残留于宫腔或非规范堕胎术等,均有引起宫腔内感染可能。严重感染可扩展到盆腔、腹腔乃至全身,发生盆腔炎、腹膜炎、败血症及感染性休克等,称为流产感染。

五、诊断

根据病史和临床表现及血激素和B超检查,诊断不难。明确临床表现类型有利于做出对症处理决策。

(一)病史

询问停经史、反复流产史,早孕反应、阴道流血及流液和组织物排出、腹痛等情况。注意阴道流血、排液的色、量及臭味等。

(二)查体

观察体温、血压等全身状况,消毒条件下进行妇科检查或阴道视诊检查。

(三)辅助检查

B超对确定流产形式有帮助;血尿 β-HCG、血黄体酮测定利于动态观察和评估。

六、鉴别诊断

注意鉴别的有异位妊娠、葡萄胎、功能失调性子宫出血等疾病。B超和激素测定已使鉴别诊断不难为之。

七、处理

根据不同临床表现类型进行相应的处理。

(一)先兆流产

卧床休息,避免紧张,禁忌性生活;黄体功能不足补充黄体酮;B超检查及 β-HCG、黄体酮测定和动态观察;同时进行病因查找和针对性治疗。可以适当考虑使用其他保胎药如中药、维生素E 等。

(二)难免流产、不全流产

一经确诊,应及时行吸宫术或钳刮术,清除宫腔内妊娠物和残留组织;晚期流产时,子宫较大,出血较多,可用缩宫素促进子宫收缩。阴道大出血伴休克者应同时输血输液。应给予抗生素预防感染。

(三)完全流产如无感染征象

不需特殊处理。

(四)稽留流产处理较困难

对稽留流产尤其晚期流产稽留者避免盲目实施钳挟术,可以先用前列腺素(米非司酮等)或依沙吖啶等药物引产。要在做好准备的情况下实施清宫,若胎盘等组织机化并与宫壁粘连较紧,清宫困难,可以考虑分次清宫,有宫腔镜条件下可以一次完成。同时根据患者出血、感染等状况评估其全身影响,必要时开放静脉、补液、输血和抗生素治疗;做血常规和凝血纤溶功能等检查,尤其是出血时间长和稽留流产者不能忽视。

(五)对 RSA 要进行病因查找

通过病史、体检和实验室检查及 B 超检查了解是否存在遗传因素、环境因素、母体因素、胎盘内分泌功能和免疫因素等。存在母体因素给予对应治疗,不存在双亲遗传因素的绒毛染色体异常可以尝试再孕。多数主张在发生 2～3 次自然流产后开始病因筛查,对未发现存在各种非免疫因素及自身免疫疾病的流产为不明原因复发性流产,可考虑检测封闭抗体和自然杀伤细胞的数量及活性,进行免疫治疗。

(六)流产感染

评估感染状况和累及范围;立即给予强效广谱足量和足疗程(术后继续)抗生素;清除宫腔内感染物(有人不主张感染时行刮宫术);感染已经扩散到盆腔有脓肿形成可以在 B 超下行穿刺引流术;必要时子宫切除。

(袁飞飞)

第二节　母儿血型不合

母儿血型不合是孕妇与胎儿之间因血型不合而产生的同种血型免疫性疾病,发生在胎儿期和新生儿早期,是胎儿新生儿溶血性疾病中重要的病因。胎儿的基因,一半来自母亲,一半来自父亲。从父亲遗传来的红细胞血型抗原为其母亲所缺乏时,此抗原在某种情况下可通过胎盘进入母体刺激产生相应的免疫抗体。再次妊娠时,抗体可通过胎盘进入胎儿体内,与胎儿红细胞上相应的抗原结合发生凝集、破坏,出现胎儿溶血,导致流产、死胎或新生儿发生不同程度的溶血性贫血或核黄疸后遗症,造成智能低下、神经系统及运动障碍等后遗症。母儿血型不合主要有 ABO 型和 Rh 型两大类:ABO 血型不合较为多见,危害轻,常被忽视;Rh 血型不合在我国少见,但病情重。

一、发病机制

(一)胎儿红细胞进入母体

血型抗原、抗体反应包括初次反应、再次反应及回忆反应。抗原初次进入机体后,需经一定的潜伏期后产生抗体,但量不多,持续时间也短。一般是先出现 IgM,约数周至数月消失,继 IgM 之后出现 IgG,当 IgM 接近消失时 IgG 达到高峰,在血中维持时间长,可达数年。IgA 最晚出现,一般在 IgM、IgG 出现后2～8周方可检出,持续时间长;相同抗原与抗体第二次接触后,先出现原有抗体量的降低,然后 IgG 迅速大量产生,可比初次反应时多几倍到几十倍,维持时间长,IgM 则很少增加;抗体经过一段时间后逐渐消失,如再接触抗原,可使已消失的抗体快速增加。

母胎间血循环不直接相通,中间存在胎盘屏障,但这种屏障作用是不完善的,在妊娠期微量的胎儿红细胞持续不断地进入母体血液循环中,且这种运输随着孕期而增加,有学者对 16 例妊娠全过程追踪观察:妊娠早、中、晚期母血中有胎儿红细胞发生率分别为 6.7%、15.9%、28.9%。足月妊娠时如母儿 ABO 血型不合者,在母血中存在胎儿红细胞者占 20%,而 ABO 血型相合者可达 50%。大多数孕妇血中的胎儿血是很少的,仅 0.1～3.0 mL,如反复多次小量胎儿血液进入母体,则可使母体致敏。早期妊娠流产的致敏危险是1%,人工流产的致敏危险是20%～25%,在超声引导下进行羊水穿刺的致敏危险是2%,绒毛取样的危险性可能高于50%。

(二)ABO血型不合

99%发生在O型血孕妇,自然界广泛存在与A(B)抗原相似的物质(植物、寄生虫、接种疫苗),接触后也可产生抗A(B)IgG抗体,故新生儿溶血病有50%发生在第一胎。另外,A(B)抗原的抗原性较弱,胎儿红细胞表面反应点比成人少,故胎儿红细胞与相应抗体结合也少。孕妇血清中即使有较高的抗A(B)IgG滴定度,新生儿溶血病病情却较轻。

(三)Rh血型不合

Rh系统分为3组:Cc、Dd和Ee,有无D抗原决定是阳性还是阴性。孕妇为Rh阴性,配偶为Rh阳性,再次妊娠时有可能发生新生儿Rh溶血病。Rh抗原特异性强,只存在Rh阳性的红细胞上,正常妊娠时胎儿血液经胎盘到母血循环中大多数不足0.1 mL,虽引起母体免疫,但产生的抗Rh抗体很少,第一胎常因抗体不足而极少发病。随着妊娠次数的增加,母体不断产生抗体而引起胎儿溶血的聚会越多,甚至屡次发生流产或死胎,但如果母亲在妊娠前输过Rh(+)血,则体内已有Rh抗体,在第一胎妊娠时即可发病,尤其是妊娠期接受Rh(+)输血,对母子的危害更大。虽然不知道引起Rh阴性母体同种免疫所需的Rh阳性细胞确切数,但临床及实验均已证明0.03～0.07 mL的胎儿血就可以使孕妇致敏而产生抗Rh抗体。致敏后,再次妊娠时极少量的胎儿血液渗漏都会使孕妇抗Rh抗体急剧上升。

(四)ABO血型对Rh母儿血型不合的影响

Levin曾首次观察到胎儿血型为Rh(+)A或B型与Rh(-)O型母亲出现ABO血型不合时,则Rh免疫作用发生率降低。其机制不清楚,有人认为由于母体中含有抗A或抗B自然抗体,因而进入母体的胎儿红细胞与这些抗体发生凝集,并迅速破坏,从而防止Rh抗原对母体刺激,保护胎儿以免发生溶血。

二、诊断

(一)病史

凡过去有不明原因的死胎、死产或新生儿溶血病史孕妇,可能发生血型不合。

(二)辅助检查

1.血型检查

孕妇血型为O型,配偶血型为A、B或AB型,母儿有ABO血型不合可能;孕妇为Rh阴性,配偶为Rh阳性,母儿有Rh血型不合可能。

2.孕妇血液ABO和Rh抗体效价测定

孕妇血清学检查阳性,应定期测定效价。孕28～32周,每2周测定一次,32周后每周测定一次。如孕妇Rh血型不合,效价在1:32以上,ABO血型不合,抗体效价在1:512以上,提示病情严重,结合过去有不良分娩史,要考虑终止妊娠;但是ABO母儿血型不合孕妇效价的高低并不与新生儿预后明显相关。

3.羊水中胆红素测定

用分光光度计做羊水胆红素吸光度分析,吸光度值差(Δ94 A450)大于0.06为危险值,0.03～0.06为警戒值,小于0.03为安全值。

4.B超检查

在 Rh 血型不合的患者,需要定期随访胎儿超声,严重胎儿贫血患儿可见羊水过多、胎儿皮肤水肿、胸腹水、心脏扩大、心胸比例增加、肝脾肿大及胎盘增厚等。胎儿大脑中动脉血流速度的收缩期的峰值(peak systolic velocity,PSV)升高可判断胎儿贫血的严重程度。

三、治疗

(一)妊娠期治疗

1.孕妇被动免疫

在 RhD(-)的孕妇应用抗 D 的免疫球蛋白主要的目的是预防下一胎发生溶血。指征:在流产或分娩后 72 小时内注射抗 D 免疫球蛋白 300 μg。

2.血浆置换法

Rh 血型不合孕妇,在妊娠中期(24～26 周)胎儿水肿未出现时,可进行血浆置换术,300 mL 血浆可降低一个比数的滴定度,此法比直接胎儿宫内输血,或新生儿换血安全,但需要的血量较多,疗效相对较差。

3.口服中药

如三黄汤或茵陈蒿汤。如果抗体效价下降缓慢或不下降,可一直服用至分娩。但目前中药治疗母儿血型不合的疗效缺乏循证依据。

4.胎儿输血

死胎和胎儿水肿的主要原因是重度贫血,宫内输血的目的在于纠正胎儿的贫血,常用于 Rh 血型不合的患者。宫内输血的指征:根据胎儿超声检查发现胎儿有严重的贫血可能,主要表现为胎儿大脑中动脉的血流峰值升高,胎儿水肿、羊水过多等;输血前还需要脐带穿刺检查胎儿血红蛋白进一步确定胎儿Hb<120 g/L。输血的方法有脐静脉输血和胎儿腹腔内输血两种方式。所用血液满足以下条件:不含相应母亲抗体的抗原;血细胞比容为 80%;一般用 Rh(-)O 型新鲜血。在 B 型超声指导下进行,经腹壁在胎儿腹腔内注入 Rh 阴性并与孕妇血不凝集的浓缩新鲜血每次 20～110 mL,不超过 20 mL/kg。腹腔内输血量可按下列公式计算:(孕周-20)×10 mL。输血后需要密切监测抗体滴度和胎儿超声,可反复多次宫内输血。

5.引产

妊娠近足月抗体产生越多,对胎儿威胁也越大,故于 36 周以后,遇下列情况可考虑引产。①抗体效价:Rh 血型不合,抗体效价达 1：32 以上;而对于 ABO 母儿血型不合一般不考虑提前终止妊娠;考虑效价高低以外,还要结合其他产科情况,综合决定。②死胎史,特别是前一胎死因是溶血症者。③各种监测手段提示胎儿宫内不安全,如胎动改变、胎心监护图形异常,听诊胎心改变。④羊膜腔穿刺:羊水深黄色或胆红素含量升高。

(二)分娩期治疗

(1)争取自然分娩,避免用麻醉药、镇静剂,减少新生儿窒息的机会。

(2)分娩时做好抢救新生儿的准备,如气管插管、加压给氧,以及换血准备。

(3)娩出后立即断脐,减少抗体进入婴儿体内。

(4)胎盘端留脐血送血型、胆红素,抗人球蛋白试验及特殊抗体测定。并查红细胞、血红蛋白,有核红细胞与网织红细胞计数。

(三)新生儿处理

多数 ABO 血型不合的患儿可以自愈,严重的患者可出现病理性黄疸、核黄疸等。黄疸明显者,根据血胆红素情况予以:蓝光疗法每天 12 小时,分 2 次照射;口服苯巴比妥 5～8 mg/(kg·d);血胆红素高者予以人血清蛋白静脉注射 1 g/(kg·d),使与游离胆红素结合,以减少核黄疸的发生;25%的葡萄糖液注射;严重贫血者及时输血或换血治疗。

(袁飞飞)

第三节　胎儿成长受限

胎儿生长受限指胎儿体重低于其孕龄平均体重第 10 百分位数或低于其平均体重的 2 个标准差。

将新生儿的出生体重按孕龄列出百分位数,取 10 百分位数及 90 百分位数二根曲线,在 10 百分位以下者称小于胎龄儿,在 90 百分位以上称大于胎龄儿,在 90 和 10 百分位之间称适于胎龄儿。20 世纪 60 年代后上海地区将小于胎龄儿统称为小样儿,分为早产小样儿、足月小样儿及过期小样儿。但并不是出生体重低于第 10 百分位数的婴儿都是病理性生长受限,有些偏小是因为体质因素,仅仅是小个子。1992 年 Gardosi 等认为,有 25%～60%婴儿诊断为小于胎龄儿,但如果排除如母体的种族、孕产次及身高等影响出生体重的因素,这些婴儿实际上是适于胎龄儿。1969 年 Usher 等提出胎儿生长的标准定义应基于正常范围平均值的 ±2 标准差,与第 10 百分位数相比,此定义将 SGA 儿限定在 3%,后一种定义更有临床意义,因为这部分婴儿中预后最差的是出生体重低于第 3 百分位数。国外报道宫内生长受限儿的发生率为全部活产的 4.5%～10.0%,上海新华医院资料小样儿的发生率为 3.1%。

一、病因学

胎儿生长受限的病因迄今尚未完全阐明。约有 40%发生于正常妊娠,30%～40%发生于母体有各种妊娠并发症或合并症者,10%由于多胎妊娠,10%由于胎儿感染或畸形。下列各因素可能与胎儿生长受限的发生有关。

(一)孕妇因素

1.妊娠并发症和合并症

妊娠期高血压疾病、慢性肾炎、糖尿病血管病变的孕妇由于子宫胎盘灌注不够易引起胎儿生长受限。自身免疫性疾病、发绀型心脏病、严重遗传型贫血等均引起 FGR。

2.遗传因素

胎儿出生体重差异,40%来自父母的遗传基因,又以母亲的影响较大,如孕妇身高、孕前体重、妊娠时年龄及孕产次等。

3.营养不良

孕妇偏食、妊娠剧吐,以及摄入蛋白质、维生素、微量元素和热量不足,容易产生小样儿,胎儿出生体重与母体血糖水平呈正相关。

4.烟、酒和某些药物的影响

吸烟、喝酒、麻醉剂及相关药品均与 FGR 相关。某些降压药由于降低动脉压,降低子宫胎盘的血流量,也影响胎儿宫内生长。

(二)胎儿因素

1.染色体异常

21、18 或 13-三体综合征、Turner 综合征、猫叫综合征常伴发 FGR。超声没有发现明显畸形的 FGR 胎儿中,近 20% 可发现核型异常,当生长受限和胎儿畸形同时存在时,染色体异常的概率明显增加。21-三体综合征胎儿生长受限一般是轻度的,18-三体综合征胎儿常有明显的生长受限。

2.胎儿畸形

如先天性成骨不全和各类软骨营养障碍等可伴发 FGR,严重畸形的婴儿有 1/4 伴随生长受限,畸形越严重,婴儿越可能是小于胎龄儿。许多遗传性综合征也与 FGR 有关。

3.胎儿感染

在胎儿生长受限病例中,多达 10% 的人发生病毒、细菌、原虫和螺旋体感染。宫内感染如风疹病毒、巨细胞病毒、弓形虫、梅毒螺旋体等均可引起 FGR。

4.多胎

与正常单胎相比,双胎或更多胎妊娠更容易发生其中一个或多个胎儿生长受限。

(三)胎盘因素

胎盘结构和功能异常是发生 FGR 的病因,在 FGR 中孕 36 周后胎盘增长缓慢、胎盘绒毛膜面积和毛细血管面积均减少。慢性部分胎盘早剥、广泛性梗死或绒毛膜血管瘤均可造成胎儿生长受限。脐带帆状附着也可导致胎儿生长受限。

二、分类和临床表现

(一)内因性匀称型 FGR

少见,属于早发性胎儿生长受限,在受孕时或在胚胎早期,不良因素即发生作用,使胎儿生长、发育严重受限。其原因包括染色体异常、病毒感染、接触放射性物质及其他有毒物质。因胎儿在体重、头围和身长三方面均受限,头围与腹围均小,故称均称型。

特点:①体重、身长、头径相称,但均小于该孕龄正常值。②外表无营养不良表现,器官分化或成熟度与孕龄相符,但各器官的细胞数量均减少,脑重量轻,神经元功能不全和髓鞘形成迟缓。③胎盘体积重量小,但组织结构无异常,胎儿无缺氧表现。④胎儿出生缺陷发生率高,围生儿病死率高,预后不良。产后新生儿多有脑神经发育障碍,伴小儿智力障碍。

(二)外因性不匀称型 FGR

常见,属于继发性生长发育不良,胚胎发育早期正常,至妊娠中晚期受到有害因素的影响,常见于妊娠期高血压疾病、慢性高血压、糖尿病、过期妊娠,导致胎盘功能不全。

特点:①新生儿外表呈营养不良或过熟儿状态,发育不匀称,身长、头径与孕龄相符而体重偏低。②胎儿常有宫内慢性缺氧及代谢障碍,各器官细胞数量正常,但细胞体积缩小,以肝脏为著。③胎盘体积正常,但功能下降,伴有缺血缺氧的病理改变,常有梗死、钙化、胎膜黄染等。④新生儿在出生以后躯体发育正常,易发生低血糖。

(三)外因性匀称型 FGR

为上述两型的混合型,其病因有母儿双方的因素,常因营养不良,缺乏叶酸、氨基酸等微量元素,或有害药物的影响所致。有害因素在整个妊娠期间均产生影响。

特点:①新生儿身长、体重、头径均小于该孕龄正常值,外表有营养不良表现。②各器官细胞数目减少,导致器官体积均缩小,肝脾严重受累,脑细胞数也明显减少。③胎盘小,外观正常。胎儿少有宫内缺氧,但存在代谢不良。④新生儿的生长与智力发育常受到影响。

三、诊断

(一)产前检查

准确判断孕龄,详细询问孕产史及有无高血压、慢性肾病、严重贫血等疾病史,有无接触有毒有害物质及不良嗜好,判断是否存在导致 FGR 的高危因素。

(二)宫高及体重的测量

根据宫高推测胎儿的大小和增长速度,确定末次月经和孕周后,产前检查测量子宫底高度,在孕 28 周后如连续 2 次宫底高度小于正常的第 10 百分位数时,则有 FGR 的可能。另外从孕 13 周起体重平均每周增加 350 g 直至足月,孕 28 周后如孕妇体重连续 3 周未增加,要注意是否有胎儿生长受限。

(三)定期 B 超监测

1.头臀径

是孕早期胎儿生长发育的敏感指标。

2.双顶径

对疑有胎儿生长受限者,应系统测量胎头双顶径,每 2 周 1 次观察胎头双顶径增长情况。正常胎儿在孕 36 周前其双顶径增长较快,如胎头双顶径每 2 周增长小于 2 mm,则为胎儿生长受限,若增长大于 4 mm,则可排除胎儿生长受限。

3.腹围

胎儿腹围的测量是估计胎儿大小最可靠的指标。妊娠 36 周前腹围值小于头围值,36 周时相等,以后腹围大于头围,计算腹围/头围,若比值小于同孕周第 10 百分位数,有 FGR 可能。

(四)多普勒测速

与胎儿生长受限密切相关的多普勒异常特征是脐动脉、子宫动脉舒张末期血流消失或反流,胎儿静脉导管反流等,说明脐血管阻力增加。

(五)出生后诊断

1.出生体重

胎儿出生后测量其出生体重,参照出生孕周,若低于该孕周应有的体重的第 10 百分位数,即可做出诊断。

2.胎龄估计

对出生体重小于 2 500 g 的新生儿进行胎龄判断非常重要。由于约 15% 的孕妇没有正确的月经史,加上妊娠早期的阴道流血与月经混淆,FGR 儿与早产儿的鉴别就很重要。外表观察对胎龄估计较为重要,对于胎龄未明的低体重儿可从神态、皮肤耳壳、乳腺跖纹、外生殖器等方面加以鉴定是 FGR 儿还是早产儿。临床上往往可以发现一些低体重儿肢体无水肿,躯体缺毳毛,但耳壳软而不成形,乳房结节和大阴唇发育差的矛盾现象,则提示为早产 FGR 儿的可能。

四、治疗

(一)一般处理

1.卧床休息

左侧卧位可使肾血流量和肾功能恢复正常,从而改善子宫胎盘的供血。

2.吸氧

胎盘交换功能障碍是导致FGR的原因之一,吸氧能够改善胎儿的内环境。

3.补充营养物质

FGR的病因众多,其中包括母血中营养物质利用度的降低,或胎盘物质交换受到影响,所以FGR治疗的理论基础为补充治疗,包括增加营养物质糖类和蛋白质的供应。治疗越早效果越好,小于孕32周开始治疗效果好,孕36周后治疗效果差。

4.积极治疗引起FGR的高危因素

对于妊娠期高血压病、慢性肾炎可以用抗高血压药物、肝素治疗。

5.口服小剂量阿司匹林

抑制血栓素 A_2 合成,提高前列环素与血栓素 A_2 比值,扩张血管,改善子宫胎盘血供,但不改变围产儿死亡率。

6.钙离子拮抗剂

扩张血管,改善子宫动脉血流,在吸烟者中可增加胎儿体重,对非吸烟者尚无证据。

(二)产科处理

适时分娩:胎儿确定为FGR后,决定分娩时间较困难,必须在胎儿死亡的危险和早产的危害之间权衡利弊。

1.近足月

足月或近足月的FGR,应积极终止妊娠,可取得较好的胎儿预后。孕龄达到或超过34周时,如果有明显羊水过少应考虑终止妊娠。胎心率正常者可经阴道分娩,但这些胎儿与适于胎龄儿相比,多数不能耐受产程与宫缩,故应采取剖宫产。如果FGR的诊断尚未确立,应期待处理,加强胎儿监护,等待胎肺成熟后终止妊娠。

2.孕34周前

确诊FGR时如果羊水量及胎儿监护正常则继续观察,每周B超检查1次,如果胎儿正常并继续长大时,可继续妊娠等待胎儿成熟,否则考虑终止妊娠。须考虑终止妊娠时,酌行羊膜腔穿刺,测定羊水中L/S比值、肌酐等,了解胎儿成熟度,有助于临床处理决定。为促使胎儿肺表面活性物质产生,可用地塞米松5mg肌内注射,每8小时1次或10mg肌内注射2次/天,共2天。

(三)新生儿处理

FGR儿存在缺氧,容易发生胎粪吸入,故应即时处理新生儿,清理声带下的呼吸道,吸出胎粪,并做好新生儿复苏抢救。及早喂养糖水以防止低血糖,并注意低血钙、防止感染及纠正红细胞增多症等并发症。

五、预后

FGR近期和远期并发症发生率均较高。

(1)FGR儿出生后的个体生长发育很难预测,一般对称性或全身性FGR儿在出生后生长发育缓慢,相反,不对称性 FGR 儿出生后生长发育可以很快赶上。

(2)FGR 儿的神经系统及智力发育也不能准确预测,1992 年 Low 等在 9～11 年长期随访研究,发现有一半的 FGR 儿存在学习问题,有报道 FGR 儿易发生脑瘫。

(3)FGR 儿成年后高血压、糖尿病和冠心病等心血管和代谢性疾病发病率较高。

(4)再次妊娠 FGR 的发生率:有过 FGR 的妇女,再发生 FGR 的危险性增加。有 FGR 史及持续存在内科并发症的妇女,更易发生 FGR。

(袁飞飞)

第四节 巨 大 胎 儿

巨大胎儿是一个描述胎儿过大的非常不精确的术语。国内外尚无统一的标准,有多种不同的域值标准,如 3.8 kg、4 kg、4.5 kg、5.0 kg。1991 年,美国妇产科协会提出新生儿出生体重 ≥4 500 g 者为巨大胎儿,我国以≥4 000 g 为巨大胎儿。生活水平提高,更加重视孕期营养,巨大儿的出生率越来越高。上海市普陀区 1989 年巨大儿的发生率为 5.05%,1999 年增加到 8.62%。有学者报道山东地区 1995－1999 年巨大儿发生率为 7.46%。Stotland 等报道美国 1995－1999 年巨大儿发生率为 13.6%。20 世纪 90 年代比 70 年代的巨大儿增加一倍。若产道、产力及胎位均正常,仅胎儿巨大,即可出现头盆不称而发生分娩困难,如肩难产。

一、高危因素

巨大胎儿是多种因素综合作用的结果,很难用单一的因素解释。临床资料表明仅有 40% 的巨大胎儿存在各种高危因素,其他 60% 的巨大胎儿无明显的高危因素存在。根据 Williams 产科学的描述,巨大胎儿常见的因素有糖尿病、父母肥胖(尤其是母亲肥胖)、经产妇、过期妊娠、孕妇年龄、男胎、上胎巨大胎儿、种族和环境等。

(一)孕妇糖尿病

包括妊娠合并糖尿病和妊娠糖尿病,甚至糖耐量受损,巨大胎儿的发病率均明显升高。在胎盘功能正常的情况下,孕妇血糖升高,通过胎盘进入胎儿血循环,使胎儿的血糖浓度升高,刺激胎儿胰岛 β 细胞增生,导致胎儿胰岛素分泌反应性升高,胎儿高糖血症和高胰岛素血症,促进糖原、脂肪和蛋白质合成,使胎儿脂肪堆积,脏器增大,体重增加,故胎儿巨大。糖尿病孕妇巨大胎儿的发病率可达 26%,而正常孕妇中巨大胎儿的发生率仅为 5%。但是,并不是所有糖尿病孕妇的巨大胎儿的发病率升高。当糖尿病合并妊娠的 White 分级在 B 级以上时,由于胎盘血管的硬化,胎盘功能降低,反而使胎儿生长受限的发病率升高。

(二)孕前肥胖及孕期体重增加过快

当孕前体重指数>30 kg/m²、孕期营养过剩、孕期体重增加过快时,巨大胎儿发生率均明显升高。有学者对 588 例体重>113.4 kg(250 磅)及 588 例体重<90.7 kg(200 磅)妇女的妊娠并发症比较,发现前者的妊娠糖尿病、巨大胎儿及肩难产的发病率分别为 10%、24% 和 5%,明显高于后者的 0.7%、7% 和 0.6%。当孕妇体重>136 kg(300 磅)时,巨大胎儿的发生率高达 30%。可见孕妇肥胖与妊娠糖尿病、巨大胎儿和肩难产等均有密切的相关性。这可能与能量摄入大于能量消耗导致孕妇和胎儿内分泌代谢平衡失调有关。

(三)经产妇

有资料报道胎儿体重随分娩次数增加而增加,妊娠5次以上者胎儿平均体重增加80～120 g。

(四)过期妊娠

与巨大胎儿有明显的相关性。孕晚期是胎儿生长发育最快时期,过期妊娠而胎盘功能正常者,子宫胎盘血供良好,持续供给胎儿营养物质和氧气,胎儿不断生长,以至孕期越长,胎儿体重越大,过期妊娠巨大胎儿的发生率是足月儿的3～7倍,肩难产的发生率比足月儿增加2倍。有学者报道大于41周巨大胎儿的发生率是33.3％。也有学者报道孕40～42周时,巨大胎儿的发生率是20％,而孕42～42周末时发生率升高到43％。

(五)孕妇年龄

高龄孕妇并发肥胖和糖尿病的机会增多,因此分娩巨大胎儿的可能性增大。Stotland等报道孕妇30～39岁巨大儿发生率最高,为15.3％;而20岁以下发生率最低,为8.4％。

(六)上胎巨大胎儿

曾经分娩过超过4 000 g新生儿的妇女与无此病史的妇女相比,再次分娩超过4 500 g新生儿的概率增加5～10倍。

(七)羊水过多

巨大胎儿往往与羊水过多同时存在,两者的因果关系尚不清楚。

(八)遗传因素

遗传基因是决定胎儿生长的前提条件,它控制细胞的生长和组织分化。但详细机制还不清楚。遗传因素包括胎儿性别、种族及民族等。在所有有关巨大胎儿的资料中都有男性胎儿发生率增加的报道,通常占60％～65％。这是因为在妊娠晚期的每一孕周男性胎儿的体重比相应的女性胎儿重150 g。身材高大的父母其子女为巨大胎儿的发生率高;不同种族、不同民族巨大胎儿的发生率各不相同。有学者报道排除其他因素的影响,原为加拿大民族的巨大胎儿发生率明显高于加拿大籍的外民族人群的发生率。也有学者报道美国白种人巨大胎儿发生率为16％,而非白种人(包括黑色人种、西班牙裔和亚裔)为11％。

(九)环境因素

高原地区由于空气中氧分压低,巨大胎儿的发生率较平原地区低。

二、对母儿的影响

分娩困难是巨大胎儿主要的并发症。由于胎儿体积的增大,胎头和胎肩是分娩困难主要部位。难产率明显增高,带来母儿的一系列并发症。

(一)对母体的影响

有学者报道新生儿体重＞3 500 g母体并发症开始增加,且随出生体重增加而增加,在新生儿体重4 000 g时肩难产和剖宫产率明显增加,4 500 g时再次增加。其他并发症增加缓慢而平稳(图10-1)。

1.产程延长或停滞

由于巨大胎儿的胎头较大,造成孕妇的骨盆相对狭窄,头盆不称的发生率增加。在胎头双顶径较大者,直至临产后胎头始终不入盆,若胎头搁置在骨盆入口平面以上,称为骑跨征阳性,表现为第一产程延长;若双顶径相对小于胸腹径,胎头下降受阻,易发生活跃期延长、停滞或第二产程延长。由于产程延长易导致继发性宫缩乏力;同时巨大胎儿的子宫容积较大,子宫肌纤维的张力较高,肌纤维的过度牵拉,易发生原发性宫缩乏力;宫缩乏力反过来又导致胎位异常、产程延长。巨大胎儿双肩径大于双顶径,尤其是糖尿病孕妇的胎儿,若经阴道分娩,易发生肩难产。

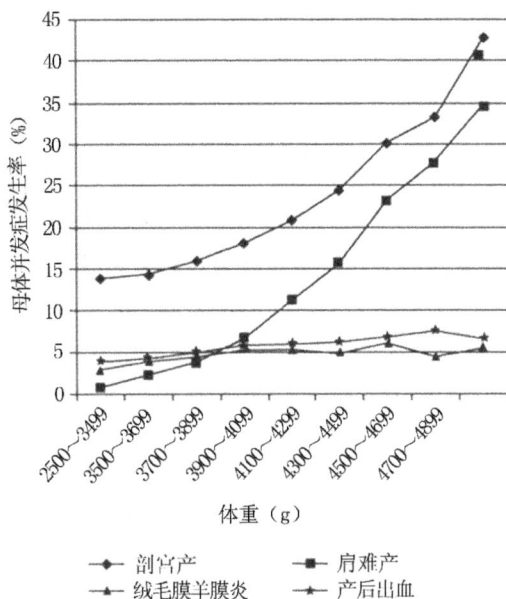

图 10-1 母体并发症与胎儿出生体重的关系

2.手术产发生率增加

巨大儿头盆不称的发生率增加,容易产程异常,因此手术产概率增加,剖宫产率增加。

3.软产道损伤

由于胎儿大,胎儿通过软产道时可造成宫颈、阴道、会阴裂伤,严重者可裂至阴道穹隆、子宫下段甚至盆壁,形成腹膜后血肿或阔韧带内血肿。如果梗阻性难产未及时发现和处理,可以导致子宫破裂。

4.尾骨骨折

由于胎儿大、儿头硬,当通过骨盆出口时,为克服阻力或阴道助产时可能发生尾骨骨折。

5.产后出血及感染

巨大胎儿子宫肌纤维过度牵拉,易发生产后宫缩乏力,或因软产道损伤引起产后出血,甚至出血性休克。上述各种因素造成产褥感染率增加。

6.生殖道瘘

由于产程长甚至滞产,胎儿头长时间压于阴道前壁、膀胱、尿道和耻骨联合之间,导致局部组织缺血坏死形成尿瘘,或直肠受压坏死形成粪瘘;或因手术助产直接损伤所致。

7.盆腔器官脱垂

产后可因分娩时盆底组织过度伸长或裂伤,发生子宫脱垂或阴道前后壁膨出。

(二)对新生儿的影响

1.新生儿产伤

巨大胎儿肩难产率增高,据统计肩难产的发生率为 0.15%~0.60%,体重≥4 000 g 巨大儿肩难产的发生为 3‰～12‰，≥4 500 g 者为 8.4%～22.6%。有学者报道当出生体重＞4 000 g，肩难产发生率为 13%。加上巨大儿手术产发生率增加，新生儿产伤发生率高。如臂丛神经损伤及麻痹、颅内出血、锁骨骨折、胸锁乳突肌血肿等。

2.胎儿窘迫、新生儿窒息

胎头娩出后胎肩以下部分嵌顿在阴道内，胎儿不能自主呼吸导致胎儿窘迫、新生儿窒息，如脐带停止搏动或胎盘早剥可引起死胎。

三、诊断

(一)病史及临床表现

多有巨大胎儿分娩史、糖尿病史。产次较多的经产妇。在妊娠后期出现呼吸困难，自觉腹部沉重及两胁部胀痛。

(二)腹部检查

视诊腹部明显膨隆，宫高＞35 cm。触诊胎体大，先露部高浮，胎心正常但位置稍高，当子宫高加腹围≥140 cm 时，巨大胎儿的可能性较大。

(三)B 型超声检查

胎头双顶径长 98～100 mm，股骨长 78～80 mm，腹围＞330 mm，应考虑巨大胎儿，同时排除双胎、羊水过多及胎儿畸形。

四、处理

(一)妊娠期

检查发现胎儿大或既往分娩巨大儿者，应检查孕妇有无糖尿病。若为糖尿病孕妇，应积极治疗，必要时予以胰岛素治疗控制胎儿的体重增长，并于妊娠 36 周后，根据胎儿成熟度、胎盘功能检查及糖尿病控制情况，择期引产或剖宫产。不管是否存在妊娠糖尿病，有巨大胎儿可能的孕妇均要进行营养咨询合理调节膳食结构，每天摄入的总能量以 8 790～9 210 kJ(2 100～2 200 kcal)为宜，适当降低脂肪的摄入量。同时适当的运动可以降低巨大胎儿的发病率。

(二)分娩期

估计非糖尿病孕妇胎儿体重≥4 500 g，糖尿病孕妇胎儿体重≥4 000 g，即使骨盆正常，为防止母儿产时损伤应行剖宫产。临产后，不宜试产过久。若产程延长，估计胎儿体重＞4 000 g，胎头停滞在中骨盆也应剖宫产。若胎头双顶径已达坐骨棘下 3 cm，宫口已开全者，应作较大的会阴后侧切开，予产钳助产，同时做好处理肩难产的准备工作。分娩后应行宫颈及阴道检查，了解有无软产道损伤，并预防产后出血。若胎儿已死，行穿颅术或碎胎术。

(三)新生儿处理

新生儿应预防低血糖发生，生后 1～2 小时开始喂糖水，及早开奶；积极治疗高胆红素血症，多选用蓝光治疗；新生儿易发生低钙血症，多用 10% 葡萄糖酸钙 1 mL/kg 加入葡萄糖液中静脉滴注补充钙剂。

(袁飞飞)

第五节 胎儿窘迫

胎儿在宫内有缺氧征象危及胎儿健康和生命者,称为胎儿窘迫。胎儿窘迫是一种由于胎儿缺氧而表现的呼吸、循环功能不全综合征,是当前剖宫产的主要适应证之一。胎儿窘迫主要发生在临产过程,以第一产程末及第二产程多见,也可发生在妊娠后期。发病率各家报道不一,一般在10.0%~20.5%。产前及产时胎儿窘迫是围产儿死亡的主要原因。

一、病因

通过子宫胎盘循环,母体将氧输送给胎儿,CO_2 从胎儿排入母体,在输送交换过程中某一环节出现障碍,均可引起胎儿窘迫。

(一)母体血氧含量不足

母体血氧含量不足:如产妇患严重心肺疾病或心肺功能不全、妊娠期高血压疾病、高热、重度贫血、失血性休克、仰卧位低血压综合征等,均使母体血氧含量降低,影响对胎儿的供氧。导致胎儿缺氧的母体因素如下。①微小动脉供血不足:如妊娠期高血压疾病等。②红细胞携氧量不足:如重度贫血、一氧化碳中毒等。③急性失血:如前置胎盘、胎盘早剥等。④各种原因引起的休克与急性感染发热。⑤子宫胎盘血运受阻:急产或不协调性子宫收缩乏力等,缩宫素使用不当引起过强宫缩;产程延长,特别是第二产程延长;子宫过度膨胀,如羊水过多和多胎妊娠;胎膜早破等。

(二)胎盘、脐带因素

脐带和胎盘是母体与胎儿间氧及营养物质的输送传递通道,其功能障碍必然影响胎儿获得所需氧及营养物质。常见胎盘功能低下:妊娠期高血压疾病、慢性肾炎、过期妊娠、胎盘发育障碍(过小或过大)、胎盘形状异常(膜状胎盘、轮廓胎盘等)和胎盘感染、胎盘早剥等。常见有脐带血运受阻:如脐带脱垂、脐带绕颈、脐带打结引起母儿间循环受阻。

(三)胎儿因素

严重的心血管疾病,呼吸系统疾病,胎儿畸形,母儿血型不合,胎儿宫内感染,颅内出血,颅脑损伤等。

二、病理生理

胎儿血氧降低、二氧化碳蓄积出现呼吸性酸中毒。初期通过自主神经反射,兴奋交感神经,肾上腺儿茶酚胺及皮质醇分泌增多,血压上升及心率加快。若继续缺氧,则转为兴奋迷走神经,胎心率减慢。缺氧继续发展,刺激肾上腺增加分泌,再次兴奋交感神经,胎心由慢变快,说明胎儿已处于代偿功能极限,提示为病情严重。无氧糖酵解增加,导致丙酮酸、乳酸等有机酸增加,转为代谢性酸中毒,胎儿血 pH 下降,细胞膜通透性加大,胎儿血钾增加,胎儿在宫内呼吸运动加强,导致混有胎粪的羊水吸入,出生后延续为新生儿窒息及吸入性肺炎。肠蠕动亢进,肛门括约肌松弛,胎粪排出。若在孕期慢性缺氧情况下,可出现胎儿发育及营养不正常,形成胎儿宫内发育迟缓,临产后易发生进一步缺氧。

三、临床表现

根据胎儿窘迫发生速度可分为急性胎儿窘迫及慢性胎儿窘迫两类。

(一)慢性胎儿窘迫

多发生在妊娠末期,往往延续至临产并加重。其原因多因孕妇全身性疾病或妊娠期疾病引起胎盘功能不全或胎儿因素所致。临床上除可发现母体存在引起胎盘供血不足的疾病外,还发生胎儿宫内发育受限。孕妇体重、宫高、腹围持续不长或增长很慢。

(二)急性胎儿窘迫

主要发生在分娩期,多因脐带因素(如脐带脱垂、脐带绕颈、脐带打结)、胎盘早剥、宫缩强且持续时间长及产妇低血压,休克引起。

四、诊断

根据病史、胎动变化,以及有关检查可以做出诊断。

五、辅助检查

(一)胎心率变化

胎心率是了解胎儿是否正常的一个重要标志,胎心率的改变是急性胎儿窘迫最明显的临床征象。①胎心率>160 次/分,尤其是>180 次/分,为胎儿缺氧的初期表现(孕妇心率不快的情况下);②随后胎心率减慢,胎心率<120 次/分,尤其是<100 次/分,为胎儿危险征;③胎心监护仪图像出现以下变化,应诊断为胎儿窘迫:出现频繁的晚期减速,多为胎盘功能不良。重度可变减速的出现,多为脐带血运受阻表现,若同时伴有晚期减速,表示胎儿缺氧严重,情况紧急。

(二)胎动计数

胎动减少是胎儿窘迫的一个重要指标,每天监测胎动可预知胎儿的安危。妊娠近足月时,胎动>20 次/24 小时。胎动消失后,胎心在 24 小时内也会消失。急性胎儿窘迫初期,表现为胎动过频,继而转弱及次数减少,直至消失,也应予以重视。

(三)胎心监护

首先进行无负荷试验(NST),NST 无反应型需进一步行宫缩应激试验(CST)或催产素激惹试验(OCT),CST 或 OCT 阳性高度提示存在胎儿宫内窘迫。

(四)胎儿脐动脉血流测定

胎儿脐动脉血流速度波形测定是一项胎盘功能试验,对怀疑有慢性胎儿窘迫者可行此监测。通过测定收缩期最大血流速度与舒张末期血流速度的比值(S/D)表示胎儿胎盘循环的阻力情况,反映胎盘的血流灌注。脐动脉舒张期血流缺失或倒置,提示胎儿严重胎儿窘迫,应该立即终止妊娠。

(五)胎盘功能检查

测定血浆 E_3 测定并动态连续观察,若急骤减少 30%～40%,表示胎儿胎盘功能减退,胎儿可能存在慢性缺氧。

(六)生物物理象监测

在 NST 监测的基础上应用 B 型超声仪监测胎动、胎儿呼吸、胎儿张力及羊水量,综合评分了解胎儿在宫内的安危状况。Manning 评分 10 分为正常;≤8 分可能有缺氧;≤6 分可疑有缺氧;≤4 分可以有缺氧;≤2 分为缺氧。

(七)羊水胎粪污染

胎儿缺氧,兴奋迷走神经,肠蠕动亢进,肛门括约肌松弛,胎粪排入羊水中,羊水呈绿色,黄绿色,浑浊棕黄色,即羊水Ⅰ度、Ⅱ度、Ⅲ度污染。破膜可直接观察羊水性状及粪染程度。未破膜经羊膜镜窥检,透过胎膜了解羊水性状。羊水Ⅰ度污染无肯定的临床意义;羊水Ⅱ度污染,胎心音好者,应密切监测胎心,不一定是胎儿窘迫;羊水Ⅲ度污染,应及早结束分娩。

(八)胎儿头皮血测定

头皮血气测定应在电子胎心监护异常的基础上进行。头皮血 pH 7.20～7.24 为病理前期,可能存在胎儿窘迫,应立即进行宫内复苏,间隔 15 分钟复查血气值;pH 7.15～7.19 提示胎儿酸中毒及窘迫,应立即复查,如仍≤7.19,除外母体酸中毒后应在 1 小时内结束分娩;pH<7.15 是严重胎儿窘迫的危险信号,须迅速结束分娩。

六、鉴别诊断

对于胎儿窘迫,主要是综合考虑判断是否确实存在胎儿窘迫。

七、治疗

(一)慢性胎儿窘迫

应针对病因处理,视孕周、有无胎儿畸形、胎儿成熟度和窘迫的严重程度决定处理。

(1)定期做产前检查者,估计胎儿情况尚可,应嘱孕妇取侧卧位减少下腔静脉受压,增加回心血流量,使胎盘灌注量增加,改善胎盘血供应,延长孕周数。每天吸氧提高母血氧分压;静脉注射 50%葡萄糖40 mL加维生素 C 2 g,每天 2 次;根据情况做 NST 检查;每天胎动计数。

(2)情况难以改善:接近足月妊娠,估计在娩出后胎儿生存机会极大者,为减少宫缩对胎儿的影响,可考虑行剖宫产。如胎肺尚未成熟,可在分娩前 48 小时静脉注射地塞米松 10 mg 促进胎儿肺泡表面活性物质的合成,预防呼吸窘迫综合征的发生。如果孕周小,胎儿娩出后生存可能性小,将情况向家属说明,做到知情选择。

(二)急性胎儿窘迫

(1)若宫内窘迫达严重阶段必须尽快结束分娩,其指征:①胎心率低于 120 次/分或高于 180 次/分,伴羊水Ⅱ～Ⅲ度污染;②羊水Ⅲ度污染,B 型超声显示羊水池<2 cm;③持续胎心缓慢达100 次/分以下;④胎心监护反复出现晚期减速或出现重度可变减速,胎心 60 次/分以下持续 60 秒以上;⑤胎心图基线变异消失伴晚期减速。

(2)积极寻找原因并排除如心力衰竭、呼吸困难、贫血、脐带脱垂等。改变体位左或右侧卧位,以改变胎儿脐带的关系,增加子宫胎盘灌注量。①持续吸氧提高母体血氧含量,以提高胎儿的氧分压。静脉注射 50%葡萄糖 40 mL 加维生素 C 2 g。②宫颈尚未完全扩张,胎儿窘迫情况不严重,可吸氧、左侧卧位,观察10 分钟,若胎心率变为正常,可继续观察。若因使用缩宫素宫缩过强造成胎心率异常减缓者,应立即停止滴注或用抑制宫缩的药物,继续观察是否能转为正常。若无显效,应行剖宫产术。施术前做好新生儿窒息的抢救准备。③宫口开全,胎先露已达坐骨棘平面以下 3 cm,吸氧同时尽快助产经阴道娩出胎儿。

(袁飞飞)

第六节　胎儿畸形

广义的胎儿畸形指胎儿先天异常，包括胎儿各种结构畸形、功能缺陷、代谢及行为发育的异常。又细分为代谢障碍异常、组织发生障碍异常、先天畸形和先天变形。

狭义的胎儿畸形，即胎儿先天畸形，是指由于内在的异常发育而引起的器官或身体某部位的形态学缺陷，又称为出生缺陷。

据美国 2006 年全球出生缺陷报告，全球每年大约有 790 万的出生缺陷儿出生，约占出生总人口的 6%。已被确认的出生缺陷有 7 000 多种，其中全球前五位的常见严重出生缺陷占所有出生缺陷的 25%，依次为先天性心脏病（104 万）、神经管缺陷（32.4 万）、血红蛋白病（地中海贫血，30.8 万）、唐氏综合征（21.7 万）和 G-6PD（17.7 万）。我国每年有 20 万～30 万肉眼可见的先天畸形儿出生，加上出生后数月和数年才显现的缺陷，先天残疾儿童总数高达 80 万～120 万，占每年出生人口总数的 4%～6%。据全国妇幼卫生监测办公室和中国出生缺陷监测中心调查，我国主要出生缺陷 2007 年排前五位的是先天性心脏病、多指（趾）、总唇裂、神经管缺陷和脑积水。

一、病因

目前认为胎儿畸形主要由遗传、环境因素，以及遗传和环境因素共同作用所致。遗传原因（包括染色体异常和基因遗传病）占 25%；环境因素（包括放射、感染、母体代谢失调、药物及环境化学物质等）占 10%；两种原因相互作用及原因不明占 65%。

（一）遗传因素

目前已经发现有 5 000 多种遗传病，究其病因，主要分为单基因遗传病、多基因遗传病和染色体病。

单基因病是由于一个或一对基因异常引起，可表现为单个畸形或多个畸形。按遗传方式分为常见常染色体显性遗传病［多指（趾）、并指（趾）、珠蛋白生成障碍性贫血、多发性家族性结肠息肉、多囊肾、先天性软骨发育不全、先天性成骨发育不全、视网膜母细胞瘤等］、常染色体隐性遗传病（白化病、苯丙酮尿症、半乳糖血症、黏多糖病、先天性肾上腺皮质增生症等）、X 连锁显性遗传病（抗维生素 D 佝偻病、家族性遗传性肾炎等）和 X 连锁隐性遗传病（血友病、色盲、进行性肌营养不良等）。

多基因遗传病是由于两对以上基因变化，通常仅表现为单个畸形。多基因遗传病的特点是：基因之间没有显、隐性的区别，而是共显性，每个基因对表型的影响很小，称为微效基因，微效基因具有累加效应，常常是遗传因素与环境因素共同作用。常见多基因遗传病有先天性心脏病、小儿精神分裂症、家族性智力低下、脊柱裂、无脑儿、少年型糖尿病、先天性肥大性幽门狭窄、重度肌无力、先天性巨结肠、气道食管瘘、先天性腭裂、先天性髋脱位、先天性食管闭锁、马蹄内翻足、原发性癫痫、躁狂抑郁精神病、尿道下裂、先天性哮喘、睾丸下降不全、脑积水等。

染色体数目或结构异常（包括常染色体和性染色体）均可导致胎儿畸形，又称染色体病，如21-三体综合征、18-三体综合征、13-三体综合征、TURNER 综合征等。

(二)环境因素

环境因素包括放射、感染、母体代谢失调、药物及环境化学物质、毒品等环境中可接触的物质。环境因素致畸与其剂量-效应、临界作用,以及个体敏感性吸收、代谢、胎盘转运、接触程度等有关。自 20 世纪 40 年代广岛长崎上空爆炸原子弹诱发胎儿畸形,50 年代甲基汞污染水体引起先天性水俣病,以及 60 年代反应停在短期内诱发近万例海豹畸形以来,环境因素引起先天性发育缺陷受到了医学界的高度重视。风疹病毒可引起胎儿先天性白内障、心脏异常,梅毒也可引起胎儿畸形。另外,环境因素常常参与多基因遗传病的发生。

二、胎儿畸形的发生易感期

在卵子受精后 2 周,孕卵着床前后,药物及周围环境毒物对胎儿的影响表现为"全"或"无"效应。"全"表示胚胎受损严重而死亡,最终流产;"无"指无影响或影响很小,可以经其他早期的胚胎细胞的完全分裂代偿受损细胞,胚胎继续发育,不出现异常。"致畸高度敏感期"在受精后 3~8 周,亦即停经后的 5~10 周,胎儿各部开始定向发育,主要器官均在此时期内初步形成。如神经在受精后 15~25 天初步形成,心脏在 20~40 天,肢体在 24~26 天。该段时间内受到环境因素影响,特别是感染或药物影响,可能对将发育成特定器官的细胞造成伤害,胚胎停育或畸变。8 周后进入胎儿阶段,致畸因素作用后仅表现为细胞生长异常或死亡,极少导致胎儿结构畸形。

三、常见胎儿畸形

(一)先天性心脏病

由多基因遗传及环境因素综合致病。发病率为 8‰ 左右,妊娠糖尿病孕妇胎儿患先天性心脏病的概率升高。环境因素中妊娠早期感染,特别是风疹病毒感染容易引起发病。

先天性心脏病种类繁多,有法洛四联症、室间隔缺损、左心室发育不良、大血管转位、心内膜垫缺损、Ebstein 畸形、心律失常等。由于医学超声技术水平的提高,绝大多数先天性心脏病可以在妊娠中期发现。

(1)法洛四联症:指胎儿心脏同时出现以下四种发育异常室间隔缺损、右心室肥大、主动脉骑跨和肺动脉狭窄。占胎儿心脏畸形的 6%~8%,属于致死性畸形,一旦确诊,建议终止妊娠。

(2)室间隔缺损:是最常见的先天性心脏病。占 20%~30%。可分为三种类型。①漏斗部:又称圆锥间隔,约占室间隔的 1/3;②膜部间隔:面积甚小,直径不足 1.0 cm;③肌部间隔:面积约占 2/3。膜部间隔为缺损好发部位,肌部间隔缺损最少见。

各部分缺损又分若干亚型:①漏斗部缺损分干下型(缺损位于肺动脉瓣环下,主动脉右与左冠状瓣交界处之前),嵴上(内)型缺损(位于室上嵴之内或左上方);②膜部缺损分嵴下型(位于室上嵴右下方),单纯膜部缺损,隔瓣下缺损(位于三尖瓣隔叶左下方);③肌部缺损可发生在任何部位,可单发或多发。大部分室间隔缺损出生后需要手术修补。

(3)左心室发育不良:占胎儿心脏畸形的 2%~3%,左心室狭小,常合并有二尖瓣狭窄或闭锁、主动脉发育不良。属致死性心脏畸形。

(4)大血管转位:占胎儿心脏畸形的 4%~6%,发生于孕 4~5 周左右,表现为主动脉从右心室发出,肺动脉从左心室发出,属复杂先天畸形。出生后需要手术治疗。首选手术方式是动脉调转术动脉调转术,但因需冠状动脉移植、肺动脉瓣重建为主动脉瓣、血管转位时远段肺动脉扭曲、使用停循环技术等,术后随访发现患儿存在冠状动脉病变、主动脉瓣反流、神经发育缺陷、肺动脉狭窄等并发症。

(5)心内膜垫缺损：占胎儿心脏畸形的 5% 左右，其中 60% 合并有其他染色体异常。心内膜垫是胚胎的结缔组织，参与形成心房间隔、心室间隔的膜部，以及二尖瓣和三尖瓣的瓣叶和腱索。心内膜垫缺损又称房室管畸形，主要病变是房室环上、下方心房和心室间隔组织部分缺失，且可伴有不同程度的房室瓣畸形。出生后需手术治疗，合并染色体异常时，预后不良。

(6)Ebstein 畸形：占胎儿心脏畸形的 0.3% 左右，属致死性心脏畸形。1866 年 Ebstein 首次报道，又名三尖瓣下移畸形。三尖瓣隔瓣和/或后瓣偶尔连同前瓣下移附着于近心尖的右室壁上，将右室分为房化右室和功能右室，异位的瓣膜绝大多数关闭不全，也可有狭窄。巨大的房化右室和严重的三尖瓣关闭不全影响患者心功能，有报道 48% 胎死宫内，35% 出生后虽经及时治疗仍死亡。

(7)胎儿心律失常：占胎儿心脏畸形的 10%～20%，主要表现为期外收缩(70%～88%)、心动过速(10%～15%)和心动过缓(8%～12%)。胎儿超声心动图是产前检查胎儿心律失常的可靠的无创性影像技术，其应用有助于早期检出并指导心律失常胎儿的处理。大多数心律失常的胎儿预后良好，不需要特殊治疗，少部分合并胎儿畸形或出现胎儿水肿，则预后不良，可采用宫内药物(如地高辛)治疗改善预后。

除上述胎儿心脏畸形外，还有永存动脉干、心室双流出道、心肌病、心脏肿瘤等。必须提出的是，心脏畸形常常不是单独存在，有的是某种遗传病的一种表现，需要排查。

(二)多指(趾)

临床分为 3 种类型：①单纯多余的软组织块或称浮指；②具有骨和关节正常成分的部分多指；③具有完全的多指。100 多种异常或遗传综合征合并有多指(趾)表现，预后也与是否合并有其他异常或遗传综合征有关。单纯多指(趾)具有家族遗传性，手术效果良好。目前国内很多医院没有将胎儿指(趾)形状和数量观察作为常规筛查项目。

(三)总唇裂

包括唇裂和腭裂。发病率为 1‰，再发危险为 4%。父为患者，后代发生率 3%；母为患者，后代发生率 14%。单纯小唇裂出生后手术修补效果良好，但严重唇裂同时合并有腭裂时，影响哺乳。B 型超声妊娠中期筛查有助诊断，但可能漏诊部分腭裂，新生儿预后与唇腭裂种类、部位、程度，以及是否合并有其他畸形或染色体异常有关。孕前 3 个月开始补充含有一定叶酸的多种维生素可减少唇腭裂的发生。

(四)神经管缺陷

神经管在胚胎发育的 4 周前闭合。孕早期叶酸缺乏可引起神经管关闭缺陷。神经管缺陷包括无脑儿、枕骨裂、露脑与脊椎裂。各地区的发病率差异较大，我国北方地区高达 6‰～7‰，占胎儿畸形总数的 40%～50%，而南方地区的发病率仅为 1‰ 左右。

(1)无脑儿：颅骨与脑组织缺失，偶见脑组织残基，常伴肾上腺发育不良及羊水过多。属致死性胎儿畸形。孕妇血清甲胎蛋白(AFP)异常升高，B 型超声检查可以确诊，表现为颅骨不显像，双顶径无法测量。一旦确诊，建议终止妊娠。即使妊娠足月，约 75% 在产程中死亡，其他则于产后数小时或数天死亡。无脑儿外观颅骨缺失、双眼暴突、颈短。

(2)脊柱裂：脊柱裂是指由于先天性的椎管闭合不全，在脊柱的背或腹侧形成裂口，可伴或不伴有脊膜、神经成分突出的畸形。可分为囊性脊柱裂和隐性脊柱裂，前者根据膨出物与神经、脊髓组织的病理关系分为脊膜膨出、脊髓脊膜膨出和脊髓裂。囊性脊柱裂的患儿于出生后即见在脊椎后纵轴线上有囊性包块突起,呈圆形或椭圆形,大小不等,有的有细颈或蒂,有的基底部较大无颈。脊髓脊膜膨出均有不同程度神经系统症状和体征,患儿下肢无力或足畸形,大小便失禁或双下肢呈完全弛缓性瘫痪。脊髓裂生后即可看到脊髓外露,局部无包块,有脑脊液漏出,常并有严重神经功能障碍,不能存活。囊性脊柱裂几乎均须手术治疗。隐性脊柱裂为单纯骨性裂隙,常见于腰骶部第五腰椎和第一骶椎。病变区域皮肤大多正常,少数显示色素沉着、毛细血管扩张、皮肤凹陷、局部多毛现象。在婴幼儿无明显症状;长大以后可出现腰腿痛或排尿排便困难。

孕期孕妇血清甲胎蛋白(AFP)异常升高,B 型超声排畸筛查可发现部分脊柱排列不规则或有不规则囊性物膨出,常伴有 lemon 征(双顶径测定断面颅骨轮廓呈柠檬状)和 banana 征(小脑测定断面小脑呈香蕉状)。孕前 3 个月起至孕后 3 个月补充叶酸,可有效预防脊柱裂发生。

(五)脑积水

与胎儿畸形、感染、遗传综合征、脑肿瘤等有关。最初表现为轻度脑室扩张,处于动态变化过程。单纯轻度脑室扩张无严重后果,但当脑脊液大量蓄积,引起颅压升高、脑室扩张、脑组织受压、颅腔体积增大、颅缝变宽、囟门增大时,则会引起胎儿神经系统后遗症,特别是合并其他畸形或遗传综合征时,则预后不良。孕期动态 B 型超声检查有助于诊断。对于严重脑室扩张伴有头围增大时,或合并有 Dandy-Walker 综合征等其他异常时,建议终止妊娠。

(六)唐氏综合征

又称 21-三体综合征或先天愚型,是最常见的染色体异常。发病率为 1/800。根据染色体核型的不同,唐氏综合征分为三种类型,即单纯 21-三体型、嵌合型和易位型。唐氏综合征的发生起源于卵子或精子发生的减数分裂过程中随机发生的染色体的不分离现象,导致 21 号染色体多了一条,破坏了正常基因组遗传物质间的平衡,造成患儿智力低下,颅面部畸形及特殊面容,肌张力低下,多并发先天性心脏病,患者白血病的发病率增高,为普通人群的 10～20 倍。生活难以自理,患者预后一般较差,50% 左右于 5 岁前死亡。目前对唐氏综合征缺乏有效的治疗方法。

通过妊娠早、中期唐氏综合征母体血清学检测(早期 PAPP-A、游离 β-HCG,中期 AFP、β-HCG 和 uE$_3$ 等),结合 B 超检查,可检测 90% 以上的唐氏综合征。对高风险胎儿,通过绒毛活检或羊水穿刺或脐血穿刺等技术做染色体核型分析可以确诊。一旦确诊,建议终止妊娠。

多数单纯 21-三体型唐氏综合征患儿是在配子形成中随机发生的,其父母多正常,没有家族史,与高龄密切相关。因此,即使夫妇双方均不是唐氏综合征患者,仍有可能怀有唐氏综合征的胎儿。易位型患者通常由父母遗传而来,对于父母一方为染色体平衡易位时,所生子女中,1/3 正常,1/3 为易位型患者,1/3 为平衡易位型携带者。如果父母之一为 21/21 平衡易位携带者,其活婴中全部为 21/21 易位型患者。

四、辅助检查

随着母胎医学的发展,现在很多胎儿畸形可以在产前发现或干预。采用的手段有以下几方面。

(一)产科 B 超检查

除早期 B 超确定宫内妊娠、明确孕周、了解胚胎存活发育情况外,早期妊娠和中期妊娠遗传学超声筛查,可以发现 70% 以上的胎儿畸形。

(二)母体血清学筛查

可用于胎儿染色体病特别是唐氏综合征的筛查。孕早期检测 PAPPA 和 β-HCG,孕中期检测 AFP、β-HCG 和 uE₃,是广泛应用的组合。优点是无创伤性,缺点是只能提供风险率,不能确诊。

(三)侵入性检查

孕早期绒毛吸取术,孕中期羊膜腔穿刺术和孕中晚期脐带穿刺术可以直接取样,进行胎儿细胞染色体诊断。

(四)胎儿镜

有创、直观,对发现胎儿外部畸形(包括一些 B 超不能发现的小畸形)优势明显,但胎儿高流失率阻碍其临床广泛应用。

(五)孕前及孕期母血 TORCH 检测

有助于了解胎儿畸形的风险与病因。

(六)分子生物学技术

从孕妇外周血中富集胎儿来源的细胞或遗传物质,联合应用流式细胞仪、单克隆抗体技术、聚合酶链反应技术进行基因诊断,是胎儿遗传疾病产前诊断的发展方向。

五、预防和治疗

预防出生缺陷应实施三级预防。一级预防是通过健康教育、选择最佳生育时机、遗传咨询、孕前保健、合理营养、避免接触放射线和有毒有害物质、预防感染、谨慎用药、戒烟戒酒等孕前阶段综合干预,减少出生缺陷的发生。二级预防是通过孕期筛查和产前诊断识别胎儿严重先天缺陷,早期发现,早期干预,减少缺陷儿的出生。三级预防是指对新生儿疾病的早期筛查、早期诊断、及时治疗,避免或减轻致残,提高患儿生活质量和生存概率。

建立、健全围生期保健网,向社会广泛宣传优生知识,避免近亲婚配或严重的遗传病患者婚配,同时提倡适龄生育,加强遗传咨询和产前诊断,注意环境保护,减少各种环境致畸因素的危害,可有效地降低各种先天畸形儿的出生率。

对于无脑儿、严重脑积水、法洛四联症、唐氏综合征等致死性或严重畸形,一经确诊应行引产术终止妊娠;对于有存活机会且能通过手术矫正的先天畸形,分娩后转有条件的儿科医院进一步诊治。针对宫内治疗胎儿畸形,国内外有一些探索并取得疗效,如双胎输血综合征的宫内激光治疗、胎儿心律失常的宫内药物治疗等。对于胎儿畸形的宫内外科治疗,争议较大,需要进一步研究探索。

(袁飞飞)

第七节　羊水量异常

正常妊娠时羊水的产生与吸收处于动态平衡中,正常情况下,羊水量从孕 16 周时的 200 mL 逐渐增加至 34～35 周时 980 mL,以后羊水量又逐渐减少,至孕 40 周时约为 800 mL。到妊娠 42 周时减少为 540 mL。任何引起羊水产生与吸收失衡的因素均可造成羊水过多或过少的病理状态。

一、羊水过多

妊娠期间,羊水量超过 2 000 mL 者称羊水过多,发生率为 0.9%～1.7%。

羊水过多可分为急性和慢性两种,孕妇在妊娠中晚期时羊水量超过 2 000 mL,但羊水量增加缓慢,数周内形成羊水过多,往往症状轻微,称慢性羊水过多;若羊水在数天内迅速增加而使子宫明显膨胀,并且压迫症状严重,称为急性羊水过多。

(一)病因

羊水过多的病因复杂,部分羊水过多发生的原因是可以解释的,但是大部分病因尚不明了,根据 Hill 等报道,约有 2/3 羊水过多为特发性,已知病因多可能与胎儿畸形及妊娠合并症、并发症有关。

1.胎儿畸形

胎儿畸形是引起羊水过多的主要原因。羊水过多孕妇中,18%～40%合并胎儿畸形。羊水过多伴有以下高危因素时,胎儿畸形率明显升高:①胎儿发育迟缓;②早产;③发病早,特别是发生在 32 周之前;④无法用其他高危因素解释。

(1)神经管畸形:最常见,约占羊水过多畸形的 50%,其中主要为开放性神经管畸形。当无脑儿、显性脊柱裂时,脑脊膜暴露,脉络膜组织增生,渗出增加,以及中枢性吞咽障碍加上抗利尿激素缺乏等,使羊水形成过多,回流减少导致羊水过多。

(2)消化系统畸形:主要是消化道闭锁,如食管、十二指肠闭锁,使胎儿吞咽羊水障碍,引起羊水过多。

(3)腹壁缺损:腹壁缺损导致的脐膨出、内脏外翻,使腹腔与羊膜腔之间仅有菲薄的腹膜,导致胎儿体液外渗,从而发生羊水过多。

(4)膈疝:膈肌缺损导致腹腔内容物进入胸腔使肺和食管发育受阻,胎儿吞咽和吸入羊水减少,导致羊水过多。

(5)遗传性假性低醛固酮症(pseudohypoaldosteronism,PHA):这是一种先天性低钠综合征,胎儿对醛固酮的敏感性降低,导致低钠血症、高钾血症、脱水、胎尿增加、胎儿发育迟缓等症状,往往伴有羊水过多。

(6)VATER 先天缺陷:VATER 是一组先天缺陷,包括脊椎缺陷、肛门闭锁、气管食管瘘及桡骨远端发育不良,常常同时伴有羊水过多。

2.胎儿染色体异常

18-三体、21-三体、13-三体胎儿可出现胎儿吞咽羊水障碍,引起羊水过多。

3.双胎异常

约 10%的双胎妊娠合并羊水过多,是单胎妊娠的 10 倍以上。单卵单绒毛膜双羊膜囊时,两个胎盘动静脉吻合,易并发双胎输血综合征,受血儿循环血量增多、胎儿尿量增加,引起羊水过多。另外双胎妊娠中一胎为无心脏畸形者必有羊水过多。

4.妊娠糖尿病或糖尿病合并妊娠

羊水过多中合并糖尿病者较多,占 10%～25%。母体高血糖致胎儿血糖增高,产生渗透性利尿,以及胎盘胎膜渗出增加均可导致羊水过多。

5.胎儿水肿

羊水过多与胎儿免疫性水肿(母儿血型不合溶血)及非免疫性水肿(多由宫内感染引起)

有关。

6.胎盘因素

胎盘增大,胎盘催乳素(HPL)分泌增加,可能导致羊水量增加。胎盘绒毛血管瘤是胎盘常见的良性肿瘤,往往也伴有羊水过多。

7.特发性羊水过多

约占30%,不合并孕妇、胎儿及胎盘异常,原因不明。

(二)对母儿的影响

1.对孕妇的影响

急性羊水过多引起明显的压迫症状,妊娠期高血压疾病的发病风险明显增加,是正常妊娠的3倍。由于子宫肌纤维伸展过度,可致宫缩乏力、产程延长及产后出血增加;若突然破膜可使宫腔内压力骤然降低。导致胎盘早剥、休克。此外,并发胎膜早破、早产的可能性增加。

2.对胎儿的影响

常并发胎位异常、脐带脱垂、胎儿窘迫及因早产引起的新生儿发育不成熟,加上羊水过多常合并胎儿畸形,故羊水过多者围生儿病死率明显增高,约为正常妊娠的7倍。

(三)临床表现

临床症状与羊水过多有关,主要是增大的子宫压迫邻近的脏器产生的压迫症状,羊水越多,症状越明显。

1.急性羊水过多

多在妊娠20~24周发病,羊水骤然增多,数天内子宫明显增大,产生一系列压迫症状。患者感腹部胀痛、腰酸、行动不便,因横膈抬高引起呼吸困难,甚至发绀,不能平卧。子宫压迫下腔静脉,血液回流受阻,下腹部、外阴、下肢严重水肿。检查可见腹部高度膨隆、皮肤张力大、变薄,腹壁下静脉扩张,可伴外阴部静脉曲张及水肿;子宫大于妊娠月份、张力大,胎位检查不清、胎心音遥远或听不清。

2.慢性羊水过多

常发生在妊娠28~32周。羊水在数周内缓慢增多,出现较轻微的压迫症状或无症状,仅腹部增大较快。检查见子宫张力大、子宫大小超过停经月份,液体震颤感明显,胎位尚可查清或不清、胎心音较遥远或听不清。

(四)诊断

根据临床症状及体征诊断并不困难。但常需采用下列辅助检查,估计羊水量及羊水过多的原因。

1.B型超声检查

为羊水过多的主要辅助检查方法。目前临床广泛应用的有两种标准:一种是以脐横线与腹白线为标志,将腹部分为四个象限,各象限最大羊水暗区垂直径之和为羊水指数(amniotic fluid index,AFI);另一种是以羊水最大深度(maximum vertical pocket depth,MVP;amniotic fluid volume,AFV)为诊断标准。国外 Phelan JP 等以羊水指数>18 cm 诊断为羊水过多;Schrimmer DB 等以羊水最大深度为诊断标准,目前均已得到国内外的公认。MVP 8~11 cm 为轻度羊水过多,12~15 cm 为中度羊水过多,≥16 cm 为重度羊水过多。B型超声检查还可了解胎儿结构畸形如无脑儿、显性脊柱裂、胎儿水肿及双胎等。

2.其他

(1)羊水甲胎蛋白测定(AFP):开放性神经管缺陷时,羊水中 AFP 明显增高,超过同期正常妊娠平均值加 3 个标准差以上。

(2)孕妇血糖检查:尤其慢性羊水过多者,应排除糖尿病。

(3)孕妇血型检查:如胎儿水肿者应检查孕妇 Rh、ABO 血型,排除母儿血型不合溶血引起的胎儿水肿。

(4)胎儿染色体检查:羊水细胞培养或采集胎儿血培养做染色体核型分析,或应用染色体探针对羊水或胎儿血间期细胞真核直接原位杂交,了解染色体数目、结构异常。

(五)处理

主要根据胎儿有无畸形、孕周及孕妇压迫症状的严重程度而定。

1.羊水过多合并胎儿畸形

一旦确诊胎儿畸形、染色体异常,应及时终止妊娠,通常采用人工破膜引产。破膜时需注意以下几点。

(1)高位破膜,即以管状的高位破膜器沿宫颈管与胎膜之间上送 15 cm,刺破胎膜,使羊水缓慢流出,宫腔内压逐渐降低,在流出适量羊水后,取出高位破膜器然后静脉滴注缩宫素引产。若无高位破膜器或为安全亦可经腹穿刺放液,待宫腔内压降低后再行依沙吖啶引产。亦可选用各种前列腺素制剂引产,一般在24~48 小时内娩出。尽量让羊水缓慢流出,避免宫腔内压突然降低而引起胎盘早剥。

(2)羊水流出后腹部置沙袋维持腹压,以防休克。

(3)手术操作过程中,需严密监测孕妇血压、心率变化。

(4)注意阴道流血及宫高变化,以及早发现胎盘早剥。

2.羊水过多合并正常胎儿

对孕周不足 37 周,胎肺不成熟者,应尽可能延长孕周。

(1)一般治疗:低盐饮食、减少孕妇饮水量。卧床休息,取左侧卧位,改善子宫胎盘循环,预防早产。每周复查羊水指数及胎儿生长情况。

(2)羊膜穿刺减压:对压迫症状严重,孕周小、胎肺不成熟者,可考虑经腹羊膜穿刺放液,以缓解症状,延长孕周。放液时注意:①避开胎盘部位穿刺;②放液速度应缓慢,每小时不超过 500 mL,一次放液不超过 1 500 mL,以孕妇症状缓解为度,放出羊水过多可引起早产;③有条件应在 B 型超声监测下进行;④密切注意孕妇血压、心率、呼吸变化;⑤严格消毒,防止感染,酌情用镇静药预防早产;⑥放液后 3~4 周如压迫症状重,可重复放液以减低宫腔内压力。

(3)前列腺素合成酶抑制剂治疗:常用吲哚美辛,其作用机制是抑制利尿作用,期望能抑制胎儿排尿减少羊水量。常用剂量为:吲哚美辛 2.2~2.4 mg/(kg·d),分 3 次口服。应用过程中应密切随访羊水量(每周 2 次测 AFI)、胎儿超声心动图(用药后 24 小时一次,此后每周一次),吲哚美辛的最大问题是可使动脉导管狭窄或提前关闭,主要发生在 32 周以后,所以应限于应用在 32 周以前,同时加强超声多普勒检测。一旦出现动脉导管狭窄立即停药。

(4)病因治疗:若为妊娠糖尿病或糖尿病合并妊娠,需控制孕妇过高的血糖;母儿血型不合溶血,胎儿尚未成熟,而 B 型超声检查发现胎儿水肿,或脐血显示 Hb<60 g/L,应考虑胎儿宫内输血。

(5)分娩期处理:自然临产后,应尽早人工破膜,除前述注意事项外,还应注意防止脐带脱垂。

若破膜后宫缩仍乏力,可给予低浓度缩宫素静脉滴注,增强宫缩,密切观察产程进展。胎儿娩出后应及时应用宫缩剂,预防产后出血。

二、羊水过少

妊娠晚期羊水量少于 300 mL 者称羊水过少,发生率为 0.5%～5.5%,较常见于足月妊娠。羊水过少出现越早,围产儿的预后越差,因其对围生儿预后有明显的不良影响,近年受到越来越多的重视。

(一)病因

羊水过少的病因目前尚未完全清楚。许多产科高危因素与羊水过少有关,可分为胎儿因素、胎盘因素、孕妇因素和药物因素四大类。另外,尚有许多羊水过少不能用以上的因素解释,称为特发性羊水过少。

1.胎儿缺氧

胎儿缺氧和酸中毒时,心率和心排血量下降,胎儿体内的血液重新分布,心、脑、肾上腺等重要脏器血管扩张,血流量增加;肾脏、四肢、皮肤等外周脏器的血管收缩,血流量减少,进一步导致尿量减少。妊娠晚期胎尿是羊水的主要来源,胎儿长期的慢性缺氧可导致羊水过少。所以羊水过少可以看作胎儿在宫内缺氧的早期表现。

2.孕妇血容量改变

现有研究发现羊水量与母体血浆量之间有很好的相关性,如母体低血容量则可出现羊水量过少,反之亦然。如孕妇脱水、血容量不足,血浆渗透压增高等,可使胎儿血浆渗透压相应增高,胎盘吸收羊水增加,同时胎儿肾小管重吸收水分增加,尿形成减少。

3.胎儿畸形及发育不全

在羊水过少中,合并胎儿先天性发育畸形的很多,但以先天性泌尿系统异常最常见。

(1)先天性泌尿系统异常:先天性肾缺如,又名 Potter 综合征,是以胎儿双侧肾缺如为主要特征的综合征,包括肺发育不良和特殊的 Potter 面容,发生率为 1:(2 500～3 000),原因至今不明。本病可在产前用 B 超诊断即未见肾形成。尿路梗阻亦可发生羊水过少,如输尿管梗阻、狭窄、尿道闭锁及先天性肾发育不全。肾小管发育不全(renal tubular dysgenesis,RTD),RTD 是一种以新生儿肾衰竭为特征的疾病,肾脏的大体外形正常,但其组织学检查可见近端肾小管缩短及发育不全。常发生于有先天性家族史、双胎输血综合征及目前摄入血管紧张素转换酶抑制剂者。这些疾病因胎儿无尿液生成或生成的尿液不能排入羊膜腔致妊娠中期后严重羊水过少。

(2)其他畸形:并腿畸形、梨状腹综合征(prune belly syndrome,PBS)、隐眼-并指(趾)综合征、泄殖腔不发育或发育不良、染色体异常等均可同时伴有羊水过少。

4.胎膜早破

羊水外漏速度大于再产生速度,常出现继发性羊水过少。

5.药物影响

吲哚美辛是一种前列腺素合成酶抑制剂,并有抗利尿作用,可以应用于治疗羊水过多,但使用时间过久,除可以发生动脉导管提前关闭外,还可以发生羊水过少。另外应用血管紧张素转换酶抑制剂也可导致胎儿低张力、无尿、羊水过少、生长受限、肺发育不良及肾小管发育不良等不良反应。

(二)对母儿的影响

1.对胎儿的影响

羊水过少是胎儿危险的重要信号,围生儿发病率和死亡率明显增高。与正常妊娠相比,轻度羊水过少围生儿死亡率增高 13 倍,而重度羊水过少围生儿死亡率增高 47 倍。主要死因是胎儿缺氧及畸形。妊娠中期重度羊水过少的胎儿畸形率很高,可达 50.7%。其中先天性肾缺如所致的羊水过少,可引起典型 Potter 综合征(胎肺发育不良、扁平鼻、耳大位置低、肾及输尿管不发育,以及铲形手、弓形腿等),死亡率极高。而妊娠晚期羊水过少,常为胎盘功能不良及慢性胎儿宫内缺氧所致。羊水过少又可引起脐带受压,加重胎儿缺氧。羊水过少中约 1/3 新生儿、1/4 胎儿发生酸中毒。

2.对孕妇的影响

手术产概率增加。

(三)诊断

1.临床表现

胎盘功能不良者常有胎动减少;胎膜早破者有阴道流液。腹部检查:宫高、腹围较小,尤以胎儿宫内生长受限者明显,有子宫紧裹胎儿感。临产后阴道检查时发现前羊水囊不明显,胎膜与胎儿先露部紧贴。人工破膜时发现羊水极少。

2.辅助检查

(1)B 型超声检查:是羊水过少的主要辅助诊断方法。妊娠晚期最大羊水池深度≤2 cm,或羊水指数≤5 cm,可诊断羊水过少;羊水指数<8 cm 为可疑羊水过少。妊娠中期发现羊水过少时,应排除胎儿畸形。B 型超声检查对先天性肾缺如、尿路梗阻、胎儿宫内生长受限有较高的诊断价值。

(2)羊水直接测量:破膜后,直接测量羊水,总羊水量<300 mL,可诊断为羊水过少。

(3)其他检查:妊娠晚期发现羊水过少,应结合胎儿生物物理评分、胎儿电子监护仪检查、尿雌三醇、胎盘生乳素检测等,了解胎盘功能及评价胎儿宫内安危,及早发现胎儿宫内缺氧。

(四)治疗

根据导致羊水过少的不同的病因结合孕周采取不同的治疗方案。

1.终止妊娠

对确诊胎儿畸形,或胎儿已成熟、胎盘功能严重不良者,应立即终止妊娠。对胎儿畸形者,常采用依沙吖啶羊膜腔内注射的方法引产;而妊娠足月合并严重胎盘功能不良或胎儿窘迫,估计短时间内不能经阴道分娩者,应行剖宫产术;对胎儿贮备力尚好,宫颈成熟者,可在密切监护下破膜后行缩宫素引产。产程中连续监测胎心变化,观察羊水性状。

2.补充羊水期待治疗

若胎肺不成熟,无明显胎儿畸形者,可行羊膜腔输液补充羊水,尽量延长孕周。

(1)经腹羊膜腔输液:常在中期妊娠羊水过少时采用。主要有两个目的:①帮助诊断,羊膜腔内输入少量生理盐水,使 B 型超声扫描清晰度大大提高,有利于胎儿畸形的诊断;②预防胎肺发育不良,羊水过少时,羊膜腔压力低下[≤0.1 kPa(1 mmHg)],肺泡与羊膜腔的压力梯度增加,导致肺内液大量外流,使肺发育受损。羊膜腔内输液,使其压力轻度增加,有利于胎肺发育。具体方法:常规消毒腹部皮肤,在 B 型超声引导下避开胎盘行羊膜穿刺,以 10 mL/min 速度输入37 ℃的 0.9%氯化钠液 200 mL 左右,若未发现明显胎儿畸形,应用宫缩抑制剂预防流产或早产。

（2）经宫颈羊膜腔输液：常在产程中或胎膜早破时使用。适合于羊水过少伴频繁胎心变异减速或羊水Ⅲ度粪染者。主要目的是缓解脐带受压，提高阴道安全分娩的可能性，以及稀释粪染的羊水，减少胎粪吸入综合征的发生。具体方法：常规消毒外阴、阴道，经宫颈放置宫腔压力导管进羊膜腔，输入加温至37 ℃的0.9％氯化钠液300 mL，输液速度为10 mL/min。如羊水指数达8 cm，并解除胎心变异减速，则停止输液，否则再输250 mL。若输液后AFI已≥8 cm，但胎心减速不能改善亦应停止输液，按胎儿窘迫处理。输液过程中B型超声监测AFI、间断测量宫内压，可同时胎心内监护，注意无菌操作。

（神　雪）

第八节　胎膜病变

胎膜是由羊膜和绒毛膜组成。胎膜外层为绒毛膜，内层为羊膜，于妊娠14周末，羊膜与绒毛膜相连封闭胚外体腔，羊膜腔占据整个宫腔，对胎儿起着一定的保护作用。同时胎膜含甾体激素代谢所需的多种酶，与甾体激素的代谢有关。胎膜含多量花生四烯酸的磷脂，且含有能催化磷脂生成游离花生四烯酸的溶酶体，故胎膜在分娩发动上有一定作用。胎膜的病变与妊娠的结局有密切的关系。本节主要介绍胎膜早破和绒毛膜羊膜炎对妊娠的影响。

一、胎膜早破

胎膜早破（premature rupture of the membranes，PROM）是指胎膜破裂发生在临产前。胎膜早破可导致产妇、胎儿和新生儿的风险明显升高。胎膜早破是产科的难题。一般认为胎膜早破发生率在10％，大部分发生在37周后，称足月胎膜早破（PROM of term），若发生在妊娠不满37周称足月前胎膜早破（preterm PROM，PPROM），发生率为2.0％。胎膜早破的妊娠结局与破膜时孕周有关。孕周越小，围生儿预后越差。常引起早产及母婴感染。

（一）病因

目前胎膜早破的病因尚不清楚，一般认为胎膜早破的病因与下述因素有关。

1.生殖道病原微生物上行性感染

胎膜早破患者经腹羊膜腔穿刺，羊水细菌培养28％～50％呈阳性，其微生物分离结果往往与宫颈内口分泌物培养结果相同，提示生殖道病原微生物上行性感染是引起胎膜早破的主要原因之一。B族溶血性链球菌、衣原体、淋病奈瑟菌、梅毒和解脲支原体感染不同程度与PPROM相关。但是妊娠期阴道内的致病菌并非都引起胎膜早破，其感染条件为菌量增加和局部防御能力低下。宫颈黏液中的溶菌酶、局部抗体等抗菌物质等局部防御屏障抗菌能力下降微生物附着于胎膜，趋化中性粒细胞，浸润于胎膜中的中性粒细胞脱颗粒，释放弹性蛋白酶，分解胶原蛋白成碎片，使局部胎膜抗张能力下降，而致胎膜早破。

2.羊膜腔压力增高

双胎妊娠、羊水过多、过重的活动等使羊膜腔内压力长时间或多时间的增高，加上胎膜局部缺陷，如弹性降低、胶原减少，增加的压力作用于薄弱的胎膜处，引起胎膜早破。

3.胎膜受力不均

胎位异常、头盆不称等可使胎儿先露部不能与骨盆入口衔接,盆腔空虚致使前羊水囊所受压力不均,引起胎膜早破。

4.部分营养素缺乏

母血维生素C浓度降低者,胎膜早破发病率较正常孕妇增高近10倍。体外研究证明,在培养基中增加维生素C浓度,能降低胶原酶及其活性,而胶原是维持羊膜韧性的主要物质。铜元素缺乏能抑制胶原纤维与弹性硬蛋白的成熟。胎膜早破者常发现母、脐血清中铜元素降低。故维生素C、铜元素缺乏,使胎膜抗张能力下降,易引起胎膜早破。

5.宫颈病变

常因手术机械性扩张宫颈、产伤或先天性宫颈局部组织结构薄弱等,使宫颈内口括约功能破坏,宫颈内口松弛,前羊水囊易于楔入,使该处羊水囊受压不均,加之此处胎膜最接近阴道,缺乏宫颈黏液保护,常首先受到病原微生物感染,造成胎膜早破。

6.创伤

腹部受外力撞击或摔倒,阴道检查或性交时胎膜受外力作用,可发生破裂。

(二)临床表现

90%患者突感较多液体从阴道流出,并有阵发性或持续性阴道流液,时多时少,无腹痛等其他产兆。肛门检查时触不到胎囊,如上推胎儿先露部时,见液体从阴道流出,有时可见到流出液中有胎脂或被胎粪污染,呈黄绿色。如并发明显羊膜腔感染,则阴道流出液体有臭味,并伴发热、母儿心率增快、子宫压痛、白细胞计数增高、C反应蛋白阳性等急性感染表现。隐匿性羊膜腔感染时,虽无明显发热,但常出现母儿心率增快。患者在流液后,常很快出现宫缩及宫口扩张。

(三)诊断

根据详细的询问病史并结合临床及专科检查可诊断胎膜早破。当根据临床表现诊断胎膜早破存在疑问时,可以结合一些辅助检查明确诊断。明确诊断胎膜早破后还应进一步检查排除羊膜腔感染。

1.胎膜早破的诊断

(1)阴道窥器检查:见液体自宫颈流出或后穹隆较多的积液中见到胎脂样物质是诊断胎膜早破的直接证据。

(2)阴道液pH测定:正常阴道液pH为4.5~5.5,羊水pH为7.0~7.5,如阴道液pH>6.5,提示胎膜早破可能性大。该方法诊断正确率可达90%。若阴道液被血、尿、精液及细菌性阴道病所致的大量白带污染,可产生假阳性。

(3)阴道液涂片检查:取阴道后穹隆积液置于干净玻片上,待其干燥后镜检,显微镜下见到羊齿植物叶状结晶为羊水。其诊断正确率可达95%。如阴道液涂片用0.5%硫酸尼罗蓝染色,镜下可见橘黄色胎儿上皮细胞;若用苏丹Ⅲ染色,则见到黄色脂肪小粒可确定为羊水。

(4)羊膜镜检查:可以直视胎儿先露部,看不到前羊膜囊即可诊断胎膜早破。

(5)胎儿纤维连接蛋白(fFN):胎儿纤维连接蛋白是胎膜分泌的细胞外基质蛋白,胎膜破裂,其进入宫颈及阴道分泌物。在诊断存在疑问时,这是一个有用和能明确诊断的实验。

(6)B型超声检查:可根据显露部位前羊水囊是否存在,如消失,应高度怀疑有胎膜早破,此外,羊水逐日减少,破膜超过24小时者,最大羊水池深度往往<3 cm,可协助诊断胎膜早破。

2.羊膜腔感染的诊断

(1)临床表现:孕妇体温升高至 37.8 ℃或 38 ℃以上,脉率增快至 100 次/分或以上,胎心率增快至160 次/分以上。子宫压痛,羊水有臭味,提示感染严重。

(2)经腹羊膜腔穿刺检查:在确诊足月前胎膜早破后,最好行羊膜穿刺,抽出羊水检查微生物感染情况,对选择治疗方法有意义。常用方法如下。①羊水细菌培养:诊断羊膜腔感染的金标准。但该方法费时,难以快速诊断。②羊水白细胞介素 6 测定(interleukin-6,IL-6):如羊水中 IL-6≥7.9 ng/mL,提示急性绒毛膜羊膜炎。该方法诊断敏感性较高,且对预测新生儿并发症如肺炎、败血症等有帮助。③羊水涂片革兰氏染色检查:如找到细菌,则可诊断绒毛膜羊膜炎,该法特异性较高,但敏感性较差。④羊水涂片计数白细胞:≥30 个白细胞/mL,提示绒毛膜羊膜炎,该法诊断特异性较高。如羊水涂片革兰氏染色未找到细菌,而涂片白细胞计数增高,应警惕支原体、衣原体感染。⑤羊水葡萄糖定量检测:如羊水葡萄糖<10 mmol/L,提示绒毛膜羊膜炎。该方法常与上述其他指标同时检测,综合分析,评价绒毛膜羊膜炎的可能性。

(3)动态胎儿生物物理评分(BPP):因为经腹羊膜腔穿刺较难多次反复进行,特别是合并羊水过少者,而期待治疗过程中需要动态监测羊膜腔感染的情况。临床研究表明,BPP<7 分(主要为 NST 无反应型、胎儿呼吸运动消失)者,绒毛膜羊膜炎及新生儿感染性并发症的发病率明显增高,故有学者推荐动态监测 BPP,决定羊膜腔穿刺时机。

(四)对母儿的影响

1.对母体影响

(1)感染:破膜后,阴道病原微生物上行性感染更容易、更迅速。随着胎膜早破潜伏期(指破膜到产程开始的间隔时间)延长,羊水细菌培养阳性率增高,且原来无明显临床症状的隐匿性绒毛膜羊膜炎常变成显性。除造成孕妇产前、产时感染外,胎膜早破还是产褥感染的常见原因。

(2)胎盘早剥:足月前胎膜早破可引起胎盘早剥,确切机制尚不清楚,可能与羊水减少有关。据报道最大羊水池深度<1 cm,胎盘早剥发生率12.3%、而最大池深度<2 cm,发生率仅 3.5%。

2.对胎儿影响

(1)早产儿:30%~40%早产与胎膜早破有关。早产儿易发生新生儿呼吸窘迫综合征、胎儿及新生儿颅内出血、坏死性小肠炎等并发症,围生儿死亡率增加。

(2)感染:胎膜早破并发绒毛膜羊膜炎时,常引起胎儿及新生儿感染,表现为肺炎、败血症、颅内感染。

(3)脐带脱垂或受压:胎先露未衔接者,破膜后脐带脱垂的危险性增加;因破膜继发性羊水减少,使脐带受压,亦可致胎儿窘迫。

(4)胎肺发育不良及胎儿受压综合征:妊娠 28 周前胎膜早破保守治疗的患者中,新生儿尸解发现。肺/体重比值减小、肺泡数目减少。活体 X 线摄片显示小而充气良好的肺、钟形胸、横膈上抬到第 7 肋间。胎肺发育不良常引起气胸、持续肺高压,预后不良。破膜时孕龄越小、引发羊水过少越早,胎肺发育不良的发生率越高。如破膜潜伏期长于 4 周,羊水过少程度重,可出现明显胎儿宫内受压,表现为铲形手、弓形腿、扁平鼻等。

(五)治疗

总体而言,对胎膜早破的处理已经从保守处理转为积极处理,准确评估孕周对处理至关重要。

1.发生在 36 周后的胎膜早破

观察 12～24 小时,80％患者可自然临产。临产后观察体温、心率、宫缩、羊水流出量、性状及气味,必要时 B 型超声检查了解羊水量,胎儿电子监护进行宫缩应激试验,了解胎儿宫内情况。若羊水减少,且 CST 显示频繁变异减速,应考虑羊膜腔输液;如变异减速改善,产程进展顺利,则等待自然分娩。否则,行剖宫产术。若未临产,但发现有明显羊膜腔感染体征,应立即使用抗生素,并终止妊娠。如检查正常,破膜后 12 小时,给予抗生素预防感染,破膜 24 小时仍未临产且无头盆不称,应引产。目前研究发现,静脉滴注催产素引产似乎最合适。

2.足月前胎膜早破治疗

足月前胎膜早破是胎膜早破的治疗难点,一方面要延长孕周减少新生儿因不成熟而产生的疾病与死亡;另一方面随着破膜后时间延长,上行性感染成为不可避免或原有的感染加重,发生严重感染并发症的危险性增加,同样可造成母儿预后不良。目前足月前胎膜早破的处理原则是:若胎肺不成熟,无明显临床感染征象,无胎儿窘迫,则期待治疗;若胎肺成熟或有明显临床感染征象,则应立即终止妊娠;对胎儿窘迫者,应针对宫内缺氧的原因,进行治疗。

(1)期待治疗:密切观察孕妇体温、心率、宫缩、白细胞计数、C 反应蛋白等变化,以便及早发现患者的明显感染体征,及时治疗。避免不必要的肛门及阴道检查。

应用抗生素:足月前胎膜早破应用抗生素,能降低胎儿及新生儿肺炎、败血症及颅内出血的发生率;亦能大幅度减少绒毛膜羊膜炎及产后子宫内膜炎的发生;尤其对羊水细菌培养阳性或阴道分泌物培养 B 族链球菌阳性者,效果最好。B 族链球菌感染用青霉素;支原体或衣原体感染,选择红霉素或罗红霉素。如感染的微生物不明确,可选用 FDA 分类为 B 类的广谱抗生素,常用β-内酰胺类抗生素。可间断给药,如开始给氨苄西林或头孢菌素类静脉滴注,48 小时后改为口服。若破膜后长时间不临产,且无明显临床感染征象,则停用抗生素,进入产程时继续用药。

宫缩抑制剂应用:对无继续妊娠禁忌证的患者,可考虑应用宫缩抑制剂预防早产。如无明显宫缩,可口服利托君;有宫缩者,静脉给药,待宫缩消失后,口服维持用药。

纠正羊水过少:若孕周小,羊水明显减少者,可进行羊膜腔输液补充羊水,以帮助胎肺发育;若产程中出现明显脐带受压表现(CST 显示频繁变异减速),羊膜腔输液可缓解脐带受压。

肾上腺糖皮质激素促胎肺成熟:妊娠 35 周前的胎膜早破,应给予倍他米松 12 mg 静脉滴注,每天1 次共 2 次;或地塞米松 10 mg 静脉滴注,每天 1 次,共 2 次。

(2)终止妊娠:一旦胎肺成熟或发现明显临床感染征象,在抗感染同时,应立即终止妊娠。对胎位异常或宫颈不成熟,缩宫素引产不易成功者,应根据胎儿出生后存活的可能性,考虑剖宫产或更换引产方法。

3.小于 24 孕周的胎膜早破

这个孕周最适合的处理尚不清楚,必须个体化,患者及家人的要求应纳入考虑。若已临产,或合并胎盘早剥,或有临床证据显示母儿感染存在,这些都是积极处理的指征。有些父母要求积极处理是因为担心妊娠 25～26 周分娩的胎儿虽然有可能存活,但极可能发生严重的新生儿及远期并发症。

目前越来越多的人考虑期待处理。但有报告指出,小于 24 周新生儿的存活率低于 50％,甚至在最新最好的研究中,经过 12 个月的随访后,发育正常的新生儿低于 40％。因此,对于小于 24 周的 PPROM,对回答父母咨询必须完全和谨慎。应让父母明白在最好的监测下新生儿可能的预后:新生儿死亡率及发病率都相当高。

考虑到预后并不明确,对于小于 24 周德早产胎膜早破,另一种处理方案已形成。即:在首次住院72 小时后,患者在家中观察,限制其活动,测量体温,每周报告产前评估及微生物/血液学检测结果。这种处理有待随机试验评估,但考虑到经济及心理因素,这种处理很显然是合适的。

4.发生在 24~31 孕周的胎膜早破

在这个孕周,胎儿最大的风险仍是不成熟,这种风险比隐性宫内感染患者分娩产生的好处还重要。因此,期待处理是这个孕周最好的建议。

在这个孕周,特别对于胎肺不可能成熟的患者,使用羊膜腔穿刺检查诊断是否存在隐性羊膜腔感染存在争议。在某些情况下,特别是存在绒毛膜羊膜炎隐性体征,如低热、白细胞计数升高和 C 反应蛋白增加等,可以考虑羊膜腔穿刺。

一项评估 26~31 周 PPROM 患者 72 小时后在家中及医院治疗的对比随机研究指出,在家中处理是一项可采纳的安全方法,考虑到新生儿及母亲的结局,这种处理明显减少母亲住院费用。Hoffmann 等指出,这种形式更适合一周内无临床感染迹象、B 超提示有足量羊水的患者。我们期待类似的大样本随机研究结果,决定这个孕周 PPROM 的合适处理。

在 24~31 周 PPROM 的产前处理中,应与父母探讨如果保守处理不合适时可能的分娩方式。结果发现,正在出现一种值得注意的临床实践趋势。Amon 等以围产学会成员的名义发表的一项调查显示,特别是胎儿存活率不高的孕周,在 1986－1992 年分娩的妇女中,孕 24~28 周因胎儿指征剖宫产率增加了 2 倍。然而,Sanchez-Ramos 等在 1986－1990 年研究指出,极低体重婴儿分娩的剖宫产率从 55% 降低至 40%(P＜0.05),新生儿的死亡率并没有改变,低 Apgar 评分的发生率、脐带血气值、脑室出血的发生率,或新生儿在重症监护室治疗的平均时间也没有改变。Weiner 特别研究 32 周前的臀先露病例,得出结论:剖宫产通过减少脑室出血的发生率而减少围产儿的死亡率。Olofsson 等证实了这个观点。

客观地说,低出生体重婴儿经阴道分娩是合理的选择,若存在典型的产科指征,借助剖宫产可能拯救小于 32 周臀先露的婴儿。

5.发生于 31~33 孕周的胎膜早破

该孕周分娩的新生儿存活率超过 95%。因此,不成熟的风险和新生儿败血症的风险一样。尽管这个时期用羊膜腔穿刺检查似乎比较合理,但对其价值仍未充分评估。在 PPROM 妇女中行羊膜腔穿刺获取羊水的成功率介于 45%~97%,即使成功获取羊水,但由于诊断隐性宫内感染缺乏金标准,使我们难于解释革兰氏染色、羊水微生物培养、白细胞酯酶测定及气相色谱分析的结果。Fish 对 6 个关于应用培养或革兰氏染色涂片诊断羊水感染研究的综述指出,这些检查诊断宫内感染的敏感率为 55%~100%,特异性为 76%~100%。羊水感染的定义在评价诊断实验对亚临床宫内感染诊断的敏感性及特异性时特别重要,例如,如果微生物存在即诊断宫内感染,羊水革兰氏染色及培养诊断的敏感性为 100%;如果将新生儿因败血症死亡作终点,诊断宫内感染的敏感性将明显减低,这将漏诊很多重要疾病。Fish 用绒毛膜炎组织病理学证据定义感染,但 Ohlsson 及 Wang 怀疑这一点,他们接受临床绒毛膜羊膜炎及它的缺点;Dudley 等用新生儿败血症(怀疑或证实)定义感染;而 Vintzileos 等联合临床绒毛膜羊膜炎及新生儿败血症(怀疑或证实)定义感染。

Dudley 等指出,在这个孕周羊膜腔穿刺所获得的标本中,58% 的病例胎肺不成熟。这一结果和显示胎肺成熟率为 50%~60% 的其他研究一致。考虑到早产胎膜早破新生儿呼吸窘迫问题,胎肺成熟测试(L/S 值)阳性预测值为 68%,阴性预测值为 79%。对特殊情况如隐性感染但胎肺未成熟及胎肺已成熟但羊水无感染状况缺乏足够评估,因而无法决定正确的处理选择。

如果无法成功获取足够多羊水,处理必须依据有固有缺陷的临床指标结果,并联合精确性差的C反应蛋白及血常规等血液参数评估感染是否存在。虽然Yeast等发现没有证据显示羊膜腔穿刺引起临产,但这种操作并不是完全无并发症的,在回答患者及家人咨询时,这种情况必须说明。特别是在这个孕周,羊膜腔穿刺在患者处理中的作用有待评估。在将列为常规处理选择前,最好先进行大样本前瞻性随机试验。

6.发生在34～36周的胎膜早破

虽然在这个孕周仍普遍采用期待疗法,但正如Olofsson等关于瑞典对PPROM的产科实践的综述中提出的,很多人更愿意引产。这个孕周引产失败的可能性比足月者大,但至今对其尚未做充分评估。

应该清楚明确,宫内感染、胎盘早剥或胎儿窘迫都是积极处理的指征。

(六)预防

1.妊娠期尽早治疗下生殖道感染

及时治疗滴虫阴道炎、淋病奈瑟菌感染、宫颈沙眼衣原体感染、细菌性阴道病等。

2.注意营养平衡

适量补充铜元素或维生素C。

3.避免腹压突然增加

特别对先露部高浮、子宫膨胀过度者,应予以足够休息,避免腹压突然增加。

4.治疗宫颈内口松弛

可于妊娠14～16周行宫颈环扎术。

二、绒毛膜羊膜炎

胎膜的炎症是一种宫内感染的表现,常伴有胎膜早破和分娩延长。当显微镜下发现单核细胞及多核细胞浸润绒毛时称为绒毛膜羊膜炎。如果单核细胞及多核细胞在羊水中发现时即为羊膜炎。脐带的炎症称为脐带炎,胎盘感染称为胎盘绒毛炎。绒毛膜羊膜炎是宫内感染的主要表现,是导致胎膜早破和/或早产的主要原因,同时与胎儿的和新生儿的损伤和死亡密切有关。

(一)病因

研究证实阴道和/或宫颈部位的细菌通过完整或破裂的胎膜上行性感染羊膜腔是导致绒毛膜羊膜炎的主要原因。20多年前已经发现阴道直肠的B族链球菌与宫内感染密切相关。妊娠期直肠和肛门菌群异常可以导致阴道和宫颈部位菌群异常。妊娠期尿路感染可以引起异常的阴道病原体从而引起宫内感染,这种现象在未治疗的与B族链球菌相关无症状性菌尿病患者中得到证实。细菌性阴道病被认为与早产、胎膜早破、绒毛膜羊膜炎,以及长期的胎膜破裂、胎膜牙周炎、A型或O型血、酗酒、贫血、肥胖等有关。

宫颈功能不全导致宿主的防御功能下降,从而为上行性感染创造条件。

(二)对母儿的影响

1.对孕妇的影响

20世纪70年代宫内感染是产妇死亡的主要原因。到20世纪90年代由于感染的严重并发症十分罕见,由宫内感染导致的孕产妇死亡率明显下降。但由宫内感染导致的并发症仍较普遍,因为宫内感染可以导致晚期流产和胎儿宫内死亡。胎膜早破与宫内感染密切相关。目前宫内感染已公认是早产的主要原因。宫内感染还可导致难产并导致产褥感染。

2.对胎儿、婴儿的影响

宫内感染对胎儿和新生儿的影响远较对孕产妇的影响大。胎儿感染是宫内感染的最后阶段。胎儿炎症反应综合征(FIRS)是胎儿微生物入侵或其他损伤导致一系列炎症反应,继而发展为多器官衰竭、中毒性休克和死亡。另外胎儿感染或炎症的远期影响还包括脑瘫,肺支气管发育不良,围产儿死亡的并发症明显增加。

(三)临床表现

绒毛膜羊膜炎的临床症状和体征:①产时母亲发热,体温>37.8 ℃;②母亲明显的心跳过速(>120 次/分);③胎心过速(>160 次/分);④羊水或阴道分泌物有脓性或有恶臭味;⑤宫体触痛;⑥母亲白细胞增多[全血白细胞计数>(15～18)×10^9/L]。

在以上标准中,产时母亲发热是最常见和最重要的指标,但是必须排除其他原因,包括脱水,或同时有尿路和其他器官系统的感染。白细胞升高非常重要,但是作为单独指标诊断意义不大。

体检非常重要,可以发现未表现出症状和体征的绒毛膜羊膜炎孕妇,可能发现的体征:①发热;②心动过速(>120 次/分);③低血压;④出冷汗;⑤皮肤湿冷;⑥宫体触痛;⑦阴道分泌物异常或恶臭。

另外还有胎心过速(160～180 次/分),应用超声检查生物物理评分低于正常。超声检查羊水的透声异常可能也有一定的诊断价值。

(四)诊断

根据临床症状及体征诊断并不困难。但常需采用下列辅助检查,估计羊水量及羊水过多的原因。在产时,绒毛膜羊膜炎的诊断通常以临床标准作为依据,尤其是足月妊娠时。

1.羊水或生殖泌尿系统液体的细菌培养

对寻找病原体可能是有诊断价值的方法。有学者提出获取宫颈液培养时可能会增加早期羊水感染的危险性,无论此时胎膜有否破裂。隐性绒毛膜羊膜炎被认为是早产的重要诱因。

2.羊水、母血、母尿或综合多项实验检查

无症状的早产或胎膜早破的产妇需要进行一些检查来排除有否隐性绒毛膜羊膜炎。临床医师往往进行一些实验室检查包括羊水、母血、母尿或综合多项实验检查来诊断是否有隐性或显性的羊膜炎或绒毛膜羊膜炎的存在。

3.羊水或生殖泌尿系统液体的实验室检查

(1)通过羊膜穿刺获得的羊水,可进行白细胞计数、革兰氏染色、pH 测定、葡萄糖定量,以及内毒素、乳铁蛋白、细胞因子(如白细胞介素-6)等的测定。

(2)羊水或血液中的细胞因子定量测定通常包括 IL-6、肿瘤坏死因子 α、IL-1 及 IL-8。尽管在文献中 IL-6 是最常被提及的,但目前尚无一致的意见能表明哪种细胞因子具有最高的敏感性或特异性,以及阳性或阴性的预测性。脐带血或羊水中 IL-6 水平的升高与婴儿有长期的神经系统损伤有关。这些都不是常规的实验室检查,在社区医院中也没有这些辅助检查。

(3)PCR 作为一种辅助检查得到了迅速发展。它被用来检测羊水中或其他体液中的微生物如 HIV 病毒、巨细胞病毒、单纯疱疹病毒、细小病毒、弓形体病毒,以及细菌 DNA。PCR 检测法被用来诊断由细菌体病原体引起的羊水感染,但只有大学或学院机构才能提供此类检测方法。

(4)羊膜穿刺术可引起胎膜早破。正因为如此,有人提出检测宫颈阴道分泌物来诊断绒毛膜羊膜炎。可能提示有宫颈或绒毛膜感染存在的宫颈阴道分泌物含有胎儿纤连蛋白、胰岛素样生长因子粘连蛋白-1及唾液酶。羊膜炎与 IL-6 水平、胎儿纤连蛋白有密切关系。然而,孕中期胎儿纤连蛋白的测定与分娩时的急性胎盘炎无关。羊水的蛋白组织学检测能诊断宫内炎症和或宫内感染,并预测继发的新生儿败血症。但读者谨记这些检测并不是大多数医院能做的。

(5)产前过筛检查表明:B 族链球菌增生可增加发生绒毛膜羊膜炎的风险,而产时抗生素的应用能减少新生儿 B 族链球菌感染的发生率。在产时应用快速 B 族链球菌检测能较其他试验发现更多处于高危状态的新生儿。快速 B 族链球菌检测法的应用使一些采用化学药物预防产时感染的母亲同时也能节约花费于新生儿感染的费用大约差不多 12 000 美元。近年来更多来自欧洲的报道也提到了 B 族链球菌检测和产时化学药物预防疗法的效果,但同时也提出 PCR 检测如何能更好改进 B 族链球菌检测的建议。

4.母血检测

(1)当产妇有发热时,白细胞计数或母血中 C 反应蛋白的水平用来预测绒毛膜羊膜炎的发生。但不同的报道支持或反对以 C 反应蛋白水平来诊断绒毛膜羊膜炎。但 C 反应蛋白水平较外周血白细胞计数能更好地预测绒毛膜羊膜炎,尤其是如果产妇应用了皮质醇激素类药物,她们外周血中的白细胞可能会增高。

(2)另一些学者提示母血中的 α_1 水解蛋白酶抑制复合物能较 C 反应蛋白或白细胞计数更好的预测羊水感染羊水中的粒细胞计数看来较 C 反应蛋白或白细胞计数能更好预测羊水感染。事实上,羊水中白细胞增多和较低的葡萄糖定量就高度提示绒毛膜羊膜炎的发生,在这种情况下也是最有价值的信息。分析母体血清中的 IL-6 或铁蛋白水平也是有助于诊断的,因为这些因子水平的增高也和母体或新生儿感染有关。在母体血清中的 IL-6 水平较 C 反应蛋白可能更有预测价值。母血中的 α_1 水解蛋白酶抑制复合物、细胞因子及铁蛋白没有作为广泛应用的急性绒毛膜羊膜炎标记物。

(五)治疗

包括两部分的内容,第一部分是对于怀疑绒毛膜羊膜炎孕妇的干预和防止胎儿的感染;第二部分是包括对绒毛膜羊膜炎的病因、诊断方法,以及可疑孕妇分娩的胎儿及时和适合的治疗。

1.孕妇治疗

一旦绒毛膜羊膜炎诊断明确应该即刻终止妊娠。一旦出现胎儿窘迫应紧急终止妊娠。目前建议在没有获得病原体培养结果前可以给予广谱抗生素或依据经验给予抗生治疗,可以明显降低孕产妇和新生儿的病死率。

早产和胎膜早破的处理:早产或胎膜早破的孕妇即使没有绒毛膜羊膜炎的症状和体征,建议给予预防性应用抗生素治疗,对于小于 36 周早产或胎膜早破的孕妇,明确应预防性应用抗生素。足月分娩的孕妇有 GBS 感染风险的应预防性应用抗生素。一些产科医师发现在 32 周后应用糖皮质激素在促胎儿肺成熟的作用有限。而应用糖皮质激素是否会增加胎儿感染的风险性现在还没有明确的依据,应用不增加风险。

2.新生儿的治疗

儿科医师与产科医师之间信息的交流对于及时发现新生的感染非常有意义。及时和早期发现母亲的绒毛膜羊膜炎可有效降低新生儿的患病率和死亡率。

(褚晓文)

第九节　脐　带　异　常

脐带是胎儿与母体进行物质和气体交换的唯一通道。若脐带发生异常(包括脐带过短、缠绕、打结、扭转及脱垂等),可使胎儿血供受限或受阻,导致胎儿窘迫,甚至胎儿死亡。

一、脐带长度异常

脐带的长度个体间略有变化,足月时平均长度为 55～60 cm,特殊的脐带长度异常病例,长度最小几乎为无脐带,最长为 300 cm。正常长度为 30～100 cm。脐带过长经常会出现脐带血管栓塞及脐带真结,同时脐带过长也容易出现脐带脱垂。短于 30 cm 为脐带过短。妊娠期间脐带过短并无临床征象。进入产程后,由于胎先露部下降,脐带被拉紧使胎儿血循环受阻出现胎儿窘迫或造成胎盘早剥和子宫内翻,也可引起产程延长。若临产后疑有脐带过短,应抬高床脚改变体位并吸氧,胎心无改善应尽快行剖宫产术。

通过动物实验及人类自然分娩的研究,似乎支持这样一个论点:脐带的长度及羊水的量和胎儿的运动呈正相关,并受其影响。Miller 等证实:当羊水过少造成胎儿活动受限或因胎儿肢体功能障碍导致活动减少时会使得脐带的长度略微缩短。脐带过长似乎是胎儿运动时牵拉脐带及脐带缠绕的结果。Soernes 和 Bakke 报道臀位先露者脐带长度较头位者短大约 5 cm。

二、脐带缠绕

脐带围绕胎儿颈部、四肢或躯干者称为脐带缠绕。约 90% 为脐带绕颈,Kan 及 Eastman 等研究发现脐带绕颈一周者居多,占分娩总数的 21%,而脐带绕颈三周发生率为 0.2%。其发生原因和脐带过长、胎儿过小、羊水过多及胎动过频等有关。脐带绕颈一周需脐带 20 cm 左右。对胎儿的影响与脐带缠绕松紧、缠绕周数及脐带长短有关。脐带缠绕可出现以下临床特点。①胎先露部下降受阻:由于脐带缠绕使脐带相对变短,影响胎先露部入盆,或可使产程延长或停滞;②胎儿宫内窘迫:当缠绕周数过多、过紧时或宫缩时,脐带受到牵拉,可使胎儿血循环受阻,导致胎儿宫内窘迫;③胎心监护:胎心监护出现频繁的变异减速;④彩色超声多普勒检查:可在胎儿颈部找到脐带血流信号;⑤B 型超声检查:脐带缠绕处的皮肤有明显的压迹,脐带缠绕 1 周者为 U 形压迫,内含一小圆形衰减包块,并可见其中小短光条;脐带缠绕 2 周者,皮肤压迹为"W"形,其上含一带壳花生样衰减包块,内见小光条;脐带缠绕 3 周或 3 周以上,皮肤压迹为锯齿状,其上为一条衰减带状回声。当产程中出现上述情况,应高度警惕脐带缠绕,尤其当胎心监护出现异常,经吸氧、改变体位不能缓解时,应及时终止妊娠。临产前 B 型超声诊断脐带缠绕,应在分娩过程中加强监护,一旦出现胎儿宫内窘迫,及时处理。值得庆幸的是,脐带绕颈不是胎儿死亡的主要原因。Hankins 等研究发现脐带绕颈的胎儿与对照胎儿对比出现更多的轻度或严重的胎心变异减速,他们的脐带血 pH 也偏低,但是并没有发现新生儿病理性酸中毒。

三、脐带打结

脐带打结分为假结和真结两种。脐带假结是指脐静脉较脐动脉长,形成迂曲似结或由于脐血管较脐带长,血管卷曲似结。假结一般不影响胎儿血液循环,对胎儿危害不大。脐带真结是由于脐带缠绕胎体,随后胎儿又穿过脐带套环而成真结,Spellacy 等研究发现,真结的发生率为1.1%。真结在单羊膜囊双胎中发生率更高。真结一旦影响胎儿血液循环,在妊娠过程中出现胎儿宫内生长受限,真结过紧可造成胎儿血循环受阻,严重者导致胎死宫内,多数在分娩后确诊。围生期伴发脐带真结的产妇其胎儿死亡率为6%。

四、脐带扭转

胎儿活动可使脐带顺其纵轴扭转呈螺旋状,生理性扭转可达 6~11 周。若脐带过度扭转呈绳索样,使胎儿血循环缓慢,导致胎儿宫内缺氧,严重者可致胎儿血循环中断造成胎死宫内。已有研究发现脐带高度螺旋化与早产发生率的增加有关。妇女滥用可卡因与脐带高度螺旋化有关。

五、脐带附着异常

脐带通常附着于胎盘胎儿面的中心或其邻近部位。脐带附着在胎盘边缘者,称为球拍状胎盘,发现存在于 7% 的足月胎盘中。胎盘分娩过程中牵拉可能断裂,其临床意义不大。

脐带附着在胎膜上,脐带血管如船帆的缆绳通过羊膜及绒毛膜之间进入胎盘者,称为脐带帆状附着。因为脐带血管在距离胎盘边缘一定距离的胎膜上分离,它们与胎盘接触部位仅靠羊膜的折叠包裹,如胎膜上的血管经宫颈内口位于胎先露前方时,称为前置血管。在分娩过程中,脐带边缘附着一般不影响母体和胎儿生命,多在产后胎盘检查时始被发现。前置血管对于胎儿存在明显的潜在危险性,若前置血管发生破裂,胎儿血液外流,出血量达 200~300 mL,即可导致胎儿死亡。阴道检查可触及有搏动的血管。产前或产时任何阶段的出血都可能存在前置血管及胎儿血管破裂。若怀疑前置血管破裂,一个快速、敏感的方法是取流出的血液做涂片,找到有核红细胞或幼红细胞并有胎儿血红蛋白,即可确诊。因此,产前做 B 型超声检查时,应注意脐带和胎盘附着的关系。

六、脐带先露和脐带脱垂

胎膜未破时脐带位于胎先露部前方或一侧称为脐带先露,也称隐性脐带脱垂。胎膜破裂后,脐带脱出于宫颈口外,降至阴道甚至外阴,称为脐带脱垂。脐带脱垂是一种严重威胁胎儿生命的并发症,须积极预防。

七、单脐动脉

正常脐带有两条脐动脉,一条脐静脉。如只有一条脐动脉,称为单脐动脉。Bryan 和 Kohler 通过对 20 000 个病例研究发现,143 例婴儿为单脐动脉,发生率为 0.72%,单脐动脉婴儿重要器官畸形率为 18%,生长受限发生率为 34%,早产儿发生率为 17%。他们随后又发现在 90 例单脐动脉婴儿中先前未认识的畸形有 10 例。Leung 和 Robson 发现在合并糖尿病、癫痫、子痫前期、产前出血、羊水过少、羊水过多的孕妇其新生儿中单脐动脉发生率相对较高。在自发性流产胎儿中更易发现单脐动脉。Pavlopoulos 等发现在这些胎儿中,肾发育不全、肢体短小畸形、空腔脏器闭锁畸形发生率增高,提示有血管因素参与其中。

(褚晓文)

第十节 前 置 胎 盘

妊娠 28 周后,胎盘附着于子宫下段,甚至胎盘下缘达到或覆盖宫颈内口,其位置低于胎先露部,称为前置胎盘。前置胎盘是妊娠晚期严重并发症,也是妊娠晚期阴道流血最常见的原因。其发病率国外报道 0.5%,国内报道 0.24%~1.57%。

一、病因

目前尚不清楚,高龄初产妇(年龄>35 岁)、经产妇及多产妇、吸烟或吸毒妇女为高危人群。其病因可能与下述因素有关。

(一)子宫内膜病变或损伤

多次刮宫、分娩、子宫手术史等是前置胎盘的高危因素。上述情况可损伤子宫内膜,引起子宫内膜炎或萎缩性病变,再次受孕时子宫蜕膜血管形成不良、胎盘血供不足,刺激胎盘面积增大延伸到子宫下段。前次剖宫产手术瘢痕可妨碍胎盘在妊娠晚期向上迁移。增加前置胎盘的可能性。据统计发生前置胎盘的孕妇,85%~95%为经产妇。

(二)胎盘异常

双胎妊娠时胎盘面积过大,前置胎盘发生率较单胎妊娠高 1 倍;胎盘位置正常而副胎盘位于子宫下段接近宫颈内口;膜状胎盘大而薄,扩展到子宫下段,均可发生前置胎盘。

(三)受精卵滋养层发育迟缓

受精卵到达子宫腔后,滋养层尚未发育到可以着床的阶段,继续向下游走到达子宫下段,并在该处着床而发育成前置胎盘。

二、分类

根据胎盘下缘与宫颈内口的关系,将前置胎盘分为 3 类(图 10-2)。

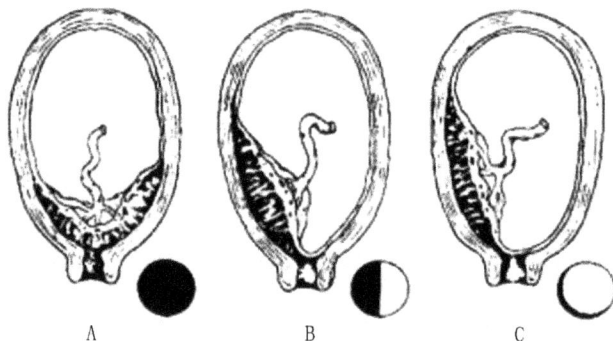

图 10-2 前置胎盘的类型
A.完全性前置胎盘;B.部分性前置胎盘;C.边缘性前置胎盘

(1)完全性前置胎盘:又称中央性前置胎盘,胎盘组织完全覆盖宫颈内口。

(2)部分性前置胎盘:宫颈内口部分为胎盘组织所覆盖。

(3)边缘性前置胎盘:胎盘附着于子宫下段,胎盘边缘到达宫颈内口,未覆盖宫颈内口。

胎盘位于子宫下段,与胎盘边缘极为接近,但未达到宫颈内口,称为低置胎盘。胎盘下缘与宫颈内口的关系可因宫颈管消失、宫口扩张而改变。前置胎盘类型可因诊断时期不同而改变,如临产前为完全性前置胎盘,临产后因口扩张而成为部分性前置胎盘。目前临床上均依据处理前最后一次检查结果来决定其分类。

三、临床表现

(一)症状

前置胎盘的典型症状是妊娠晚期或临产时,发生无诱因、无痛性反复阴道流血。妊娠晚期子宫下段逐渐伸展,牵拉宫颈内口,宫颈管缩短;临产后规律宫缩使宫颈管消失成为软产道的一部分。宫颈外口扩张,附着于子宫下段及宫颈内口的胎盘前置部分不能相应伸展而与其附着处分离,血窦破裂出血。前置胎盘出血前无明显诱因,初次出血量一般不多,剥离处血液凝固后,出血自然停止;也有初次即发生致命性大出血而导致休克的。由于子宫下段不断伸展,前置胎盘出血常反复发生,出血量也越来越多。阴道流血发生的迟早、反复发生次数、出血量多少与前置胎盘类型有关。完全性前置胎盘初次出血时间早,多在妊娠28周左右,称为"警戒性出血"。边缘性前置胎盘出血多发生于妊娠晚期或临产后,出血量较少。部分性前置胎盘的初次出血时间、出血量及反复出血次数,介于两者之间。

(二)体征

患者一般情况与出血量有关,大量出血呈现面色苍白、脉搏增快微弱、血压下降等休克表现。腹部检查:子宫软,无压痛,大小与妊娠周数相符。由于子宫下段有胎盘占据,影响胎先露部入盆,故胎先露高浮,易并发胎位异常。反复出血或一次出血量过多,使胎儿宫内缺氧,严重者胎死宫内。当前置胎盘附着于子宫前壁时,可在耻骨联合上方听到胎盘杂音。临产时检查见宫缩为阵发性,间歇期子宫完全松弛。

四、处理原则

处理原则是抑制宫缩、止血、纠正贫血和预防感染。根据阴道流血量、有无休克、妊娠周数、胎位、胎儿是否存活、是否临产及前置胎盘类型等综合做出决定。

(一)期待疗法

应在保证孕妇安全的前提下尽可能延长孕周,以提高围生儿存活率。适用于妊娠<34周、胎儿体重<2 000 g、胎儿存活、阴道流血量不多、一般情况良好的孕妇。

尽管国外有资料证明,前置胎盘孕妇的妊娠结局住院与门诊治疗并无明显差异,但我国仍应强调住院治疗。住院期间密切观察病情变化,为孕妇提供全面优质护理是期待疗法的关键措施。

(二)终止妊娠

1.终止妊娠指征

孕妇反复发生多量出血甚至休克者,无论胎儿成熟与否,为了母亲安全应终止妊娠;期待疗法中发生大出血或出血量虽少,但胎龄达孕36周以上,胎儿成熟度检查提示胎儿肺成熟者;胎龄未达孕36周,出现胎儿窘迫征象,或胎儿电子监护发现胎心异常者;出血量多。危及胎儿;胎儿已死亡或出现难以存活的畸形,如无脑儿。

2.剖宫产

剖宫产可在短时间内娩出胎儿,迅速结束分娩,对母儿相对安全,是处理前置胎盘的主要手段。剖宫产指征应包括:完全性前置胎盘,持续大量阴道流血;部分性和边缘性前置胎盘出血量较多,先露高浮,短时间内不能结束分娩;胎心异常。术前应积极纠正贫血、预防感染等,备血,做好处理产后出血和抢救新生的准备。

3.阴道分娩

边缘性前置胎盘、枕先露、阴道流血不多、无头盆不称和胎位异常,估计在短时间内能结束分娩者,可予试产。

（褚晓文）

第十一节 胎盘早剥

20周以后或分娩期正常位置的胎盘在胎儿娩出前部分或全部从子宫壁剥离,称为胎盘早剥。胎盘早剥是妊娠晚期严重并发症,具有起病急、发展快特点,若处理不及时可危及母儿生命。胎盘早剥的发病率:国外1‰～2‰,国内0.46‰～2.1‰。

一、病因

胎盘早剥确切的原因及发病机制尚不清楚,可能与下述因素有关。

(一)孕妇血管病变

孕妇患严重妊娠期高血压疾病、慢性高血压、慢性肾脏疾病或全身血管病变时,胎盘早剥的发生率增高。妊娠合并上述疾病时,底蜕膜螺旋小动脉痉挛或硬化,引起远端毛细血管变性坏死甚至破裂出血,血液流至底蜕膜层与胎盘之间形成胎盘后血肿。致使胎盘与子宫壁分离。

(二)机械性因素

外伤尤其是腹部直接受到撞击或挤压;脐带过短(＜30 cm)或脐带围绕颈、绕体相对过短时,分娩过程中胎儿下降牵拉脐带造成胎盘剥离;羊膜穿刺时刺破前壁胎盘附着处,血管破裂出血引起胎盘剥离。

(三)宫腔内压力骤减

双胎妊娠分娩时,第一胎儿娩出过速;羊水过多时,人工破膜后羊水流出过快,均可使宫腔内压力骤减,子宫骤然收缩,胎盘与子宫壁发生错位剥离。

(四)子宫静脉压突然升高

妊娠晚期或临产后,孕妇长时间仰卧位,巨大妊娠子宫压迫下腔静脉,回心血量减少,血压下降。此时子宫静脉淤血、静脉压增高、蜕膜静脉床淤血或破裂,形成胎盘后血肿,导致部分或全部胎盘剥离。

(五)其他一些高危因素

如高龄孕妇、吸烟、可卡因滥用、孕妇代谢异常、孕妇有血栓形成倾向、子宫肌瘤(尤其是胎盘附着部位肌瘤)等与胎盘早剥发生有关。有胎盘早剥史的孕妇再次发生胎盘早剥的危险性比无胎盘早剥史者高10倍。

二、分类及病理变化

胎盘早剥主要病理改变是底蜕膜出血并形成血肿,使胎盘从附着处分离。按病理类型,胎盘早剥可分为显性、隐性及混合性3种(图10-3)。若底蜕膜出血量少,出血很快停止,多无明显的临床表现,仅在产后检查胎盘时发现胎盘母体面有凝血块及压迹。若底蜕膜继续出血,形成胎盘后血肿,胎盘剥离面随之扩大,血液冲开胎盘边缘并沿胎膜与子宫壁之间经过颈管向外流出,称为显性剥离或外出血。若胎盘边缘仍附着于子宫壁或由于胎先露部固定于骨盆入口,使血液积聚于胎盘与子宫壁之间,称为隐性剥离或内出血。由于子宫内有妊娠产物存在,子宫肌不能有效收缩,以压迫破裂的血窦而止血,血液不能外流,胎盘后血肿越积越大,子宫底随之升高。当出血达到一定程度时,血液终会冲开胎盘边缘及胎膜外流,称为混合型出血。偶有出血穿破胎膜溢入羊水中成为血性羊水。

胎盘早剥发生内出血时,血液积聚于胎盘与子宫壁之间,随着胎盘后血肿压力的增加,血液浸入子宫肌层,引起肌纤维分离、断裂甚至变性,当血液渗透至子宫浆膜层时,子宫表面现紫蓝色瘀斑,称为子宫胎盘卒中,又称为库弗莱尔子宫。有时血液还可渗入输卵管系膜、卵巢表面上皮下、阔韧带内。子宫肌层由于血液浸润、收缩力减弱,造成产后出血。

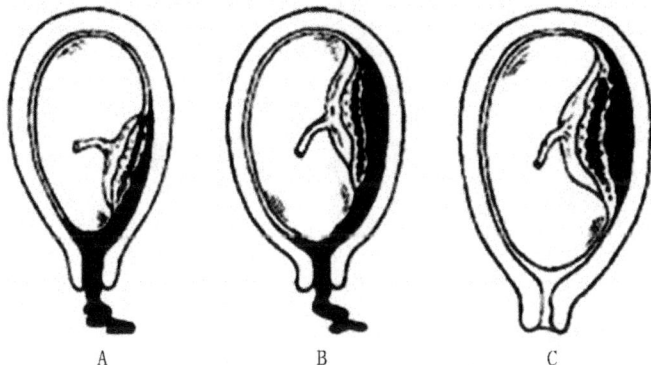

图 10-3 胎盘早剥类型
A.显性剥离;B.隐性剥离;C.混合性剥离

严重的胎盘早剥可以引发一系列病理生理改变。从剥离处的胎盘绒毛和蜕膜中释放大量组织凝血活酶,进入母体血循环,激活凝血系统,导致弥散性血管内凝血(DIC),肺、肾等脏器的毛细血管内微血栓形成,造成脏器缺血和功能障碍。胎盘早剥持续时间越长,促凝物质不断进入母血,激活纤维蛋白溶解系统,产生大量的纤维蛋白原降解产物(FDP),引起继发性纤溶亢进。发生胎盘早剥后,消耗大量凝血因子,并产生高浓度 FDP,最终导致凝血功能障碍。

三、临床表现

根据病情严重程度,Sher 将胎盘早剥分为 3 度。

(一)Ⅰ度

多见于分娩期,胎盘剥离面积小,患者常无腹痛或腹痛轻微,贫血体征不明显。腹部检查见子宫软,大小与妊娠周数相符,胎位清楚,胎心率正常。产后检查见胎盘母体面有凝血块及压迹即可诊断。

(二) Ⅱ 度

胎盘剥离面为胎盘面积 1/3 左右。主要症状为突然发生持续性腹痛、腰酸或腰背痛,疼痛程度与胎盘后积血量成正比。无阴道流血或流血量不多,贫血程度与阴道流血量不相符。腹部检查见子宫大于妊娠周数,子宫底随胎盘后血肿增大而升高。胎盘附着处压痛明显(胎盘位于后壁则不明显),宫缩有间歇,胎位可扪及,胎儿存活。

(三) Ⅲ 度

胎盘剥离面超过胎盘面积 1/2。临床表现较 Ⅱ 度重。患者可出现恶心、呕吐、面色苍白、四肢湿冷、脉搏细数、血压下降等休克症状,且休克程度大多与阴道流血量不成正比。腹部检查见子宫硬如板状,宫缩间歇时不能松弛,胎位扪不清,胎心消失。

四、处理原则

纠正休克、及时终止妊娠是处理胎盘早剥的原则。患者入院时,情况危重、处于休克状态,应积极补充血容量,及时输入新鲜血液,尽快改善患者状况。胎盘早剥一旦确诊,必须及时终止妊娠。终止妊娠的方法根据胎次、早剥的严重程度、胎儿宫内状况及宫口开大等情况而定。此外,对并发症如凝血功能障碍、产后出血和急性肾衰竭等进行紧急处理。

（褚晓文）

第十二节　多胎妊娠

一次妊娠宫腔内同时有两个或两个以上胎儿时称为多胎妊娠。一般双胎妊娠多见。Hellin 根据大量资料推算出自然状态下,多胎妊娠发生公式为:$1:80^{n-1}$(n 代表一次妊娠的胎儿数)。近年辅助生殖技术广泛开展,多胎妊娠发生率明显增高。多胎妊娠易引起妊娠期高血压疾病等并发症,属高危妊娠范畴。本节主要讨论双胎妊娠。

一、病因与分类

(一) 双卵双胎

两个卵子分别受精形成的双胎妊娠,称为双卵双胎。双卵双胎约占双胎妊娠的 70%,与应用促排卵药物、多胚胎宫腔内移植及遗传因素有关。两个卵子分别受精形成两个受精卵,各自的遗传基因不完全相同,故形成的两个胎儿有区别,如血型、性别不同或相同,但指纹、外貌、精神类型等多种表型不同。胎盘多为两个,也可融合成一个,但血液循环各自独立。胎盘胎儿面有两个羊膜腔,中间隔有两层羊膜、两层绒毛膜(图 10-4)。

(二) 单卵双胎

由一个受精卵分裂形成的双胎妊娠,称为单卵双胎。单卵双胎约占双胎妊娠 30%。形成原因不明,不受种族、遗传、年龄、胎次、医源的影响。一个受精卵分裂形成两个胎儿,具有相同的遗传基因,故两个胎儿性别、血型及外貌等相同。由于受精卵在早期发育阶段发生分裂的时间不同,形成下述 4 种类型。

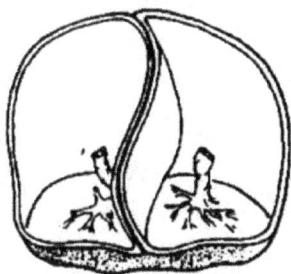

图 10-4　双卵双胎的胎盘及胎膜示意图

1.双羊膜囊双绒毛膜单卵双胎

分裂发生在桑葚期(早期胚泡),相当于受精后 3 天内,形成两个独立的受精卵、两个羊膜囊。两个羊膜囊之间,隔有两层绒毛膜、两层羊膜,胎盘为两个。此种类型约占单卵双胎的 30%。

2.双羊膜囊单绒毛膜单卵双胎

分裂发生在受精后第 4~8 天,胚胎发育处于胚泡期,即已分化出滋养细胞,羊膜囊尚未形成。胎盘为一个,两个羊膜囊之间仅隔有两层羊膜,此种类型约占单卵双胎的 68%。

3.单羊膜囊单绒毛膜单卵双胎

受精卵在受精后第 9~13 天分裂,此时羊膜囊已形成,两个胎儿共存于一个羊膜腔内。共有一个胎盘。此类型占单卵双胎的 1%~2%。

4.联体双胎受精卵

在受精第 13 天后分裂,此时原始胚盘已形成,机体不能完全分裂成两个,形成不同形式的联体儿,极罕见。

二、临床表现

(一)症状

双卵双胎多有家族史,孕前曾用促排卵药或体外受精多个胚胎移植,早孕反应重。中期妊娠后体重增加迅速,腹部增大明显,下肢水肿、静脉曲张等压迫症状出现早且明显,妊娠晚期常有呼吸困难,活动不便。

(二)体征

子宫大于停经周数,妊娠中晚期腹部可触及多个小肢体或 3 个以上胎极;胎头较小,与子宫大小不成比例;不同部位可听到两个胎心,其间有无音区,或同时听诊 1 分钟,两个胎心率相差 10 次以上。双胎妊娠时胎位多为纵产式。以两个头位或一头一臀常见(图 10-5)。

三、处理原则

无论阴道分娩还是剖宫产,均需积极防治产后出血:①临产时应备血;②胎儿娩出前需建立静脉通道;③第二胎儿娩出后立即使用宫缩剂,并使其作用维持到产后 2 小时以上。

(一)妊娠期

及早诊断出双胎妊娠者,增加其产前检查次数,注意休息。加强营养,补充足够营养;进食含高蛋白质、高维生素及必需脂肪酸的食物,注意补充铁、叶酸及钙剂,预防贫血及妊娠期高血压疾病。防止早产、羊水过多、产前出血等。双胎妊娠有下列情况之一,应考虑剖宫产:①第一胎儿为肩先露、臀先露;②宫缩乏力致产程延长,经保守治疗效果不佳;③胎儿窘迫,短时间内不能经阴道结束分娩;④联体双胎孕周>26周;⑤严重妊娠并发症需尽快终止妊娠,如重度子痫前期、胎盘早剥等。

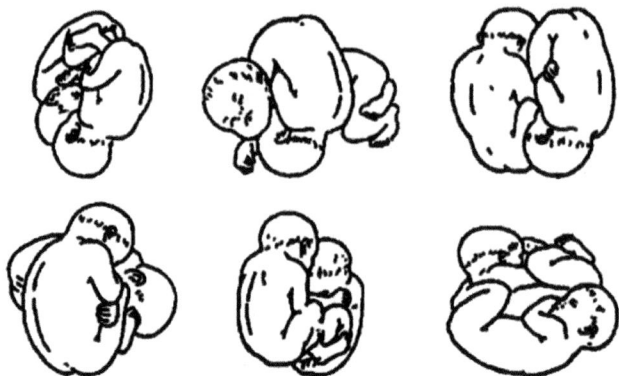

图 10-5　双胎胎位

(二)分娩期

观察产程和胎心变化,如发现有宫缩乏力或产程较长,应及时处理。第一个胎儿娩出后,应立即断脐,助手扶正第二个胎儿的胎位,使保持纵产式,等待 15~20 分钟后,第二个胎儿自然娩出。如等待 15 分钟仍无宫缩,则可人工破膜或静脉滴注缩宫素促进宫缩。如发现脐带脱垂或怀疑胎盘早剥时,即手术助产。如第一个胎儿为臀位,第二个胎儿为头位,应注意防止胎头交锁导致难产。

(三)产褥期

第二个胎儿娩出后立即肌内注射或静脉滴注缩宫素,腹部放置沙袋,防止腹压骤降而引起休克,同时预防发生产后出血。

(褚晓文)

第十三节　过期妊娠

平时月经周期规则,妊娠达到或超过 42 周(>294 天)尚未分娩者,称为过期妊娠。其发生率占妊娠总数的 3%~15%。过期妊娠使胎儿窘迫、胎粪吸入综合征、过熟综合征、新生儿窒息、围生儿死亡、巨大儿,以及难产等不良结局发生率增高,并随妊娠期延长而增加。

一、病因

过期妊娠可能与下列因素有关。

(一)雌、孕激素比例失调

内源性前列腺素和雌二醇分泌不足而黄体酮水平增高,导致孕激素优势.抑制前列腺素和缩宫素的作用,延迟分娩发动,导致过期妊娠。

(二)头盆不称

部分过期妊娠胎儿较大,导致头盆不称和胎位异常,使胎先露部不能紧贴子宫下段及宫颈内口,反射性子宫收缩减少,容易发生过期妊娠。

(三)胎儿畸形

如无脑儿,由于无下丘脑,垂体肾上腺轴发育不良或缺如,促肾上腺皮质激素产生不足,胎儿肾上腺皮质萎缩,使雌激素的前身物质16α-羟基硫酸脱氢表雄酮不足,从而雌激素分泌减少;小而不规则的胎儿不能紧贴子宫下段及宫颈内口诱发宫缩,导致过期妊娠。

(四)遗传因素

某家族、某个体常反复发生过期妊娠,提示过期妊娠可能与遗传因素有关。胎盘硫酸酯酶缺乏症是一种罕见的伴性隐性遗传病,可导致过期妊娠。其发生机制是因胎盘缺乏硫酸酯酶,胎儿肾上腺与肝脏产生的16α-羟基硫酸脱氢表雄酮不能脱去硫酸根转变为雌二醇及雌三醇,从而使血雌二醇及雌三醇明显减少,降低子宫对缩宫素的敏感性,使分娩难以启动。

二、临床表现

(一)胎盘

过期妊娠的胎盘病理有两种类型:一种是胎盘功能正常,除重量略有增加外。胎盘外观和镜检均与妊娠足月胎盘相似;另一种是胎盘功能减退,肉眼观察胎盘母体面呈片状或多灶性梗死及钙化,胎儿面及胎膜常被胎粪污染,呈黄绿色。

(二)羊水

正常妊娠38周后,羊水量随妊娠推延逐渐减少,妊娠42周后羊水减少迅速,约30%减至300 mL以下;羊水粪染率明显增高,是足月妊娠的2~3倍,若同时伴有羊水过少,羊水粪染率达71%。

(三)胎儿

过期妊娠胎儿生长模式与胎盘功能有关,可分以下3种。

1.正常生长及巨大儿

胎盘功能正常者,能维持胎儿继续生长,约25%成为巨大儿,其中1.4%胎儿出生体重>4 500 g。

2.胎儿成熟障碍

10%~20%过期妊娠并发胎儿成熟障碍。胎盘功能减退与胎盘血流灌注不足、胎儿缺氧及营养缺乏等有关。由于胎盘合成、代谢、运输及交换等功能障碍,胎儿不易再继续生长发育。临床分为3期:第Ⅰ期为过度成熟期,表现为胎脂消失、皮下脂肪减少、皮肤干燥松弛多皱褶,头发浓密,指(趾)甲长,身体瘦长,容貌似"小老人"。第Ⅱ期为胎儿缺氧期,肛门括约肌松弛,有胎粪排出,羊水及胎儿皮肤黄染,羊膜和脐带绿染,同胎儿患病率及围生儿死亡率最高。第Ⅲ期为胎儿全身因粪染历时较长广泛黄染,指(趾)甲和皮肤呈黄色,脐带和胎膜呈黄绿色,此期胎儿已经历和渡过第Ⅱ期危险阶段,其预后反较第Ⅱ期好。

3.胎儿生长受限

小样儿可与过期妊娠共存,后者更增加胎儿的危险性,约1/3过期妊娠死产儿为生长受限小样儿。

三、处理原则

应根据胎盘功能、胎儿大小、宫颈成熟度综合分析,以确诊过期妊娠,并选择恰当的分娩方式终止妊娠,在产程中密切观察羊水情况、胎心监护,出现胎儿窘迫征象,行剖宫产尽快结束分娩。

（褚晓文）

第十一章　妊娠合并症

第一节　妊娠合并糖尿病

妊娠期间的糖尿病包括 2 种情况：一种妊娠前已有糖尿病的患者妊娠，称为糖尿病合并妊娠；另一种为妊娠后首次发现或发病的糖尿病，又称妊娠期糖尿病。糖尿病孕妇中 80％以上为妊娠糖尿病。妊娠糖尿病的发生率因种族和地区差异较大，近些年有发病率增高趋势。大多数妊娠糖尿病患者产后糖代谢异常能恢复正常，但将来患糖尿病的机会增加。孕妇糖尿病的临床经过复杂，对母儿均有较大危害，应引起重视。

一、妊娠对糖尿病的影响

妊娠后，母体糖代谢的主要变化是葡萄糖需要量增加、胰岛素抵抗和分泌相对不足。妊娠期糖代谢的复杂变化使无糖尿病者发生妊娠糖尿病、隐性糖尿病呈显性或原有糖尿病的患者病情加重。

(一)葡萄糖需要量增加

胎儿能量的主要来源是通过胎盘从母体获取葡萄糖；妊娠时母体适应性改变，如雌、孕激素增加母体对葡萄糖的利用、肾血流量及肾小球滤过率增加，而肾小管对糖的再吸收率不能相应增加，都可使孕妇空腹血糖比非孕时偏低。在妊娠早期，由于妊娠反应、进食减少，严重者甚至导致饥饿性酮症酸中毒、或低血糖昏迷等。

(二)胰岛素抵抗和分泌相对不足

胎盘合成的胎盘生乳素、雌激素、孕激素、胎盘胰岛素酶，以及母体肾上腺皮质激素都具有拮抗胰岛素的功能，使孕妇体内组织对胰岛素的敏感性下降。妊娠期胰腺功能亢进，特别表现为胰腺 β 细胞功能亢进，增加胰岛素分泌，维持体内糖代谢。这种作用随孕期进展而增加。应用胰岛素治疗的孕妇如果未及时调整胰岛素用量，部分患者可能会出现血糖异常。产后随胎盘排出体外，胎盘所分泌的抗胰岛素物质迅速消失，胰岛素用量应立即减少。

二、糖尿病对妊娠的影响

取决于血糖量、血糖控制情况、糖尿病的严重程度及有无并发症。

（一）对孕妇的影响

（1）孕早期自然流产发生率增加，达 15%～30%。多见于血糖未及时控制的患者。高血糖可使胚胎发育异常甚至死亡，所以糖尿病妇女宜在血糖控制正常后再怀孕。

（2）易并发妊娠期高血压疾病，为正常妇女的 3～5 倍。糖尿病患者可导致血管广泛病变，使小血管内皮细胞增厚及管腔变窄，组织供血不足。尤其糖尿病并发肾病变时，妊娠期高血压病的发生率高达 50%以上。糖尿病一旦并发妊娠期高血压，病情极复杂，临床较难控制，对母儿极为不利。

（3）糖尿病患者抵抗力下降，易合并感染，以泌尿系统感染最常见。

（4）羊水过多的发生率较非糖尿病孕妇多 10 倍。其发生与胎儿畸形无关，原因不明，可能与胎儿高血糖，高渗性利尿致胎尿排出增多有关。

（5）因巨大儿发生率明显增高，难产、产道损伤、手术产的概率高。产程长易发生产后出血。

（6）易发生糖尿病酮症酸中毒。由于妊娠期复杂的代谢变化，加之高血糖及胰岛素相对或绝对不足，代谢紊乱进一步发展到脂肪分解加速，血清酮体急剧升高。在孕早期血糖下降，胰岛素未及时减量也可引起饥饿性酮症。酮酸堆积导致代谢性酸中毒。糖尿病酮症酸中毒对母儿危害较大，不仅是糖尿病孕产妇死亡的主要原因，酮症酸中毒发生在孕早期还有致畸作用，发生在妊娠中晚期易导致胎儿窘迫及胎死宫内。

（二）对胎儿的影响

（1）巨大胎儿发生率高达 25%～40%。由于孕妇血糖高，通过胎盘转运，而胰岛素不能通过胎盘，使胎儿长期处于高血糖状态，刺激胎儿胰岛 β 细胞增生，产生大量胰岛素，活化氨基酸转移系统，促进蛋白、脂肪合成和抑制脂解作用，使胎儿巨大。

（2）胎儿宫内生长受限发生率为 21%。见于严重糖尿病伴有血管病变时，如肾脏、视网膜血管病变。

（3）早产发生率为 10%～25%。早产的原因有羊水过多、妊娠期高血压、胎儿窘迫及其他严重并发症，常需提前终止妊娠。

（4）胎儿畸形率为 6%～8%，高于非糖尿病孕妇。主要原因是孕妇代谢紊乱，尤其是高血糖与胎儿畸形有关。其他因素有酮症、低血糖、缺氧及糖尿病治疗药物等。

（三）对新生儿的影响

1.新生儿呼吸窘迫综合征发生率增加

孕妇高血糖持续经胎盘到达胎儿体内，刺激胎儿胰岛素分泌增加，形成高胰岛素血症。后者具有拮抗糖皮质激素促进肺泡Ⅱ型细胞表面活性物质合成及释放的作用，使胎儿肺表面活性物质产生及分泌减少，胎儿肺成熟延迟。

2.新生儿低血糖

新生儿脱离母体高血糖环境后，高胰岛素血症仍存在，若不及时补充糖，易发生低血糖，严重时危及新生儿生命。

3.低钙血症和低镁血症

正常新生儿血钙为 2.0～2.5 mmol/L，出生后 72 小时血钙<1.75 mmol/L 为低钙血症。出生后24～72 小时血钙水平最低。糖尿病母亲的新生儿低钙血症的发生率为 10%～15%。一部分新生儿还同时合并低镁血症（正常新生儿血镁为 0.6～0.8 mmol/L，生后 72 小时血镁<0.48 mmol/L为低镁血症）。

4.其他

高胆红素血症、红细胞增多症等的发生率均较正常妊娠的新生儿高。

三、诊断

孕前糖尿病已经确诊或有典型的糖尿病三多一少症状的孕妇,于孕期较易确诊。但妊娠糖尿病孕妇常无明显症状,有时空腹血糖可能正常,容易漏诊、延误治疗。

(一)妊娠糖尿病的筛查及诊断

1.病史及临床表现

凡有糖尿病家族史(尤其是直系亲属)、孕前体重≥90 kg、胎儿出生体重≥4 000 g、孕妇曾有多囊卵巢综合征、不明原因流产、死胎、巨大儿或畸形儿分娩史,本次妊娠胎儿偏大或羊水过多者应警惕患糖尿病。因妊娠糖尿病患者通常无症状,而糖尿病对母儿危害较大,故所有孕24～28周的孕妇均应做糖筛查试验。

2.糖筛查试验

随意口服50 g葡萄糖,1小时后测静脉血糖值。血糖值≥7.8 mmol/L为糖筛查异常。应进一步行口服葡萄糖耐量试验(OGTT),明确妊娠糖尿病的诊断。

3.OGTT

目前国外采用75 mg或100 mg的OGTT,我国多采用75 mg。孕期用的诊断标准尚未统一,国内较多医院多借鉴国外的诊断标准:空腹12小时后,口服葡萄糖75 mg,测空腹血糖及服糖后1小时、2小时、3小时4个点血糖。正常值分别为5.6、10.3、8.6、6.7 mmol/L。其中有2项或2项以上超过正常值,可诊断为妊娠糖尿病。

(二)糖尿病合并妊娠的诊断

妊娠前糖尿病已确诊者孕期诊断容易。若孕前从未做过血糖检查,但孕前或孕早期有多饮、多食、多尿,孕期体重不增或下降,甚至出现酮症酸中毒,孕期糖筛查及OGTT异常,可考虑糖尿病合并妊娠。

四、处理

维持血糖正常范围,减少母儿并发症,降低围生儿病死率。

(一)妊娠期处理

妊娠期处理包括血糖控制及母儿安危监护。

1.血糖控制

由于妊娠后母体糖代谢的特殊变化,故妊娠期糖尿病患者的血糖控制方法与非孕期不完全相同。

(1)饮食治疗:75％～80％的妊娠糖尿病患者仅需要控制饮食量与种类即能维持血糖在正常范围。根据体重计算每天需要的热量:体重为标准体重80％～120％患者需30 kcal/(kg·d),120％～150％标准体重的为24 kcal/(kg·d),＞150％的为12～15 kcal/(kg·d)。热量分配:①碳水化合物占40％,蛋白质20％,脂肪40％。②早餐摄入10％的热卡,午餐和晚餐各30％,点心30％。

糖尿病合并妊娠:体重≤标准体重10％者需36～40 kcal/(kg·d),标准体重者30 kcal/(kg·d),120％～150％标准体重者24 kcal/(kg·d),＞150％标准体重者12～18 kcal/(kg·d)。热量分

配:①糖类 40%～50%,蛋白质 20%,脂肪 30%～40%。②早餐摄入 10% 的热量,午餐和晚餐各 30%,点心(3 次)为 30%。

(2)胰岛素治疗:妊娠期血糖控制标准为空腹 3.3～5.6 mmol/L,餐后 2 小时 4.4～6.7 mmol,夜间4.4～6.7 mmol/L,三餐前 3.3～5.8 mmol/L。

一般饮食调整 1～2 周后,在孕妇不感到饥饿的情况下,测定孕妇 24 小时的血糖及相应的尿酮体。如果夜间血糖≥6.7 mmol/L,餐前血糖≥5.8 mmol/L 或者餐后 2 小时血糖≥6.7 mmol/L 应及时加用胰岛素治疗;以超过正常的血糖值计算,每 2 g 葡萄糖需 1 U 胰岛素估计,力求控制血糖达上述水平。

孕早期由于早孕反应,可产生低血糖,胰岛素有时需减量。随孕周增加,体内抗胰岛素物质产生增加,胰岛素用量应不断增加,可比非孕期增加 50%～100% 甚至更高。胰岛素用量高峰时间在孕 32～33 周,一部分患者孕晚期胰岛素用量减少。产程中孕妇血糖波动很大,由于体力消耗大,进食少,易发生低血糖;同时由于疼痛及精神紧张可导致血糖过高,从而引起胎儿耗氧增加、宫内窘迫及出生后低血糖等。因此产程中停用所有皮下注射胰岛素,每 1～2 小时监测一次血糖,依据血糖水平维持小剂量胰岛素静脉滴注。产褥期随着胎盘排出,体内抗胰岛素物质急骤减少,胰岛素所需量明显下降。胰岛素用量应减少至产前的 1/3～1/2,并根据产后空腹血糖调整用量。多在产后 1～2 周胰岛素用量逐渐恢复至孕前水平。

糖尿病合并酮症酸中毒时,主张小剂量胰岛素持续静脉滴注,血糖>13.9 mmol/L 应将胰岛素加入生理盐水,每小时 5 U 静脉滴注;血糖≤13.9 mmol/L,开始用 5% 葡萄糖盐水加入胰岛素,酮体转阴后可改为皮下注射。

2.孕妇监护

除注意一般情况外,一些辅助检查有利于孕妇安危的判断,如血、尿糖及酮体测定,眼底检查,肾功能、糖化血红蛋白等测定。

3.胎儿监护

孕早、中期采用 B 超或血清甲胎蛋白测定了解胎儿是否畸形。孕 32 周起可采用 NST(2 次/周)、脐动脉血流测定及胎动计数等判断胎儿宫内安危。

(二)产时处理

产时处理包括分娩时机选择及分娩方式的决定。

1.分娩时机

原则上在加强母儿监护、控制血糖的同时,尽量在 38 周后分娩。有下列情况应提前终止妊娠:糖尿病血糖控制不满意,伴血管病变,合并重度子痫前期,严重感染,胎儿宫内生长受限,胎儿窘迫等。胎肺尚未成熟者静脉应用地塞米松促胎肺成熟需慎重,因后者可干扰糖代谢。可行羊膜腔穿刺,了解胎肺成熟情况并同时注入地塞米松 10 mg 促进胎儿肺成熟,必要时每 3～5 天可重复一次。

2.分娩方式

妊娠合并糖尿病本身不是剖宫产指征。有巨大儿、胎盘功能不良、胎位异常或其他产科指征者,应行剖宫产。糖尿病并发血管病变等,多需提前终止妊娠,并常需剖宫产。术前 3 小时停用胰岛素。连续硬膜外麻醉和局部浸润麻醉对糖代谢影响小。乙醚麻醉可加重高血糖,应慎用。

阴道分娩时,产程中应密切监测宫缩、胎心变化,避免产程延长,应在 12 小时内结束分娩,产程>16 小时易发生酮症酸中毒。产程中血糖不低于 5.6 mmol/L(100 mg/dL)以防发生低血糖,也可按每 4 g 糖加 1 U 胰岛素比例给予补液。

（三）新生儿处理

新生儿出生时应留脐血检查血糖。无论体重大小均按早产儿处理。注意保温、吸氧，提早喂糖水，早开奶。新生儿娩出后 30 分钟开始定时滴服 25% 葡萄糖液。注意防止低血糖、低血钙、高胆红素血症及 NRDS 发生。

（万淑燕）

第二节　妊娠合并甲状腺功能亢进症

甲状腺功能亢进症（简称甲亢）是一种常见的内分泌疾病，系甲状腺激素分泌过多所致。甲亢妇女常因月经紊乱、减少或闭经，生育力低。但轻度甲亢及经过治疗后的甲亢妇女，受孕能力一般不受影响，妊娠合并甲亢其发生率约为 0.2%。妊娠合并甲亢中以 Graves 病为常见占 90%～95%，该病是一种自身免疫性疾病，患者体内存在甲状腺细胞 TSH 受体的特异性自身抗体，称为 TSH 受体抗体（TRAb），也称为 TSH 结合抑制性免疫球蛋白（TRII）。其有两种类型，即 TSH 受体刺激性抗体（TSAb）和 TSH 受体刺激阻断性抗体（TSBAb）。TSAb 与 TSH 受体结合，致甲状腺细胞增生和甲状腺激素合成、分泌增加。95% 未经治疗的 Graves 病患者 TSAb 阳性，母体的 TSAb 也可以通过胎盘，导致胎儿或新生儿发生甲亢。

一、妊娠对甲亢的影响

TSH 和 HCG 具有共同的 α 亚基，其 β 亚基和受体有某些相似。早孕期高水平的 HCG 具有"溢出"效用，能刺激 TSH 受体，抑制 TSH 分泌和增加 T_4 产生。另外，雌激素增加可促使肝脏合成甲状腺素结合球蛋白（TBG）增多且降解缓慢，在孕 2 周开始出现，孕 20 周时达到峰浓度，使血浆中总结合状态甲状腺素（TT_4），总三碘甲状腺原氨酸（TT_3）轻微升高，但游离状态甲状腺素（FT_3、FT_4）含量保持相对稳定。妊娠晚期，游离 T_4 降低（低于非孕期水平），外周 T_4 向 T_3 转换增加，这可能是为分娩的耗能做准备。

因此，患者在早孕期症状通常加重，中晚孕期随着体内 TBG 增加，孕妇症状有不同程度的缓解。但严重甲亢患者合并妊娠，由于妊娠加重心脏的负担，而加重了甲亢患者原有的心脏病变，个别患者因分娩、手术、产后出血、感染可使病情加重，甚至诱发甲亢危象（也称甲状腺危象），临床上表现出甲亢症状突然加重，高热体温达 39 ℃ 以上，大汗，心率加快达 140 次以上，烦躁不安、谵妄、呕吐、腹泻，非特异的腹痛，严重患者可出现心律失常、心力衰竭、休克、昏迷等精神症状。如果患者有甲状腺肿大、突眼和甲亢史，易诊断甲状腺危象。

二、甲亢对母儿的影响

甲亢对母儿的影响与孕期病情控制程度有关，甲亢病情控制不理想者流产、早产、FGR 发生率，以及围生儿病死率增高。妊娠期高血压、子痫前期、心力衰竭、产时子宫收缩乏力、产后感染等并发症的发生率也升高。

胎儿甲状腺的发育在孕 5 周时开始形成，孕 10 周开始有功能，但孕 12 周时才开始有独立功能。胎儿甲状腺有更高浓聚碘的能力,所以,孕期不能接受放射性碘或应用放射性物质治疗。胎儿 T_4 在孕早期较低,孕 20 周后逐渐升高,T_3 一直到孕晚期才出现,水平较低,T_3 在孕晚期出现可促进胎儿神经系统的发育。胎儿的下丘脑-垂体-甲状腺轴调节是自主性的,但可受母体甲状腺疾病的影响。妊娠期因胎盘屏障,甲亢患者仅有少量 T_4 能透过胎盘,而 TSH 和 T_3 不能通过。由于 Graves 病相关的免疫球蛋白能通过胎盘,导致胎儿和新生儿发生甲亢,这些抗体在 20 周就会对胎儿甲状腺产生影响。抗体滴度高和病情控制不满意的孕妇其胎儿发生甲亢的危险性更高。研究表明,胎儿甲亢发生率为 1‰～17‰,宫内诊断率低。当胎儿出现持续的心动过快(>160 次/分)、甲状腺肿或生长受限时应想到胎儿甲亢,产前超声可以确诊。胎儿甲亢可导致早产(90%)、胎儿颅骨早闭、眼球突出、心力衰竭、肝脾大、血小板减少、甲状腺肿(颈部受压和羊水过多)和胎儿生长受限。分娩时由于颈部处于过度伸展位置,易难产或出现呼吸道不通畅。其他新生儿表现包括:黄疸、喂养困难、体重增加不良和易激惹,病死率高达 25%。新生儿期的甲亢常是暂时的,只持续 2～3 个月,若出生时母体正在用药物治疗,则症状可持续至出生后 2 周。随着胎儿循环中母体抗甲状腺药物的清除,其作用也会消失,而甲状腺刺激性抗体的清除更缓慢。

所有抗甲状腺药物均能透过胎盘,达胎儿体内,孕期抗甲状腺药物服用过量,或母体疾病控制过于严格,可引起胎儿甲状腺功能低下,但很少出现胎儿甲状腺肿。新生儿甲低常在出生后 5 天内自行缓解。所以孕妇患有甲亢时,胎儿出生后应密切进行甲状腺功能监测。

三、诊断

正常妊娠期由于母体甲状腺形态和功能的变化,在许多方面类似于甲亢的临床表现,例如心动过速、心排血量增加、甲状腺增大、多汗、怕热、食欲亢进等在妊娠和甲亢中都常见,故使妊娠合并甲亢诊断有一定困难。多数患者妊娠前有甲亢病史或者在产前检查时发现有甲亢的症状和体征包括不明原因心动过速,睡眠状态下脉率增快,甲状腺肿大、突眼、体重不升甚至下降,无力和烦躁时,应进一步做甲状腺的功能测定以明确诊断。

早孕期诊断甲亢比较困难,在甲状腺功能检查结果提示甲亢时应注意排除妊娠剧吐和滋养叶细胞疾病。当症状持续超过妊娠 10～20 周,或在妊娠前已出现,或检测到甲状腺刺激性抗体时,则提示甲亢。游离 T_4 或 T_3 的水平升高,伴有 TSH 水平降低能确诊甲亢。

四、治疗

(一)妊娠前

甲亢可表现有月经异常,常见为月经稀发和经量少,但即使很严重的甲亢妇女也有排卵。因甲亢病情未经控制时对母儿有一系列严重影响,所以甲亢患者孕前应积极治疗,病情未经控制应采取避孕措施,如果患者正在接受抗甲状腺药物治疗,血清 T_4 和 T_3 达到正常范围,停药或应用最小剂量,可以怀孕,妊娠前 3 个月最好保持甲状腺功能在正常范围。行放射性碘治疗者建议在最后一次治疗 4 个月以后再怀孕。

(二)孕期处理

1.一般处理

甲亢孕妇应在高危门诊定期产前检查,注意监测孕妇甲状腺病情变化及胎儿宫内生长情况。注意休息,避免体力劳动,及时发现孕期并发症如妊娠期高血压、子痫前期和 FGR 等。每月进行一次甲状腺功能化验,以便及时调整药量,监测全血细胞计数和肝功能,定期 B 超检查,注意胎儿生长情况及有无胎儿甲状腺肿大等。

2.抗甲状腺药物治疗

抗甲状腺药物治疗是甲亢患者妊娠期最佳治疗方案。治疗目的是维持甲状腺功能正常的状态,使 T_4 水平维持于孕期正常值高限,药物剂量在最小维持量,胎儿发生甲低的可能性降至最小。Graves 病的患者因孕期处于相对免疫抑制状态使体内抗体水平降低,病情在早孕期一过性加重后会缓解,约有 30% 患者在孕期的最后几周可以停用所有药物。

孕期首选治疗甲亢药物是丙硫氧嘧啶(PTU):在抗甲状腺药物中该药透过胎盘较慢而且量较少,不但可阻断甲状腺激素合成,且阻断甲状腺素(T_4)在周围组织中转化成三碘甲状腺原氨酸(T_3),使血清 T_3 水平迅速下降。常用剂量:初治剂量 PTU 300 mg/d,甲亢控制后,可逐渐减量,至控制甲亢之最小有效量。PTU 用量每天保持在 50~150 mg/d 对胎儿是安全的。

甲巯咪唑(MMU):阻断甲状腺激素合成,较有效的抗甲状腺药物,该药在体内不与血浆蛋白结合,更易透过胎盘,而且有引起胎儿头皮发育不全的报道,除了用药方便外,未发现 MMU 有优于 PTU 之处,一般仅用于不能耐受 PTU 者。

上述两种药物均属于硫胺类,不良反应基本相同,长时间应用均会引起白细胞尤其粒细胞减少,肝炎,药疹和荨麻疹,恶心、呕吐、腹泻等。若出现中性粒细胞减少,则必须停药,也不能再次应用硫胺类药物。用药期间应定期检查肝功,白细胞及分类。

如果患者有心悸、心动过速和震颤等自主神经症状,可以用普萘洛尔 20~40 mg,一天 3 次达一个月,至丙硫氧嘧啶长期起效时停药。应避免长期应用,以免发生 FGR。

3.手术治疗

如果患者对药物治疗不敏感或者不耐受则可选择外科手术。

因妊娠期甲状腺血供丰富,手术比孕前复杂,术后孕妇易合并甲减、甲状旁腺功能减退和喉返神经损伤,并且手术易引起流产和早产,在妊娠期手术和麻醉的病死率和病率较平时高,因此外科手术仅适于标准内科治疗失败,或伴有喘鸣、呼吸困难、吞咽困难的明显甲状腺肿,或甲状腺癌。手术后应每天补充甲状腺素片,不应等待孕妇出现甲低时再处理,以防流产及早产。

4.产科处理

妊娠合并甲亢,药物控制良好者,产程和分娩不会有太大风险。但病情控制不满意或未用药者,产程和分娩有诱发甲状腺危象的可能。如果合并甲亢性心脏病、高血压、妊娠期高血压疾病等严重合并症时,应考虑终止妊娠。妊娠晚期要密切监测胎儿宫内情况及胎盘功能,积极防治早产、子痫前期。

由于引产、临产、分娩和剖宫产等可引起甲亢患者症状恶化,故应事先做好准备,包括服用PTU、备碘剂,引产及分娩术中适当应用镇静剂,以防诱发甲亢危象。尽量争取阴道分娩,但应缩短产程以免患者过度疲劳。

产褥期处理:分娩后,妊娠的免疫抑制作用解除,甲亢有复发倾向,产后宜加大抗甲状腺药物剂量,对于已停药的产妇,建议产后复查甲状腺功能,必要时用药。虽抗甲状腺药物会通过乳汁,但丙硫氧嘧啶在乳汁中含量极低,仅为产妇服用量的 0.07%,一般不影响婴儿甲状腺功能,故产后服 PTU 者仍可继续哺乳。由于 MMU 乳汁浓度较高不适于哺乳期应用。哺乳期避免使用放射性碘制剂,一旦应用需停止哺乳,并需依据治疗剂量将母儿分开一段时间。

5.新生儿监护

监测脐带血、母乳喂养儿的甲状腺功能,服用抗甲状腺药物的孕妇,应注意新生儿甲状腺功能低下。如果晚孕期(28 周)检测母体 TSH 受体抗体滴度高,则应该检测新生儿(生后第 3～4 天和 7～10 天)甲状腺功能(TSH 和游离 T_4)。

6.甲亢危象的治疗

甲亢危象一旦发生孕妇病死率极高,其诊断主要靠临床表现综合判断,临床高度疑似本症及有危象前兆者即应在 ICU 按甲亢危象处理。

(1)针对诱因治疗,如有感染者,大剂量抗生素积极抗感染等。

(2)抑制甲状腺激素合成:首选 PTU 600 mg 口服或经胃管注入,以后给予 250 mg 每6 小时口服,待症状缓解后减至一般治疗剂量。

(3)抑制甲状腺素释放:服 PTU 1 小时后再加用复方碘口服溶液 5 滴、每 8 小时一次,或碘化钠 1.0 g 加入 10%葡萄糖盐水溶液中静脉滴注 24 小时,以后视病情逐渐减量,一般使用 3～7 天。如果对碘剂过敏,可改用碳酸锂 0.5～1.5 g/d,分 3 次口服,连用数天。

(4)抗交感神经药物的应用:普萘洛尔 20～40 mg,每 6～8 小时 1 次,该类药物虽不能降低 BMI 但能减慢心律和减轻交感神经兴奋作用,故常应用。

(5)肾上腺皮质激素的应用:氢化可的松 50～100 mg 静脉滴注,每 6～8 小时一次。或静脉滴注地塞米松 10～30 mg/d,病情好转后逐渐停用,甲状危象有高热和虚脱时,更为适用。

(6)在上述常规治疗效果不满意时,可选用腹膜透析、血液透析或血浆置换等措施迅速降低血浆甲状腺激素浓度。

(7)降温:物理降温,避免用乙酰水杨酸类药物。

(8)其他支持疗法:吸氧,纠正电解质紊乱及酸中毒,维持血容量,控制血糖。积极解痉及镇静治疗以防子痫发生。甲亢危象控制后应及时终止妊娠。

(万淑燕)

第三节 妊娠合并甲状腺功能减退症

甲状腺功能减退症简称甲减,是由各种原因导致的低甲状腺激素血症或甲状腺激素抵抗而引起的全身性低代谢综合征。

一、病因

根据病变发生的部位分为以下三种类型。

(一)原发性甲减

由于甲状腺腺体本身病变引起的甲减,占全部甲减的 95%以上,且 90%以上原发性甲减是由自身免疫、甲状腺手术和甲亢¹³¹I 治疗所致。自身免疫原因:桥本甲状腺炎、萎缩性甲状腺炎、产后甲状腺炎等。

(二)中枢性甲减

由下丘脑和垂体病变引起的促甲状腺激素释放激素(TRH)或促甲状腺激素(TSH)产生和

分泌减少所致,垂体外照射、垂体大腺瘤、颅咽管瘤及产后大出血是其较常见原因。

(三)甲状腺激素抵抗综合征

由于甲状腺激素在外周组织实现生物效应障碍引起的综合征。

二、妊娠对甲减的影响

妊娠期使甲状腺处于应激状态,迫使其分泌足量的甲状腺素,以满足正常妊娠的需要,可以使非孕期甲状腺功能正常的孕妇处于代偿状态,或出现亚临床甚至明显的甲状腺功能减退症。妊娠妇女中约 2.5% 患有甲减。

三、对孕妇及围生儿的影响

子痫前期、胎盘早剥、胎儿窘迫、心力衰竭发生率增加,除容易并发流产、早产外,低出生体重儿,胎死宫内发生也增加。尚有文献报道母亲甲减的儿童,先天性缺陷与智力发育迟缓的发生率高,但是严重甲减的孕妇经过合理孕期治疗也能分娩出正常的后代。若孕妇甲减系孕期接受碘治疗所致,对胎儿的危害大建议行人工流产术。

四、临床表现

妊娠期甲减的症状及体征主要有全身疲乏、困倦、记忆力减退、食欲缺乏、声音嘶哑、便秘、语言徐缓和精神活动迟钝等慢性症状。水肿主要在面部特别是眼眶周围的肿胀,眼睑肿胀并下垂,面部表情呆滞,头发稀疏、皮肤干燥、出汗少、低体温,下肢黏液性水肿,不可凹陷性。严重者出现心脏扩大、心包积液、心动过缓,腱反射迟钝等。先天性甲减开始治疗较晚的患者,身材矮小。桥本病患者甲状腺肿大,质地偏韧,表面光滑或呈结节状。

五、诊断

(1)甲减为慢性进行性过程,并无突然显著的临床表现,因此容易延误诊断。当有上述病因及临床表现时,应及时进行甲状腺功能和 TSH 检查。血清甲状腺素测定有助于甲减的诊断,血清 TT_3、TT_4、FT_3、FT_4 均降低,而 TSH 增高 $\geqslant 10~\mu IU/mL$ 有力支持原发性甲减的诊断。继发性甲减中 TSH 减低。

(2)在缺碘地区检查 24 小时尿碘排出量,帮助确诊。

(3)抗甲状腺抗体:桥本病患者血清中抗甲状腺抗体升高。

(4)促甲状腺激素兴奋试验:可鉴别原发性或继发性甲状腺功能减退。原发性甲减和继发性甲减的鉴别有其重要性,因为垂体性或继发性甲减按原发性甲减单用甲状腺激素治疗时,易导致肾上腺皮质危象而死亡。

六、治疗

(一)产前咨询

甲减患者应先接受甲状腺素补充治疗后再妊娠为宜。孕早期停用甲状腺素片治疗会导致早产,孕前及孕早期应对患者进行用药指导,孕期每月作甲状腺功能及 TSH 检查,保持正常甲状腺功能状态。缺碘地区适当孕期补碘,防止胎儿甲减。

(二)妊娠期

甲减患者应在妊娠期给以足够的甲状腺激素作替代治疗,但具体需要的药物剂量存在个体差异。多数认为孕前服用维持剂量的甲状腺素孕期极少需要再加量。但游学者研究认为孕期甲状腺素需要量应增加。

1.甲状腺片

每天 20 mg,以后每 1~2 周,根据甲状腺素降低程度及 TSH 升高情况决定甲状腺片用量,待到达正常代谢的高值维持治疗,一般维持量较非妊娠者稍高,为 30~100 mg/d。

2.T_4 和 T_3 的混合制剂

T_4 和 T_3 的剂量按 4:1 的比例,这种制剂符合正常甲状腺激素分泌。

3.肾上腺皮质激素

对垂体性甲减的孕妇在补给甲状腺片前数天,应先服用替代量的肾上腺皮质激素。

除上述治疗外,孕期加强营养指导,以防 FGR 的发生。孕晚期加强胎儿监测,防止胎儿窘迫的发生。注意产后出血并预防产后感染。

新生儿出生后应查甲状腺功能和 TSH 水平,孕妇患有桥本病新生儿尚应查抗甲状腺抗体。T_4 及 TSH 的测定是目前筛选检查甲减的主要方法,当呈现 T_4 降低,TSH 升高时,则可确诊为新生儿甲减。确诊后需用甲状腺激素治疗 6~12 个月。

(万淑燕)

第四节　妊娠合并缺铁性贫血

缺铁性贫血是指体内可用来制备血红蛋白的储存铁不足,红细胞生成障碍所发生的小细胞低色素性贫血,是铁缺乏的晚期表现。由于妊娠期妇女的生理改变,66% 的孕妇可发生缺铁性贫血,占妊娠期贫血的 95%。铁是人体最重要的微量元素之一,是构成血红蛋白必需的原料。人体血红蛋白铁约占机体总铁量的 70%,剩余的 30% 以铁蛋白及含铁血黄素的形式储存在肝、脾、骨髓等组织,称储存铁,当铁供应不足时,储存铁可供造血需要,所以铁缺乏早期无贫血表现。当铁缺乏加重,储存铁耗竭时,才表现出贫血症状和体征,故缺铁性贫血是缺铁的晚期表现。

体内许多含铁酶和铁依赖酶控制着体内重要代谢过程,因此,铁与组织呼吸、氧化磷酸化、胶原合成、卟啉代谢、淋巴细胞及粒细胞功能、神经递质的合成与分解、躯体及神经组织的发育都有关系。铁缺乏时因酶活性下降导致一系列非血液学的改变,如上皮细胞退变、萎缩、小肠黏膜变薄致吸收功能减退、神经功能紊乱、抗感染能力降低等。

一、病因

(一)铁的需要量增加

由于胎儿生长发育需要铁 250~350 mg,妊娠期增加的血容量需要铁 650~750 mg,故整个孕期共需增加铁 1 000 mg 左右。

(二)孕妇对铁摄取不足或吸收不良

孕妇每天至少需要摄入铁 4 mg。按正常饮食计算,每天饮食中含铁 10~15 mg,而吸收率仅为 10%，远不能满足妊娠期的需要。即使是在妊娠后半期，铁的最大吸收率达 40%，仍不能满足需要，若不给予铁剂补充，容易耗尽体内的储存铁而造成贫血。

（三）不良饮食习惯

蔬菜摄入量少、长期偏食和饮浓茶不但使铁的摄入减少，而且吸收也不足。

（四）其他

既往月经过多、多产或分娩过于频密等使铁的丢失过多，早孕反应重使得铁的摄入不足。

二、发病机制

孕妇缺铁使体内长期处于铁的负平衡，机体便动用储备铁，继之使血清铁、血铁蛋白逐渐下降到最低点。当体内的铁耗尽，发生红细胞内缺铁时，便会导致红细胞生成障碍。

三、贫血对妊娠的影响

慢性或轻度贫血机体能逐渐适应而无不适，对妊娠和分娩影响不大。中度以上的贫血由于组织对缺氧的代偿可出现心率加快，心排血量增加，继续发展则心脏代偿增大，心肌缺血，当血红蛋白 <50 g/L 时易发生贫血性心脏病。贫血的孕妇由于子宫胎盘缺血极易合并妊娠高血压疾病；由于抵抗力降低易导致感染的发生；缺血的子宫易引起宫缩不良而导致产程延长和产后出血；因氧储备不足，对出血的耐受性差，即使产后出血不多也容易引起休克而危及生命；对产科手术的麻醉耐受性差，容易发生麻醉意外。

贫血孕妇氧储备不足可影响胎儿的生长发育和胎儿的储备能力，故胎儿生长受限、低出生体重儿、胎儿窘迫、新生儿窒息的发生率升高。

铁通过胎盘单方向源源不断运输给胎儿，轻、中度的贫血对胎儿没有影响，但严重缺铁性贫血的孕妇没有足够的铁供给胎儿，胎儿出生后同样表现为小细胞低色素性贫血。

四、诊断依据

（一）病史

既往有月经过多、钩虫病等慢性失血的病史；长期偏食、胃肠功能紊乱、营养不良；合并肝肾疾病和慢性感染。经铁剂治疗有效对诊断有重要的辅助价值。

（二）临床表现

缓慢起病，轻者常无明显症状。随着贫血的出现皮肤黏膜逐渐苍白，以唇、甲床最明显，也可出现头发枯黄、倦怠乏力、不爱活动或烦躁、注意力不集中、记忆力减退。重者表现为口腔炎、舌乳头萎缩、反甲、心悸、气短、头昏、耳鸣、腹泻、食欲缺乏、少数有异食癖等，严重的可见水肿、心脏扩大或心力衰竭。

（三）实验室检查

这是诊断缺铁性贫血的重要依据。

1.外周血象

外周血象表现为小细胞低色素性贫血，血红蛋白 <100 g/L，网积红细胞正常或略高，轻度患者白细胞及血小板计数均在正常范围，严重时三系均降低。红细胞平均体积（MCV）<80 fL，红细胞平均血红蛋白量（MCH）<27 pg，红细胞平均血红蛋白浓度（MCHC）$<30\%$。

2.血清铁和总铁结合力

当孕妇血清铁＜8.95 μmol/L(50 μg/dL),总铁结合力＞64.44 μmol/L(360 μg/dL)时,有助于缺铁性贫血的诊断。

3.血清铁蛋白

血清铁蛋白是反映体内铁储备的主要指标,血清铁蛋白＜14 μg/L(＜20 μg/L 为贮铁减少,＜12 μg/L为贮铁耗尽)可作为缺铁的依据。

4.骨髓象

红系造血呈轻度或中度活跃,以中晚幼红细胞增生为主,骨髓铁染色可见细胞内外铁均减少,尤以细胞外铁减少更有诊断意义。

五、治疗

(一)补充铁剂

主要方法是口服铁剂,常用硫酸亚铁片剂 0.2～0.3 g,每天 3 次,饭后服用,以减少对胃肠道的刺激。琥珀酸亚铁 0.2～0.4 g,每天 3 次,其含铁量高,且吸收好,生物利用度高,不良反应小。同时服用维生素C可保护铁不被氧化,促进铁吸收。

注射铁剂的应用指征:①口服铁剂消化道反应严重。②原有胃肠道疾病或妊娠剧吐。③贫血严重。④妊娠中、晚期需要快速补铁。

注射用铁剂有右旋糖酐铁及山梨醇枸橼酸铁两种剂型。

(1)右旋糖酐铁:首剂 20～50 mg,深部肌内注射,如无反应,次日起每天或隔 2～3 天注射100 mg。右旋糖酐铁也可供静脉注射,由于反应多而严重,一般不主张,初用者使用前需作皮内过敏试验。总剂量为每提高 1g 血红蛋白需右旋糖酐铁 300 mg,也可按以下方法计算:右旋糖酐铁总剂量(mg)＝300×(正常血红蛋白克数－患者血红蛋白克数)＋500 mg(补充部分贮存铁)。

(2)山梨醇铁剂有吸收快、局部反应小的特点,115 mg/(kg·次),肌内注射。每升高 1 g 血红蛋白需山梨醇铁 200～250 mg,总剂量可参考上述公式。

(二)输血

缺铁性贫血一般不需输血,仅适用于严重病例和症状明显者,当血红蛋白＜60 g/L,接近预产期或短期内需分娩者应少量多次输注浓缩红细胞悬液,每次输 1 单位,输注时必须掌握速度避免加重心脏负担或诱发急性左心衰竭,对有心功能不全者更应注意。

(三)产科处理

1.临产后应配血

以防出血多时能及时输血。

2.预防产后出血

严密监测产程,第一产程避免时间过长,第二产程尽可能缩短,必要时予以助产;胎儿前肩娩出后,药物促进子宫收缩,促进第三产程;产后尽快仔细检查和缝合损伤的软产道,减少产后出血量。

3.预防感染

产程中严格无菌操作,产后应用广谱抗生素。

六、预防

为满足孕期对铁需要量的增加,鼓励孕妇多进食含铁丰富的食物,如牛肉、动物内脏、苹果、大枣、荔枝、香蕉、黑木耳、香菇、黑豆、芝麻等；纠正偏食的习惯；妊娠中期后应常规补铁；积极纠正胃肠功能紊乱及其他易引起缺铁性贫血的并发症。

（万淑燕）

第五节　妊娠合并再生障碍性贫血

再生障碍性贫血是一组不同病因引起的机体造血功能衰竭综合征，以红骨髓容量减少和外周血全血细胞减少为特征。患者临床表现为贫血、出血和感染，但发病缓急、病情轻重又不全相同。妊娠合并再生障碍性贫血是孕期少见的并发症，其发生率为 $0.029\%\sim0.080\%$，孕产妇多死于出血或败血症，是一种严重的妊娠并发症。临床上，全血细胞减少的患者应考虑再生障碍性贫血的可能，进一步行骨髓穿刺和骨髓活检进行确诊。

一、临床表现和诊断

典型病例一般诊断不难，但不典型病例，如早期病例临床表现和实验室检查特征尚不明显或再生障碍性贫血合并或叠合其他临床病症，则诊断也可有一定困难。

再生障碍性贫血诊断需要详细询问病史、全面仔细的体格检查及必要的辅助检查。病史中强调对于职业史、化学、放射性物质接触史的询问，发病前 6 个月内应用的药物应详细记录。

临床表现为进行性贫血、出血和易感染倾向，如全血细胞减少，查体无肝大、脾大及淋巴结肿大，均应考虑再生障碍性贫血的可能。

血液学检查对于本病诊断的意义毋庸置疑。外周血检查应进行全血细胞计数，包括网织红细胞计数。骨髓检查应包括骨髓涂片和骨髓活检，是诊断本病最重要的依据。

骨髓检查的特征：造血细胞面积减少，骨髓增生减低，骨髓液可见多数脂肪滴，非造血细胞易见。骨髓小粒空虚，典型者仅见非造血细胞形成的小粒支架。有时骨髓涂片可呈增生活跃，骨髓活检也可见不同程度的造血残留，这些局部残留的红系、粒系细胞成熟阶段较为一致。临床怀疑再生障碍性贫血而骨髓检查不典型者，应多部位多次穿刺和活检。

肝功能、病毒学、血清叶酸、维生素 B_{12}、自身抗体、流式细胞检测阵发性睡眠性血红蛋白尿症及外周血和骨髓细胞遗传学检测有助于进一步确定诊断再生障碍性贫血，排除其他临床和实验室表现相似疾病。

人体骨髓造血代偿潜能很大，红髓总量轻度减少常不引起明显的外周血细胞减少。再生障碍性贫血全血细胞减少的过程发生缓慢而进行性加重的，当造血干细胞和/或祖细胞数量明显减少，以致不能生成足够数量的血细胞时，外周血细胞才逐渐低于正常，终至全血细胞减少。

早期患者症状轻微，仅有苍白、乏力，甚至无任何症状，实验室检查外周血细胞减少尚不明显或仅一系、两系血细胞减少。髂骨穿刺常可呈造血活跃骨髓象，但仔细分析多能发现造血衰竭的征象，另外，多部位穿刺常可发现骨髓增生减低的部位。当患者出现下列情况时，应考虑再生障碍性贫血：①外周血细胞呈进行性、顽固性减少，各系列血细胞减少较为平行。②外周血细胞形态正常，网织红细胞计数减少，中性粒细胞减少，淋巴细胞比例增高。③骨髓中红系细胞主要为凝固核晚幼红细胞。④骨髓巨核细胞数量明显减少或缺如。⑤骨髓小粒空虚，主要为非造血细胞。⑥骨髓活检可见造血细胞增生低下、巨核细胞减少或缺如。⑦骨髓细胞体外 CFU-GM、CFU-E、BFU-E 集落产率减低或无生长。对于仍难以诊断者,随访3～6个月,复查血常规、骨髓象,以明确诊断。

少数再生障碍性贫血患者开始仅表现为血小板减少、紫癜和月经过多,贫血、感染症状不明显,骨髓巨核细胞明显减少,而粒、红两系尚无明显减少。病情可较长时期稳定,以后才逐渐出现白细胞减少、贫血,成为典型再生障碍性贫血。这类患者与原发性血小板减少性紫癜的重要鉴别点是骨髓巨核细胞减少甚至缺如,而不是明显增多。

晚期典型再生障碍性贫血的诊断须符合以下 3 点中至少 2 点:①血红蛋白 <100 g/L。②血小板 $<50\times10^9$/L。③中性粒细胞 $<1.5\times10^9$/L。

二、临床分型

诊断再生障碍性贫血后应进一步确定其临床分型。

(一)根据血象和骨髓分型

1.重型再生障碍性贫血

(1)骨髓细胞增生程度 $<$ 正常的 25%,如 $<$ 正常的 50%,则造血细胞应 $<30\%$。

(2)符合以下 3 项中至少 2 项:①中性粒细胞 $<0.5\times10^9$/L。②血小板 $<20\times10^9$/L。③网织红细胞 $<20\times10^9$/L。

2.极重型再生障碍性贫血

(1)符合重型再生障碍性贫血标准。

(2)中性粒细胞 $<0.2\times10^9$/L。

3.非重型再生障碍性贫血

(1)不符合重型再生障碍性贫血。

(2)极重型再生障碍性贫血。

(二)根据临床表现分型

1.急性再生障碍性贫血

发病急,贫血进行性加重,常伴严重感染和内脏出血。

2.慢性再生障碍性贫血

发病缓慢,贫血、出血和感染均较轻。

三、妊娠与再生障碍性贫血

妊娠不是再障的原因,妊娠合并再障是巧合,由于妊娠期血流动力学的改变,常使再障患者在孕期、分娩时及产后病情加重,出血和感染的危险增加。约 1/3 的女性在妊娠期发病,妊娠终止后病情改善或缓解,再次妊娠时复发,提示本病可能是一种免疫性疾病,又称妊娠特发性再生障碍性贫血。

再生障碍性贫血的孕妇发生妊娠期高血压疾病的概率增高。由于血小板数量减少和质的异常,以及血管脆性及通透性增加,可引起鼻、胃肠道黏膜等出血,产后出血发生率增高。红细胞减少引起贫血,易发生贫血性心脏病,甚至造成心力衰竭,贫血是再障的主要症状,当血红蛋白达 40～80 g/L 时孕妇病死率的相对危险度为 1.35(非妊娠期重度贫血病死率的相对危险度为 3.51)。粒细胞、单核细胞及丙种球蛋白减少、淋巴组织萎缩,使孕妇防御功能低下,易引起感染。

重型再障患者的妊娠率为 3‰～6‰，经过免疫抑制药治疗的再障患者，仍可获得成功的妊娠，妊娠期当血小板极低或合并有阵发性睡眠性血红蛋白尿时可发生严重并发症，其主要的死因有颅内出血、心力衰竭及严重的呼吸道、泌尿系统感染或败血症。

对胎儿的影响：血红蛋白＞60 g/L 对胎儿影响不大。分娩后能存活的新生儿，一般血常规正常，极少发生再障。血红蛋白≤60 g/L 者对胎儿不利，可致胎儿在宫内慢性缺氧而导致流产、早产、胎儿生长受限及低出生体重儿，甚至发生胎死宫内及死产。

四、治疗

再生障碍性贫血明确诊断后其治疗应由产科和血液科的医师共同管理。

(一)非重型再生障碍性贫血治疗

非重型再生障碍性贫血没有理想的治疗方案，可自发缓解、较长时间病情稳定，部分进展为重型再生障碍性贫血。妊娠期发现及诊断者可以继续妊娠，孕期以观察为主，只有疾病进展才考虑治疗，否则均在妊娠结束或病情发展才开始治疗。

(二)重型再生障碍性贫血治疗

再障患者妊娠后对母儿均存在极大的威胁，因此，再障患者在病情未缓解之前应该避孕。

1.妊娠期

(1)治疗性人工流产：若在妊娠早期，需要使用肾上腺皮质激素，且再障病情较重者，应做好输血准备的同时行人工流产。妊娠中、晚期患者，因终止妊娠有较大危险，预防和治疗血细胞减少相关的并发症，加强支持治疗，在严密监护下继续妊娠直至足月分娩。

(2)支持疗法：注意休息，左侧卧位，加强营养，间断吸氧，少量、间断、多次输入新鲜血，提高全血细胞或根据缺少的血液成分间断成分输血。

(3)糖皮质激素：血小板很低，有明显出血倾向时免疫抑制药的使用起到暂时止血的作用，使用量泼尼松 10～20 mg，每天 3 次口服。

(4)雄激素：有刺激红细胞生成的作用，50～100 mg/d 肌内注射或司坦唑醇 6～12 mg/d 口服。应用大剂量雄激素，可能有肝毒性反应或对女胎有影响，应用时应慎重考虑。

(5)输血治疗：输血指征：①Hb＜60 g/L 或有心功能代偿不全时输浓缩红细胞，使红细胞容积维持在 0.20 左右，血红蛋白升至 80 g/L 以上。②在急性感染时，可以输入粒细胞。③血小板＜10×10⁹/L 或发热时血小板＜20×10⁹/L，有出血倾向时予预防性输注血小板。

(6)感染的预防和治疗：不主张预防性应用抗生素，但发生感染时，应选用对胎儿影响小强有力广谱的抗生素。在白细胞极低的情况下，应做好保护性隔离防治感染的工作，能入住空气层流设备的房间更合适，口腔清洁护理、病房限制探视、空气消毒、分娩的无菌操作等预防措施非常重要。

2.分娩期

(1)分娩前尽量改善血象，实行计划分娩，减少分娩的并发症。

(2)无产科剖宫产指征时，尽量行阴道分娩，减少手术产。阴道分娩避免产程延长，因第二产程腹压增加可造成孕妇颅内出血或其他重要脏器出血，故应缩短第二产程。

(3)分娩过程严格无菌操作，胎儿娩出后预防性应用宫缩药，分娩操作后认真检查和缝合伤口，避免产道血肿，减少产后出血。

(4)手术指征应放宽，有指征手术时，根据血小板数量选择适宜麻醉，术后必要时可于腹壁下放置引流条。术中一旦出现子宫不可控制的出血时,可考虑行子宫切除术,子宫切除的指征也应放宽。

(5)产后继续支持疗法,预防产后出血,预防性应用广谱抗生素,预防感染。

可输入抗胸腺细胞球蛋白或应用环孢霉素免疫抑制药。

(三)异基因造血干细胞移植和免疫抑制治疗

这是重型再生障碍性贫血的目标治疗,能提高存活率、远期疗效和生存质量,适用于产后或妊娠终止后,病情仍不能缓解者。

年龄<30 岁、无特殊禁忌证、有 HLA 相合同胞供者首选造血干细胞移植治疗;无 HLA 相合同胞供者或年龄>40 岁者则首选免疫抑制治疗,同时启动 HLA 相合无关供者筛选;年龄30～40 岁者,一线治疗采用造血干细胞移植或免疫抑制治疗患者获益大致相同。

造血干细胞移植治疗重型再生障碍性贫血重建造血快、完全治疗反应率高、复发少、患者生活质量高。影响重型再生障碍性贫血骨髓移植疗效的主要原因为移植排斥和急慢性移植物抗宿主病。

免疫抑制药治疗(IST)的标准方案为抗胸腺球蛋白(ATG)＋环孢素 A(CsA),IST 短期疗效与骨髓移植相当,且不受年龄和 HLA 相合供者限制,更适用于多数患者,为无条件骨髓移植者的治疗首选。

(万淑燕)

第六节　妊娠期高血压疾病

妊娠期高血压疾病是妊娠期特有的疾病,包括妊娠期高血压、子痫前期、子痫、慢性高血压并发子痫前期及慢性高血压。其中妊娠高血压、子痫前期和子痫以往统称为妊娠高血压综合征、妊娠中毒征、妊娠尿毒症等。我国发病率为 9.4%,国外报道 7%～12%。本病以妊娠20 周后高血压、蛋白尿、水肿为特征,并伴有全身多脏器的损害;严重患者可出现抽搐、昏迷、脑出血、心力衰竭、胎盘早剥和弥漫性血管内凝血,甚至死亡。该病严重影响母婴健康,是孕产妇和围生儿发病及死亡的主要原因之一。

一、病因和发病机制

至今尚未完全阐明。国内外大部分的研究集中在子痫前期-子痫的病因和发病机制。目前认为子痫前期-子痫的发病起源于胎盘病理生理改变,进一步导致全身血管内皮细胞损伤,后者引起子痫前期的一系列临床症状。子痫前期-子痫的发病机制可能与遗传易感性、免疫适应不良、胎盘缺血和氧化应激反应有关。

(一)遗传易感性学说

子痫前期的遗传易感性学说是基于临床流行病学调查的结果:①子痫前期患者的母亲、女儿、姐妹,甚至祖母和孙女患病的风险升高,而具有相似生活环境的非血缘女性亲属(如妯娌等)的风险无明显改变。②子痫前期妊娠出生的女儿将来发生子痫前期的风险高于正常血压时出生的姐妹。③具有相同遗传物质的单卵双胎女性都发生子痫前期的概率远远高于双卵双胎女性;

当然,并不是所有的单卵双胎女性在妊娠时都出现相同的子痫前期,提示胎儿的基因型或环境因素也在子痫前期易感性中发挥作用。④来自胎儿或父系的遗传物质亦可导致子痫前期,如胎儿染色体异常,或父系原因所致的完全性葡萄胎等均与子痫前期明显相关。⑤多次妊娠妇女在更换性伴侣后,特别是性伴侣的母亲曾患子痫前期,该妇女再次发生子痫前期的可能性显著增加。

虽然子痫前期的遗传易感性学说得到普遍接受,但是,其遗传方式尚未定论。有人认为子痫前期是女性单基因常染色体隐性遗传或显性基因的不完全外显;胎儿的基因型也可能发挥十分重要的作用。也有人提出更加复杂的多基因遗传模式:母亲多个的基因、胎儿基因(父源性)及环境因素之间的相互作用的结果;某些基因同时作用于母体和胎儿,同时受到环境因素的调节。在这种观点的支持下,人们通过基因组的方法筛查到一些与子痫前期发生有关的基因位点,但目前尚不足以充分解释疾病的发生,有待进一步研究。

(二)免疫适应不良学说

子痫前期被认为可能是母体的免疫系统对滋养层父系来源的抗原异常反应的结果。子痫前期的免疫适应不良学说的流行病学证据主要有以下几方面:①在第一次正常妊娠后,子痫前期的风险明显下降。②改变性伴侣后,这种多次妊娠的效应消失。③流产和输血具有预防子痫前期的作用。④通过供卵或捐精的妊娠易发生子痫前期。

该学说的免疫学证据:①子痫前期患者体内的抗血管内皮细胞抗体、免疫复合物和补体增加。②补体和免疫复合物沉积在子宫螺旋动脉、胎盘、肝脏、肾脏和皮肤。③TH1:TH2比值失衡。④T细胞受体CD3抑制能力减低。⑤炎性细胞因子增加等。子痫前期患者普遍发生免疫异常,但尚不能确定这些异常改变间因果关系。蜕膜的免疫活性细胞释放某些介质作用于血管内皮细胞,有关介质包括:弹性蛋白酶、α-组织坏死因子、白细胞介素。这些介质在子痫前期孕妇血液和羊水中的浓度明显升高,并且对血管内皮细胞起作用。

(三)胎盘缺血学说

在正常妊娠过程,胎盘滋养细胞侵入子宫蜕膜有2个时期:第一时期为妊娠早期的受精卵种植过程;第二时期为在妊娠早中期(14~16周)。合体滋养细胞侵入子宫螺旋动脉,重铸血管,使螺旋动脉总的横截面积比非孕期增加4~6倍,胎盘的血流量增加。在子痫前期-子痫患者中,第二时期的滋养细胞侵入和螺旋动脉重铸不足,螺旋动脉总横截面积仅为正常妊娠的40%,胎盘灌注不足,处于相对缺氧状态。

目前至少有两种理论解释胎盘缺血后导致血管内皮细胞损伤的过程。一种理论认为子痫前期患者的合体滋养层微绒毛膜的退化可导致血管内皮细胞损伤,并抑制其增生。另一种理论则强调胎盘缺血后氧化应激反应增强使血管内皮细胞发生损伤。当灌注器官的血流量减少,但血氧浓度正常时,局部的氧化应激反应可形成活性氧(如超氧自由基)。如果孕妇存在脂代谢异常,高半胱氨酸血症,或抗氧化剂缺乏时,降低胎盘的血流量使局部缺氧,进一步导致血管内皮细胞损伤和引起子痫前期的临床表现。

(四)氧化应激学说

妊娠使能量的需求增加,导致整个妊娠期孕妇血液中的极低密度脂蛋白浓度升高。在子痫前期患者发病前(妊娠5~20周),孕妇血浆中的游离脂肪酸浓度就开始升高,血浆清蛋白的保护作用减弱,使脂肪以甘油三酯的形式集聚在血管内皮细胞上。根据氧化应激学说,缺氧胎盘的局部氧化应激反应转移到孕妇全身的体循环系统,导致全身血管内皮细胞的氧化应激能力损伤。氧化应激反应产生的不稳定的活性氧沉积于血管内皮下,产生相对稳定的脂质过氧化物,这些物质进一步损伤血管内皮细胞的结构和功能。虽然在正常妊娠中也存在脂质过氧化物增加,但可以通过同步增加的抗氧化作用抵消,氧化-抗氧化作用仍维持平衡;在子痫前期的患者中,抗氧化作用相对减弱,氧化作用占优势,导致血管内皮细胞损伤。

以上四种学说都是从某个侧面反映了子痫前期-子痫的发病过程,这种分类不是排他的,事实上是相互作用的。目前似乎没有一个遗传基因能够准确地反映子痫前期-子痫的易感性,而是一组基因决定了母体的易感性,这组基因可能表现为其他三个发病机制中某些关键物质的遗传信息发生改变。子痫前期-子痫患者的免疫反应异常和螺旋动脉狭窄是胎盘发生病变的基础,进一步导致器官微环境的氧化应激反应。

二、高危因素

流行病学调查发现如下高危因素:初产妇、孕妇年龄<18岁或>40岁、多胎妊娠、妊娠期高血压病史及家族史、慢性高血压、慢性肾炎、抗磷脂综合征、糖尿病、血管紧张素基因 T_{235} 阳性、营养不良及低社会经济状况均与子痫前期-子痫发病风险增加密切相关。

三、病理生理变化

全身小动脉痉挛是子痫前期-子痫的基本病变。由于小动脉痉挛,外周阻力增大,血管内皮细胞损伤,通透性增加,体液及蛋白渗漏,表现为血压升高、水肿、蛋白尿及血液浓缩。脑、心、肺、肝、肾等重要脏器严重缺血可导致心、肝及肾衰竭,肺水肿及脑水肿,甚至抽搐、昏迷;胎盘梗死,出血而发生胎盘早剥及胎盘功能减退,危及母儿安全;血小板、纤维素沉积于血管内皮,激活凝血过程,消耗凝血因子,导致 DIC。

四、重要脏器的病理生理变化

(一)脑

脑血管痉挛,通透性增加,导致脑水肿、充血、缺血、血栓形成及出血等。轻度患者可出现头痛、眼花、恶心呕吐等;严重者发生视力下降、甚至视盲,感觉迟钝、混乱,个别患者可出现昏迷,甚至发生脑疝。

(二)肾脏

肾血管痉挛,肾血流量和肾小球滤过率均下降。病理表现为肾小球扩张、血管内皮细胞肿胀、纤维素沉积于血管内皮细胞下或肾小球间质;严重者肾皮质坏死,肾功能损伤将不可逆转。蛋白尿的多少标志着肾功能损害程度;进一步出现低蛋白血症,血浆肌酐、尿素氮、尿酸浓度升高,少尿等;少数可致肾衰竭。

(三)肝脏

子痫前期可出现肝脏缺血、水肿,肝功能异常。表现为肝脏轻度肿大,血浆中各种转氨酶和碱性磷酸酶升高,以及轻度黄疸。严重者门静脉周围坏死,肝包膜下血肿形成,亦可发生肝破裂,危及母儿生命,临床表现为持续右上腹疼痛。

(四)心血管

血管痉挛,血压升高,外周阻力增加,心肌收缩力和射血阻力(即心脏后负荷)增加,心排血量明显减少,心血管系统处于低排高阻状态。血管内皮细胞损伤,血管通透性增加,血管内液进入细胞间质,导致心肌缺血、间质水肿、心肌点状出血或坏死。肺血管痉挛,肺动脉高压,易发生肺水肿,严重时导致心力衰竭。

(五)血液

(1)容量:子痫前期-子痫患者的血液浓缩,血容量相对不足,表现为红细胞比容升高。主要原因:①血管痉挛收缩,血压升高,血管壁两侧的压力梯度增加。②血管内皮细胞损伤,血管壁渗透性增加。③由于大量的蛋白尿导致低蛋白血症,血浆的胶体渗透压降低。当红细胞比容下降时多合并贫血或红细胞受损或溶血。

(2)凝血:子痫前期-子痫患者存在广泛的血管内皮细胞损伤,启动外源性或内源性的凝血机制,表现为凝血因子缺乏或变异所致的高凝血状态。严重者可出现微血管病性溶血,并伴有红细胞破坏的表现,即碎片状溶血,其特征为溶血、破裂红细胞、球形红细胞、网状红细胞增多及血红蛋白尿。血小板减少($<100\times10^9$/L)、肝酶升高、溶血,反映了疾病严重损害了凝血功能。

(六)子宫胎盘血流灌注

绒毛浅着床及血管痉挛导致胎盘灌流量下降;胎盘螺旋动脉呈急性的粥样硬化,血管内皮细胞脂肪变性,管壁坏死,管腔狭窄,易发生不同程度的胎盘梗死;胎盘血管破裂,可导致胎盘早剥。胎盘功能下降可导致胎儿生长受限、胎儿窘迫、羊水过少,严重者可致死胎。

五、临床表现

典型临床表现为妊娠 20 周后出现高血压、水肿、蛋白尿。视病变程度不同,轻者可无症状或有轻度头晕,血压轻度升高,伴水肿或轻微蛋白尿;重者出现头痛、眼花、恶心、呕吐、持续性右上腹疼痛等,血压明显升高,蛋白尿增多,水肿明显;甚至昏迷、抽搐。

六、诊断及分类

根据病史、临床表现、体征及辅助检查即可做出诊断,同时应注意有无并发症及凝血机制障碍。

(一)病史

有本病的高危因素及上述临床表现,特别应询问有无头痛、视力改变、上腹不适等。

(二)高血压

至少出现两次以上血压升高,≥12.0～18.7 kPa(90/140 mmHg)、其间隔时间≥6 小时才能确诊。血压较基础血压升高 2.0～4.0 kPa(15/30 mmHg),但<12.0～18.7 kPa(90/140 mmHg),不作为诊断依据,须密切观察。

(三)尿蛋白

由于在 24 小时内尿蛋白的浓度波动很大,单次尿样检查可能导致误差。应留取 24 小时尿作定量检查;也可取中段尿测定,避免阴道分泌物污染尿液,造成误诊。

(四)水肿

一般为凹陷性水肿,自踝部开始,逐渐向上延伸,经休息后不缓解。水肿局限于膝以下为"＋",延及大腿为"＋＋",延及外阴及腹壁为"＋＋＋",全身水肿或伴有腹水为"＋＋＋＋"。同时应注意体重异常增加,若孕妇体重每周突然增加 0.5 kg 以上,或每月增加 2.7 kg 以上,表明有隐形水肿存在。

(五)辅助检查

(1)血液检查:包括全血细胞计数、血红蛋白含量、血细胞比容、血黏度、凝血功能,根据病情轻重可多次检查。

(2)肝肾功能测定:肝细胞功能受损可致 ALT、AST 升高。患者可出现清蛋白缺乏为主的低蛋白血症,白/球蛋白比值倒置。肾功能受损时,血清肌酐、尿素氮、尿酸升高,肌酐升高与病情严重程度相平行。尿酸在慢性高血压患者中升高不明显,因此可用于本病与慢性高血压的鉴别诊断。重度子痫前期与子痫应测定电解质与二氧化碳结合力,以便及早发现并纠正酸中毒。

(3)尿液检查:应测尿比重、尿常规。尿比重≥1.020 提示尿液浓缩,尿蛋白(+)时尿蛋白含量约300 mg/24 h;当尿蛋白(+++)时尿蛋白含量 5 g/24 h。尿蛋白检查在严重妊娠期高血压疾病患者应每 2 天一次或每天检查。

(4)眼底检查:通过眼底检查可以直接观察到视网膜小动脉的痉挛程度,是子痫前期-子痫严重程度的重要参考指标。子痫前期患者可见视网膜动静脉比值 1∶2 以上、视盘水肿、絮状渗出或出血,严重时可发生视网膜剥离。患者可出现视力模糊或视盲。

(5)损伤性血流动力学监测:当子痫前期-子痫患者伴有严重的心脏病、肾脏疾病、难以控制的高血压、肺水肿及不能解释的少尿时,可以监测孕妇的中心静脉压或肺毛细血管楔压。

(6)其他:心电图、超声心动图可了解心功能,疑有脑出血可行 CT 或 MRI 检查。同时常规检查胎盘功能、胎儿宫内安危状态及胎儿成熟度检查。

妊娠高血压疾病分为 5 类:妊娠期高血压、子痫前期、子痫、慢性高血压病并发子痫前期和妊娠合并原发性高血压。

七、处理

妊娠期高血压疾病治疗的基本原则是镇静、解痉、降压、利尿,适时终止妊娠。病情程度不同,治疗原则略有不同:①妊娠期高血压一般采用休息、镇静、对症等处理后,病情可得到控制,若血压升高,可予以降压治疗。②子痫前期除了一般处理,还要进行解痉、降压等治疗,必要时终止妊娠。③子痫需要及时控制抽搐的发作,防治并发症,经短时间控制病情后及时终止妊娠。④妊娠合并慢性高血压以降血压为主。

(一)一般处理

1.休息

对于轻度的妊娠高血压可住院也可在家治疗,但子痫前期患者建议住院治疗。保证充足的睡眠,取左侧卧位,每天休息不少于 10 小时。左侧卧位可减轻子宫对腹主动脉、下腔静脉的压迫,使回心血量增加,改善子宫胎盘的血供。左侧卧位 24 小时可使舒张压降低 1.3 kPa(10 mmHg)。

2.密切监护母儿状态

应询问孕妇是否出现头痛、视力改变、上腹不适等症状。每天测体重及血压,每天或隔天复查尿蛋白。定期监测血压、胎儿发育状况和胎盘功能。

3.间断吸氧

可增加血氧含量,改善全身主要脏器和胎盘的氧供。

4.饮食

应包括充足的蛋白质、热量,不限盐和液体,但对于全身水肿者应适当限制盐的摄入。

(二)镇静

轻度患者一般不需要药物治疗,对于精神紧张、焦虑或睡眠欠佳者可给予镇静剂。对于重度的子痫前期或子痫患者,需要应用较强的镇静剂,防治子痫发作。

1.地西泮

具有较强的镇静、抗惊厥、肌肉松弛作用,对胎儿及新生儿的影响较小。用法:2.5~5.0 mg口服,每天 3 次,或 10 mg 肌内注射或静脉缓慢注射(>2 分钟)。

2.冬眠药物

冬眠药物可广泛抑制神经系统,有助于解痉降压,控制子痫抽搐。用法:①哌替啶100 mg,氯丙嗪 50 mg,异丙嗪 50 mg 加入 10% 葡萄糖 500 mL 内缓慢静脉滴注。②紧急情况下,可将三种药物的 1/3 量加入 25% 葡萄糖液 20 mL 缓慢静脉推注(>5 分钟),余 2/3 量加入 10% 葡萄糖 250 mL 静脉滴注。由于氯丙嗪可使血压急骤下降,导致肾及子宫胎盘血供减少、胎儿缺氧,且对母儿肝脏有一定的损害作用,现仅应用于硫酸镁治疗效果不佳者。

3.其他镇静药物

苯巴比妥、异戊巴比妥、吗啡等具有较好的抗惊厥、抗抽搐作用,可用于子痫发作时控制抽搐及产后预防或控制子痫发作。由于该药可致胎儿呼吸抑制,分娩 6 小时前慎用。

(三)解痉

治疗子痫前期和子痫的主要方法,可以解除全身小动脉痉挛,缓解临床症状,控制和预防子痫的发作。首选药物为硫酸镁,其作用机制:①抑制运动神经末梢与肌肉接头处钙离子和乙酰胆碱的释放,阻断神经肌肉接头间的信息传导,使骨骼肌松弛;②降低中枢神经系统兴奋性及脑细胞的耗氧量,降低血压,抑制抽搐发生;③降低机体对血管紧张素Ⅱ的反应;④刺激血管内皮细胞合成前列环素,抑制内皮素合成,从而缓解血管痉挛状态;⑤解除子宫胎盘血管痉挛,改善母儿间血氧交换及围生儿预后。

1.用药方案

静脉给药结合肌内注射。

(1)静脉给药:首次负荷剂量 25% 硫酸镁 10 mL 加于 10% 葡萄糖液 20 mL 中,缓慢静脉注入,5~10 分钟推完;继之 25% 硫酸镁 60 mL 加入 5% 葡萄糖液 500 mL 静脉滴注,滴速为 1~2 g/h。

(2)根据血压情况,决定是否加用肌内注射,用法为 25% 硫酸镁 20 mL 加 2% 利多卡因 2 mL,臀肌深部注射,每天 1~2 次。每天总量为 25~30 g。用药过程中可监测血清镁离子浓度。

2.毒性反应

正常孕妇血清镁离子浓度为 0.75~1 mmol/L,治疗有效浓度为 1.7~3 mmol/L,若血清镁离子浓度>3 mmol/L 即可发生镁中毒。首先表现为膝反射减弱或消失,继之出现全身肌张力减退、呼吸困难、复视、语言不清,严重者可出现呼吸肌麻痹,甚至呼吸、心跳停止,危及生命。

3.注意事项

用药前及用药过程中应注意以下事项。定时检查膝反射是否减弱或消失;呼吸不少于16 次/分;尿量每小时不少于 25 mL 或每 24 小时不少于 600 mL;硫酸镁治疗时需备钙剂,一旦出现中毒反应,立即静脉注射 10% 葡萄糖酸钙 10 mL,因钙离子与镁离子可竞争神经细胞上的受体,从而阻断镁离子的作用。肾功能不全时应减量或停用;有条件时监测血镁浓度。

(四)降压

目的为延长孕周或改变围生期结局。对于收缩压≥21.3 kPa(160 mmHg),或舒张压≥14.7 kPa(110 mmHg)或平均动脉压≥18.7 kPa(140 mmHg)者,以及原发性高血压妊娠前已用降血压药者,须应用降压药物。降压药物选择原则:对胎儿无毒副作用,不影响心每搏输出量、肾血流量及子宫胎盘灌注量,不致血压急剧下降或下降过低。

1.肼屈嗪

为妊娠期高血压疾病的首选药物。主要作用于血管舒缩中枢或直接作用于小动脉平滑肌,可降低血管紧张度,扩张周围血管而降低血压,并可增加心排血量,有益于脑、肾、子宫胎盘的血流灌注。降压作用快、舒张压下降较显著。用法:每15～20分钟给药5～10 mg,直至出现满意反应,即舒张压控制在12.0～13.3 kPa(90～100 mmHg);或10～20 mg,每天2～3次口服;或40 mg加入5%葡萄糖液500 mL内静脉滴注。不良反应为头痛、心率加快、潮热等。有心脏病或心力衰竭者,不宜应用此药。

2.拉贝洛尔

为α、β肾上腺素受体阻断剂,降低血压但不影响肾及胎盘血流量,并可对抗血小板凝集,促进胎儿肺成熟。该药显效快,不引起血压过低或反射性心动过速。静脉滴注剂量为50～100 mg加入5%葡萄糖液中静脉滴注,5天为1个疗程,血压稳定后改口服;每次100 mg,每天2～3次,2～3天后根据需要加量,常用维持量为200～400 mg,每天2次,饭后服用。总剂量<2400 mg/d。不良反应为头皮刺痛及呕吐。

3.硝苯地平

钙通道阻滞剂,可解除外周血管痉挛,使全身血管扩张,血压下降,由于其降压作用迅速,目前不主张舌下含化。用法:10 mg口服,每天3次,24小时总量<60 mg。其不良反应为心悸、头痛,与硫酸镁有协同作用。

4.尼莫地平

亦为钙通道阻滞剂,其优点在于可选择性的扩张脑血管。用法:20～60 mg口服,每天2～3次;或20～40 mg加入5%葡萄糖液250 mL中静脉滴注,每天1次,每天总量<360 mg,不良反应为头痛、恶心、心悸及颜面潮红。

5.甲基多巴

可兴奋血管运动中枢的α受体,抑制外周交感神经而降低血压,妊娠期使用效果较好。用法:250 mg口服,每天3次。其不良反应为嗜睡、便秘、口干、心动过缓。

6.硝普钠

强有力的速效血管扩张剂,扩张周围血管使血压下降。由于药物能迅速通过胎盘进入胎儿体内,并保持较高浓度,其代谢产物(氰化物)对胎儿有毒性作用,不宜在妊娠期使用。产后血压过高,其他降压药效果不佳时,方考虑使用。用法:50 mg加于5%葡萄糖液1 000 mL内,缓慢静脉滴注。用药不宜>72小时。用药期间应严密监测血压及心率。

7.肾素血管紧张素类药物

可导致胎儿生长受限、胎儿畸形、新生儿呼吸窘迫综合征、新生儿早发性高血压,妊娠期应禁用。

(五)扩容

一般不主张应用扩容剂,仅用于严重的低蛋白血症、贫血。可选用人血清蛋白、血浆和全血。

(六)利尿药物

一般不主张应用,仅用于全身性水肿、急性心力衰竭、肺水肿或血容量过多且伴有潜在性肺水肿者。常用利尿剂有呋塞米、甘露醇等。

(七)适时终止妊娠

终止妊娠是治疗妊娠期高血压疾病的有效措施。

1.终止妊娠的指征

(1)重度子痫前期患者经积极治疗 24～48 小时仍无明显好转者。

(2)重度子痫前期患者孕周已＞34 周。

(3)重度子痫前期患者孕龄不足 34 周,但胎盘功能减退,胎儿已成熟。

(4)重度子痫前期患者,孕龄不足 34 周,胎盘功能减退,胎儿尚未成熟者,可用地塞米松促胎肺成熟后终止妊娠。⑤子痫控制后 2 小时可考虑终止妊娠。

2.终止妊娠的方式

(1)引产适用于病情控制后,宫颈条件成熟者。先行人工破膜,羊水清亮者,可给予缩宫素静脉滴注引产。第一产程应密切观察产程进展状况,保持产妇安静和充分休息。第二产程应以会阴后侧切开术、胎头吸引或低位产钳助产缩短第二产程。第三产程应预防产后出血。产程中应加强母儿安危状况和血压监测,一旦出现头昏、眼花、恶心、呕吐等症状,病情加重,立即以剖宫产结束分娩。

(2)剖宫产适用于有产科指征者,宫颈条件不成熟,不能在短时间内经阴道分娩,引产失败,胎盘功能明显减退,或已有胎儿窘迫征象者。产后子痫多发生于产后 24 小时内,最晚可在产后 10 天发生,故产后应积极处理,防止产后子痫的发生。

(八)子痫的处理

子痫是妊娠期高血压疾病最严重的阶段,是妊娠期高血压疾病所致母儿死亡的最主要原因,应积极处理。子痫处理原则为控制抽搐,纠正缺氧和酸中毒,控制血压,抽搐控制后终止妊娠。

(1)控制抽搐:①25％硫酸镁 10 mL 加于 25％葡萄糖液 20 mL 静脉推注(＞5 分钟),继之用以 2 g/h 静脉滴注,维持血药浓度,同时应用有效镇静药物如地西泮,控制抽搐。②20％甘露醇 250 mL 快速静脉滴注,降低颅内压。

(2)血压过高时给予降压药。

(3)纠正缺氧和酸中毒:间断面罩吸氧,根据二氧化碳结合力及尿素氮值给予适量的 4％碳酸氢钠纠正酸中毒。

(4)终止妊娠:抽搐控制 2 小时后可考虑终止妊娠。

(5)护理:保持环境安静,避免声光刺激;吸氧,防止口舌咬伤,防止窒息,防止坠地受伤,密切观察体温、脉搏、呼吸、血压、神志、尿量(应保留导尿管监测)等。

(6)密切观察病情变化,及早发现心力衰竭、脑出血、肺水肿、HELLP 综合征、肾衰竭、DIC 等并发症,并积极处理。

(九)慢性高血压的处理

1.降压治疗指征

收缩压在 20.0～24.0 kPa(150～180 mmHg)或舒张压＞13.3 kPa(100 mmHg);或伴有高血压导致的器官损伤的表现。血压≥14.7～24.0 kPa(110/180 mmHg)时,需要静脉降压治疗,首选药物为肼屈嗪和拉贝洛尔。

2.胎儿监护

超声检查,动态监测胎儿的生长发育。NST 或胎儿生物物理监护,在妊娠 28 周开始每周一次;妊娠 32 周以后每周两次。

3.终止妊娠

对于轻度、没有并发症的慢性高血压病,可足月自然分娩;若慢性高血压病并发子痫前期,或伴其他的妊娠并发症(如胎儿生长受限、上胎死胎史等),应提前终止妊娠。

(万淑燕)

第七节　妊娠合并哮喘

哮喘是一种比较常见的肺部疾病,多数患者发作是短暂的,持续几分钟至几小时,严重时可持续几天或几周,称之为哮喘持续状态,因急性发作而致死者罕见。孕期哮喘发生率为 1‰～4‰,哮喘持续状态约 0.2%。

一、病因及发病机制

炎症近年来被认为是导致支气管哮喘的基本原因。支气管哮喘的诱发因素较多而且复杂。传统上,哮喘分外源性和内源性两大组。

外源性又称过敏性,在儿童中常见,89%随疾病一起生长,常有哮喘家族史,过敏性哮喘伴有特异性湿疹、鼻炎、荨麻疹及对皮内注射空气传播的抗原产生阳性风团和潮红反应,50%～60%患者血清中 IgE 水平升高,并对吸入特异性抗原的支气管激发试验呈阳性反应。常见的抗原刺激物包括粉尘、花粉、动物皮屑。

内源性或特异性哮喘,绝大多数成人期发作的哮喘无家族史或过敏史,皮肤试验阴性,IgE水平正常或偏低。大多数因对感染、污染、运动、冷空气、情绪压力或不明原因的物质起反应而出现症状。

还有些患者不能明确分类,而作为混合组,带有两种哮喘的特点。

发病机制:尚不清楚,哮喘的特点是可恢复性的气道梗阻;包括支气管平滑肌收缩、黏液分泌增加、黏膜水肿、气管和支气管发炎及对刺激物的敏感性增加。支气管哮喘患者往往有气管和支气管的非特异高反应性。急性发作时纤维支气管镜检查发现:红斑、水肿的气管、支气管。黏膜活检证实有嗜酸性粒细胞、中性粒细胞、淋巴细胞、棘突状细胞和巨噬细胞浸润。炎性介质释放导致平滑肌收缩,上皮细胞完整性破坏,血管舒张,形成水肿,黏液分泌增多。

二、病理改变

其病理过程包括大量炎细胞浸润、分泌物增多,呼吸道水肿,支气管平滑肌增生,以及基底膜增厚。

三、哮喘和妊娠的相互影响

妊娠对哮喘的影响:妊娠对哮喘无特殊影响,但正常妊娠时呼吸系统的生理改变可使得妊娠期哮喘患者对缺氧更敏感。疾病轻微的患者孕期可无变化,有 1/3 的人孕期可能会恶化。严重哮喘的妇女,孕期会发生恶化。有 10% 的患者分娩过程中会加重。剖宫产和阴道产相比,剖宫产对孕妇更不利。

哮喘对妊娠的影响：严重哮喘时因缺氧会导致早产、低出生体重儿、先兆子痫和围生儿死亡。母亲病死率与哮喘持续状态有关，当哮喘需要呼吸机辅助呼吸时，病死率高达40%以上。

四、临床表现

主要症状是发作性呼吸困难或胸闷，临床上表现不一，从轻微的喘息到严重的支气管收缩，引起呼吸衰竭，严重低氧血症和死亡。检查患者可发现弥漫性的哮鸣音，呼吸期较重。哮喘症状常于夜间或清晨加重。

五、诊断和鉴别诊断

(一)诊断

根据病史、临床症状、体格检查及实验室结果可做出诊断。如有胸闷或咳嗽或反复发作呼吸困难、喘息、夜间或清晨加重，其发作与接触或吸入某些刺激物、变应原或运动有关，经检查排除其他原因引起上述症状的人应考虑为哮喘。诱发试验孕期不常做，如果患者有内科诊断过哮喘史，她通常被作为哮喘者。

(二)鉴别诊断

应与下列疾病鉴别。

1.左心衰竭喘息

常在夜间加重，应与支气管哮喘鉴别。但心力衰竭患者往往有高血压、心悸等病史和症状；咳粉红色泡沫状痰；双肺可闻及细小啰音，心电图或胸部X线检查有助于诊断。

2.上呼吸道梗阻

也可造成呼吸困难，应与支气管哮喘鉴别。

3.慢性支气管炎

根据支气管哮喘的临床表现可与慢性支气管炎鉴别。

六、治疗

由于哮喘的患者复杂，病情轻重不一及个体对药物的反应差异，因而治疗方案和效果也不相同。孕期哮喘的处理分以下四个方面。

(一)母儿监测

1.孕妇监测

应与内科医师密切配合，20%～30%的中度或重度患者，应定期监测肺功能，根据肺功能情况进行治疗。

2.胎儿监测

胎儿监测包括准确核对孕周、超声检查、胎心监护或生物物理监测。对可疑宫内生长受限、中重度疾病患者、哮喘恶化和胎动减少的患者及时做胎心监护，了解胎儿宫内情况。

(二)环境监测

清除哮喘诱因有助于减轻患者症状，最有用的方法之一是将枕头和床垫用不透气的塑料布罩上，以控制室内尘螨。花粉和粉尘高发季节使用空调，不要吸烟或留在吸烟人群中。避免接触宠物包括猫、狗、鸟和啮齿类动物，因为它们能使哮喘加重。

(三)药物治疗

1.β受体激动剂

吸入β受体激动剂是强有力的支气管扩张药,用于治疗急性和慢性哮喘。常用药物有特普他林、沙丁胺醇和二羟苯基异丙氨基乙醇(支气管扩张药)。不良反应包括:过敏、心律不齐、难以解释的支气管收缩。

2.可的松

用药途径有口服片剂、雾化吸入和静脉点滴输入。喷雾吸入可获得较高的支气管局部作用浓度,疗效好,全身不良反应低。孕期常用的可的松吸入剂为倍他米松。

3.氨茶碱

孕期可使用,维持血清水平在 $5\sim12$ mg/mL,高剂量可引起母亲和新生儿紧张、心动过速、呕吐,未发现胎儿畸形。

4.抗胆碱类药物

用于哮喘急性发作。

关于药物治疗时母乳喂养的问题:口服可的松、雾化的可的松、β受体激动剂、色甘酸钠、茶碱和异丙托溴铵,乳汁中含有少量,不会引起明显的不良反应,可以哺乳。

(四)教育患者

教育可以帮助患者获得控制疾病的动力、技能和信心。指导中、重度哮喘患者一天二次测量和记录呼气流量峰值,测得自己的平均值。使用这些测量值来指导治疗。

(五)产程和分娩期处理

分娩期有 10% 的人哮喘会发作。因此,分娩及产后应继续服用控制哮喘的药物。孕期长期口服泼尼松或几种短效全身使用的可的松患者,产后 24 小时应给予 100 mg 的氢化可的松,每8 小时一次,以防肾上腺功能不足。

哮喘孕妇需要引产者,可选用催产素,不用 $PGF_{2\alpha}$,因它是支气管收缩剂。死胎或治疗性流产时用 PGE_2 促宫颈成熟未发现支气管痉挛的报道。早产者可用β受体激动剂、硫酸镁或硝苯地平,如果患者已用β受体激动剂治疗哮喘,应避免使用另一种β受体激动剂。

非甾体抗炎药如吲哚美辛可加重哮喘,属相对禁忌药物。产后出血者可使用催产素帮助子宫收缩。避免使用麦角新碱和 15-甲基 $PGF_{2\alpha}$(卡孕栓,欣母沛)。止痛药吗啡和哌替啶应避免使用。硬膜外麻醉对患者较安全,如果需要全身麻醉,可用氯胺酮,它是支气管扩张剂,也可用低浓度的卤化的麻醉剂。

脱敏或免疫治疗虽受欢迎,但有报道孕期免疫治疗可致患者子宫收缩,导致流产。普遍认为孕期不应该进行免疫治疗,但孕前已开始的免疫治疗可继续维持原量。

(褚晓文)

第八节　妊娠合并肺炎

肺炎是指肺组织的急性炎症,种类很多。常见的有大叶性肺炎、支气管肺炎和原发性非典型肺炎。妊娠合并肺炎并不常见,发生率在 $0.44\%_0\sim8.47\%_0$ 之间,20 世纪 30—70 年代间,其发生率逐年下降,20世纪80年代起妊娠合并肺炎的发生率又有上升趋势。原因可能与近年来人类免疫缺陷病毒(HIV)感染增加、吸毒、免疫抑制剂的大量应用及患慢性呼吸系统疾病人数增加有关。肺炎可发生在孕期任何时间,病情较非孕期妇女严重,病死率在抗生素广泛应用之前,接近30%,现降至4%,重症肺部感染、菌血症、脓胸的发生率亦有所下降,但对病毒性肺炎,母亲的发生率和病死率无明显降低。

一、细菌性肺炎

(一)病因及发病机制

孕期合并肺炎,致病微生物与非孕时无明显不同,常见病原体有肺炎链球菌、溶血性链球菌、流感嗜血杆菌和支原体。孕期由于胸部解剖学的改变及免疫学方面的变化,易发生上呼吸道感染及支气管炎,顺行而导致肺部感染。

(二)病理改变

肺炎链球菌可引起大叶性肺炎、支气管肺炎,其典型病理改变包括:充血水肿期、红色肝变期、灰色肝变期、黄色肝变期和溶解消散期。由于抗生素的使用,这种典型的病理分期已不常见。

(三)临床表现

1.症状和体征

细菌性肺炎典型的症状和体征包括:突然畏寒、寒战、发热、胸痛、呼吸困难、咳脓痰或铁锈色痰。病侧呼吸运动减弱,叩诊浊音,触及震颤,听诊病变部位有支气管呼吸音,语音增强,可闻及干、湿啰音及胸膜摩擦音,水泡音和捻发音,常有胸膜渗出。

2.实验室检查

白细胞总数升高,中性粒细胞增多,并有核左移或细胞内见中毒颗粒。痰标本涂片可发现革兰氏染色阳性、带荚膜的双球菌。血培养20%~30%的患者可以阳性。

3.X线检查

有典型的改变。

(四)诊断和鉴别诊断

1.诊断

根据典型症状和体征,结合X线检查,可作出初步诊断,结合病原菌检测,确诊并不困难。临床表现不典型,病原菌检测是确诊的主要依据。需注意的是孕妇症状和体征在开始时不明显,因此当有明显上呼吸道症状超过2周时应考虑胸部X片检查。

2.鉴别诊断

应与其他类型肺炎相区别如非典型肺炎、支原体肺炎、病毒性肺炎等。

(五)治疗

1.抗感染治疗

(1)轻症:青霉素80万U肌内注射,一天2次。青霉素过敏者用红霉素0.25 g口服,一天4次;或头孢菌素Ⅳ号0.5 g口服,一天3次;或阿奇霉素治疗,第一天口服500 mg,以后每天250 mg,连续4天。

(2)重症:青霉素400万U静脉点滴,一天2次;或头孢唑林钠(头孢菌素Ⅴ)2.0 g静脉点滴,一天3次。或头孢曲松2 g静脉点滴,一天一次,并加红霉素0.5 g静脉点滴,6小时一次。

2.对症治疗

吸氧;监测动脉血气;纠正酸碱平衡、水电解质紊乱;营养支持治疗;镇静退热;化痰止咳。

3.产科处理

严密观察胎心、胎动及宫缩情况,如果治疗及时,无明显产科并发症出现则无需引产。肺炎病情不重时若出现早产情况可以保胎治疗;若病情较重则不必保胎,任其自然分娩。临产后可持续给氧,阴道分娩为宜,第二产程时应避免产妇屏气用力,可以助产,产后继续维持肺功能,应用抗生素至病情恢复。

(六)预防

对孕妇有呼吸道症状者,应仔细询问病史,特别是既往有无呼吸系统疾病史、吸毒、吸烟。注意纠正贫血;检查 HIV。

二、病毒性肺炎

(一)病因及发病机制

流感病毒性肺炎可造成孕妇死亡,应引起重视。病毒来源于急性流感患者的呼吸道分泌物,大多数情况下是通过咳嗽和喷嚏形成的飞沫传入呼吸道所传播,亦可因接触而传播,如通过手与手,甚至污染物引起。流感病毒进入上呼吸道在纤毛柱状上皮细胞内进行复制,借神经氨酸酶作用释放至黏液中,又侵入其他细胞引起感染蔓延,导致上皮细胞变性坏死、脱落。病损一般局限在上呼吸道,少数播散至下呼吸道引起支气管、细支气管和肺泡等部位上皮细胞坏死、脱落、黏膜下层出血、水肿及炎症细胞浸润。病毒性肺炎可造成孕妇死亡,应引起重视。

(二)病理改变

病毒最初累及纤毛柱状上皮细胞,也可累及其他呼吸道细胞,包括肺泡细胞、黏液腺细胞及巨噬细胞,被感染的纤毛上皮细胞出现退行性变包括颗粒形成、空泡形成、细胞肿胀和核固缩,继而坏死和崩解,细胞碎片聚集在气道内,阻塞小气道,出现呼吸道黏膜肿胀,肺泡间隔有显著炎性细胞浸润和水肿,肺泡毛细血管内也可发现伴坏死和出血的纤维蛋白血栓,沿肺泡和肺泡管可见到嗜酸性透明膜。

(三)临床表现

1.症状

病初与单纯性流感相似,常表现为畏寒、发热、头痛、肌痛及关节疼痛,伴有咳嗽,痰少但可带血,咽痛等呼吸道症状。1～2 天后病情加重,出现持续发热,伴咳嗽、呼吸困难、咯血、发绀。流感潜伏期为 1～3 天,流感病毒肺炎常发生于急性流感尚未消退时,无合并症者通常 3 天可恢复,超过 5 天应考虑有合并症的可能。

2.体征

呼吸急促,重者可见鼻翼翕动和肋间肌、肋骨下凹陷。病情严重时,双肺可闻及弥散性水泡音及哮鸣音,偶尔迅速进展,发生心肺衰竭。病程可持续 3～5 周。有的可合并继发性细菌性或混合性肺炎。

3.实验室检查

白细胞计数和中性粒细胞正常或减少。后期白细胞计数可略升高,当白细胞高于 15×10^9/L,常提示有继发细菌感染。动脉血气分析显示明显的低氧血症。

4.X 线检查

表现双肺散在絮状阴影或双肺斑点状或小片阴影。

（四）诊断和鉴别诊断

流感流行期间，诊断并不困难，结合患者的症状、体征和 X 线检查，可以做出诊断。确诊有赖于咽拭子病毒分离或血中病毒抗体滴度增加。

鉴别诊断：支原体肺炎、细菌性肺炎、支气管哮喘等。

（五）治疗

（1）抗病毒治疗：口服金刚烷胺，早期使用能防止甲型流感病毒进入细胞。预防感染时必须在发病前给药，治疗患者必须在发病的最初 1～2 天给药，才能减轻症状，缩短病程。剂量：50～100 mg，一天 2 次，疗程 5～7 天。

（2）吸氧。

（3）抗生素治疗，同细菌性肺炎。

（4）对症治疗，卧床休息，多饮水。

（5）产科处理同细菌性肺炎。

（六）预防

（1）接种疫苗。

（2）药物预防：盐酸金刚烷胺对预防甲型流感病毒相关的疾病有效率为 70%～100%，主要用于未接种疫苗的高危者，或由于流感病毒抗原变异而使既往接种的疫苗相对失效的患者。

（褚晓文）

第九节 妊娠合并病毒性肝炎

病毒性肝炎是孕妇并发的最常见的肝脏疾病，妊娠期感染可严重地危害孕妇及胎儿，病原发病率为非妊娠期妇女的 6～9 倍，急性重型肝炎发生率为非孕期妇女的 65.5 倍。常见的病原体有甲型（HAV）、乙型（HBV）、丙型（HCV）、丁型（HDV）、戊型（HEV）等肝炎病毒。近年来还提出己型（HFV）、庚型病毒性肝炎（HGV），以及输血传播病毒（TTV）感染等。这些病毒在一定条件下都可造成严重肝功能损害甚至肝功能衰竭。对病毒性肝炎孕妇的孕期保健及阻止肝炎病毒的母儿传播已成为围生医学研究的重要课题。

一、病因和分类

（一）甲型病毒性肝炎

由甲型肝炎病毒（HAV）引起，HAV 是一种直径 27～28 nm、20 面立体对称的微小核糖核酸病毒，病毒表面无包膜，外层为壳蛋白，内部含有单链 RNA。病毒基因组由 7 478 个核苷酸组成，分子量为 2.25×10^8。病毒耐酸、耐碱、耐热、耐寒能力强，经高热 100 ℃，5 分钟、紫外线照射 1 小时，1：400，37 ℃甲醛浸泡 72 小时等均可灭活。

甲型肝炎主要经粪-口直接传播，病毒存在于受感染的人或动物的肝细胞质、血清、胆汁和粪便中。在甲型肝炎流行地区,绝大多数成人血清中都有甲肝病毒,因此,婴儿在出生后 6 个月内,由于血清中有来自母体的抗-HAV 而不易感染甲型肝炎。

(二)乙型病毒性肝炎

由乙型肝炎病毒(HBV)引起,孕妇中 HBsAg 的携带率为 5%～10%。妊娠合并乙型肝炎的发病率为 0.025%～1.6%,70.3%产科肝病是乙型肝炎,乙型肝炎表面抗原携带孕妇的胎儿宫内感染率为5%～15%。

乙型肝炎病毒又称 Dane 颗粒,因系 Prince 在澳大利亚发现,也称澳大利亚抗原。乙型肝炎病毒是一种直径 42 nm、双层结构的嗜肝 DNA 病毒,由外壳蛋白和核心成分组成。外壳蛋白含有表面抗原(HBsAg)和前 S 基因的产物;核心部分主要包括核心抗原(HBcAg)、e 抗原(HBeAg)、DNA 及 DNA 多聚酶,是乙型肝炎病毒复制部分。

乙型肝炎的传播途径主要有血液传播、唾液传播和母婴垂直传播等。人群中 40%～50%的慢性HBsAg携带者是由母婴传播造成的。母婴垂直传播的主要方式:宫内感染、产时传播和产后传播。

(三)丙型病毒性肝炎

由丙型肝炎病毒(HCV)引起,HCV 与乙肝病毒的流行病学相似,感染者半数以上发展成为慢性,可能是肝硬化和肝癌的原因。

HCV 经血液和血液制品传播是我国丙型肝炎的主要传播途径,据国外报道,90%以上的输血后肝炎是丙型肝炎,吸毒、性混乱、肾透析和医源性接触都是高危人群,除此之外,仍有 40%～50%的 HCV 感染无明显的血液及血液制品暴露史,其中母婴传播是研究的热点。

(四)丁型病毒性肝炎

又称 δ 病毒,是一种缺陷的嗜肝 RNA 病毒。病毒直径 38 nm,含 1678 个核苷酸。HDV 需依赖 HBV 才能复制,常与 HBV 同时感染或在 HBV 携带情况下重叠发生,导致病情加重或慢性化。国内各地的检出率为 1.73%～25.66%。

HDV 主要经输血和血制品、注射和性传播,也存在母婴垂直传播,研究发现,HBV 标志物阴性,HDV 阳性母亲的新生儿也可能有 HDV 感染。

(五)戊型病毒性肝炎

又称流行性或肠道传播的非甲非乙型肝炎。戊型肝炎病毒(HEV)直径 23～37 nm,病毒基因组为正链单股 RNA。

戊肝主要通过粪-口途径传播,输血可能也是一种潜在的传播途径,目前尚未见母婴垂直传播的报道。

(六)其他病毒性肝炎

除以上所列各种病毒性肝炎外,还有 10%～20%的肝炎患者病原不清,这些肝炎主要有己型病毒性肝炎、庚型病毒性肝炎、单纯疱疹病毒性肝炎和巨细胞病毒性肝炎等。己型病毒性肝炎病情和慢性化程度均不如输血后肝炎严重,目前缺少特异性诊断方法。庚型病毒性肝炎主要通过输血等肠道外途径传播,也可能经母婴和性传播,有待进一步证实。单纯疱疹病毒性肝炎和巨细胞病毒性肝炎文献报道少见。

二、病毒性肝炎对妊娠的影响

(一)对母体的影响

妊娠早期发生病毒性肝炎可使妊娠反应如厌食、恶心、呕吐等症状加重。妊娠晚期由于肝病使醛固酮灭活能力下降，较易发生妊娠高血压综合征，发生率可达 30%。分娩时，由于肝功能受损，凝血因子合成功能减退，易发生产后出血。如为重症肝炎，极易并发 DIC，导致孕产妇死亡。HCV 感染较少增加产科并发症的危险，戊型肝炎暴发流行时，孕妇感染后，可导致流产、死胎、产后出血。妊娠后期易发展为重症肝炎、肝功能衰竭，病死率可达 30%。

妊娠合并病毒性肝炎孕产妇病死率各地报道不同，上海地区为 1.7%～8.1%；武汉地区为 18.3%；欧洲仅 1.8%；北非则高达 50%。

(二)对胎儿的影响

目前尚无 HAV 致畸的报道。

妊娠早期患病毒性肝炎，胎儿畸形率约增高 2 倍。患乙型肝炎和慢性无症状 HBV 携带者的孕妇，均可能导致胎儿畸形、流产、死胎、死产，新生儿窒息率、病死率明显增加，也可能使新生儿成为 HBV 携带者，部分导致慢性肝炎、肝硬化和肝癌。妊娠晚期合并病毒性肝炎时，早产率和围生儿病死率亦明显增高。

(三)母婴传播

1.甲型肝炎

无宫内传播的可能性，分娩时由于吸入羊水可引起新生儿感染及新生儿监护室甲型肝炎的暴发流行。

2.乙型肝炎

乙型肝炎母婴传播可分为宫内感染、产时传播、产后传播。

(1)宫内感染：主要是子宫内经胎盘传播，是母婴传播中重要的途径。脐血 HBV 抗原标志物阳性则表示可能有宫内感染。Sharma 等报道单纯 HBsAg 阳性的孕妇胎儿受感染率为 50%～60%；合并 HBeAg 阳性和抗 HBc 阳性孕妇宫内感染率可达 88%～90%。

HBV 经胎盘感染胎儿的机制可能有：①HBV 使胎盘屏障受损或通透性改变，通过细胞与细胞间的传递方式实现的母血 HBV 经蜕膜毛细血管内皮细胞和蜕膜细胞及绒毛间隙直接感染绒毛滋养层细胞，然后进一步感染绒毛间质细胞，最终感染绒毛细血管内皮细胞而造成胎儿宫内感染的发生。②HBV 先感染并复制于胎盘组织。③HBV 患者精子中存在 HBV DNA，提示HBV 有可能通过生殖细胞垂直传播，父系传播不容忽视。

(2)产时传播：是 HBV 母婴传播的主要途径，约占 50%。其机制可能是分娩时胎儿通过产道吞咽或接触了含有 HBV 的母血、羊水和阴道分泌物，也有学者认为分娩过程中，胎盘绒毛血管破裂，少量血渗透入胎儿血中，引起产时传播。

(3)产后传播：主要与接触母亲唾液、汗液和乳汁有关。HBV 可侵犯淋巴细胞和精细胞等，而早期母乳中有大量淋巴细胞，所以不能排除 HBV DNA 在母乳中整合和复制成 HBV 的可能。当新生儿消化道任何一处黏膜因炎症发生水肿、渗出，导致通透性增加或黏膜直接受损时，母乳中该物质就可能通过毛细血管网进入血液循环而引起乙肝感染。研究发现，当 HBsAg 阳性母亲唾液中 HBsAg 也阳性时，其婴儿的感染率为 22%。母血中乙肝三项阳性者和 HBeAg 及抗-HBc 阳性者因其初乳中 HBV DNA 的阳性率为 100%，故不宜哺乳；血中 HBsAg 及 HBeAg、

HBsAg 及抗-HBc 和 HBeAg 阳性者其初乳中排毒率达 75% 以上,所以应谨慎哺乳。如果初乳中单纯抗-HBs 和/或抗-HBe 阳性者,因其排毒率为零,可以哺乳。

3.丙型肝炎

有关 HCV 母婴传播的感染率各家报道不一(0～100%),可能与母体血中 HCV RNA 水平不同、研究方法不同、婴儿追踪观察的时间不同等有关。研究证实,孕妇的抗 HCV 可通过胎盘到达婴儿体内,母婴感染的传播可发生于产前妊娠期,即 HCV 感染子宫内胎儿,并定位于胎儿肝脏。白钢钻等研究发现,抗 HCV 或 HCV RNA 任意一项阳性孕妇所分娩的新生儿 HCV 感染率极高,有输血史和丙型肝炎病史者,发生宫内传播的危险性更大。HCV 可能通过宫内感染、分娩过程中感染,也可于产后母乳喂养的过程中感染。

4.其他类型的肝炎

HDV 存在母婴传播,其传播机制可能是经宫内感染,也有可能类似某些 RNA 病毒经生殖细胞传播。目前尚未见 HEV 母婴传播的报道。庚型病毒性肝炎可经母婴传播和性传播,其途径可能是分娩过程或产后哺乳。

三、妊娠对病毒性肝炎的影响

肝脏代谢在妊娠期有别于非妊娠期,一旦受到肝炎病毒侵袭,其损害就较为严重,原因:①妊娠期新陈代谢旺盛,胎儿的呼吸排泄等功能均需母体完成;②肝脏是性激素代谢及灭活的主要场所,孕期内分泌变化所产生的大量性激素需在肝内代谢和灭活,加重肝脏的负担;③妊娠期机体所需热量较非妊娠期高 20%,铁、钙、各种维生素和蛋白质需求量大大增加,若孕妇原有营养不良,则肝功能减退,加重病情;④妊娠期高血压疾病可引起小血管痉挛,使肝、肾血流减少,而肾功能损害,代谢产物排泄受阻,可进一步加重肝损害,若合并肝炎,易致肝细胞大量坏死,诱发重症肝炎;⑤由于妊娠期的生理变化和分娩、手术创伤、麻醉影响、上行感染等因素,不可避免地对已经不健康的肝脏造成再损伤,使孕妇患肝炎较普通人更易发生严重变化;⑥为了适应妊娠的需要,循环系统血液再分配使孕期的肝脏处于相对缺血状态,使原本不健康的肝脏更加雪上加霜甚至不堪重负。所以,肝炎产妇更易加重肝损害,甚至诱发重症肝炎。国内外的资料显示,约 8% 的妊娠肝炎患者发展为重症肝炎,大大高于非孕人群乙型肝炎诱发重症肝炎的发生率(1%～5%)。

四、临床表现

甲型肝炎临床表现均为急性,好发于秋冬季,潜伏期为 2～6 周。前期症状可有发热、厌油、食欲下降、恶心呕吐、乏力、腹胀和肝区疼痛等,一般于 3 周内好转。此后出现黄疸、皮肤瘙痒、肝脏肿大,持续 2～6 周或更长。多数病例症状轻且无黄疸。

乙型肝炎分急性乙型肝炎、慢性乙型肝炎、重症肝炎和 HBsAg 病毒携带者。潜伏期一般为 1～6 个月。

急性期妊娠合并乙肝的临床表现出现不能用妊娠反应或其他原因解释的消化道症状,与甲肝类似,但起病更隐匿,前驱症状可能有急性免疫复合物样表现,如皮疹、关节痛等,黄疸出现后症状可缓解。乙型肝炎病程长,5% 左右的患者转为慢性。极少数患者起病急,伴高热、寒战、黄疸等,如病情进行性加重,演变为重症肝炎则黄疸迅速加深,出现肝性脑病症状,凝血机制障碍,危及生命。妊娠时更易发生重症肝炎,尤其是妊娠晚期多见。

其他类型的肝炎临床表现与乙型肝炎类似,症状或轻或重。丙型肝炎的潜伏期为 2~26 周,输血引起者为 2~16 周。丁型肝炎的潜伏期为 4~20 周,多与乙型肝炎同时感染或重叠感染。戊型肝炎与甲肝症状相似,暴发流行时,易感染孕妇,妊娠后期发展为重症肝炎,导致肝功能衰竭,病死率可达 30%。有学者报道散发性戊型肝炎合并妊娠,起病急,症状轻,临床预后较好,不必因此终止妊娠。

五、诊断

妊娠合并病毒性肝炎的前驱症状与妊娠反应类似,容易被忽视,诊断需要根据病史、症状、体征和实验室检查等综合分析。

(一)病史

要详细了解患者是否有与肝炎患者密切接触史;是否接受输血、血液制品、凝血因子等治疗;是否有吸毒史。

(二)症状和体征

近期内有无其他原因解释的消化道症状、低热、肝区疼痛、不明原因的黄疸。体格检查肝脏肿大、压痛,部分患者可有脾大。重症肝炎出现高热、烦躁、谵妄等症状,黄疸迅速加深,伴有肝性脑病,可危及生命。查体肝浊音界明显减小,有腹水形成。

(三)实验室检查

1.周围血象

急性期白细胞多减低,淋巴细胞相对增多,异常淋巴细胞不超过 10%。急性重型肝炎白细胞总数及中性粒细胞百分比均可显著增多。合并弥漫性血管内凝血时,血小板急骤减少,血涂片中可发现形态异常的红细胞。

2.肝功能检查

(1)血清酶活力测定:血清丙氨酸氨基转移酶(ALT),即谷丙转氨酶(GPT)及血清羧门冬氨酸氨基转移酶(AST),即谷草转氨酶(GOT)是临床上常用的检测指标。肝细胞有损害时,ALT 增高,为急性肝炎早期诊断的敏感指标之一,其值可高于正常十倍至数十倍,一般于 3~4 周下降至正常。若 ALT 持续数月不降,可能发展为慢性肝炎。急性重型肝炎 ALT 轻度升高,但血清胆红素明显上升,为酶胆分离现象,提示有大量肝细胞坏死。当肝细胞损害时 AST 亦增高,急性肝炎升高显著,慢性肝炎及肝硬化中等升高。急性黄疸出现后很快下降,持续时间不超过 3 周,乙肝则持续较长。AST/ALT 的比值对判断肝细胞损伤有较重要意义。急性重型肝炎时 AST/ALT<1,提示肝细胞有严重坏死。

(2)胆色素代谢功能测定:各类型黄疸时血清胆红素增高,正常时<17 μmol/L,重型肝炎、淤胆型肝炎均明显增高>170 μmol/L,以直接胆红素为主,黄疸消退时胆红素降低。急性肝炎时尿胆红素先于黄疸出现阳性,在黄疸消失前转阴。尿胆原在黄疸前期增加,黄疸出现后因肝内胆红素排出受阻,尿胆原则上减少。

(3)慢性肝炎时白/球比例倒置或丙种球蛋白增高。麝香草酚浊度及絮状试验,锌浊度试验反映肝实质病变,重症肝炎时氨基酸酶谱中支链氨基酸/芳香族氨基酸摩尔比值降至 1.0~1.5。病毒性肝炎合并胆汁淤积时碱性磷酸酶(AKP)及胆固醇测定明显升高。有肝细胞再生时甲胎蛋白(AFP)增高。

3.病原学检查

对临床诊断、治疗、预后及预防等方面有重要意义。最常用且敏感的为酶联免疫法(EIA)及放射免疫法(RIA)检测抗原和抗体。

(1)甲型肝炎:急性期抗-HAV IgM 阳性,抗 HAVIgG 阳性表示既往感染。一般发病第 1 周抗-HAV IgM 阳性,1～2 个月后抗体滴度下降,3～6 个月后消失。感染者粪便免疫电镜可检出 HAV 颗粒。

(2)乙型肝炎:有多种抗原抗体系统。临床常用有乙型肝炎表面抗原 HBsAg、e 抗原 HBeAg 和核心抗原 HBcAg 及其抗体系统。HBsAg 阳性是乙型肝炎的特异性标志,急性期其滴度随病情恢复而下降,慢性及无症状携带者 HBsAg 可长期阳性。HBeAg 阳性表示 HBV 复制,这类患者临床有传染性,抗 HBe 出现则表示 HBV 复制停止。HBcAg 阳性也表示 HBV 复制,慢性 HBV 感染者,抗 HbcAg 可持续阳性。有条件者测前 S_1、前 S_2 和抗前 S_1、抗前 S_2,对早期诊断乙型肝炎和判断转归有重要意义。

(3)丙型肝炎:抗-HCV 阳性出现于感染后期,即使抗体阳性也无法说明现症感染还是既往感染,需结合临床。判断困难时可用反转录聚合酶链反应(RT-PCR)检测 HCVRNA。

(4)丁型肝炎:血清抗-HD 或抗-HD IgM 阳性,或 HDAg 阳性,一般出现在肝炎潜伏期后期和急性期早期;亦可测 HDV RNA,均为 HDV 感染的标志。

(5)戊型肝炎:急性期血清抗-HEV IgM 阳性;或发病早期抗-HEV 阴性,恢复期转为阳性。患者粪便内免疫电镜可检出 HEV 颗粒。

4.其他检测方法

B 超诊断对判断肝硬化、胆管异常、肝内外占位性病变有参考价值;肝活检对确定弥漫性肝病变及区别慢性肝炎临床类型有重要意义。

六、鉴别诊断

(一)妊娠剧吐引起的肝损害

妊娠剧吐多发生在妊娠早期,由于反复呕吐,可造成脱水、尿少、酸碱失衡、电解质失调、消瘦和黄疸等。实验室检查血胆红素和转氨酶轻度升高、尿酮体阳性。与病毒性肝炎相比,妊娠剧吐引起的黄疸较轻,经过治疗如补足液体、纠正电解质紊乱和酸中毒后,症状迅速好转。

(二)妊娠高血压综合征引起的肝损害

重度妊高征子痫和先兆子痫常合并肝功能损害,恶心、呕吐、肝区疼痛等临床症状与病毒性肝炎相似。但妊高征症状典型,除有高血压、水肿、蛋白尿和肾损害及眼底小动脉痉挛外,还可有头痛、头晕、视物模糊与典型子痫抽搐等,部分患者转氨酶升高,但妊娠结束后可迅速恢复。如合并 HELLP 综合征,应伴有溶血、肝酶升高及血小板减少。妊娠期肝炎合并妊高征时,两者易混淆,可检测肝炎病毒抗原抗体帮助鉴别诊断。

(三)妊娠期急性脂肪肝

临床罕见,多发生于妊娠 28～40 周,妊娠高血压综合征、双胎等多见。起病急,以忽然剧烈、持续的呕吐开始,有时伴上腹疼痛及黄疸。1～2 周后,病情迅速恶化,出现弥漫性血管内凝血、肾衰竭、低血糖、代谢性酸中毒、肝性脑病、休克等。其主要病理变化为肝小叶弥漫性脂肪变性,但无肝细胞广泛坏死,可与病毒性肝炎鉴别。实验室检查转氨酶轻度升高,血清尿酸、尿素氮增高,直接胆红素明显升高,尿胆红素阴性。B 超为典型的脂肪肝表现,肝区内弥漫的密度增高区,呈雪花状,强弱不均;CT 为肝实质呈均匀一致的密度减低。

(四)妊娠期肝内胆汁淤积综合征

又称妊娠期特发性黄疸、妊娠瘙痒症等,是发生于妊娠中、晚期,以瘙痒和黄疸为特征的疾病。其临床特点为先有皮肤瘙痒,进行性加重,黄疸一般为轻度。分娩后 1～3 天黄疸消退,症状缓解。患者一般情况好,无病毒性肝炎的前驱症状。实验室检查转氨酶正常或轻度升高,血胆红素轻度增加。肝组织活检无明显的实质性肝损害。

(五)药物性肝炎

妊娠期易引起肝损害的药物主要有氯丙嗪、异烟肼、利福平、对氨基水杨酸钠、呋喃妥因、磺胺类、四环素、红霉素、地西泮和巴比妥类药物等。酒精中毒、氟烷、氯仿等吸入也可能引起药物性肝炎。有时起病急,轻度黄疸和转氨酶升高,可伴有皮疹、皮肤瘙痒、蛋白尿、关节痛和嗜酸性粒细胞增多等,停药后可自行消失。诊断时应详细询问病史,尤其是用药史。妊娠期禁用四环素,因其可引起肝脏急性脂肪变,出现恶心呕吐、黄疸、肌肉酸痛、肝肾衰竭,并可致死胎、早产等。

七、治疗

原则上与非孕期病毒性肝炎治疗相同,目前尚缺乏特效治疗,治疗应以中西医药结合为主,对没有肯定疗效的药物,应慎重使用,尽量少用药物,以防增加肝脏负担。

(一)一般处理

急性期应充分卧床休息,减轻肝脏负担,以利于肝细胞的修复。黄疸消退症状开始减轻后,逐渐增加活动。合理安排饮食,以高糖、高蛋白和高维生素"三高饮食"为主,对有胆汁淤积或肝性脑病者应限制脂肪和蛋白质。禁用可能造成肝功能损害的药物。

(二)保肝治疗

以对症治疗和辅助恢复肝功能为原则。给予大量的维生素和葡萄糖,口服维生素以维生素 C、复合 B 族维生素或酵母为主。如黄疸较重、凝血酶原时间延长或有出血倾向,可给予维生素 K;黄疸持续时间较长者还应增加维生素 A。病情较重、食欲较差或有呕吐不能进食者,可以静脉滴注葡萄糖、维生素 C。三磷酸腺苷(ATP)、辅酶 A 和细胞色素等可促进肝细胞的代谢,新鲜血、血浆和人体清蛋白等可改善凝血功能,纠正低蛋白血症起到保肝作用。另外,一些药物如二异丙胺、肝宁、肌苷等也有保肝作用。

(三)免疫调节药物

免疫调节药物糖皮质激素目前仅用于急性重型肝炎、淤胆型肝炎及慢性活动性肝炎。常用药物为泼尼松、泼尼松龙及地塞米松。疗程不宜过长,急性者 1～2 周;慢性肝炎疗程较长,用药过程中应注意防止并发感染或骨质疏松等,停药时需逐渐减量。转移因子、左旋咪唑、白细胞介素-2(IL-2)、干扰素及干扰素诱导剂等免疫促进剂,效果均不肯定。

(四)抗病毒制剂

近年国外应用白细胞干扰素或基因重组 α,β 或 γ 干扰素或阿糖腺苷或单磷酸阿糖腺苷、阿昔洛韦,单独或与干扰素合用,可使血清 HBV-DNA 及 HBeAg 缓慢下降,同时肝内 DNA 形成及 HBeAg 减少,病毒停止复制,肝功渐趋正常。

(五)中医治疗

根据症状辨证施治,以疏肝理气、清热解毒、健脾利湿、活血化瘀的重要治疗为主。黄疸型肝炎需清热、佐以利湿者,可用茵陈蒿汤加味。需利湿佐以清热者可用茵陈五苓散加减。如慢性肝炎、胆汁淤积型肝炎后期等,应以温阳去寒,健脾利湿,用茵陈术附汤。如急性、亚急性重型肝炎应以清热解毒,凉血养阴为主,用犀角地黄汤加味等。另外,联苯双酯、强力宁、香菇多糖等中成药也有改善肝细胞功能的作用。

(六)产科处理

1.妊娠期

早期妊娠合并急性甲型肝炎,因 HAV 无致畸依据,也没有宫内传播的可能性,如病程短、预后好,则原则上可继续妊娠,但有些学者考虑到提高母婴体质,建议人工流产终止妊娠。合并乙型肝炎者,尤其是慢性活动性肝炎,妊娠可使肝脏负担加重,应积极治疗,病情好转后行人工流产。中晚期妊娠合并肝炎则不主张终止妊娠,因终止妊娠时创伤、出血等可加重肝脏负担,使病情恶化,可加强孕期监护,防止妊娠高血压综合征。对个别重症患者,经各种保守治疗无效,病情继续发展时,可考虑终止妊娠。

2.分娩期及产褥期

重点是防治出血和感染。可于妊娠近预产期前一周左右,每天肌内注射维生素 K 20～40 mg,临产后再加用 20 mg 静脉注射。产前应配好新鲜血,做好抢救休克及新生儿窒息的准备,如可经阴分娩,应尽量缩短第二产程,必要时可行产钳或胎头吸引助产。产后要防止胎盘剥离面严重出血,及时使用宫缩剂,必要时给予补液和输血。产时应留脐血做肝功能及抗原的测定。如有产科指征需要行剖宫产时,要做好输血准备。选用大剂量静脉滴注对肝脏影响小的广谱抗生素如氨苄西林、三代头孢类抗生素等防止感染,以免病情恶化。产褥期应密切检测肝功变化,给予相应的治疗。

3.新生儿的处理

新生儿出生后应隔离 4 周,产妇为甲型肝炎传染期的新生儿,可于出生时及出生后 1 周内各接受 1 次丙种球蛋白注射。急性期禁止哺乳。乙肝等存在垂直传播的肝炎不宜哺乳。

(七)急性重型肝炎的治疗

(1)限制蛋白质,尤其是动物蛋白摄入,每天蛋白质摄入量限制在 0.5 g/(kg·d)以下。给予大量葡萄糖和适量 B 族维生素、维生素 C、维生素 K、维生素 D、维生素 E 及 ATP、辅酶 A 等。口服新霉素、庆大霉素、头孢菌素类抗生素或甲硝唑抑制肠道内细菌,盐水清洁灌肠和食醋保留灌肠清除肠道内积存的蛋白质或血液,减少氨的吸收。

(2)促进肝细胞再生,保护肝脏。①人血清蛋白或血浆:有助于肝细胞再生,提高血浆胶体渗透压,减轻腹水和脑水肿,清蛋白还可结合胆红素,减轻黄疸。每次 5～10 g,每周 2～3 次。输新鲜血浆可补充调理素、补体及多种凝血因子,增强抗感染能力,可与清蛋白交替,每天或隔天 1 次。②胰高血糖素-胰岛素疗法:有防止肝细胞坏死,促进肝细胞再生,改善高氨血症和调整氨基酸代谢失衡的作用。用法:胰高血糖素 1～2 mg 加胰岛素 6～12 个单位,溶于 5% 或 10% 葡萄糖溶液 250～500 mL 中静脉滴注,2～3 周为 1 个疗程。③其他:近年国内有些医院用新鲜制备的人胎肝细胞悬液治疗重症肝炎,有一定效果。选用精氨酸或天门冬氨酸钾镁,可促进肝细胞再生,控制高胆红素血症。剂量 400 mL 的天门冬氨酸钾镁溶液,加入葡萄糖液中静脉滴注,每天 1～2 次。

(3)控制脑水肿、降低颅内压、治疗肝性脑病:糖皮质激素应用可降低颅内压,改善脑水肿。用 20% 甘露醇或 25% 山梨醇静脉滴注,脱水效果好。应用以支链氨基酸为主要成分的复合氨基酸液可防止肝性脑病,提供肝细胞的营养素。如 6 氨基酸-520 250 mL 与等量 10％葡萄糖液,内加 L-乙酰谷氨酰胺 500 mg,缓慢滴注,5～7 天为 1 个疗程,主要用于急性重型肝炎肝性脑病。14 氨基酸-800 500 mL 每天应用可预防肝性脑病。左旋多巴可通过血-脑屏障,进入脑组织内衍化为多巴胺,提供正常的神经传递介质,改善神经细胞的功能,促进意识障碍的恢复。可用左旋多巴 100 mg 加多巴脱羧酶抑制剂卡比多巴 20 mg,静脉滴注,每天 1～2 次。

（4）出血及 DIC 的治疗:出血常因多种凝血因子合成减少;或 DIC 凝血因子消耗过多所致。可输新鲜血液、血浆;给予维生素 K₁、凝血酶复合因子注射。一旦发生 DIC,应用肝素要慎重,用量一般为 25 mg 静脉点滴,根据患者病情及凝血功能再调整剂量,使用过程应加强凝血时间监测,以防肝素过量出血加剧。临产期间及产后 12 小时内不宜应用肝素,以免发生致命的创面出血。有消化道出血时可对症服云南白药或西咪替丁、奥美拉唑等。

（5）改善微循环,防止肾衰竭:可用肝素、654-2 等,能明显改善微循环,减轻肝细胞损伤。川芎嗪注射液有抑制血小板聚集,扩张小血管及增强纤维蛋白溶解等作用;双嘧达莫可抑制血小板聚集及抑制免疫复合物形成的作用;低分子右旋糖苷可改善微循环。

八、预防

病毒性肝炎尚无特异性治疗方法,除乙肝外其他型肝炎也尚无有效主动免疫制剂,故采取以切断传播途径为主的综合防治措施极为重要。

（一）加强宣教和围生期保健

急性期患者应隔离治疗。应特别重视防止医源性传播及医院内感染,产房应将 HBsAg 阳性者床位、产房、产床及器械等严格分开;肝炎流行区孕妇应加强营养,增加抵抗力预防肝炎的发生。对最近接触过甲型肝炎的孕妇应给予丙种球蛋白。患肝炎妇女应于肝炎痊愈后半年、最好 2 年后怀孕。HBsAg 及 HBeAg 阳性孕妇分娩时应严格实行消毒隔离制度,缩短产程、防止胎儿窘迫、羊水吸入及软产道裂伤。

（二）免疫预防

甲型肝炎灭毒活疫苗可对 1 岁以上的儿童或成人预防接种,如注射过丙种球蛋白,应于 8 周后再注射。

乙型肝炎免疫球蛋白（HBIG）是高效价的抗 HBV 免疫球蛋白,可使母亲或新生儿获得被动免疫,是预防乙肝感染有效的措施。产前 3 个月每月给 HBsAg 携带孕妇肌内注射 HBIG,可使其新生儿的宫内感染明显减少,随访无不良反应。新生儿注射时间最好在生后 24 小时以内,一般不超过 48 小时。注射次数多效果好,可每月注射一次,共 2～3 次,剂量每次 0.5 mL/kg,或每次 1～2 mL。意外暴露者应急注射一般为 1～2 mL。最后 1 次同时开始注射乙肝疫苗。乙肝疫苗有血源疫苗及基因重组疫苗两种。基因重组疫苗免疫原性优于血源性疫苗。两种疫苗的安全性、免疫原性、保护性及产生抗体持久性相似。疫苗的免疫对象以 HBV 携带者、已暴露于 HBV 的易感者及其新生儿为主,保护率可达 80％。对 HBsAg 及 HBeAg 均阳性母亲的新生儿联合使用 HBIG 可提高保护率达 95％。全程免疫后抗体生成不好者可再加强免疫一次。HCV DNA 疫苗的研制尚停留在动物实验基础上,但可用来源安全可靠的丙种球蛋白对抗-HCV 阳性母亲的婴儿在 1 岁前进行被动免疫。丁、戊等型肝炎尚无疫苗。

（褚晓文）

第十节 妊娠合并肝硬化

肝硬化是慢性弥漫性进行性肝脏疾病,病理变化主要为广泛肝细胞变性坏死、结节性增生、结缔组织纤维化及组织结构紊乱,肝内血液循环异常。妊娠合并肝硬化少见,患者年龄一般在23～42岁。文献报道妊娠合并肝硬化是分娩总数的0.02%。

一、肝硬化对妊娠及分娩的影响

病毒性肝炎、慢性酒精中毒、血吸虫病、药物或化学中毒等是肝硬化的常见病因。代偿性肝硬化妊娠结局良好,失代偿性肝硬化可引起代谢障碍,对妊娠及胎儿均有不良影响,文献报道肝硬化患者流产率为8.0%～13.7%,早产率为15%～20%,围生儿病死率为17.9%～18.2%,均较正常妊娠增加。在存活的婴儿中,未见先天性肝硬化报道,但低体重儿和胎儿窘迫发生率增高。

妊娠合并肝硬化使妊娠高血压综合征的发病率增高,文献报道可达81.8%。可能与肝硬化患者肾素-血管紧张素-醛固酮系统活力增加、低蛋白血症、雌激素代谢障碍和缺氧有关,可使病情进一步恶化。肝硬化合并腹水、低蛋白、子宫肌纤维水肿等,临产后易导致宫缩乏力,产程停滞。由于凝血机制障碍、凝血因子缺乏可引起产后出血。而肝硬化患者贫血、低蛋白等使机体免疫力下降,易发生产后感染。孕产妇合并肝硬化死亡原因主要有消化道出血、产后出血和肝性脑病。文献报道,产妇病死率可达10.34%。

二、妊娠对肝硬化的影响

妊娠是否对肝硬化有影响,学者们意见不一。部分学者认为,妊娠对肝硬化无不良影响,肝脏代偿功能好者,可正常妊娠分娩。但是大多数观点则认为妊娠加重肝脏负担,更易产生腹水,使肝硬化的病情恶化。另外,肝硬化患者多伴有食道或胃底静脉曲张,妊娠期血容量增加,门静脉系统过度充盈,妊娠子宫增大,腹内压增高,可加重食道静脉扩张,加之分娩期第二产程孕妇用力屏气等因素,均可使食道、胃底静脉曲张破裂,发生大出血,危及生命。

三、诊断与鉴别诊断

(一)病史

肝硬化患者多有慢性HBV、HCV、HDV/HBV感染,尤其是有过活动性肝损害、慢性酒精中毒,每天摄入酒精80g或以上、营养不良、血吸虫感染和长期服用对肝功能有损害的药物等病史。

(二)症状

肝功能代偿期,一般无症状或仅有消化不良的症状,如乏力、腹胀和食欲减退等。肝功能代偿期症状明显,腹胀和食欲减退加重,肝病面容,可出现消瘦、腹痛、贫血和牙龈出血、皮肤紫癜、胃肠道出血等倾向。出现肝性脑病、继发感染、门静脉血栓形成、肝肾综合征等并发症时可出现相应症状。

（三）体征

肝功能代偿期体征可不明显，常见为肝脏轻度肿大，患者可有肝掌和蜘蛛痣，少数伴有脾脏肿大。失代偿期患者除上述表现外，查体可见贫血、水肿、腹壁静脉曲张、肝脏肿大或缩小，质地坚硬、脾脏肿大、腹水等。

（四）辅助检查

1.实验室检查

合并贫血，血红蛋白可有不同程度的降低；脾功能亢进时，血小板和白细胞计数可降低。尿胆元和尿胆红素可增加。肝功能损害的表现主要为蛋白代谢异常，血清清蛋白浓度降低，球蛋白浓度升高，凝血酶原时间延长。ALT 或 AST 正常或升高，两者和胆红素代谢一般仅用于评价疾病的活动性。肝纤维化标志物血清Ⅲ型前胶原肽、单胺氧化酶、脯氨酰羟化酶等均高于正常。

2.超声和内镜检查

早期超声下可见肝脏略增大，以尾叶增大明显，肝表面呈结节状或细齿状，肝实质呈大小不等结节状地图样光点回声分布，伴条索样或网状回声增强。脾大，合并腹水。晚期肝脏缩小，肝表面不平。B 超还可用于诊断门脉高压，检查可发现脾静脉和肠系膜上静脉之和大于门脉主干内径，或门脉及其属支内径随呼吸运动变化幅度减弱或消失。此外，B 超可用于排除肝外门脉高压症。胃镜检查可直接观察胃底静脉曲张程度，判断出血原因和部位。

3.食道钡餐 X 线检查

可显示食道静脉曲张和胃底静脉曲张的典型征象，但 X 线对胎儿有影响，孕期应用应慎重。

4.病原学和肝组织检查

应常规行 HBV、HCV 病原标志物检测，慢性抗 HBe 阳性者，应行 PCR HBV DNA 检测。肝穿刺或组织检查对肝硬化有确诊价值，同时可了解肝硬化的组织类型和肝细胞损害程度。

（五）鉴别诊断

肝脏肿大者应与慢性肝炎、原发性肝癌、华支睾血吸虫病等鉴别。出现腹水者应与结核性腹膜炎、缩窄性心包炎、营养不良性水肿、慢性肾炎等鉴别。对胆汁性肝硬化应区别是肝内或肝外梗阻。此外，出现并发症时应与消化性溃疡出血、尿毒症糖尿病酮症酸中毒等相鉴别。

四、治疗

（一）加强营养及休息，减轻肝脏负荷

包括体力负荷、营养负荷、钠水负荷和心理负荷。肝硬化处于代偿期或无症状时，可承受一般的体力劳动，以不疲劳为度。失代偿期，应以休息为主，可减少肝脏的负荷，使肝细胞有机会修复和再生。给予高维生素、适量蛋白、碳水化合物和低盐、低脂肪饮食，过分限制脂肪会影响食欲，并且影响脂溶性维生素吸收给予适量脂肪，适当食用糖，可在肝内转变为肝糖原，促使肝细胞新生，增加肝细胞对毒素的抵抗力。患者肝性脑病时，蛋白摄入量应降低，甚至暂时不给蛋白质。

（二）保肝治疗

可给予促肝细胞生长因子、多种维生素、肌苷、活血化瘀的中药、丹参注射液、当归注射液等药物促进肝细胞再生，抑制肝纤维化，疏通肝脏微循环。

（三）并发症的治疗

1.腹水

妊娠合并肝硬化患者大多伴有腹水,应卧床休息,限制水钠,钠盐摄入以每天 10～20 mg 为宜。给予利尿剂利尿,可单用螺内酯或与呋塞米联合使用,利尿时应防止水、电解质失调。严重的低蛋白血症应补充清蛋白、血浆或新鲜血,同时可适当给予促蛋白合成药物如 14 氨基酸-800等。并发细菌性腹膜炎时,应使用广谱抗生素。

2.食管静脉曲张破裂出血的预防和治疗

应避免胃内容物反流,饭后不要立即仰卧。食物应细软,药片研碎后服用。适时给予制酸剂或利尿剂,可减轻食管静脉曲张淤血的程度。如发生食管静脉曲张破裂,应与内外科医师联合积极治疗,保守治疗无效时可行门腔静脉分流术。

（四）肝性脑病和肝肾综合征

给予支链氨基酸,调整支链氨基酸与芳香比例、药物降血氨、减少肠道内氨等毒性物质、胎肝细胞悬液输注等综合治疗,必要时可肝移植和肾透析治疗。

（五）产科处理

1.孕期处理

妊娠早期时,若有肝功能不全、凝血酶原时间延长或食管静脉曲张的孕妇,应尽早行人工流产术,术后应严格避孕。妊娠中晚期时,若肝功能稳定,无子女者可继续妊娠,定期产前检查,预防合并症(子痫前期、贫血等)。如果出现食管静脉曲张破裂出血,保守治疗无效,患者又迫切希望继续妊娠者,可行门腔静脉分流术,手术一般宜在孕 4～5 个月时进行。妊娠晚期合并肝硬化,代偿功能好者,应尽量经阴道分娩,如有食道静脉曲张破裂史,应行剖宫产为宜。

2.分娩期处理

代偿功能好,无并发症、无产科难产情况者,大多可经阴道分娩。尽量缩短第一产程,保持孕妇安静,密切观察产程,积极处理。第二产程,应避免增加腹压,可用产钳或胎头吸引器助产。同时应做好输血、补充凝血因子等治疗准备。第三产程应使用宫缩剂,促进子宫收缩,减少出血。

（褚晓文）

第十一节　妊娠期肝内胆汁淤积症

妊娠期肝内胆汁淤积症(intrahepatic cholestasis of pregnancy,ICP)主要发生在妊娠晚期,少数发生在妊娠中期,以皮肤瘙痒和胆酸高值为特征,主要危及胎儿。发病率为 0.8%～12.0%,有明显的地域和种族差异,智利发病率最高,国内无确切的 ICP 流行病学资料。

一、病因

目前尚不清楚,可能与雌激素、遗传及环境等因素有关。

（一）雌激素作用

妊娠期体内雌激素水平大幅度增加。雌激素可使 Na^+-K^+-ATP 酶活性下降,能量提供减少,导致胆酸代谢障碍;可使肝细胞膜中胆固醇与磷脂比例上升,流动性降低,从而影响了对胆酸的通透性,使胆汁流出受阻;作用于肝细胞内雌激素受体,改变肝细胞蛋白质的合成,导致胆汁回流增加。上述因素综合作用可能导致 ICP 的发生。临床研究发现:①高雌激素水平的双胎妊娠 ICP 的发病率明显高于单胎妊娠,但三胎妊娠与 ICP 的关系尚有待进一步明确;②ICP 仅在孕妇中发生,并在产后迅速消失;③应用避孕药或孕激素的妇女发生的胆汁淤积性肝炎类似于 ICP 的临床表现,但测定 ICP 血中雌、孕激素与正常妊娠一样平行增加,且雌、孕激素的合成是正常的,提示 ICP 可能是雌激素代谢异常及肝脏对雌激素的高敏感性所致。

(二)遗传与环境因素

流行病学研究发现,世界各地 ICP 发病率明显不同,并且在母亲或姐妹中有 ICP 病史的孕妇 ICP 发病率明显增高,其完全外显的特性及母婴直接传播的特性,符合孟德尔显性遗传规律,表明遗传及环境因素在 ICP 发展中起一定作用。

二、对母儿的影响

(一)对孕妇的影响

ICP 患者脂溶性维生素 K 的吸收减少,致使凝血功能异常,导致产后出血,也可发生糖、脂代谢紊乱。

(二)对胎儿、新生儿的影响

由于胆汁酸毒性作用,使围生儿发病率和病死率明显升高。可发生胎膜早破、胎儿窘迫、自发性早产或孕期羊水胎粪污染。此外,尚有胎儿生长受限,妊娠晚期不能预测的胎儿突然死亡,新生儿颅内出血,新生儿神经系统后遗症等。

三、临床表现

(一)症状

多数患者首发症状为妊娠晚期发生无皮肤损伤的瘙痒,约 80% 患者在孕 30 周后出现,有的甚至更早。瘙痒程度不一,常呈持续性,白昼轻,夜间加剧。瘙痒一般先从手掌和脚掌开始,然后逐渐向肢体近端延伸甚至可发展到面部,但极少侵及黏膜,这种瘙痒症状于分娩后数小时或数天内迅速消失。严重瘙痒时引起失眠和疲劳、恶心、呕吐、食欲减退及脂肪痢。

(二)体征

四肢皮肤可见抓痕;20%～50% 患者在瘙痒发生数天至数周内出现轻度黄疸,部分病例黄疸与瘙痒同时发生,于分娩后数天内消退。同时伴尿色加深等高胆红素血症表现,ICP 孕妇有无黄疸与胎儿预后关系密切,有黄疸者羊水粪染、新生儿窒息及围生儿病死率均显著增加。无急慢性肝病体征,肝大但质地软,有轻压痛。

四、诊断

确诊依靠实验室检查。

(一)血清胆酸

胆汁中的胆酸主要是甘胆酸(CG)及牛磺酸,其比值为 3∶1,临床上常通过检测血清中 CG 值了解胆酸水平。ICP 患者血甘胆酸浓度在 30 周时突然升高为正常水平的 100 倍左右,并持续至产后下降,5～8 周后恢复正常。血清胆酸升高是 ICP 最主要的特异性证据。在瘙痒症状出现或转氨酶升高前数周血清胆酸已升高,且其值越高,病情越严重,出现瘙痒时间越早,因此测定孕妇血清甘胆酸不但是早期诊断 ICP 最敏感的方法,对判断病情严重程度和及时监护、处理均有参考价值。

(二)肝功能

大多数 ICP 患者的门冬氨酸转氨酶(AST)、谷丙转氨酶(ALT)轻至中度升高,为正常水平的 2~10 倍,ALT 较 AST 更敏感;部分患者血清胆红素轻至中度升高,很少超过 85.5 μmol/L,其中直接胆红素占 50% 以上。

(三)产后胎盘病理检查

ICP 可见母体面、胎儿面及羊膜均呈不同程度的黄色和灰色斑块,绒毛膜板及羊膜有胆盐沉积,滋养细胞肿胀、数量增多,绒毛基质水肿,间隙狭窄。

五、鉴别诊断

诊断 ICP 需排除其他能引起瘙痒、黄疸和肝功能异常的疾病。ICP 患者无发热、急性上腹痛等肝炎的一般表现,如果患者出现剧烈呕吐、精神症状或高血压,则应考虑为妊娠急性脂肪肝和先兆子痫。分娩后 ICP 患者所有症状消失,实验室检查异常结果恢复正常,否则需考虑其他原因引起的胆汁淤积。

六、治疗

ICP 治疗的目的是缓解瘙痒症状,恢复肝功能,降低血胆酸水平,改善妊娠结局。重点是胎儿宫内安危监护,及时发现胎儿宫内缺氧并采取措施。

(一)一般处理

适当卧床休息,取左侧卧位增加胎盘血流量,间断吸氧、给予高渗葡萄糖液、维生素类及能量,既保肝又可提高胎儿对缺氧的耐受性。定期检测肝功能、血甘胆酸、胆红素。

(二)药物治疗

可使孕妇临床症状减轻、胆汁淤积的生化指标和围生儿预后改善,常用的药物如下。

1.考来烯胺

能与肠道内胆酸和其他有机离子结合后形成不被吸收的复合物从粪便中排出,从而阻断胆酸的肝肠循环,降低血清胆酸的浓度,有助于减轻瘙痒症状,但不能改善生化参数异常及胎儿预后。用量每次 4 g,每天 2~3 次口服。由于考来烯胺影响脂溶性维生素 K、脂肪和其他脂溶性维生素吸收,可使凝血酶原时间延长,可发生脂肪痢,因此用药同时应补充维生素 K 和其他脂溶性维生素。

2.苯巴比妥

此药可诱导酶活性和产生细胞素 P_{450},增加胆酸盐流量,改善瘙痒症状;可使肝细胞微粒体与葡萄糖醛酸结合,降低血清胆酸水平;但生化参数变化不明显,一般用量为每次 0.03 g,每天 3 次口服,可连用 2~3 周。

3.地塞米松

可诱导酶活性,能通过胎盘减少胎儿肾上腺脱氢表雄酮的分泌,降低雌激素的产生而减轻胆汁淤积并能促进胎肺成熟,从而降低高胆酸血症所致的死胎及早产所引起的新生儿呼吸窘迫综合征。一般用量为每天 12 mg 口服,连用 7 天,后 3 天逐渐减量直至停药。

4.熊去氧胆酸

人体内一种内源性胆酸,服用后抑制肠道对疏水性胆酸的重吸收从而改善肝功能,降低胆酸水平,改善胎儿胎盘单位的代谢环境,延长胎龄。用法为 15 mg/(kg·d),分 3 次口服,共 20 天,ICP 瘙痒症状和生化指标均有明显改善。停药后症状和生化指标若有波动,继续用药仍有效。

(三)产科处理

1.产前监护

妊娠晚期加强监护,尽可能防止胎儿突然死亡。从孕 34 周开始每周行 NST 试验,警惕基线胎心率变异消失,以便及时发现慢性胎儿宫内缺氧;每天测胎动,若 12 小时内胎动少于 10 次应考虑胎儿有宫内窘迫;定期行 B 超检查,警惕羊水过少的发生。

2.适时终止妊娠

(1)终止妊娠指征:足月后尽早终止妊娠可以避免继续待产突然出现的死胎风险。孕妇出现黄疸症状,胎龄已达 36 周;羊水量逐渐减少;无黄疸妊娠已足月或胎肺已成熟。

(2)终止妊娠方式:以剖宫产结束分娩为宜,因经阴道分娩可加重胎儿缺氧,甚至导致死亡,亦有发生新生儿颅内出血的危险。

(褚晓文)

第十二节　妊娠合并急性胆囊炎

妊娠合并急性胆囊炎可发生于妊娠各期,妊娠晚期和产褥期多见,发生率约为 0.8%,仅次于妊娠合并阑尾炎,较非孕期高,50% 的患者伴有胆囊结石。

一、病因

(一)胆汁淤积

90% 以上的胆汁淤积由结石嵌顿引起,结石可引起胆囊出口梗阻,胆囊内压增高,胆囊壁血运不良,发生缺血性坏死;淤积的胆汁可刺激胆囊壁,引起化学性炎症,如胰液反流,胰消化酶侵蚀胆囊壁引起急性胆囊炎。

(二)细菌感染

由于胆汁淤积,细菌可繁殖,经血流、淋巴或胆管逆行进入胆囊,引起感染。感染原以革兰氏阴性杆菌为主,70% 为大肠埃希菌,其次为葡萄球菌、变形杆菌等。

(三)妊娠的影响

妊娠期雌、孕激素大量增加,胆囊壁肌层肥厚,胆囊平滑肌松弛,胆囊收缩力下降,胆囊容量增大 2 倍,胆囊排空延迟,加之胆汁中胆固醇含量增高,胆固醇和胆盐的比例改变,胆汁黏稠度增加易发生胆囊炎;妊娠子宫增大压迫胆囊也可引起胆囊炎。

二、临床表现

一般为饱餐或过度疲劳后发生,夜间多见,疼痛为突发性,右上腹多见,也可见于上腹部正中或剑突下,阵发性加剧。疼痛可放射至右肩部、右肩胛下角或右腰部,少数患者可放射至左肩部。70%~90%的患者可有恶心和呕吐;80%左右的患者出现寒战、发热;25%左右的患者合并黄疸。严重感染时可出现休克。右上腹压痛明显,右季肋下可触及肿大的胆囊,并发腹膜炎时可有腹肌紧张和反跳痛,部分患者墨菲征阳性,妊娠晚期由于增大的子宫掩盖,腹部体征可不明显。

三、诊断和鉴别诊断

(一)病史、临床表现和体征

根据病史、临床表现和体征即可初步诊断。

(二)辅助诊断方法

1.实验室检查

血白细胞总数和中性粒细胞升高,可达 20×10^9/L;血清总胆红素和直接胆红素升高,尿胆红素阳性;血清丙氨酸氨基转移酶和天门冬氨酸氨基转移酶轻度升高;血或胆管穿刺液细菌培养阳性。

2.B超检查

简便、无创,是妊娠期诊断急性胆囊炎的常用手段,超声可显示胆囊大小,囊壁厚度,胆管是否扩张,通过胆石光影和声影,判断胆囊和胆管内结石的大小和数量,排除胆管畸形、炎症和肿瘤。

妊娠合并急性胆囊炎应与妊娠期急性阑尾炎、妊娠高血压综合征合并 HELLP 综合征、急性黄疸型病毒性肝炎、妊娠期急性脂肪肝、右肾绞痛等相鉴别。

四、处理

妊娠合并急性胆囊炎的治疗原则是保守治疗为主,适当控制饮食,缓解症状,给予抗生素预防感染,消除并发症,必要时手术治疗。

(一)保守治疗

1.控制饮食

重症患者应禁食,轻症患者症状发作期,应禁脂肪饮食,如在缓解期可给予高糖、高蛋白、低脂肪、低胆固醇饮食。适当补充液体,补充维生素,纠正水、电解质失调。

2.对症治疗

可用解痉止痛剂如阿托品 0.5~1 mg 肌内注射或哌替啶 50~100 mg 肌内注射。硝酸甘油、美沙酮、吲哚美辛等也有解痉镇痛作用,可适当选用。症状缓解期可适当服用利胆药如选用50%硫酸镁 10~15 mL,每天 3 次口服,可使 Oddi 括约肌松弛,促进胆囊排空。其他利胆药有去氢胆酸、熊去氧胆酸、羟甲烟胺等。

3.抗感染治疗

应选用广谱抗生素。头孢菌素类在胆汁中的浓度远高于血液,且对胎儿无不良影响,应作为首选,其中先锋铋在胆汁中的浓度是血液浓度的 100 倍,是治疗严重胆管感染的有效抗生素。

(二)手术治疗

妊娠期急性胆囊炎胆囊结石大部分经过保守治疗可以获得缓解,但急性胆囊炎的治疗宜个体化,如有下列情况应考虑手术治疗。

(1)非手术治疗无效,病情加重。

(2)上腹部出现肿块或胆囊积脓。

(3)有明显腹膜炎体征,或疑有坏疽性胆囊炎、胆囊穿孔或胆囊周围积液。

(4)出现梗阻性黄疸,并有胆总管结石、急性胆管炎或急性胰腺炎者。

(5)病情重,难以与急性阑尾炎区别者。

(6)妊娠期胆绞痛反复发作(超过 3 次)的胆结石。

除非病情危急,应选择妊娠中期手术,此期流产率约为 5%,低于妊娠其他时期。如近预产期,最好等到产后再行手术治疗。手术后应给予保胎治疗。手术方式主要有胆囊造口引流术、胆总管引流术、胆囊切除术或病灶局部脓液引流术。文献报道可在腹腔镜下行胆囊切除术,未发生孕妇及胎儿死亡,并不增加流产和早产率,但报道例数较少,尚有待于进一步研究、评价。

(邢红艳)

第十三节　妊娠合并急性胰腺炎

妊娠合并急性胰腺炎(acute pancreatitis,AP)的发生率文献报道不一,一般认为发病率为 1/100～1/11 000,与非孕期相同,或略低于非孕期。可发生于妊娠的任何时期,以妊娠末期和产褥期最为常见,妊娠早中期相对较少,而产褥期发病较易发生漏诊和误诊。20 世纪 90 年代以来,国外文献报道妊娠期急性胰腺炎孕产妇和围生儿死亡已很少发生,国内孕产妇病死率及围生儿病死率仍在 20%～50%,严重威胁母婴健康。

一、病因

妊娠合并急性胰腺炎的病因很多,近年来研究表明,胆管疾病最为多见,约占 50%,其中胆石症占 67%～100%。其他原因可能与妊娠剧吐、增大的子宫机械性压迫致胰管内压增高、妊娠高血压综合征先兆子痫、胰腺血管长期痉挛、感染、甲状旁腺功能亢进,诱发高钙血症、噻嗪类利尿药及四环素等药物的应用、酒精中毒等有关。加之妊娠期神经内分泌的影响,胆管平滑肌松弛,Oddi 括约肌痉挛,胰液反流入胰管,胰酶原被激活,胰液分泌增多,胰管内压力增高,胰组织发生出血水肿,更易导致胰腺炎的发生。妊娠期脂质代谢异常,甘油三酯升高,血清脂质颗粒栓塞胰腺血管,可造成急性胰腺炎,引起不良后果。

二、临床表现

起病急,饱餐或饮酒后发生突发性左上腹或中上腹部持续性疼痛,阵发性加剧是 90%～95%患者的主述。疼痛可向左肩部或左腰部放射,弯腰时减轻,进食后可加剧。大部分患者伴有恶心、呕吐,严重者可吐出胆汁,呕吐后疼痛不能缓解。如出现肠麻痹患者可持续性呕吐,少数患者会发生消化道出血。另外患者可有发热、黄疸、肠梗阻和休克等表现。

三、诊断与鉴别诊断

(一)详细询问病史

了解有无发病诱因。妊娠期任何上腹部疼痛的患者均应考虑到急性胰腺炎的可能。

(二)症状和体征

上腹部疼痛、恶心、呕吐是急性胰腺炎的三大症状。体征与症状相比较轻,可有上腹部压痛,腹肌紧张,反跳痛不明显,尤其是妊娠晚期,由于子宫增大,腹部膨隆,胰腺位置相对较深,体征更不典型。并发弥漫性腹膜炎时,全腹压痛,腹肌紧张,可有腹胀、肠鸣音消失等肠麻痹的体征。

(三)辅助检查

1.血、尿淀粉酶

血清淀粉酶值一般于发病 2~6 个小时开始升高,12~24 小时达到高峰,48~72 小时后开始下降,持续 3~5 天。Somogyi 法正常值为 40~180 U,如增高>500 U,有早期诊断意义。尿淀粉酶一般比血淀粉酶升高晚 2~12 个小时,持续 1~2 周后缓慢下降。Winslow 法测定正常值为 8~32 U,高于 250 U 有临床诊断价值。

2.血清脂肪酶

胰管阻塞后,血清中脂肪酶可升高,一般病后 72 小时开始上升,持续 7~10 天。Tietz 法正常值为 $(0.1~1.0) \times 10^3$ U/L,急性胰腺炎时,90% 的患者可超过此值。尤其对于晚期重症患者,由于胰腺破坏,淀粉酶反而降低时,持续增高的血清脂肪酶有诊断意义。

3.影像学检查

B 超可显示胰腺体积增大,实质结构不均,界限模糊。出血、坏死时,可见粗大强回声及胰周围无声带区。国外文献报道,70% 的妊娠期急性胰腺炎腹部超声有异常,其中 56% 为多发性胆石引起,7% 为胆汁淤积,5% 可见胆囊壁增厚。增强 CT 示胰腺增大,以体尾部为主,有明显的密度减低区,小网膜区、肠系膜血管根部及左肾周围有不同程度的浸润。X 线摄片、磁共振、胰胆管或胰血管造影等必要时也可协助诊断。

4.其他

急性胰腺炎时血清胰蛋白酶、淀粉酶/肌酐清除率、血白细胞计数、血细胞比容、血糖、血脂、胆红素、碱性磷酸酶等均可增高。

急性胰腺炎须与急性胃肠炎、上消化道溃疡穿孔、急性胆囊炎、胆绞痛、急性肠梗阻、重症妊高征、肠系膜血管栓塞等及妊娠合并症鉴别。

四、治疗

妊娠期急性胰腺炎与非妊娠期治疗基本相同,主要为保守治疗。90% 的急性单纯性胰腺炎效果好,而急性坏死性胰腺炎,胰腺脓肿,化脓性腹膜炎时,可危及产妇生命,应用手术治疗。所有的患者均应给予病情监护,观察生命体征,测定各项生化指标,防止心、肺、肾等并发症的发生。

(一)保守治疗

1.禁食、胃肠减压

可减少胰酶的分泌,防止胃肠的过度胀气,至腹痛减轻后可进少量流质饮食。

2.解痉、镇痛

解痉常用阿托品 0.5 mg,肌内注射,每天 3~4 次。也可给予普鲁苯辛 15 mg,每天 3~4 次。可解除胰管痉挛,使胃液、胰液分泌减少,可预防 Oddi 括约肌收缩。疼痛剧烈时,给予哌替啶 50~100 mg 肌内注射,2~6 小时 1 次,或给予吗啡 10 mg 肌内注射。

3.抗休克治疗

每天给予补液 3 000~4 000 mL。其中,1/3 应为胶体液。以纠正水电解质失调,维持血容量,提高胶体渗透压。

4.阻止胰腺分泌,抑制胰酶活性的药物

可用西咪替丁抑制胃酸分泌,20 mg 口服或静脉滴注;奥曲肽 0.1~0.5 mg 皮下注射,每天 4 次,因对母儿影响尚未有长期随访经验,应用时需慎重;胞磷胆碱 500 mg 静脉滴注,每天 1~2 次,连用 1~2 周。胰肽酶可抑制胰蛋白酶,阻止胰腺中其他蛋白酶原的激活和胰蛋白酶原自身的激活;福埃针 FOY、FUT-175 等可抑制蛋白酶,舒缓素、纤维蛋白酶的活性及抑制胰激肽类的生成,可选择应用。

5.抗生素的应用

宜选用对胎儿没有影响的广谱抗生素,如头孢类抗生素。青霉素因不能透过血胰屏障,治疗效果受到影响。

6.其他治疗

重症患者可能发生休克,国外文献报道可通过进行血浆置换,治疗妊娠期高血脂性胰腺炎,血浆甘油三酯水平可降低 70%~80%,血浆黏度降低 50%,严重病例可应用肾上腺皮质激素,及时处理酸中毒和低钠、低钙和低镁血症。及时应用全胃肠外营养,可满足母体及胎儿对营养的要求。

(二)手术治疗

如发生急性坏死性胰腺炎、胰腺脓肿、化脓性腹膜炎等保守治疗无效时,应考虑行手术治疗。手术包括对胰腺本身的手术和对于胰腺炎相关的手术如胆管或胰床引流、病灶清除或切除术。胆源性 AP 合并胆管梗阻而短期内未缓解者,首选经十二指肠镜下行 Oddi 括约肌切开取石及鼻胆管引流,已被证实对母亲和胎儿相对安全。最佳手术日期应在妊娠中期和产褥期。如在妊娠晚期,增大的子宫妨碍手术的进行,可先作剖宫产再做胰腺手术。

五、预后

母儿的危险性与胰腺炎病情轻重有关,文献报道母亲病死率为 5%~37%,急性重症胰腺炎胎儿病死率可达 40%。近年来,由于诊断及治疗技术的改变,为妊娠急性胰腺炎预后的改善提供了条件,但总病死率仍高于一般产科人群,早期诊断和早期治疗是降低妊娠期急性胰腺炎孕妇及围生儿病死率,改善预后的基础。

(邢红艳)

第十四节　妊娠期肠梗阻

妊娠期肠梗阻是腹部外科一种少见疾病,其发病率为 0.15%~0.18%,由于妊娠子宫的影响,顾虑到放射线对胎儿的影响,常常使诊断及手术延误,导致孕产妇及围生儿死亡。

一、发病机制

由于妊娠期增大的子宫,推挤肠襻,加上以往手术的粘连,肠管受挤压或扭转,形成梗阻;或因肠系膜过短或过长,受妊娠子宫挤压,使小肠顺时针扭转,而发生梗阻。妊娠合并粘连性肠梗阻占 55％；其次是肠扭转，约占 25％；肠套叠 5％；疝、恶性肿瘤、阑尾炎占 5％；其他占 10％。

二、临床表现

(一)诱因
(1)孕中期子宫升入腹腔。

(2)近足月，胎头入盆，增大的子宫挤压、牵扯肠襻(约占 52.9％)。

(3)产褥期，子宫体积突然减小，肠襻急剧移位而引起肠扭转(约占 8.2％)。

(二)临床症状
(1)突发腹绞痛，阵发性加重，约占 85％。小肠梗阻时，腹痛间隔时间 4～5 分钟；大肠梗阻时，腹痛间隔时间 10～15 分钟。当阵发性腹痛改为持续性剧痛时，应警惕肠绞窄。

(2)呕吐：高位小肠梗阻早期可出现剧烈呕吐(80％)；梗阻发生在 Vater 壶腹远侧，可呕吐胆汁样物；含血样的呕吐物，常见于肠绞窄。低位肠梗阻呕吐出现较晚，或无呕吐，或吐粪样物。

(3)一般排气、排便停止，但有排便、排气，也不能排除肠梗阻。肠套叠或乙状结肠扭转时，可出现频频血便。

(三)体征
(1)腹部可见肠形或肠蠕动波。

(2)腹部压痛，反跳痛，肌紧张，或偶可触及香肠样包块。

(3)腹胀如鼓，多出现在大肠梗阻；而小肠梗阻出现的较晚或无明显肠扩张；当肠绞窄，肠坏死，出现渗出时，可有移动性浊音。

(4)听诊时，可发现肠鸣音减弱或消失，或呈高调金属音。

(5)严重时可出现体温升高、脉搏加快、呼吸深而急促、唇发绀、血压下降，四肢冰冷、无尿等中毒性休克征象。

三、诊断及鉴别诊断

(一)诊断
孕早、中期，子宫增大尚未充满腹腔，腹部体征还可明显；当孕晚期子宫充满腹腔时，常掩盖症状，使体征不明显。因此，应详细询问病史，仔细检查腹部，结合辅助检查，综合分析诊断。

肠梗阻本身诊断并不困难，但由于妊娠这一生理过程的干扰，影响了诊断的及时和正确性，因为：①妊娠期肠梗阻主要症状为腹痛、腹胀、呕吐与便秘，正常妊娠时也可出现这些症状，易被混淆而漏诊。②妊娠时顾虑放射线对母婴的潜在影响，产妇及家属难以接受腹部平片的检查，导致诊断的延误。③子宫增大和肠管的移位，使肠梗阻体征不明显，需与妇产科急腹症：如子宫破裂、附件肿物的扭转或破裂、子宫肌瘤变性、妊娠剧烈呕吐等鉴别，甚至误认为晚期流产、隐匿型胎盘早剥或其他内科疾病。因此对于妊娠后半期出现反复呕吐、腹痛、腹胀，要想到妊娠合并肠梗阻等外科疾病的可能。腹部超声检查能在早期发现肠管扩张和积液现象，如"同心圆样"改变、"套筒枪样杯口征"值得重视。④血磷的测定，腹腔液内肌酸激酶测定有助于肠绞窄的诊断。

引起梗阻的原因较多，肠粘连是最常见病因，其次是肠扭转和肿瘤。近年来，随着孕妇年龄的增大，消化道肿瘤及妇科肿瘤所导致的肠梗阻日益受到关注。国内有文献报道约占肠梗阻 9.8％。应引起重视和鉴别。

(二)辅助检查

(1)X线腹部透视或平片,可见梗阻以上部位的肠管积液或积气,必要时在6小时后再次复查平片,以动态观察病情的发展以辅助诊断。

(2)当出现肠坏死时,可以有白细胞的升高及核左移。

(3)病情严重时,可有水电平衡紊乱表现;肠系膜血管栓塞时,可出现血纤维蛋白原的下降。

(三)鉴别诊断

需与妊娠剧吐、临产、隐性胎盘早剥、子宫破裂、早产、急性羊水过多等产科并发症,附件肿物扭转或破裂、子宫肌瘤变性、急性胰腺炎、肾盂肾炎、胃肠炎、阑尾炎或胆管炎等急腹症鉴别。

四、治疗

妊娠合并肠梗阻的治疗关键取决于肠梗阻的种类、严重程度和发生时间。

治疗原则。①妊娠早期:经非手术治疗后,情况好转,梗阻解除者,可继续妊娠。保守治疗无效时,可在终止妊娠后剖腹探查。②妊娠中期:先非手术治疗,无效时应及早手术。手术力求操作轻,尽量减少对妊娠子宫的刺激,术后积极保胎,避免晚期流产的发生。③妊娠晚期:在非手术治疗的同时,积极促胎肺成熟,一旦病情保守无效时,可先行剖宫产,再行手术,新生儿按早产婴处理。

(一)非手术治疗

(1)适用于麻痹性肠梗阻及少数单纯性肠梗阻。

(2)在诊断尚未明确时,禁用泻药和止痛药。

(3)胃肠减压,纠正水电解质平衡紊乱。

(4)必要时可输血或血浆,应用抗生素预防感染。

(5)注意排除肿瘤的诊断。

(二)手术治疗

1.手术指征

(1)保守治疗24~48小时,症状仍不缓解者或有加重趋势。

(2)确诊或疑有肠绞窄。

(3)诊断合并肿瘤性梗阻时应及时行手术探查。

2.手术方式

腹部纵切口,术中仔细检查全部肠管,松解粘连部分,切除坏死肠管或肿物。

3.术前后处理

(1)胃肠减压,纠正水电解质平衡。

(2)抗生素预防感染。

(3)可继续妊娠者,积极保胎。

4.假性肠梗阻(Ogilvie综合征)

系结肠功能紊乱所致的非器质性肠梗阻,是妊娠合并肠梗阻的一种特殊形式,可发生在阴道分娩或剖宫产后,可伴有孕晚期便秘,表现为结肠麻痹性梗阻伴盲肠扩张,可发生肠破裂。症状同肠梗阻,X线示右结肠过度胀气直至脾区,但远端无机械性梗阻存在。当结肠扩张达10~12 cm时,易穿孔致感染、休克、死亡。先保守治疗,抗炎、胃肠减压、补充清蛋白及通便排气治疗,静脉缓慢推注新斯的明2 mg,能起到一定减压效果。保守治疗72小时无效,或X线提示结肠扩张达临界值时,应行手术治疗。可行结肠镜减压术,若疑腹膜炎时,则是腹腔镜手术指征。

(五)预后

妊娠合并肠梗阻预后,取决于诊断是否及时,治疗是否得当,手术决定是否果断及时,手术前准备是否充分。Perdue 等报道,孕产妇病死率为 6%,胎儿病死率 26%。

(邢红艳)

第十五节　妊娠合并泌尿道感染

泌尿道感染是妊娠期最常见的内科并发症,如未予以适当治疗,将危及母儿的健康。无症状菌尿是最常见的泌尿道感染类型,2%~11%的孕妇被诊断有无症状性菌尿,但多数学者报道妊娠期无症状菌尿之发病率为 4%~7%。有症状泌尿道感染,妊娠期膀胱炎、急性肾盂肾炎,其发病率分别为 1.3%和 1%。Kass 建立了无症状菌尿的诊断原则,并证实无症状菌尿是发生急性肾盂肾炎的最主要的危险因素。在安慰剂及对照研究中,Kass 注意到接受安慰剂的菌尿孕妇,其新生儿病死率和早产率高于无菌尿或接受治疗的菌尿孕妇的 2~3 倍。

一、妊娠期无症状菌尿

泌尿道内有细菌生长而无临床症状称为无症状菌尿。孕妇患无症状菌尿占 4%~7%。无症状菌尿引起有症状性肾盂肾炎之发病率为 20%~40%,因此其为肾盂肾炎之前提条件。菌尿的诊断标准是指在合格的外阴清洁后,取中段尿培养,每毫升含细菌数超过 10 万时,或上述标本的培养中菌落计数持续在 10 000/mL 以上,或任何导尿、膀胱穿刺标本中出现致病菌时,始可诊断。培养的细菌多数为大肠埃希菌、链球菌、变形杆菌,葡萄球菌或绿脓杆菌较少见。

妊娠期无症状菌尿与妊娠的关系:①Kass 报道孕妇无症状菌尿可导致早产,经抗生素治疗后,可明显降低早产及围生儿病死率。②Mcfadyen 等报道有菌尿的孕妇的妊娠高血压发生率为无菌尿孕妇的 2 倍。③据报道有菌尿的孕妇多伴有贫血,这是由于红细胞破坏增多而产生减少之故,但以上观点均有着不同意见,认为无症状菌尿与早产、妊娠高血压及贫血之间无相互关系。总之孕期无症状菌尿,在分娩后往往持续有菌尿,也提示了其中许多妇女确有肾实质的累及。Kass 发现有 40%未治疗的无症状菌尿孕妇,以后发生了肾盂肾炎。

可根据药物敏感试验选择治疗。根据作者经验用呋喃妥因 100 mg,每晚睡前服用 1 次,共10 天,往往有效。表中所有治疗方案的复发率约 30%。如根除菌尿失败,表明有隐蔽的上泌尿道感染,而需要较长期的治疗。对于复发,作者曾成功应用呋喃妥因 100 mg,睡前服用 1 次,共21 天。对于持续和频繁的菌尿复发孕妇,在孕期余下的时间内抑菌治疗为给呋喃妥因 100 mg,睡前 1 次。这种方案曾证实非常安全,虽然呋喃妥因罕见引起急性肺部反应,但停药后消退。

早孕时常规做中段尿培养作为菌尿的筛选及药物敏感试验。无症状菌尿患者治疗后必须长期随访,在产后 6 周应做尿培养,并每半年至一年随访检查,以预防复发。妊娠期应尽量减少导尿次数,以免引起泌尿道感染诱发急性肾盂肾炎,导尿时要注意无菌操作。

二、妊娠期膀胱炎和尿道炎

急性膀胱炎是有症状的下泌尿道感染。妊娠期发病率约 1.3％。34％患者细菌培养筛查为阴性。最常见的症状为排尿困难、尿急、尿频及耻骨上压迫感。诊断根据病史、血尿、脓尿，以及尿培养单种尿路病原体＞10 万/mL。最常见的致病菌包括大肠埃希菌和克雷伯杆菌。虽然膀胱炎往往无合并症，但由于上升性感染可累及上泌尿道。急性肾盂肾炎的孕妇，有 40％以前为有症状的下泌尿道感染。

膀胱炎的妇女对任一治疗措施均有效。当有隐蔽的菌尿，3 天疗法往往 90％有效（Fihn，2003）。单次剂量疗法对非孕妇和孕妇效果均差，如果使用单次剂量疗法，则必须除外同时伴有的肾盂肾炎。

治疗结束后做尿培养，以证实致病菌是否已根除。急性膀胱炎复发率较低，为 17％；无症状菌尿复发率为 30％；肾盂肾炎可高达 60％。

当尿频、尿急、尿痛，有脓尿而尿培养无细菌生长时可能系泌尿生殖道常见的沙眼衣原体引起尿道炎的结果。此时往往同时存在粘脓性宫颈炎，红霉素治疗有效。

三、妊娠期急性肾盂肾炎

急性肾盂肾炎是妊娠期最常见而严重的内科并发症之一，占孕妇的 1％～2％。其中 2/3 发生于过去有菌尿病史者，而 1/3 在妊娠期无菌尿者。一般是双侧性的，如果是单侧性时，则以右侧为主。与菌尿及膀胱炎的不同，妊娠期急性肾盂肾炎其危险性明显增加。妊娠期由于尿路的相对性梗阻引起尿液排空延迟及菌尿；其次孕妇尿中含有营养物质，葡萄糖尿及氨基酸尿利于病菌的繁殖。妊娠期急性肾盂肾炎发病有若干倾向因素而与无症状菌尿相同，其中细菌的粘附性对妊娠期发生急性肾盂肾炎起了主要作用。虽然其准确的机制不清，但 Stenguist 等报道妊娠期急性肾盂肾炎与孕妇无症状菌尿相比较，急性肾盂肾炎细菌培养，P 菌毛大肠埃希菌株占优势。

妊娠期急性肾盂肾炎多数发生在孕中、晚期。Gilstrap 等报道 656 例妊娠期急性肾盂肾炎，其中 482 例（73％）发生在产前期；而发生于孕期的 9％发生在孕早期，46％发生在孕中期，45％发生在孕晚期，而这与随着妊娠期的进展，继发于相对性尿路梗阻及尿液淤滞增加有关。

Mabie 等强调，尿脓毒症是妊娠期脓毒性休克的主要原因。而尿脓毒症与早产婴脑瘫发生率增加有关。

（一）诊断

1.症状与体征

急性期高热可达 40 ℃、畏寒、寒战、全身不适，恶心、呕吐、食欲缺乏。尿频、尿痛、季肋部痛和腰痛，肋椎角叩痛。轻症者，仅有腰酸痛、低热、尿频及排尿困难等症状。Gilstrap 等报道的 656 例妊娠期急性肾盂肾炎，85％体温为≥38 ℃，12％≥40 ℃；而且 54％有右侧肋椎角叩痛，27％为双侧叩痛，16％为左侧叩痛。

2.尿常规及细菌培养

尿色一般无变化，如为脓尿则呈混浊；尿沉渣可见白细胞满视野、白细胞管型，红细胞每高倍视野可超过 10 个。细菌培养多数为阳性，尿路感染常见之病原菌为大肠埃希菌，占 75％～85％；其次为副大肠埃希菌、变形杆菌、产气荚膜杆菌、葡萄球菌及粪链球菌，绿脓杆菌少见。如细菌培养阳性应作药敏试验。如尿细菌培养为阴性,应想到患者是否已使用过抗生素,因为许多肾盂肾炎患者以前曾有过泌尿道感染,故可能患者已自行开始抗生素治疗,即使抗生素单次口服剂量,也可使尿细菌培养阴性。

3.血白细胞计数

变动范围很大,可从正常至≥$17×10^9$/L。

4.其他实验室检查

(1)血清肌酐在约20％急性肾盂肾炎孕妇中可升高,而同时有24小时尿肌酐清除率下降。

(2)有些患者出现血细胞比容下降。

5.血培养

对体温越过39℃者须作血培养,如阳性应进一步作分离培养及药敏试验。对血培养阳性者应注意可能发生败血症休克及DIC。

(二)对母儿的不良影响

1.孕妇的影响

妊娠期急性肾盂肾炎可以引起多器官系统功能障碍。

2.胎婴儿的影响

妊娠期急性肾盂肾炎,低体重儿及早产儿的发生率增加。Gilstrap等报道急性肾盂肾炎孕妇其新生儿约有15％体重低于2 500 g,但与无急性肾盂肾炎的对照组比较,其新生儿平均体重无明显差别。

(三)治疗

(1)急性肾盂肾炎均应住院治疗。孕妇应卧床休息,并取侧卧位,以左侧卧位为主,减少子宫对输尿管的压迫,使尿液引流通畅。

(2)持续高热时要积极采取降温措施,妊娠早期发病可引起胎儿神经系统发育障碍,无脑儿发生率远较正常妊娠者发生率高;控制高热也减少了流产、早产之危险。

(3)鼓励孕妇多饮水以稀释尿液,每天保持尿量达2 000 mL以上;但急性肾盂肾炎患者,多数有恶心、呕吐、脱水,并且不能耐受口服液体及药物,故应给予补液及胃肠外给药。

(4)监护母儿情况,定期检测母体生命体征,包括血压、呼吸、脉搏及尿量,监护宫内胎儿情况,胎心,以及B超生物物理评分。

(5)抗生素治疗:应给予有效的抗生素治疗。经尿或血培养发现致病菌和药敏试验指导合理用药。目前已不建议单用氨苄西林,许多尿路致病菌,例如大肠埃希菌对氨苄西林是耐药的。庆大霉素或其他的氨基糖苷类抗生素也应慎用,虽然这些抗生素对胎儿的毒害作用很低,但易引起暂时性的肾功能障碍。选用头孢菌素类及较新的广谱青霉素,治愈率可达85％～90％。一般应持续用药10～14天。疗程结束后每周或定期尿培养。

(6)对急性肾盂肾炎发生多器官功能障碍时的给以积极的支持疗法。

(四)随访

出院后,患者应定期在门诊随访,Gilstrap报道复发率约为25％。对一些不能门诊随访的患者,可在整个妊娠期应给予持续抗生素抑制治疗,Harris报道接受持续抗生素抑制治疗的患者复发率仅3％,而未接受抑制治疗患者的复发率为60％;Hankins报道应用呋喃妥因胶囊100 mg,每晚一次口服,可得满意的效果。

（五）预后

妊娠期急性肾盂肾炎或经常有泌尿道感染的患者，最后多数发现有泌尿道异常。Whalley 及 Freedman 发现这些患者复发率或 X 线检查异常可多达 27％～37％。Gilstrap 等报道 208 例急性肾盂肾炎妇女随访 8～13 年，其中 41％在非妊娠期时因有症状泌尿道感染治疗过 1 次或多次，而这些患者以后妊娠时，有 38％在孕期又有泌尿道感染。Freedman 认为这些患者虽然经常复发或存在泌尿道异常，但仍少见有终末期肾功能不全。

四、妊娠期慢性肾盂肾炎

一般症状较急性期轻，甚至可表现为无症状菌尿，半数以上患者有急性肾盂肾炎史，以后出现易疲乏、轻度厌食，不规则低热及腰酸、腰痛等。泌尿道症状可有轻度尿频及小便混浊等。病情较严重者可出现肾功能不全。慢性肾盂肾炎的诊断，往往只有在产后当泌尿道的生理性扩张消失后（产后 6 周以后）进行静脉肾盂造影才能诊断。

主要在于积极治疗急性肾盂肾炎，以免成为慢性肾盂肾炎；尿细菌检查阳性时应按急性肾盂肾炎治疗；若患者有肾功能减退，勿选用对肾脏有毒性的抗生素。

（邢红艳）

第十六节　妊娠期尿石症

尿石症是泌尿系统常见病之一，多见于生育期年龄。妊娠期泌尿道结石的发生率为 0.03％～0.3％。尿石症的成因尚未完全明了，但实际上，妊娠期尿石症较为少见，此可能由于妊娠期宫内胎儿发育，钙的需要量增加，以及尿中保护性胶体的增加，从而有效地防止尿路结石的形成。

一、病理

尿石的病理变化主要是由结石对组织造成的创伤和对尿液外流的梗阻，以及外加并发感染所引起。结石处可有上皮脱落、组织溃疡和纤维组织增生。长期结石创伤可使肾盂壁变厚，间质组织纤维增生，白细胞与圆细胞浸润。一般尿石对尿液外流造成梗阻和使结石的近端尿路积水，尤其是肾盂积水，但梗阻常不是完全性的。

二、临床表现

（一）症状

尿石的症状取决于结石的大小、形状、所在部位和有无感染、阻塞等并发症。

1.无症状

表面光滑的结石；或固定在肾盂或下肾盏内不移动而又无感染的结石，可以不引起症状。

2.疼痛

肾石移动时可引起腰痛，呈持续或阵发性发作，性质为隐痛、钝痛、胀痛或绞痛。由于活动，使结石移动而嵌顿于输尿管时，可使疼痛沿输尿管部位并向膀胱、外生殖器、大腿内侧等处放射。

3.血尿

为尿石症的常见症状。由于结石移动擦伤肾盂和输尿管引起血尿。大多数患者有肉眼或显微镜下血尿。但有 20％～25％ 的患者无血尿。

4.尿闭

为少见而极为严重的并发症。这是由于两侧尿路被结石梗阻,或是唯一有功能肾脏的尿路被梗阻等所造成。

5.尿路感染症状

尿石并发感染,可出现尿频、尿急、尿痛及脓尿等。在急性感染时,可有体温升高和寒战等症状。

(二)体征

在肾绞痛发作时,深按肾区可激发和加重绞痛而使扪诊难以进行。在结石患侧可有肌肉痉挛和保护性肌紧张,轻叩肋椎角处可引起疼痛和压痛。大的结石性肾盂积水可能在腹部扪到,但膨大的妊娠子宫可使腹部扪诊受到限制。

三、诊断

根据病史及典型的临床表现,如腰痛或肾绞痛、血尿和排出结石时诊断并不困难。但还需明确结石的部位、大小、数目和两侧肾脏功能情况,有无并发感染,尽可能探讨造成结石的病因,故尚需进行各项辅助检查。

(一)尿常规检查

可见红细胞、脓细胞与上皮细胞,中段尿培养可发现致病菌。

(二)X 线检查

尿路 X 线平片检查有重要诊断意义。但平片中的阴影需与胆囊结石、肠系膜淋巴结钙化等其他阴影区别,X 线对胎儿有一定影响,故妊娠期应避免作此检查。

(三)膀胱镜检查

如以膀胱区疼痛、尿流突然中断与血尿为主要症状,尚应考虑膀胱结石。膀胱结石的诊断可根据X 线检查与膀胱镜检查。

(四)超声检查

尿石达到 0.5 cm 以上直径时,高分辨力的超声诊断仪能在泌尿道内或肾脏内见到浓密的强光点或强光团,为结石存在的特征。当结石伴有积水时,可兼有积水的声像图特点。超声虽能检出结石,但敏感性较差,所以超声对结石的检查仅能协助诊断。但对透光结石,X 线平片不能显示,超声检查对结石的鉴别诊断还是有帮助的。

(五)肾功能检查

做尿素氮、肌酐、尿酸测定以了解肾功能状况,并反复检查以便监护和比较。

(六)血液检查

除血常规检查红、白细胞计数外,测定血清钙和无机磷,以及血清蛋白,清蛋白和球蛋白的比例,对诊断结石的病因有一定帮助。

四、鉴别诊断

尿石症必须与下列疾病进行鉴别:①急性阑尾炎;②胆石症;③胰腺炎。对以上疾病均可依靠血、尿检查,B超及特殊化验以鉴别。

五、治疗

妊娠期尿石症患者的治疗需按具体情况决定。

(一)无症状和无并发症的尿石症

对这类患者可采取密切观察。

(二)有症状和合并泌尿道感染

可先用广谱抗生素控制感染。但结石不去除,感染往往不易彻底控制,妊娠早期可考虑手术治疗,术后应用黄体酮、镇静剂安胎;妊娠中期,流产的机会减少;妊娠晚期,输尿管下段结石可阻碍阴道分娩,如胎儿能存活,可剖宫产后再考虑手术摘除结石。

(冯秀华)

第十七节　妊娠合并肾盂积水

肾盂积水从广义上讲是由于尿路梗阻造成的肾实质功能改变,常被称为肾积水。孕期并发肾盂积水是泌尿系统易发生的功能性症状,自妊娠12周开始至妊娠末都可以发生,晚期妊娠时80%～90%的孕妇有此改变。尤其右侧肾盂易受影响,肾盂积水与产次及既往尿路感染之间并无关系。仅有小部分发展为病理性扩张肾盂积水,出现腹痛及肾功能受损,即所谓有症状性肾盂积水。

一、病理生理

妊娠期泌尿系统功能发生生理性变化,肾血流量在孕早期开始增加,孕20周时可比非孕期增加30%～50%,以后缓慢下降,但仍高于非孕水平。肾小球滤过在孕16周时也较非孕期增加60%,并持续高至孕末期。由于受到激素的影响,妊娠期泌尿系统平滑肌松弛,输尿管扩张迂曲,蠕动减慢,由于妊娠逐渐增大的子宫在骨盆入口处压迫输尿管,且因子宫右旋所致肾盂和输尿管中尿液积聚可产生生理性肾盂积水,这种生理改变约60%在产后2周内恢复正常,多数产妇于产后12周内恢复正常。

妊娠合并肾盂积水发病机制至今尚不清楚。目前认为,一是孕期黄体酮影响占优势下,抑制了输尿管肌肉的张力及蠕动,导致骨盆入口缘以上的泌尿系扩张及扭曲;二是机械性假说认为输尿管扩张是在增大的子宫与骨盆入口缘之间受压;有研究认为妊娠时出现的大多数肾盂输尿管积水可能与尿路顺应性增高有关,而非梗阻原因所致。

二、诊断

(一)症状

常表现为孕期急性腹痛、肾绞痛、尿路感染、肾功能损害,严重时可发展为尿毒症。

(二)B超

为首选方法,经腹彩色多普勒超声可将肾盂扩张分为三度,轻度6～11 mm,中度12～

15 mm,重度＞16 mm。

(三)快速强化磁共振超声成像(RMU)

RMU 在检测尿路扩张及进行输尿管梗阻定位上有极高准确性,敏感性达到100％。在鉴别梗阻的类型(内源性与外源性)上有较大参考价值。当超声检查不能鉴别诊断时,可选择 RMU 技术。

(四)X 线检查

X 线检查包括 X 线泌尿系平片、排泄性或逆行性尿路造影,以及 CT 检查等。由于放射线对胎儿可能造成不利影响,一般不主张用此项方法。

(五)放射性核素扫描

放射性核素扫描包括肾图、肾脏放射性核素发射型计算机断层显像(ECT)等,妊娠期禁用。有研究认为输尿管扩张超过髂动脉水平是妊娠合并病理性远侧输尿管梗阻的有力证据。

三、鉴别诊断

(一)生理性肾盂积水

采用 RMU 检测技术,可与病理性肾盂积水相鉴别。

(二)梗阻性尿结石症

妊娠期生理性尿动力学改变未影响尿动力学,且不影响输尿管喷射频率及对称性。通过检测孕期输尿管喷射频率与功能,可除外尿结石症所致梗阻性肾盂积水。

四、治疗

首选保守治疗:①保持会阴部清洁卫生,预防上行感染。②卧床休息:取侧卧位以减轻子宫对输尿管的压迫,使尿液通畅。如右肾盂积水可采取左侧卧位,双侧肾盂积水可采取左、右轮流侧卧,严重肾盂积水可行导尿。③对并发尿路感染者应用抗生素:应根据尿培养及药敏试验结果来选择。一般临床上采用对胎儿影响较小的抗生素,如青霉素类、头孢菌素类、红霉素及林可霉素等。肾功能不良者酌情减量以防药物蓄积中毒。④对并发肾衰竭者可先行血液透析,改善肾功能,维持妊娠。⑤产科处理:对已达到妊娠38～40周仍未临产者,一般采取计划分娩,以避免过期妊娠,尽早解除对输尿管的压迫。

当保守治疗对妊娠合并急性肾盂积水治疗效果不佳时,可采用输尿管支架或经皮肾造口术。

(冯秀华)

第十八节　妊娠合并肾衰竭

肾衰竭(或肾功能不全)分为急性和慢性。一般而言,因肾脏疾病已致肾功能受损,特别是同时有高血压者已不宜妊娠。为保护其生命安全,已妊娠者亦应早期终止。否则,即使侥幸出生活婴,母亲存活者极少,因为通过持续血液透析维持妊娠成功者实属罕见。本节重点介绍妊娠与急性肾衰竭。

急性肾衰竭是由于多种病因引起的肾功能急剧进行性减退而出现的临床综合征。主要表现为氮质废物血肌酐和尿素氮升高,水、电解质和酸碱平衡紊乱,及全身各系统并发症。常伴有少尿(<400 mL/d),但也可以无少尿表现。尿量无明显变化或有尿量增多,肌酐和尿素氮呈进行性增加,尿浓缩功能障碍,可诊断为急性非少尿型肾衰竭。

一、妊娠与急性非少尿型肾衰竭

妊娠期 ARF 的发生率为 1/2 000~1/1 000,病死率高达 33.8%,是一种严重的产科并发症。近 20 年来由于感染性流产的减少和产前监护加强,妊娠期 ARF 的发生率明显下降。但随着诊断和治疗的进展,ARF 的诊断也在变化。一般认为少尿是 ARF 的主要特征,对非少尿状态常未引起重视。

(一)病因与病理变化

各种肾前性、肾性和肾后性氮质血症,均可表现为 ANORF,产科 ARF 以肾前性和肾性多见,主要病理改变为急性肾小管坏死及肾皮质坏死,但非少尿型较少尿型为轻。

氨基糖苷类等肾毒性药物的广泛应用,是引起 ANORF 最常见的原因,预防性应用利尿剂和肾血管扩张剂,以及积极补液也是 ANORF 发病率增加的原因。

急性肾小管坏死(acute tubular necrosis,ATN)主要由肾缺血和急性肾中毒引起。急性肾缺血多由肾前性因素演变而来,妊娠剧吐引起严重脱水,前置胎盘、胎盘早剥和产后出血等妊娠期并发症可使血压下降,有效循环血量减少,引起 ATN。急性肾毒性包括外源性毒素(生物毒素、化学毒素、抗菌药物、造影剂等)和内源性毒素(血红蛋白、肌红蛋白等)。庆大霉素和妥布霉素所致 ATN 常表现 ANORF,早期无明显症状常被临床医师忽视。如合并先兆子痫、胎盘早剥和发生感染性流产伴有弥散性血管内凝血的病例,会接着发生严重的肾皮质坏死。急性肾皮质坏死占 ARF 的 10%~30%。此时,如能尽快恢复肾的灌注,可迅速改善肾脏状态,不引起永久性损害。

(二)临床表现和诊断依据

妊娠期 GFR 和肾血浆流量比非孕妇女增加 30%~50%,可使尿素氮、肌酐的滤过增多致血清中的值比非孕时减少约 1/3。故血浆尿素氮(BUN)和肌酐(Cr)在正常范围即已有肾功能的异常改变。若 BUN>4.64 mmol/L 和 Cr>70.7 μmol/L,尿酸>267.8 μmol/L 时,应考虑肾功能异常;如动态监测肾功能改变,BUN 每天增高 3.57 mmol/L,Cr 每天增高 44.2 μmol/L 伴尿常规异常,提示 ARF,此时尿诊断指数有助于诊断,尤其是滤过钠排泄分数(FE-Na)最有诊断价值。

ANORF 患者虽然尿量正常甚至增多,但 GFR 极度降低,肾缺血后的非少尿状态是以早期发生肾血管功能不良,而后肾血浆流量减少及肾小球毛细血管滤过压减少为特征,肾脏浓缩作用的缺陷是由于不能产生高张性间质和集合管对血管升压素反应的损害。

ANORF 的全过程无少尿状态,即使在早期少尿,由于接受强力利尿剂及肾血管扩张剂仍可转变为非少尿状态,故易漏诊。尽管患者尿量正常,但仍存在肌酐和尿素氮的进行性增加及水电解质平衡失调。故孕妇凡有肾功能损害高危因素者,无论其尿量多少,均应加强监测血清尿素氮及肌酐。

(三)处理

加强孕期检查,防止妊娠并发症的发生。

(1)病因治疗及支持疗法:对产科原发疾病进行治疗,积极补充血容量,增加有效循环血量减少肾缺血,防止肾脏发生不可逆损害。停止使用肾毒性药物,纠正贫血及低蛋白血症,同时改善全身状况,予以低蛋白、高热量饮食,并限制钾盐的摄入。

(2)呋塞米和扩血管药物的应用:在扩容同时使用利尿剂,既可改善肾脏血液循环,提高肾小球滤过率,增加尿液形成,又可将过多血容量及回吸收的组织间液经肾脏排出,可改善预后,在急性少尿型肾衰竭(acute oliguric renal failure,AORF)早期应用强力利尿剂和肾血管扩张药物,能使 AORF 转化为 ANORF。一般说来,在 ARF 少尿期开始的 24 小时左右,可能对强力利尿剂有效。

(3)纠正水电解质失衡及酸中毒。

(4)积极抗感染治疗:选择对肾脏无毒性作用的抗生素,并以小剂量为宜,以免引起蓄积中毒。

(5)治疗氮质血症及尿毒症:早期血液透析可以防治 ARF 的大部分并发症,ANORF 需要血液透析者较 AORF 明显为少。

(四)预后

妊娠 ANORF 和 AORF 相比较,前者的病程、严重性及并发症都较少,更重要的是死亡率明显降低。感染性流产仍然是妊娠 ARF 的主要原因,80%患者需要透析,病死率高达 40%。肾毒性药物 ARF 死亡率较低。预防感染性流产和减少肾毒性药物的使用,积极治疗妊娠合并症(并发症)可以降低妊娠 ARF 的发生率。加强肾功能监测,在血容量充足情况下,积极使用利尿剂和扩血管药物,早期血液透析,能够将 AORF 转变为 ANORF,改善患者预后,提高生存率。

二、妊娠与急性少尿型肾衰竭

(一)病因及发病机制

妊娠期发生 ARF 最常见的病因:产前出血如流产、胎盘早剥等;产后出血如子宫收缩无力、产道损伤及胎盘滞留等;妊娠高血压状态,DIC 如羊水栓塞、死胎等;感染性休克,特发性产后肾衰竭,肾毒性药物如氨基糖苷类、四环素、第一代和第二代头孢菌素类、两性霉素类、磺胺类药物等。

ARF 的发病机制目前尚有争议,仍有许多问题需要研究和证实,现主要有肾小管堵塞学说、肾小管液反流学说、肾血流动力学改变及肾小球通透性改变等学说。有研究发现肾缺血时皮质线粒体功能明显降低,腺苷三磷酸合成减少,使细胞膜上依赖腺苷三磷酸能量的离子转运功能下降,细胞内钙聚积,后者又刺激线粒体对钙的摄取增多,线粒体钙含量过高而导致细胞死亡。有报道,用钙通道阻滞药可防止细胞内钙浓度增加,从而预防 ARF。

(二)病理生理

肾功能正常情况下,从肾小球滤过的水分绝大部分在肾小管被重吸收,排出者不及原尿的1%。从肾小球滤过的钠,排出者约 0.5%。AFR 患者由于肾小管功能受损,滤过的水分排出达10%~20%,滤过的钠排出达 5%～15%。本病由于整个肾的 GFR 减少十分严重,多在5 mL/min 以下,因而尿素肌酐及其他代谢废物不能排出,故患者可出现急性肾衰竭综合征的症状,并且有时患者的尿量每天达 400 mL 以上,如肾小球滤过率为 5 mL/min 时,每天滤过的水分为 5×60×24＝7 200 mL,如此时排出的水分仍占滤出水分的 20%,则每天尿量为 7 200×20%＝1 440 mL,但即使这样,因尿素等代谢废物仍不能充分排出,血尿素氮、肌酐就会继续上升。

当肾功能逐渐恢复,肾小球滤过率有所增加,则尿量可增加很多,这就是多尿期。其主要原因：①新生的肾小管上皮细胞，其重吸收功能尚不完善，尿比重仍低于 1.015，故每增加尿内额外的 350 mmol 溶质的排出，就要强迫性地增加 1 000 mL 水分的排出；②氮质血症和潴留物的代谢，废物从肾脏排出，起渗透性利尿作用；③随着肾小球滤过功能的恢复，少尿期蓄积的水、钠此时从尿中排出。

（三）临床特点

ARF 的临床表现包括原发疾病、代谢紊乱和并发症等三方面。引起 ARF 的病因不同，起始表现也不同，一般起病多较急剧，全身症状明显，根据临床表现和病程的共同规律，一般分为三期。

1.少尿或无尿期

（1）尿量减少：尿量骤减或逐渐减少，每天尿量持续少于 400 mL 者称为少尿，少于 100 mL 者称为无尿。由于病因不同，持续时间长短不一，一般为 1～2 周，也可长达 3 个月以上。急性非少尿型肾衰竭指患者在氮质血症期内每天尿量持续在 500 mL 以上，甚至 1 000～2 000 mL，但尿素氮、肌酐可不断升高，病死率可高达 26％，故临床不应忽视。

（2）进行性氮质血症：由于 GFR 降低引起少尿或无尿，致使排出氮质和其他代谢废物减少，血肌酐和尿素氮升高，严重者即出现尿毒症表现，如食欲减退、恶心、呕吐、腹泻、消化道出血等胃肠道症状；嗜睡、神志混乱、扑翼样震颤、肌痉挛和癫痫发作等神经精神症状；贫血、白细胞总数及中性粒细胞分类增高等血液系统表现。

（3）水过多和低钠血症：ARF 患者如对呕吐、出汗、伤口渗液量等估计不准确或忽略计算内生水时，可因为给予过多的液体而发生水中毒，表现为稀释性低钠血症和脑水肿的症状。

（4）高钾血症：由于尿液排钾减少，再加上组织创伤、感染性休克、溶血和高分解代谢状态等导致细胞释放钾过多，或发生代谢性酸中毒而促使细胞内钾向细胞外转移，或大量输库存血，或摄入含钾较多的食物或饮料，上述因素综合作用便可引起高钾血症，主要表现为：心率减慢、心律失常、传导阻滞、甚至心搏骤停；四肢无力、感觉异常、肌腱反射消失、甚至弛缓性骨骼肌麻痹。

（5）代谢性酸中毒：由于酸性代谢产物排出减少，肾小管泌酸能力和保存碳酸氢钠能力下降等，致使患者出现酸中毒表现。

（6）低钙血症、高磷血症：由于肾排磷功能受损，常有高磷血症出现，由于高磷血症，肾生成 $1,25-(OH)_2-D_3$ 及骨骼对 pH 的钙动员作用减弱，因而出现低钙血症。

（7）由于肾缺血、肾素分泌增多、体液潴留、高钾血症及洋地黄应用，因而常出现高血压、心力衰竭、心律失常、心包炎等症状。

2.多尿期

进行性尿量增多是肾功能开始恢复的一个标志，多尿期开始时，由于 GFR 增加不明显，血肌酐和尿素氮仍可上升，并可发生高钾血症，多尿后期，肌酐、尿素氮及血钾均可降低。

妊娠期 ARF 除上述一般急性肾衰竭的表现外，根据引起 AFR 的原发病因和出现的时间不同而有一些特殊的临床表现，现分述如下。

（1）妊娠早期 ARF：常由败血症流产、引产引起，几乎都有全身严重感染和盆腔感染的临床表现。产科严重感染还常伴有溶血反应，天花粉引产的病例可发生严重的变态反应，此外尚可见不同程度的出血倾向和腔道出血等 DIC 临床和实验室现象。

（2）妊娠中后期 ARF：多由于严重先兆子痫，子痫、前置胎盘大出血、羊水栓塞及妊娠肝脂肪变性等引起。临床常见表现：①剧烈头痛、恶心、呕吐、视物模糊、严重高血压和晕厥等高血压现象；②大出血休克和 DIC 改变，常见于前置胎盘和胎盘早剥或羊水栓室等病例；③子痫、妊娠肝脂肪变性是产科的危重病况，临床上常出现多器官功能衰竭，如休克、呼吸窒息、脑水肿、肝性脑病和 DIC 等，病死率甚高。急性脂肪肝并发急性肾衰，病因未阐明，可见于妊娠患者使用四环素者。多发生于妊娠晚期或产后。早期常有发热、呕吐，易被误认为先兆子痫或败血症，直至出现黄疸、严重肝功能损害、DIC 等才考虑本病的诊断。本病约 60% 可并发 ARF，约 20% 同时发生先兆子痫。病死率高（70% 以上），胎儿病死率在 75% 以上，但轻型者病死率低。近来预后有改观。

（3）特发性产后 ARF：多指在妊娠期顺利，产后发生急性肾衰竭。本病可见于分娩后第 1 天或数周内少尿或无尿，快速进展的氮质血症，常伴微血管内溶血性贫血或消耗性凝血病变、血压不正常、轻度增高或急性高血压。有的表现为心脏扩大，心力衰竭及中枢神经系统损害且与尿毒症程度、高血压或容量负荷程度不一致。病因不详，考虑与病毒感染，胎盘碎片滞留、麦角制剂、缩宫素或产后过早用口服避孕药等有关。亦有呈现低补体血症，提示免疫机制参与。本病预后欠佳，完全恢复者少，多需长期透析，病死率高。

3.恢复期

自我感觉良好，血尿素氮和肌酐接近正常，尿量亦恢复正常。

（四）实验室检查

1.血液检查

可有轻中度贫血；血浆肌酐每天升高 44.2～88.4 $\mu mol/L$，多在 353.6～884 $\mu mol/L$ 或更高；血尿素氮每天升高 3.6～10.7 mmol/L，多在 21.4～35.7 mmol/L；高钾血症，pH 常＜7.34；血清钠正常或偏低；血钙低、血磷高。

2.尿液检查

尿量减少，少尿期每天尿量在 400 mL 以下，尿蛋白升高等，尿沉渣检查可见肾小管上皮细胞、上皮细胞管型及少许红、白细胞，比重在 1.015 以下，尿钠含量升高，多在 0～6 mmol/L，尿素与血尿素之比、尿肌酐与血肌酐之比降低，常低于 10。

（五）诊断和鉴别诊断

根据发病原因、急剧进行性氮质血症伴少尿，结合临床表现和实验室检查，一般诊断不难，鉴别诊断应从以下四方面进行。

1.肾前性少尿

有血容量不足或心血管衰竭病史，补充血容量后尿量增多，氮质血症程度多不严重，尿常规改变不明显，尿比重在 1.020 以上，尿渗透浓度大于 550 mmol/kg，尿钠浓度在 15 mmol/L 以下，尿、血肌酐和尿素氮之比分别在 40∶1 和 20∶1 以上。

2.肾后性尿路梗阻

有泌尿系结石、盆腔器官肿瘤或手术史，突然完全性无尿或间歇性无尿，有肾绞痛或肾区叩击痛，尿常规无明显改变，泌尿系 B 超或 X 线检查有助诊断。

3.重症急性肾小球肾炎或急进性肾小球肾炎

重症肾炎早期多有水肿、高血压、大量蛋白尿伴明显镜下或肉眼血尿和各种管型等，肾活组织检查有助诊断。

4.急性间质性病变

有药物过敏或感染史，明显肾区疼痛，可有发热、皮疹、关节疼痛，血嗜酸性粒细胞增多等表现,肾活检有助诊断。

(六)治疗

1.少尿期的治疗

少尿期常因急性肺水肿、高钾血症、上消化道出血和并发感染等导致死亡。故治疗重点为调节水电解质和酸碱平衡,控制氮质潴留,供给足够营养和治疗原发病。其治疗措施包括以下几条。

(1)卧床休息,供给足够的热能,防止机体蛋白的进一步分解。

(2)严格控制水、钠摄入量,应坚持"量出为入"的原则,每天的入液量应为前一天的尿量加上显性失水量和非显性失水量约 400 mL,但应密切观察有无脱水、水肿征象,每天体重变化情况,血清钠浓度,中心静脉压及肺 X 线变化,并结合心率、血压、呼吸综合判断液量是否合适。

(3)高钾血症的处理,最有效的办法是血液透析和腹膜透析,在准备透析前应予以下紧急处理:11.2%乳酸钠 40～200 mL 静脉推注,伴代谢性酸中毒者可给 5%碳酸氢钠 250 mL 静脉滴注;10%葡萄糖酸钙 10 mL 静脉注射,以拮抗钾离子对心肌的毒性作用;25%葡萄糖注射液 200 mL加胰岛素 16～20 IU 静脉滴注。

(4)代谢性酸中毒:轻度的酸中毒无需治疗,当血浆实际碳酸氢根低于 15 mmol/L 时,应予 5%碳酸氢钠纠正,但纠正酸中毒过程中,应注意补钙。

(5)心力衰竭:常是由于体内水钠过多,细胞外容量扩大,造成心脏负荷加重引起,治疗与一般心力衰竭基本相同,但用洋地黄类药物时,要按肾功能状况调整剂量,最好的措施是尽早进行透析治疗。

(6)感染的预防和治疗:常见感染部位为呼吸道、尿路、血液、胆道、肠道、皮肤等,可根据细菌培养和药敏试验合理选用对肾无毒性作用的抗生素治疗。

(7)血液透析或腹膜透析:透析是有效的治疗方法。透析指征:①急性肺水肿;②高钾血症,血钾在6.5 mmol/L 以上;③高分解代谢状态,血 BUN 每天上升 10.7 mmol/L 以上,血钾每天上升1 mmol/L 以上;④无高分解代谢状态,但无尿 2 天或少尿 4 天以上;⑤酸中毒,二氧化碳结合力在 13 mmol/L 以下,pH<7.25;⑥血 BUN 21.4 mmol/L 以上或血 Cr 442 μmol/L 以上;⑦少尿2 天以上,并伴有体液潴留,如眼结膜水肿、胸腔积液、心音呈奔马律或中心静脉压高于正常,持续呕吐、烦躁或嗜睡等尿毒症症状,血钾 6.0 mmol/L 以上,心电图有高钾改变等任何一种情况者。

腹膜透析是有效的,但置管位置可比常规者高位些,由于小分子溶质可通过胎盘进入胎儿体内,故透析要早,以维持透析后血 BUN 在 10.7 mmol/L 为宜。透析过程应勿过多超滤,以免影响子宫胎盘血误流。合并抗凝方法应严密观察。

2.多尿期的治疗

多尿期开始,治疗重点仍为维持水、电解质和酸碱平衡,控制氮质血症,治疗原发病和防止各种并发症。应当注意,多尿期开始时,即使尿量已超过 2 500 mL/d,血尿素氮仍可继续上升,故应继续透析,当血 BUN<17.9 mmol/L,Cr 降至 354 μmol/L 以下并稳定时,可暂停透析,观察病情稳定后可停止。

3.恢复期治疗

一般无需特殊处理,定期随访肾功能,避免使用对肾脏有害药物。

(七)预后

预后好坏与原发病性质、患者年龄、原有慢性疾病、肾功能损害的严重程度、诊断与治疗是否及时、有无多器官功能衰竭和其他并发症等因素有关。总的说来,多数产科病因的急性肾衰竭预后较外科和内科病因者为好。一旦肾功能完全恢复,对以后妊娠无明显不良影响。

三、妊娠与慢性肾衰竭

慢性肾衰竭(chronic renal failure,CRF)是指慢性肾脏病引起的肾小球滤过率下降及与此相关的代谢紊乱和临床症状组成的综合征。

无论何种慢性肾脏病,妊娠期的临床变化可分为:①病情稳定,在整个妊娠期原有肾脏病不出现加重,肾功能一直稳定或正常,妊娠结束后肾脏病仍稳定在孕前水平。②肾脏病在妊娠期加重,肾功能有所下降,但患者尚能度过妊娠期。③肾脏病在妊娠期明显恶化,肾功能明显减退,甚至出现急性肾衰竭,孕妇往往不能度过妊娠期而不得不终止妊娠。妊娠结束后,患者的肾功能可能部分恢复,但也可能不恢复而进入尿毒症。妊娠对肾脏病的影响不仅是对基础肾脏病的影响,肾脏病的变化可以反过来影响妊娠,导致早产、流产、死胎,甚至对胎儿出生后也可能产生影响。④中度至重度肾脏疾病导致妊娠的并发症及新生儿病死率增加。

目前认为,CRF 患者妊娠弊大于利,多数患者妊娠后会加重肾脏疾病进展。因此,原则上不主张 CRF 患者妊娠。如坚持妊娠,需严密监测肾功能及血压、尿常规等指标,必要时及早终止妊娠。

(冯秀华)

第十二章　正常分娩

第一节　分娩动因

人类分娩发动的原因仍不清楚。目前认为人类分娩的发动是一种自分泌因子/旁分泌因子及子宫内组织分子信号相互作用的结果,使得子宫由静止状态成为活动状态,其过程牵涉复杂的生化和分子机制。

一、妊娠子宫的功能状态

妊娠期子宫可处于四种功能状态。

(一)静止期

在一系列抑制因子作用下,子宫肌组织在妊娠期95%的时间内处于功能静止状态。这些抑制因子包括孕激素、前列环素(PGI_2)、松弛素、一氧化氮(NO)、甲状旁腺素相关肽($PTH\text{-}rP$)、降钙素相关基因肽、促肾上腺素释放激素(CRH)、血管活性肠肽及人胎盘催乳激素等,它们以不同方式增加细胞内的 cAMP 水平,继而减少细胞内钙离子水平并降低肌球蛋白轻链激酶($MLCK$,肌纤维收缩所需激酶)的活性,从而降低子宫肌细胞的收缩性。实验证实胎膜可以产生抑制因子,通过旁分泌作用维持子宫静止状态。

(二)激活期

子宫收缩相关蛋白(CAP)基因表达上调,CAP 包括缩宫素受体、前列腺素受体、细胞膜离子通道相关蛋白及细胞间隙连接的重要组成元素结合素-43(connexin-43)等。细胞间隙连接的形成是保证子宫肌细胞协调一致收缩的重要前提。

(三)刺激期

子宫对宫缩剂的反应性增高,在缩宫素、前列腺素(主要为 PGE_2 和 $PGF_{2\alpha}$)的作用下产生协调规律的收缩,娩出胎儿。

(四)子宫复旧期

这一时期缩宫素发挥主要作用。分娩发动主要是指子宫组织由静止状态向激活状态的转化。

二、妊娠子宫转向激活状态的生理变化

(一)子宫肌细胞间隙连接增加

间隙连接是细胞间的一种跨膜通道,可允许分子量<1 000 的分子通过,如钙离子。间隙连接可使肌细胞兴奋同步化,协调肌细胞的收缩活动,增强子宫收缩力,并可增加肌细胞对缩宫素的敏感性。妊娠早、中期细胞间隙连接数量少,且体积小;妊娠晚期子宫肌细胞具有逐渐丰富的间隙连接,并持续增加至整个分娩过程。间隙连接的表达、降解及其多孔结构由激素调节,黄体酮是间隙连接形成的强大抑制剂,妊娠期主要通过黄体酮抑制间隙连接的机制维持了子宫肌的静止状态。

(二)子宫肌细胞内钙离子浓度增加

子宫肌细胞的收缩需要肌动蛋白、磷酸化的肌浆球蛋白和能量的供应。子宫收缩本质上是电位控制的,当动作电位传导至子宫肌细胞时,肌细胞发生去极化,胞膜上电位依赖的钙离子通道开放,细胞外钙离子内流入细胞内,降低静息电位,活化肌原纤维,进而诱发细胞收缩。故细胞内的钙离子浓度增加是肌细胞收缩不可缺少的。

三、妊娠子宫功能状态变化的调节因素

(一)母体内分泌调节

1.前列腺素类

长期以来认为前列腺素在人类及其他哺乳动物分娩发动中起了重要的作用。在妊娠任一阶段引产、催产或药物流产均可应用前列腺素发动子宫收缩;相反,给予前列腺素生物合成抑制剂可延迟分娩及延长引产的时间。临产前,蜕膜及羊膜含有大量前列腺素前身物质花生四烯酸、前列腺素合成酶及磷脂酶 A_2,促进释放游离花生四烯酸并合成前列腺素。PGF_2 和 TXA_2 引起平滑肌收缩,如血管收缩和子宫收缩。PGE_2、PGD_2 和 PGI_2 引起血管平滑肌松弛和血管扩张。PGE_2 在高浓度时可抑制腺苷酸环化酶或激活了磷脂酶 C,增加子宫肌细胞内钙离子浓度,引起子宫收缩。子宫肌细胞内含有丰富的前列腺素受体,对前列腺素敏感性增加。前列腺素能促进肌细胞间隙连接蛋白合成,改变膜通透性,使细胞内 Ca^{2+} 增加,促进子宫收缩,启动分娩。

2.缩宫素

足月孕妇用缩宫素成功引产已有很长历史,但缩宫素参与分娩发动的机制仍不完全清楚。缩宫素结合到子宫肌上的缩宫素受体,激活磷脂酶 C,从膜磷脂释放出三磷酸肌醇和二酯酰甘油,升高细胞内钙的水平,使子宫收缩;缩宫素能促进肌细胞间隙连接蛋白的合成;此外,足月时缩宫素刺激子宫内前列腺素生物合成,通过前列腺素驱动子宫收缩。

3.雌激素和孕激素

人类在妊娠期处于高雌激素状态。妊娠末期,孕妇体内雌激可增加间隙连接蛋白和宫缩素受体合成;促进钙离子向细胞内转移;激活蜕膜产生大量细胞因子,刺激蜕膜及羊膜合成与释放前列腺素,促进宫缩及宫颈软化成熟。雌激素通过上述机制促进子宫功能状态转变。而在大多数哺乳动物,维持妊娠期子宫相对静止状态需要黄体酮。黄体酮可抑制子宫肌间隙连接蛋白的形成。早在 20 世纪 50 年代就有学者提出,分娩时母体血浆内出现黄体酮撤退。现在认为分娩前雌/孕激素比值明显增高,或受体水平的黄体酮作用下降可能与分娩发动有关。

4.内皮素

内皮素是子宫平滑肌的强诱导剂,子宫平滑肌内有内皮素受体。妊娠晚期在雌激素作用下,兔和鼠的子宫肌内皮素受体表达增加,但在人类中尚未肯定。孕末期,羊膜、胎膜、蜕膜及子宫平滑肌含有大量内皮素,能提高肌细胞内 Ca^{2+} 浓度,前列腺素合成,诱发宫缩;内皮素还能加强有效地降低引起收缩所需的缩宫素阈度。

5.血小板激活因子

PAF 是一种强效的子宫收缩物质和产生前列腺素的刺激剂。随着临产发动,羊膜中 PAF 浓度增高。黄体酮可增高子宫组织中的 PAF 乙酰水解酶,而雌激素及炎症细胞因子可降低此酶水平,这些研究提示宫内感染炎症过程使 PAF 增高,促进了子宫收缩。

(二)胎儿内分泌调节

研究显示,人类分娩信号也来源于胎儿。随着胎儿成熟,胎儿丘脑-垂体-肾上腺轴的功能逐渐建立,在促肾上腺皮质激素（ACTH）的作用下,胎儿肾上腺分泌的皮质醇和脱氢表雄酮（DHEA）增加,刺激胎盘的 17-α 水解酶减少孕激素的产生,并增加雌激素的生成,从而使雌激素/孕激素的比值增加;激活蜕膜产生大量细胞因子,如 IL-1、IL-6、IL-8、GCSF、TNF-α、TGF-β及 EGF 等;还能通过加强前列腺素的合成和分泌,刺激子宫颈成熟和子宫收缩。孕激素生成减少而雌激素生成增加也促进子宫平滑肌缩宫素受体和间隙连接的形成;同时还可促进钙离子向细胞内转移,加强子宫肌的收缩,促使分娩发动。

(三)母-胎免疫耐受失衡

从免疫学角度看,胎儿对母体而言是同种异体移植物,母体却对胎儿产生特异性的免疫耐受使妊娠得以维持。对母-胎免疫耐受机制有大量研究,提出的学说:①主要组织相容性复合物 MHC-Ⅰ抗原缺乏;②特异的 HLA-G 抗原表达;③Fas/FasL 配体系统的作用;④封闭抗体的作用;⑤Th_1/Th_2 改变等。

一旦以上因素改变,引起母-胎间免疫耐受破坏,可导致母体对胎儿的排斥反应。研究发现,母体对胎儿的免疫反应是流产发生的主要原因之一。因此足月分娩中可能存在同样的机制,即由于母胎间免疫耐受的解除,母体启动分娩,将胎儿排出。

四、机械性理论

尽管内分泌系统的变化及分子的相互作用在分娩发动中占有极其重要的地位,无可否认,其最终是通过影响子宫收缩来达到促使胎儿娩出的目的。故有人认为:随着妊娠的进展,子宫的容积不断增加,且胎儿的增长速度渐渐超过子宫的增大速度使得子宫内压不断增强;此外,在妊娠晚期,胎儿先露部分可以压迫到子宫的下段和宫颈。上述两部分因素使得子宫肌壁和蜕膜明显受压,肌壁上的机械感受器受刺激(尤其是压迫子宫下段和宫颈),这种机械性扩张通过交感神经传递至下丘脑,使得神经垂体释放缩宫素,引起子宫收缩。羊水过多、双胎妊娠容易发生早产是这一理论的佐证。但机械因素并不是分娩发动的始动因素。

(何顺之)

第二节　决定分娩的因素

决定分娩的要素有四：即产力、产道、胎儿及精神因素。产力为分娩的动力，但受产道、胎儿及精神因素制约。产力可因产道及胎儿的异常而异常，或转为异常；产力也可受到产妇精神因素的直接影响，比如：产程开始后，由于胎位异常，宫缩表现持续微弱，或开始良好继而出现乏力；在产妇对分娩有较大的顾虑时，可能从分娩发动之初宫缩就表现为不规律或持续在微弱状态。骨盆大小、形状和胎儿大小、胎方位正常时，彼此不产生不良影响；但如果胎儿过大、某些胎儿畸形或胎位异常，或骨盆径线小于正常或骨盆畸形，则即便产力正常，仍可能导致难产。

一、产力

产力是分娩过程中将胎儿及其附属物逼出子宫的力量，包括宫缩（子宫收缩力）、腹压（腹壁肌肉即膈肌收缩力）和肛提肌收缩力。

（一）子宫收缩力

子宫收缩力是临产后的主要产力，贯穿于整个分娩过程中。临产后的宫缩能迫使宫颈管短缩直至消失，宫口扩张，胎先露部下降、胎儿和胎盘胎膜娩出。

临产后的正常宫缩具有以下特点：

1.节律性

节律性宫缩是临产的重要标志之一。正常宫缩是子宫体部不随意的、有节律的阵发性收缩。每次阵缩总是由弱渐强（进行期），维持一定时间（极期），随后由强渐弱（退行期），直至消失进入间歇期（图 12-1），间歇期子宫肌肉松弛。阵缩如此反复出现，贯穿分娩全过程。

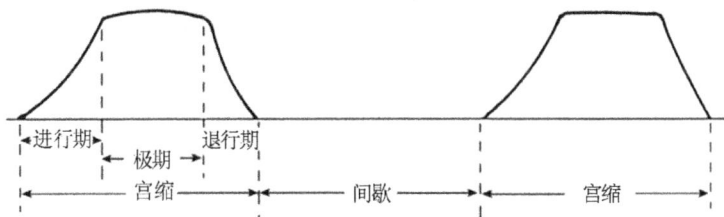

图 12-1　临产后正常节律性宫缩示意图

临产开始时，宫缩持续 30 秒，间歇期约 5～6 分钟。随着产程进展，宫缩持续时间逐渐增长，间歇期逐渐缩短。当宫口开全之后，宫缩持续时间可长达 60 秒，间歇期可缩短至 1～2 分钟，宫缩强度也随产程进展逐渐增加，子宫腔内压力于临产初期约升高至 $3.3\sim4.0$ kPa（$25\sim30$ mmHg），于第一产程末可增至 $5.3\sim8.0$ kPa（$40\sim60$ mmHg），于第二产程可高达 $16.0\sim20.0$ kPa（$100\sim150$ mmHg），而间歇期宫腔压力仅为 $0.8\sim1.6$ kPa（$6\sim12$ mmHg）。宫缩时子宫肌壁血管及胎盘受压，致使子宫血流量减少，但于子宫间歇期血流量又恢复到原来水平，胎盘绒毛间隙的血流量重新充盈，这对胎儿十分有利。

2.对称性和极性

正常宫缩起自两侧子宫角部，以微波形式迅速向子宫底中线集中，左右对称，此为宫缩的对称性;然后以每秒约 2 cm 的速度向子宫下段扩散,约 15 秒均匀协调地遍及整个子宫,此为宫缩的极性(图 12-2)。

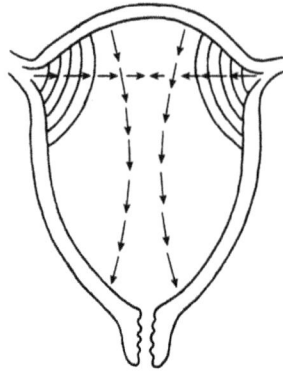

图 12-2　子宫收缩的对称性和极性

宫缩以宫底部最强、最持久,向下则逐渐减弱,子宫底部收缩力的强度几乎是子宫下段的两倍。这一子宫源性控制机制的基础是子宫肌中的起步细胞的去极化。

3.缩复作用

子宫体部的肌肉在宫缩时,肌纤维缩短、变宽,收缩之后,肌纤维虽又重新松弛,但不能完全恢复原状而是有一定的程度缩短,这种现象称为缩复作用或肌肉短滞。缩复作用的结果,使子宫体变短、变厚,使宫腔容积逐渐缩小,迫使胎先露不断下降,而子宫下段逐渐被拉长、扩张,并将子宫向外上方牵拉,颈管逐渐消失,展平。

(二)腹肌及膈肌收缩力(腹压)

腹肌及膈肌收缩力是第二产程时娩出胎儿的重要辅助力量。当宫口开全后,胎先露部已下降至阴道。每当宫缩时前羊水囊或胎先露部压迫盆底组织及直肠,反射性地引起排便感,产妇主动屏气,腹肌和膈肌收缩使腹压升高,促使胎儿娩出。腹压必须在第二产程尤其第二产程末期宫缩时运用最有效,过早用腹压不但无效,反而易使产妇疲劳和宫颈水肿,致使产程延长。在第三产程胎盘剥离后,腹压还可以促使胎盘娩出。

(三)肛提肌收缩力

在分娩过程中,肛提肌收缩力可促使胎先露内旋转。当胎头枕部露于耻骨弓下缘时,由于宫缩向下的产力和肛提肌收缩产生的阻力,两者的合力使胎头仰伸和胎儿娩出。

二、产道

产道是胎儿娩出的通道,分骨产道和软产道两部分。

(一)骨产道

骨产道是指真骨盆,其后壁为骶、尾骨,两侧为坐骨、坐骨棘、坐骨切迹及其韧带,前壁为耻骨联合。骨产道的大小、形状与分娩关系密切。骨盆的大小与形态对分娩有直接影响。因此对于分娩预测首先了解骨盆情况是否异常。

(1)骨盆各平面及其径线。

(2)骨盆轴。

(3)产轴。

（4）骨盆倾斜度。

（5）骨盆类型：有时会对分娩过程产生重要影响。目前国际上仍沿用 1933 年考-莫氏分类法。按X线摄影的骨盆入口形态，将骨盆分为四种基本类型：女型、扁平型、类人猿型和男型（图 12-3）。但临床所见多为混合型。

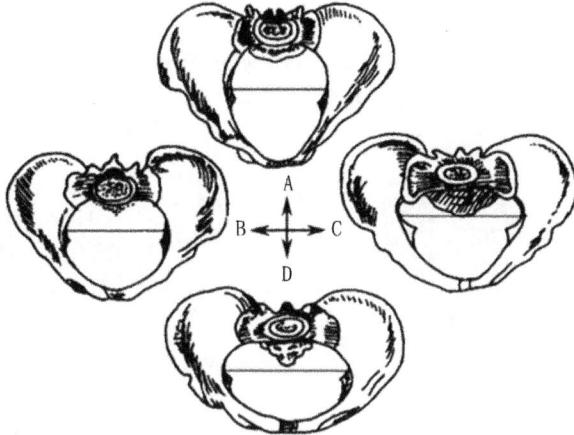

图 12-3　骨盆类型
A.类人猿型骨盆；B.女性型骨盆；C.男性型骨盆；D.扁平骨盆

（二）软产道

软产道是由子宫下段、宫颈、阴道和盆底软组织构成的管道。在分娩过程中需克服软产道的阻力。

1.子宫下段的形成

子宫下段由非孕时长约 1 cm 的子宫峡部形成。妊娠 12 周后，子宫峡部逐渐扩展成为子宫腔的一部分，妊娠末期逐渐被拉长形成子宫下段。临产后进一步拉长达 7～10 cm，肌层变薄成为软产道的一部分。由于肌纤维的缩复作用，子宫上段的肌壁越来越厚，下段的肌壁被牵拉越来越薄，由于子宫上下段肌壁的厚、薄不同，在子宫内面两者之交界处有一环形隆起，称为生理性缩复环（图 12-4）。

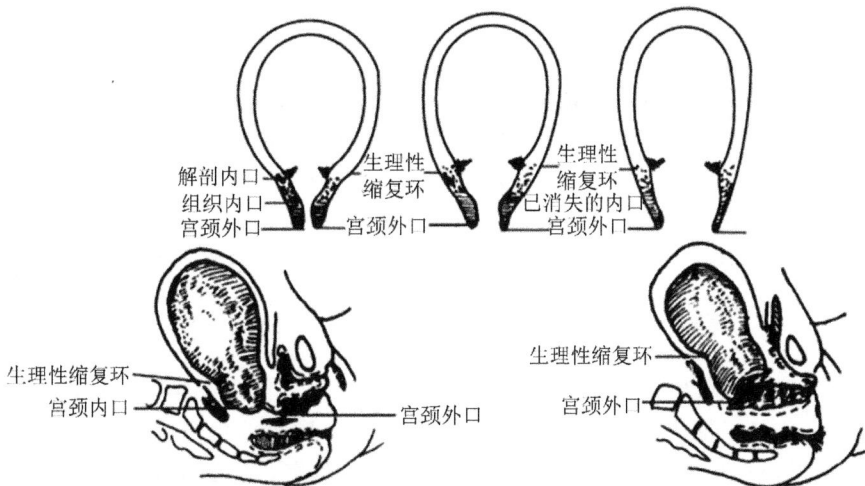

图 12-4　生理性缩复环

2.宫颈的变化

(1)宫颈管消失:临产前的宫颈管长约 2 cm,初产妇较经产妇稍长。临产后由于宫缩的牵拉及胎先露部支撑前羊水囊呈楔形下压,致使宫颈管逐渐变短直至消失,成为子宫下段的一部分。初产妇宫颈管消失于宫颈口扩张之前,经产妇因其宫颈管较松软,则两者多同时进行。

(2)宫口扩张:临产前,初产妇的宫颈外口仅容一指尖,经产妇则能容纳一指。临产后宫口扩张主要是宫缩及缩复向上牵拉的结果。此外前羊水囊的楔形下压也有助于宫颈口的扩张。胎膜多在宫口近开全时自然破裂,破膜后胎先露部直接压迫宫颈,扩张宫口的作用更明显。随着产程的进展,宫口开全(10 cm)时,妊娠足月的胎头方能娩出(图 12-5)。

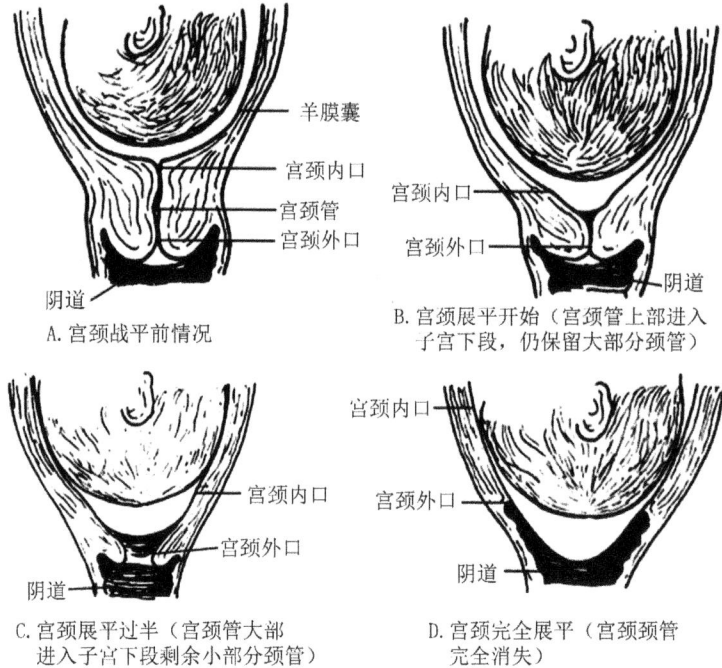

A.宫颈战平前情况

B.宫颈展平开始(宫颈管上部进入子宫下段,仍保留大部分颈管)

C.宫颈展平过半(宫颈管大部进入子宫下段剩余小部分颈管)

D.宫颈完全展平(宫颈颈管完全消失)

图 12-5　宫颈下段形成和宫口扩张

3.骨盆底、阴道及会阴的变化

在分娩过程中,前羊水囊和胎先露部逐渐将阴道撑开,破膜后先露部下降直接压迫骨盆底,软产道下段形成一个向前弯的长筒,前壁短后壁长,阴道外口开向前上方,阴道黏膜皱襞展平使腔道加宽。肛提肌向下及向两侧扩展,肌束分开,肌纤维拉长,使 5 cm 厚的会阴体变成 2～4 mm 薄的组织,以利胎儿通过。阴道及骨盆底的结缔组织和肌纤维,于妊娠晚期增生肥大,血管变粗,血流丰富。于分娩时,会阴体虽然承受一定的压力,若保护不当,也容易造成裂伤。

三、胎儿

足月胎儿在分娩过程必须为适应产道表现出一系列动作,使之能顺利通过产道这一特殊的圆柱形通道:骨盆入口呈横椭圆形,而在中骨盆及骨盆出口则呈前后椭圆形。在分娩过程中,胎头是最重要的因素,只要头能顺利通过产道,一般分娩可以顺利完成,除非胎儿发育过大,则肩或躯干的娩出可能困难。

(一)胎头

为胎儿最难娩出的部分,受压后缩小程度小。胎儿头颅由三个主要部分组成:颜面、颅底及颅顶。颅底由两块颞骨、蝶骨及筛骨所组成。颅顶骨由左右额骨、左右顶骨及枕骨所组成。这些骨缝之间由膜相连接,故骨与骨之间有一定活动余地甚至少许重叠,从而使胎头具有一定适应产道的可塑性,有利于胎头娩出。

胎头颅缝及囟门名称如下(图 12-6)。①额缝:居于左右额骨之间的骨缝。②矢状缝:左右顶骨之间的骨缝,前后走向,将颅顶分为左右两半,前后端分别连接前、后囟门。通过前囟与额缝连接,通过后囟与人字缝连接。③冠状缝:为顶骨与额骨之间的骨缝,横行,在前囟左右两侧。④人字缝:位于左右顶骨与枕骨之间,自后囟向左右延伸。⑤前囟:位于胎儿颅顶前部,为矢状缝、额缝及冠状缝会合之处,呈菱形,2 cm×3 cm大。临产时可用于确定胎儿枕骨在骨盆中的位置。分娩后可持续开放 18 个月之久才完全骨化,以利脑的发育。⑥后囟:为矢状缝与人字缝连接之处,呈三角形,远较前囟小,产后 8~12 周内骨化。

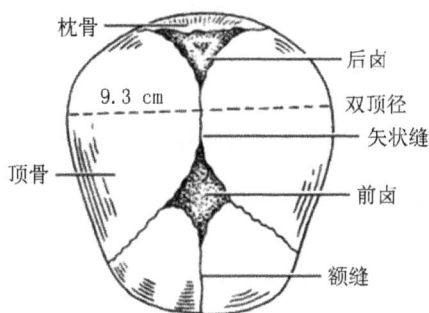

图 12-6　胎头颅缝及囟门

胎儿头颅顶可分为以下各部。①前头:亦称额部,为颅顶前部。②前囟:菱形。③顶部:为前后囟线以上部分。④后囟:三角形。⑤枕部:在后囟下方,枕骨所在地。⑥下颌:胎儿下颌骨。

胎头主要径线(图 12-7):径线命名以解剖部位起止点为度。在分娩过程,胎儿头颅受压,径线长短随之发生变化。

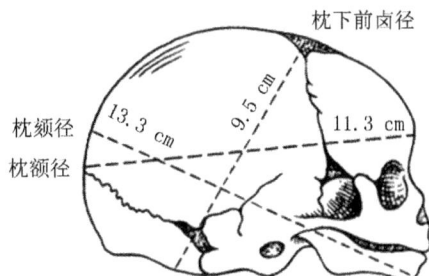

图 12-7　胎头主要径线

1.胎头双顶径

为双侧顶骨隆起间径,为胎儿头颅最宽径线,妊娠足月平均为 9.3 cm。

2.枕下前囟径

枕骨粗隆下至前囟中点的长度。当胎头俯屈,颏抵胸前时,胎头以枕下前囟径在产道前进,为头颅前后最小径线,妊娠足月平均 9.5 cm。

3.枕额径

枕骨粗隆至鼻根部的距离。在胎头高直位时胎头以此径线在产道中前进,平均 11.3 cm,较枕下前囟径长。

4.枕颏径

枕骨粗隆至下颌骨中点间径。颜面后位时,胎头以此径前进,平均为 13.3 cm,远较枕下前囟径长,足月胎儿不可能在此种位置下自然分娩。

5.颏下前囟径

胎儿下颌骨中点至前囟中点,颜面前位以此径线在产道通过,平均为 10 cm。故颜面前位一般能自阴道分娩。

(二)胎姿势

指胎儿各部在子宫内所取之姿势。在正常羊水量时,胎儿头略前屈,背略向前弯、下颌抵胸骨。上下肢屈曲于胸腹前,脐带位于四肢之间。在妊娠期间,如果子宫畸形、产妇腹壁过度松弛或胎儿颈前侧有肿物,胎头可有不同程度仰伸,从而无法以枕下前囟径通过产道而导致头位难产。

(三)胎产式

指胎儿纵轴与产妇纵轴的关系,可分为纵产式、斜产式与横产式三种。横产式或斜产式为胎儿纵轴与产妇纵轴垂直或交叉,产妇腹部呈横椭圆形,胎头胎臀各在腹部一侧。纵产式为胎儿纵轴与产妇纵轴平行,可以是头先露或臀先露(图 12-8)。

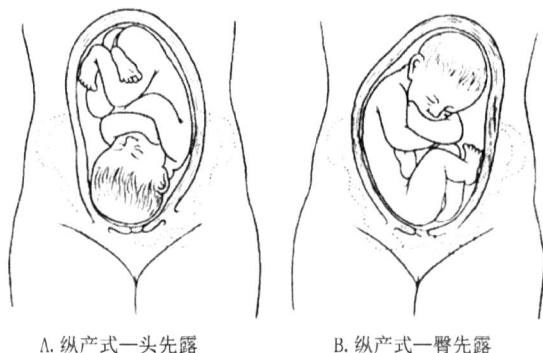

A.纵产式—头先露　　　　　B.纵产式—臀先露

图 12-8　头先露或臀先露

(四)胎先露及先露部

胎先露指胎儿最先进入骨盆的部分,最先进入骨盆的部分称为先露部。先露部有三种即头、臀、肩。纵轴位为头先露或臀先露,横轴位或斜轴位为肩先露。如果胎头与胎手同时进入骨盆称为复合先露(图 12-9)。

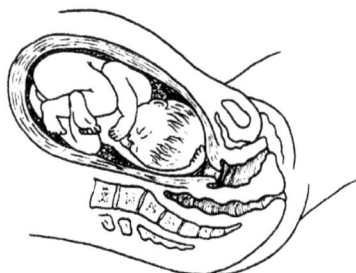

图 12-9　复合先露

1.头先露

头先露占足月妊娠分娩的96％。由于胎头俯屈和仰伸程度不同,可有四种先露部,即枕先露、前囟先露、额先露及面先露。

(1)枕先露:最常见的胎先露部,此时胎头呈俯屈状,胎头以最小径(枕下前囟径)及其周径通过产道(图12-10)。

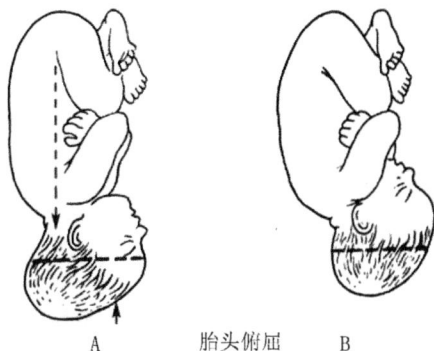

图 12-10　枕先露

(2)前囟先露:胎头部分俯屈,胎头矢状缝与骨盆入口前后径一致,前囟近耻骨或骶骨(高直位)(图12-11)。分娩多受阻。

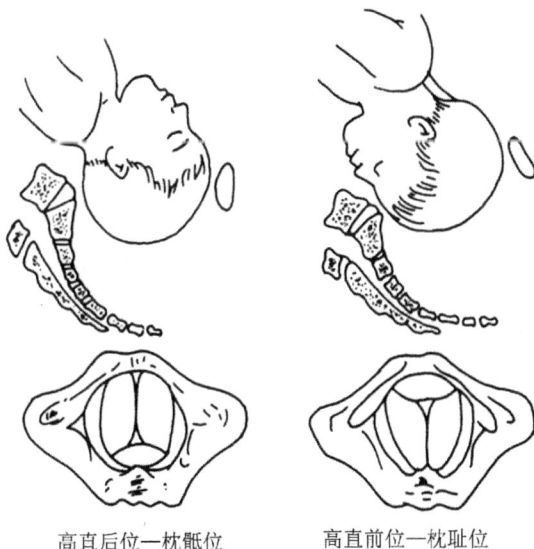

高直后位—枕骶位　　　　　　高直前位—枕耻位

图 12-11　胎头高直位

(3)额先露:胎头略仰伸,足月活胎不可能以额先露经阴道分娩。多数人认为,前顶与额先露为分娩过程中一个过渡表现,不能认为是一种肯定的先露,当分娩进展时,胎头俯屈就形成顶先露,仰伸即为面先露。但实际上确有前顶先露与额部先露存在,故还应作为胎先露的一种(图12-12)。

(4)面先露:胎头极度仰伸,以下为颌及面为先露部(图12-13)。

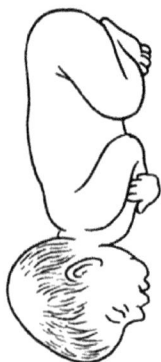

图 12-12 额先露

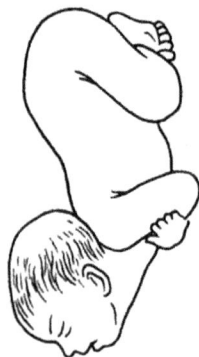

图 12-13 面先露

2.臀先露

为胎儿臀部先露(图 12-14)。由于先露部不同,可分为单臀先露、完全臀先露及不完全臀先露数种。

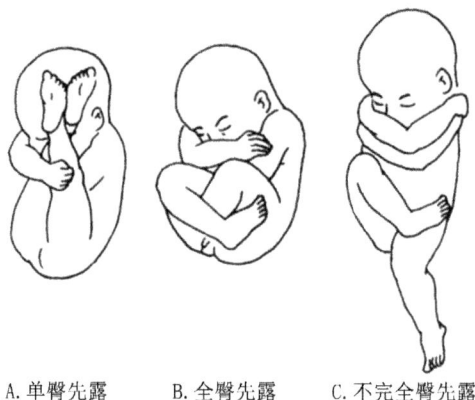

A.单臀先露   B.全臀先露   C.不完全臀先露

图 12-14 臀先露

(1)单臀先露:为髋关节屈,膝关节伸,先露部只为臀部。

(2)完全臀先露:为髋关节及膝关节皆屈,以至胎儿大腿位于胎儿腹部,小腿肚贴于大腿背侧,阴道检查时可触及臀部及双足。

(3)不完全臀先露:包括足先露和膝先露。足先露为臀先露髋关节伸,一个膝关节或两个膝关节伸,形成单足或双足先露。膝先露为髋关节伸膝关节屈曲。

3.肩先露

胎儿横向,肩为先露部。临产一段时间后往往一只手先脱出,有时也可以是胎儿背、胎儿腹部或躯干侧壁被迫逼出。

(五)胎位或胎方位

胎位为先露部的指示点在产妇骨盆的位置,亦即在骨盆的四相位——左前、右前、左后、右后。枕先露的代表骨为枕骨(occipital,缩写为 O);臀先露的代表骨为骶骨(sacrum,缩写为 S);面先露时为下颏骨(mentum,缩写为 M);肩先露时为肩胛骨(scapula,缩写为 Sc)。

胎位的写法由三方面来表明:①指示点在骨盆的左侧(left,缩写为 L)或右侧(right,缩写为

R),简写为左或右。②指示点的名称,枕先露为"枕",即"O";臀先露为"骶",即"S";面先露为"颏",即"M";肩先露为"肩",即"Sc";额位即高直位很少见,无特殊代表骨,只写额位及高直位便可。③指示点在骨盆之前、后或横。

如枕先露,枕骨在骨盆左侧,朝前,则胎位为左枕前(LOA),为最常见之胎位。如枕骨位于骨盆左侧边(横),则名为左枕横(LOT),表示胎头枕骨位于骨盆左侧,既不向前也不向后。肩先露时肩胛骨只有左右(亦即胎头所在之侧)或上、下和前、后定位:左肩前、右肩前、左肩后和右肩后。肩先露以肩胛骨朝上或朝后来定胎位。朝前后较易确定,朝上下不如左右易表达,左右又以胎头所在部位易于确定。如左肩前表示胎头在骨盆左侧,(肩胛骨在上),肩(背)朝前。左肩后,胎头在骨盆左侧(肩胛骨在下),肩(背)朝后。

各胎位缩写如下。

(1)枕先露可有六种胎位:左枕前(LOA)(图 12-15)、左枕横(LOT)、左枕后(LOP)、右枕前(ROA)、右枕横(ROT)、右枕后(ROP)(图 12-15)。

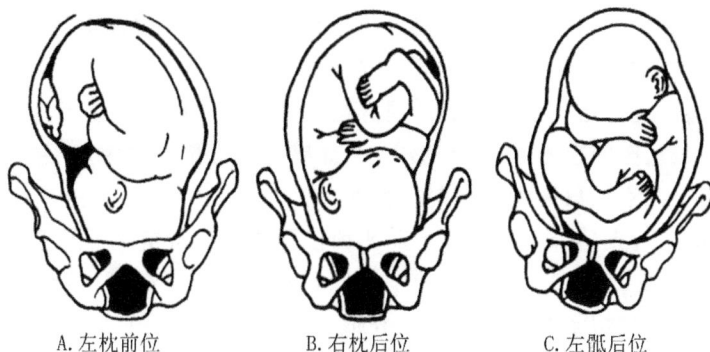

A.左枕前位　　　　B.右枕后位　　　　C.左骶后位

图 12-15　左枕前位、右枕后位、左骶后位

(2)臀先露也有六种胎位:左骶前(LSA)、左骶横(LST)、左骶后(LSP)(图 12-15)、右骶前(RSA)、右骶横(RST)、右骶后(RSP)。

(3)面先露也有六种胎位:左颏前(LMA)、左颏横(LMT)、左颏后(LMP)、右颏前(RMA)、右颏横(RMT)、右颏后(RMP)。

(4)肩先露也有四种胎位:左肩前(LScA)、左肩后(LScP)、右肩前(RScA)、右肩后(RScP)。

枕、骶、肩胛位置与胎儿背在同一方向,其前位,背亦朝前;颏与胎儿腹在同一方向,其前位,胎背向后。

(六)各种胎先露及胎位发生率

近足月或者已达足月妊娠时,胎先露占枕先露占95％,臀先露3.5％,面先露0.5％,肩先露0.5％。有的报道臀先露在 3％～8％,目前我国初产妇比例很大,经产妇,尤其是多产妇很少,所以横产发生率很少。在枕先露中,2/3 枕骨在左侧,1/3 在右侧。臀位在中期妊娠及晚期妊娠的早期比数远较3％～4％为高,尤其是经产妇。但其中约 1/3 的初产妇和 2/3 经产妇在近足月时常自然转成头位。

胎头虽然较臀体积大,但臀部及屈曲于躯干前的四肢的总体积显然大于胎头。由于子宫腔似梨形,上部宽大、下部狭小,故为适应子宫的形状,足月胎儿头先露发生比例远高于臀先露。在妊娠 32 周前,羊水量相对较多,胎体受子宫形态的束缚较小,因而臀位率相对较高些,以后羊水量相对减少,胎儿为适应宫腔形状而取头先露。若胎儿脑积水,臀产比例也较高,表明宽大的宫体部较适合容纳较大的胎头。某些子宫畸形,如双子宫、残角子宫中发育好的子宫,宫体部有纵隔形成者,也容易产生臀先露。经产妇反复为臀产者应想到子宫有某种畸形的可能。

(七)胎先露及胎方位的诊断

有四种方法:腹部检查、阴道检查、听诊及超声影像检查。

1.腹部检查

为胎先露及胎方位的基本检查方法,简单易行,在大部分产妇可获得正确诊断,但对少见的异常头先露,往往不易确诊。

2.阴道检查

临产前此法不易查清胎先露及胎方位,所以有可能不能确诊;临产后,宫颈扩张,先露部大多已衔接,始能对先露部有较明确了解。阴道检查应在消毒情况下进行,以中、食指查先露部是头、是臀、还是肩部。如为枕先露,宫颈有较大扩张时,可触及骨缝、囟门以明确胎位(颜面位等异常头先露特点及臀位特点在有关难产节中介绍)。宫颈扩张程度越大,胎位检查越清楚。检查胎方位最好先查出矢状缝走向,手指左右横扫,上下触摸可查出一较长骨缝。矢状缝横置则为枕右或枕左横位,如为斜置或前后置,则为枕前位或后位。如前囟在骨盆前部很易摸到,表示枕骨在骨盆后位。前囟在骨盆左前方,为枕右后位;前囟在骨盆右前方为枕左后位。前囟如果在骨盆后面,阴道检查不易触及,尤其胎头下降胎头俯屈必然较重,后囟较小,用手不易查清。胎头受挤压严重时,骨片重叠,骨缝、囟门也不易触清。另一可靠确定胎方位方法为用手触摸胎儿耳郭,耳郭方向指向枕部,这只有在宫颈口完全扩张时方能实行。

阴道检查时还应了解先露部衔接程度。胎头衔接程度在正常情况下随产程进展而加深。胎头下降程度为判断是否能经阴道分娩的重要指标。胎头下降速度在第一产程比较缓慢,而在第二产程胎头继续下降,速度快于第一产程。一般胎头下降程度是以坐骨棘平面来描述。胎儿头颅骨质部平坐骨棘平面时称为"0"位,高于坐骨棘水平时称为"一"位,如高 1 cm,则标为"一1"直到"一3",再高则表示胎头双顶径尚未进入骨盆入口平面,因为骨盆入口平面至坐骨棘平面约为5 cm,胎头双顶径至胎头顶部约为 3 cm,所以胎头最低骨质部如在坐骨棘平面以上 3 cm,显然胎头双顶径最多是平骨盆入口平面。胎头最低骨质部通过了坐骨棘平面,胎头位置称为"+"位,低于坐骨棘平面 1 cm 称为"+1""+3"时,胎头最低点已接近骨盆出口,即在阴道下部,因为坐骨棘平面距离骨盆出口亦约为 5 cm(图 12-16)。在正常女性骨盆坐骨棘并不突出于骨盆侧壁,需经反复检查取得经验方能较准确定位。故可考虑另一较简单而大体可了解胎头衔接程度的方法,即用手指经阴道测胎头骨质最低部距阴道处女膜环的距离。如距离为 5 cm 则表示胎头在坐骨棘水平,低于此为正值,高于此为负值。

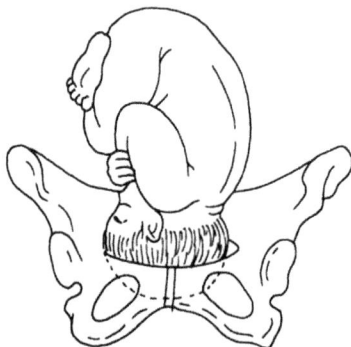

图 12-16　胎头衔接程度图

3.听诊

胎心音位置本身并非诊断胎方位的可靠依据,但可加强触诊的准确性。在枕先露和臀先露,躯干微前屈,胎背较贴近于子宫壁,利于胎心音传导,故在胎儿背部所接触之宫壁处胎心音最强。在颜面位,胎背反屈。胎儿胸部较贴近宫壁,故胎心音在胎儿胸壁侧听诊较清晰。

在枕前位,胎心音一般位于脐与髂前上棘连接中点。枕后位胎心音在侧腹处较明显,有时在小肢体侧听得也清楚。臀位则在脐周围。横位胎心音在枕前位的稍外侧。

4.超声检查

在腹壁厚、腹壁紧张及羊水过多的情况下,腹部检查等查不清胎先露及胎方位时,超声扫描检查可清楚检查出胎头、躯干、四肢等的部位和图像,以及胎心情况,不但有助于胎先露、胎方位的诊断,也有助于胎儿畸形及大小的诊断。

(八)临产胎儿应激变化

胎头受压情况下,阵缩时给予胎头的压力增高,尤其是破膜之后,在第二产程宫腔内压力可高达26.7 kPa(200 mmHg)。颅内压为 5.3～7.3 kPa(40～55 mmHg)时,胎心率就可减慢,其原因系中枢神经缺氧,反射性刺激迷走神经之故。有时胎头受压而无胎心率变慢乃系胎膜未破,胎头逐渐受压而在耐受阈之内,这种阵发性改变对胎儿无损。

四、精神心理因素

随着医学模式的改变,人们已经开始关注社会及心理因素对分娩过程的影响。亲朋好友间关于分娩的负面传闻、电影中的恐惧场面使相当数量的初产妇进入临产后精神处于高度紧张,甚至焦虑恐惧状态。研究表明,产妇在分娩过程中普遍焦虑和恐惧倾向导致去甲肾上腺素减少,可使宫缩减弱而对疼痛的敏感性增加,强烈的宫缩有加重产妇的焦虑,从而造成恶性循环导致产妇体力消耗过大,产程延长。抑郁情绪与活跃期、第二产程延长及产后出血有一定的相关性。所以在分娩过程中产妇的精神心理状态可明显的影响产程进展,应予以足够的重视。

(何顺之)

第三节 枕先露的分娩机制

分娩机制是指胎先露为适应骨盆各平面的不同形态,进行一系列转动,以最小径线通过产道的全过程。以枕左前的分娩机制为例详加说明。胎头的一连串转动可分解如下七个动作,即衔接、下降、俯屈、内旋转、仰伸、复位及外旋转、胎儿娩出(图 12-17)。

一、衔接

胎头双顶径进入骨盆入口平面,胎头颅骨最低点达到或接近坐骨棘水平,称为衔接。初产妇胎头衔接可发生于预产期前 1～2 周,若初产妇分娩开始而胎头仍未衔接,应警惕有无头盆不称。经产妇多在临产后胎头衔接。

胎头呈半俯屈状态进入骨盆入口,以枕额径衔接,由于枕额径大于骨盆入口前后径,胎头矢状缝坐落在骨盆入口右斜径上,胎头枕骨在骨盆左前方。

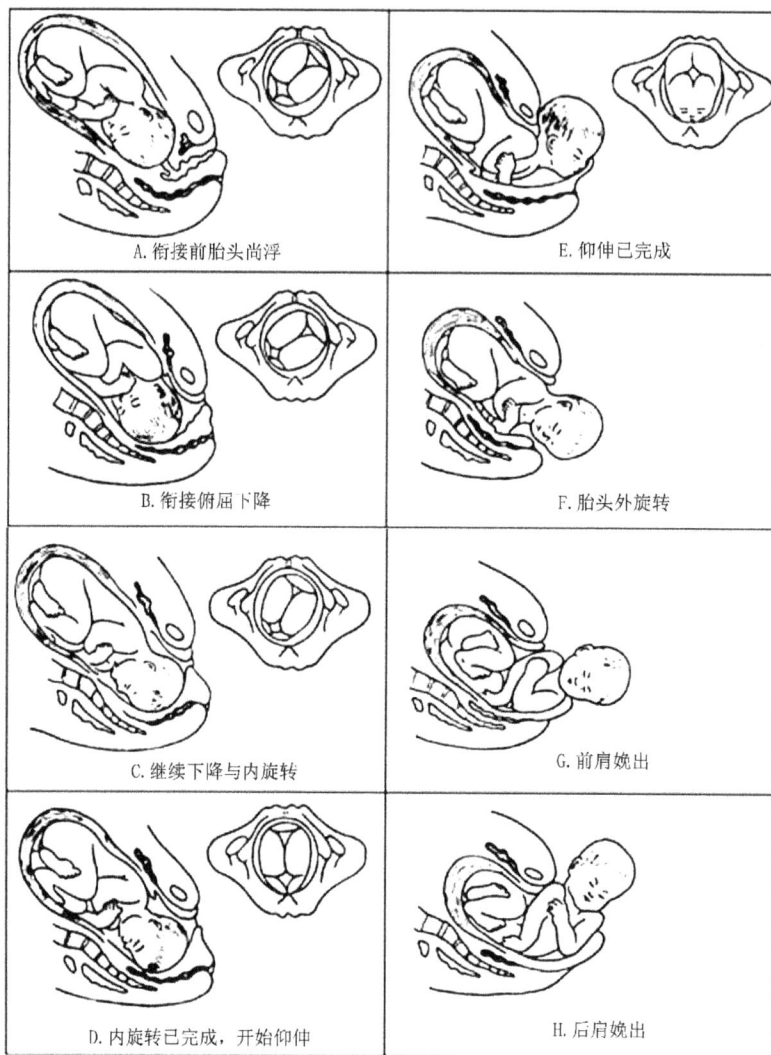

A. 衔接前胎头尚浮

E. 仰伸已完成

B. 衔接俯屈下降

F. 胎头外旋转

C. 继续下降与内旋转

G. 前肩娩出

D. 内旋转已完成，开始仰伸

H. 后肩娩出

图 12-17 分娩机制示意图

二、下降

胎头沿骨盆轴前进的动作称为下降。下降贯穿于整个分娩过程，与俯屈、内旋转、仰伸、复位及外旋转等动作相伴随。下降动作呈间歇性，促进胎头下降的 4 个因素：①宫缩时通过羊水传导的压力，由胎轴传到胎头；②宫缩时子宫底直接压迫胎臀，压力传至胎头；③胎体由弯曲而伸直、伸长，有利于压力向下传递，促使胎头下降；④腹肌收缩，使腹腔压力增加，经子宫传至胎儿。初产妇胎头下降因宫颈口扩张缓慢和盆底软组织阻力大而较经产妇慢。临床上将胎头下降的程度，作为判断产程进展的重要标志之一。

三、俯屈

胎头下降遇到阻力时（骨盆不同平面的不同径线、扩张中的宫颈、骨盆壁和骨盆底），处于半俯屈状态的胎头借杠杆作用进一步俯屈，使下颏紧贴胸部，并使衔接时的枕额径（11.3 cm）变为枕下前囟径(9.5 cm)，以胎头最小径线适应产道，有利于胎头继续下降。

四、内旋转

当胎头到达中骨盆时，胎头为适应骨盆纵轴而旋转，使其矢状缝与中骨盆前后径相一致，此过程称为内旋转。因中骨盆前后径大于横径，枕先露时，胎头枕部位置最低，到达骨盆底，肛提肌收缩将胎头枕部推向阻力小、空间较宽的前方，枕左前的胎头向中线旋转45°，后囟转至耻骨弓下方，使胎头最小径线与骨盆的最大径线相一致，于第一产程末胎头完成内旋转动作。

五、仰伸

胎头完成旋转后，胎头下降达阴道外口时，宫缩和腹压继续迫使胎头下降，而肛提肌收缩力又将胎头向前推进，两者的共同作用(合力)使胎头沿产轴向前向上，胎头枕骨下部达耻骨联合下缘时，以耻骨弓为支点使胎头逐渐仰伸，胎头的顶、额、鼻、口、颏相继娩出。当胎头仰伸时，胎儿双肩径沿左斜径进入骨盆入口。

六、复位及外旋转

胎头娩出时，胎儿双肩径沿骨盆入口左斜径下降。胎儿娩出后，为使胎头与胎肩恢复正常关系，胎头枕部向原方向(向左旋转)45°，称为复位。胎肩在骨盆腔内继续下降，前(右)肩向前向中线旋转45°使胎儿双肩径转成与出口前后径一致的方向，胎头枕部需在外继续向左旋转45°，以保持胎头与胎肩的垂直关系，称为外旋转。

七、胎儿娩出

胎儿完成外旋转后，胎儿前(右)肩在耻骨弓下先娩出，随即胎体侧屈，后(左)肩也由会阴前缘娩出，胎儿双肩娩出后，胎体及胎儿下肢随之顺利娩出，至此胎儿娩出的全过程完成。

(何顺之)

第四节　先兆临产及临产的诊断

当孕妇出现先兆临产时，应及时送至医院，不能因可能为假临产致使时间耽误而错过接产时机；而如果错误地诊断临产，则可能导致不适当的干涉而加强产程，造成孕妇及新生儿损害。

一、先兆临产

分娩发动之前，出现的一些预示孕妇不久将临产的症状称先兆临产。

(一)假临产

孕妇在分娩发动前，由于子宫肌层敏感性增强，常出现不规律宫缩。假临产的特点：①宫缩持续时间短且不恒定，间歇时间长且不规律，宫缩强度不增加；②常在夜间出现而于清晨消失；③宫缩时只能引起下腹部轻微胀痛；④宫颈管不缩短，宫口扩张不明显；⑤给予镇静药物能抑制宫缩。

(二)胎儿下降感

又称为轻松感、释重感。由于胎先露部下降进入骨盆入口,使宫底位置下降,孕妇感觉上腹部受压感消失,进食量增多,呼吸轻快。

(三)见红

在临产前 24～48 小时内,由于成熟的子宫下段及宫颈不能承受宫腔内压力而被迫扩张,使宫颈内口附着的胎膜与该处的子宫壁分离,毛细血管破裂而少量出血,与宫颈管内的黏液相混合并排出,称为见红,是分娩即将开始的比较可靠征象。若阴道流血超过平时月经量,则不应视为见红,应考虑是否有异常情况出现如前置胎盘及胎盘早剥等。

(四)阴道分泌物增多

分娩前 3 周左右,孕妇因体内雌激素水平升高,盆腔充血加剧,子宫颈腺体分泌增加,使阴道排出物增多,一般为水样,易与破水相混淆。

二、临产的诊断

临产开始的重要标志为有规律且逐渐增强的子宫收缩,持续时间 30 秒或 30 秒以上,间歇 5～6 分钟,同时伴随进行性宫颈管消失、宫口扩张和胎先露部下降。用镇静药物不能抑制宫缩。

应连续观察宫缩,每次观察时间不能太短,至少要观察 3～5 次宫缩。既要严密观察宫缩的频率,持续时间及强度。同时要在无菌条件下行阴道检查,了解宫颈的软度、长度、位置、扩张情况及先露部的位置。国际上常用 BISHOP 评分法判断宫颈成熟度(表 12-1),估计试产的成功率,满分为 13 分,＞9 分均成功,7～9 分的成功率为 80％,4～6 分成功率为 50％,≤3 分均失败。

表 12-1　Bishop 宫颈成熟度评分法

指标	分数			
	0	1	2	3
宫口开大(cm)	0	1～2	3～4	≥5
宫颈管消退(％)(未消退为 2～3 cm)	0～30	40～50	60～70	≥80
先露位置(坐骨棘水平＝0)	−3	−2	−1～0	＋1～＋2
宫颈硬度	硬	中	软	
宫口位置	朝后	居中	朝前	

(何顺之)

第五节　正常产程和分娩的处理

分娩全过程是从开始出现规律宫缩到胎儿、胎盘娩出为止,称分娩总产程,整个产程分为以下几个部分。

第一产程(宫颈扩张期):从间歇 5～6 分钟的规律宫缩开始,到宫颈口开全(10 cm)。初产妇宫颈较紧,宫口扩张较慢,需 11～12 小时,经产妇宫颈较松,宫口扩张较快,需 6～8 小时。

第二产程(胎儿娩出期):从宫口开全到胎儿娩出。初产妇约需 1～2 小时,经产妇一般数分钟即可完成,但也有长达 1 小时者,但不超过 1 小时。

第三产程(胎盘娩出期):从胎儿娩出后到胎盘娩出,需 5～15 分钟,不超过 30 分钟。

一、第一产程及其处理

(一)临床表现

第一产程的产科变化主要为规律宫缩、宫口扩张、胎头下降及胎膜破裂。

1.规律宫缩

第一产程开始,出现伴有疼痛的子宫收缩,习称"阵痛"。开始时宫缩持续时间较短(20～30 秒)且弱,间歇期较长(5～6 分钟)。随着产程的进展,持续时间渐长(50～60 秒)且强度增加,间歇期渐短(2～3 分钟)。当宫口近开全时,宫缩持续时间可达 1 分钟以上,间歇期仅 1 分钟或稍长。

2.宫口扩张

宫口扩张是临产后规律宫缩的结果。在此期间宫颈管变软、变短、消失,宫颈展平和逐渐扩大。宫口扩张分两期:潜伏期及活跃期。潜伏期是从临产后规律宫缩开始,至宫口扩张到 3 cm。此期宫颈扩张速度较慢,平均 2～3 小时扩张 1 cm,需 8 小时,超过 16 小时为潜伏期延长。活跃期是指从宫口扩张 3 cm 至宫口开全。此期宫颈扩张速度显著加快,约需 4 小时,超过 8 小时为活跃期延长。活跃期又分为加速期、最大加速期和减速期(图 12-18)。加速期是指宫颈扩张 3～4 cm,约需 1.5 小时;最大加速期是指宫口扩张 4～9 cm,约需 2 小时,在产程图上宫口扩张曲线呈直线倾斜上升;减速期是指宫口扩张 9～10 cm,约需 30 分钟。宫口开全后,宫口边缘消失,与子宫下段及阴道形成产道。

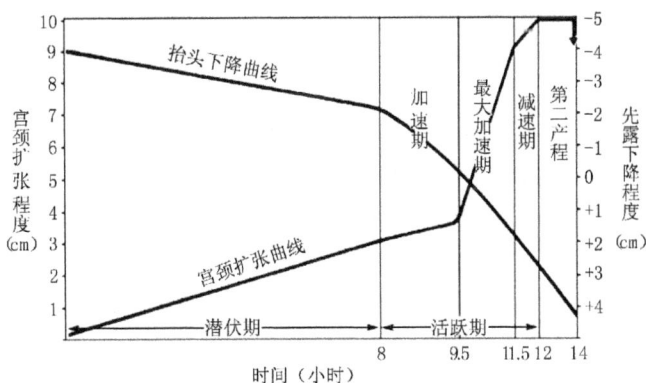

图 12-18　宫颈扩张与胎先露下降曲线分期的关系

3.胎头下降

胎头能否顺利下降,是决定能否经阴道分娩的重要观察项目。胎头下降程度以胎头颅骨最低点与坐骨棘平面的关系标明;胎头颅骨最低点平坐骨棘平面时,以"0"表示;在坐骨棘平面上 1 cm 时,以"−1"表示;在坐骨棘平面下 1 cm 时,以"+1"表示,余依此类推(图 12-19)。一般初产妇在临产前胎头已经入盆,而经产妇临产后胎头才衔接。随着产程的进展,先露部也随之下降。胎头于潜伏期下降不明显,于活跃期下降加快,平均每小时下降 0.86 cm。

4.胎膜破裂

简称破膜,胎儿先露部衔接后,将羊水分隔成前、后两部分,在胎先露部前面的羊水,称前羊水,约100 mL,其形成的囊称前羊水囊。宫缩时前羊水囊楔入宫颈管内,有助于扩张宫口。随着宫缩继续增强,羊膜腔内压力更高,当压力增加到一定程度时胎膜自然破裂。胎膜多在宫口近开全时破裂。

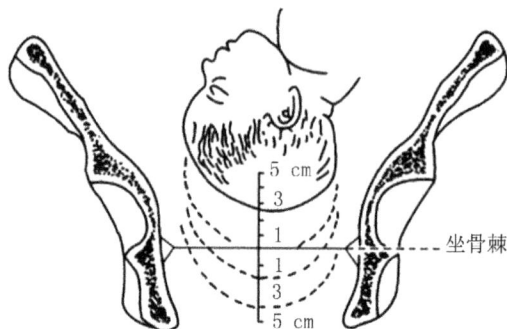

图 12-19　胎头高低的判定

(二)产程观察及处理

入院后首先了解和记录孕妇的病史,全身及产科情况,初步得出是否可以阴道试产或需进行某些处理;外阴部应剃除阴毛,并用肥皂水和温开水清洗;对初产妇及有难产史的经产妇应行骨盆外测量;有妊娠合并症者应给予相应的治疗等。在整个分娩过程中,既要观察产程的变化,也要观察母儿的安危。及时发现异常,尽早处理。

1.子宫收缩

产程中必须连续定时观察并记录宫缩规律性、持续时间、间歇时间及强度。

(1)触诊法:助产人员将手掌放于产妇腹壁上直接检查,宫缩时宫体部隆起变硬,间歇期松弛变软。并记录下宫缩持续时间、强度、规律性及间歇期时间。每次至少观察 3~5 次宫缩,每隔1~2 小时观察一次。

(2)电子胎心监护仪:可客观反映宫缩情况,分为外监护和内监护两种类型。①外监护:临床最常用,适用于第一产程任何阶段。将宫缩压力探头固定在产妇腹壁宫体近宫底部,每隔 1~2 小时连续描记 30 分钟或通过显示屏连续观察。外监护容易受运动、体位改变、呼吸和咳嗽的影响,过于肥胖的孕妇不适用。外监护可以准确地记录宫缩曲线,测到宫缩频率和每次宫缩持续的时间,但所记录的宫缩强度不完全代表真正的宫内压力。②内监护:适用于胎膜已破,宫口扩张 1 cm 及以上。将充满生理盐水的塑料导管通过宫颈口越过胎头置入羊膜腔内,外端连接压力探头记录宫缩产生的压力,测定宫腔静止压力及宫缩时压力变化。内监护可以准确测量宫缩频率、持续时间及真正的宫内压力。但宫内操作复杂,有造成感染的可能,故临床上较少应用。

良好的宫缩应是间隔逐渐缩短,持续时间逐渐延长,同时伴有宫颈相应的扩张。国外建议用Montevideo 单位(MU)来评估有效宫缩。其计算方法是:计数 10 分钟内每次宫缩峰值压力(mmHg)减去基础宫内压力(mmHg)后的压力差之和;或取宫缩产生的平均压力(mmHg)乘以宫缩频率(10 分钟内宫缩次数)。该法同时兼顾了宫缩频率及宫缩产生的宫内压力,使宫缩强度的监测有了量化标准。如产程开始时宫缩强度一般为 80~100 MU,相当于 10 分钟内有 2~3 次宫缩,每次宫缩平均宫内压力约为 5.3 kPa(40 mmHg);至活跃期正常产程平均宫缩强度可达 200~250 MU,相当于 10 分钟内有 4~5 次宫缩,平均宫内压力则为 6.7 kPa(50 mmHg);至第二产程在腹肌收缩的协同下,宫缩强度可进一步升到 300~400 MU,仍以平均宫缩频率5 次计算,平均宫内压力可达 8.0～10.7 kPa(60～80 mmHg);而从活跃期至第二产程每次宫缩持续时间相应增加不明显,宫缩强度主要以宫内压力及宫缩频率增加为主,用此方法评估宫缩不仅使产妇个体间的比较有了可比性,也使同一个体在产程不同阶段的变化有了更合理的判定标准。活跃期后当宫缩强度<180 MU 时,可诊断为宫缩乏力。

2.宫口扩张及胎头下降

描记宫口扩张曲线及胎头下降曲线,是产程图中重要的两项内容,是产程进展的重要标志和指导产程处理的主要依据。可通过肛门检查或阴道检查的方法测得。在国内一般采用肛门检查的方法,当肛门检查有疑问时可消毒外阴做阴道检查。但在国外皆用阴道检查来了解产程进展情况。

(1)肛门检查(简称肛查)。①方法:产妇取仰卧位,两腿屈曲分开,检查前用消毒纸遮盖阴道口避免粪便污染阴道。检查者站于产妇右侧,以戴指套的右手示指蘸取润滑剂后,轻轻置于直肠内,拇指伸直,其余各指屈曲以利示指深入。示指向后触及尾骨尖端,了解尾骨活动度,再触摸两侧坐骨棘是否突出并确定胎头高低,然后用指端掌侧探查宫口,摸清其四周边缘,估计宫颈管消退情况和宫口扩张厘米数。未破膜者在胎头前方可触到有弹性的前羊水囊;已破膜者能直接触到胎头,若无胎头水肿,还能扪清颅缝及囟门位置,确定胎方位。②时间与次数:适时在宫缩时进行,潜伏期每2～4小时查一次;活跃期每1～2小时查一次。同时也要根据宫缩情况和产妇的临床表现,适当的增减检查的次数。过频的肛门检查可增加产褥感染的机会。研究提示,肛门检查次数≥10次的产妇,其阴道细菌种数及计数均显著提高,且肛门检查与阴道细菌变化密切相关,即细菌种数及其计数随肛门检查次数的增加而增加。而检查次数过少在产程进展十分迅速时则可能失去准备接生的时间,这在经产妇尤其应注意。③检查内容:宫颈软硬度、位置、厚薄及宫颈扩张程度;是否破膜;骶尾关节活动度,坐骨棘是否突出,坐骨切迹宽度,骶棘韧带的弹性、韧度及盆底组织的厚度;确定胎先露、胎方位及胎头下降程度。

(2)阴道检查。①适应证:于肛查胎先露、宫口扩张及胎头下降程度不清时;疑有脐带先露或脱垂;疑有生殖道畸形;轻度头盆不称经阴道试产4～6小时产程进展缓慢者。对产前出血者应慎重,须严格无菌操作,并在检查前做好输液、输血的准备。②方法:产妇排空膀胱后,取截石位,消毒外阴和阴道。检查者戴好口罩,消毒双手,戴无菌手套,铺无菌巾后用左(右)手拇指和示指将阴唇分开,右(左)手示指、中指蘸消毒润滑剂,轻轻插入产妇阴道,注意防止手指触及肛门及大阴唇外侧。因反复阴道检查可增加感染机会,故每次检查应尽量检查清楚,避免反复插入阴道。③内容:测量骨盆对角径、坐骨棘间径、骶骨弧度、耻骨弓和坐骨切迹情况等;胎方位及先露下降程度;宫口扩张程度,软硬度及有无水肿情况;阴道伸展度,有无畸形;会阴厚薄和伸展度等,以决定其分娩方式。

肛查对于了解骨盆腔内的情况比阴道检查更清楚,但肛门检查对宫口、胎先露、胎方位、骨盆入口等情况的了解不及阴道检查直接明了。每次肛查或阴道检查所得的宫颈扩张大小及先露高度的情况均应做详细记录,并绘于产程图上。用红色"○"表示宫颈扩张程度,蓝色"×"表示先露下降水平,每次检查后用红线连接"○",用蓝线连接"×",绘成两条曲线。产程图横坐标标示时间,以小时为单位,纵坐标标示宫颈扩张及先露下降程度,以厘米为单位。正常情况下宫口开大与胎头下降是并行的,但胎头下降略为滞后。宫口开大的最大加速期是胎头下降的加速期,而胎头下降的最大加速期是在第二产程。对大多数产妇,尤其是初产妇,在宫口开全时胎头应达坐骨棘平面以下。但应指出,有相当一部分产妇胎头下降与宫口开大并不平行。因此,在宫口近开全时,胎头未下降到坐骨棘水平并不意味着不能经阴道分娩。有些产妇在破膜以后胎头才迅速下降,在经产妇尤为常见。1972 年 Philpott 介绍了在产程图上增加警戒线和处理线,其原理是根据活跃期宫颈扩张率不得＜1 cm 进行产程估算,如果产妇入院时宫颈扩张为 1 cm,按宫颈扩张率每小时 1 cm 计算,预计 9 小时后宫颈将扩张到 10 cm,因此在产程坐标图上 1 cm 与 10 cm 标志点之处时间相距 9 小时画一斜行连线,作为警戒线,与警戒线相距 4 小时之处再画一条与之平行的斜线作为处理线,两线间为警戒区。临床上实际是以宫颈扩张 3 cm 作为活跃期的起点,因此可以宫颈扩张 3 cm 标志点处取与之相距 4 cm 的坐标 10 cm 的标志点处画一斜行连线,作为警戒线,与警戒线相距 4 小时之处再画一条与之平行的斜线作为处理线(图 12-20)。两线之间为治疗处理时期,宫颈扩张曲线越过警戒线者应进行处理,一般难产因素可纠正者的产程活跃期不超过正常上限,活跃期经过处理仍超过上限时,常提示难产因素不易纠正,需要再行仔细分析,并及时估计能否从阴道分娩。

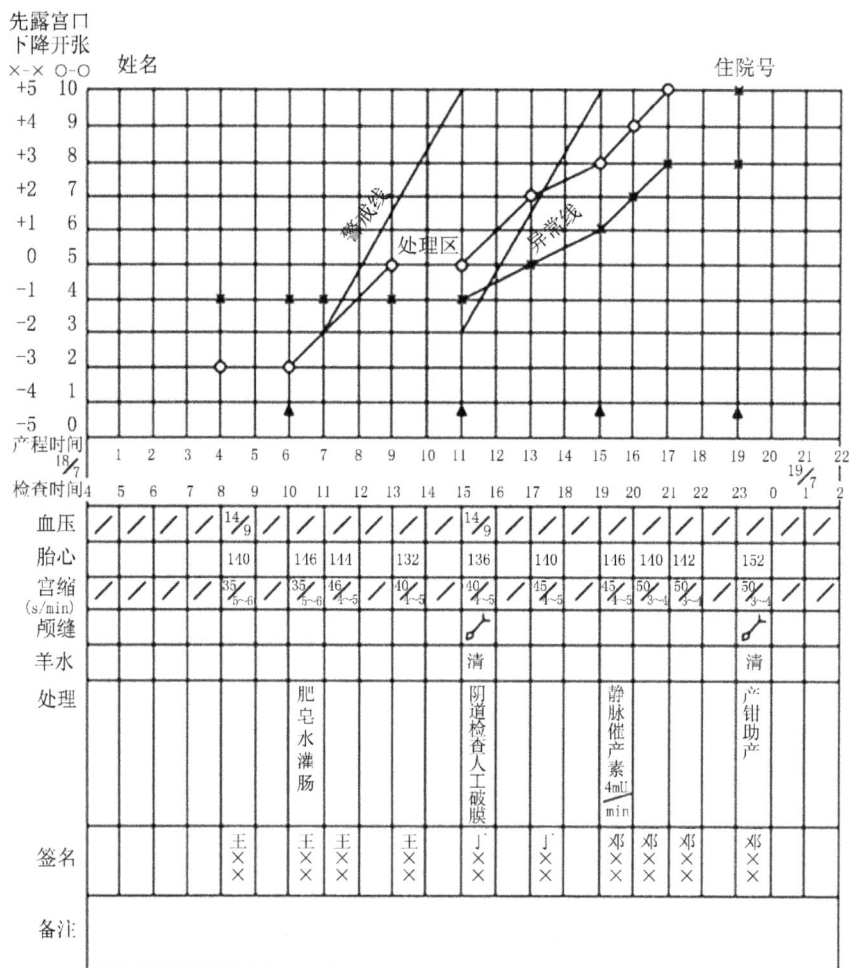

图 12-20 产程图表

注:↑表示重要处理开始时间,♪表示大小囟与矢状缝位置以示胎方位,x-x 表示阴道助产

（产程图表中各项记录内容：）

项目	记录内容
血压	14/9（两次）
胎心	140 146 144 132 136 140 146 140 142 152
宫缩（s/min）	35/5~6 35/5~6 46/4~5 40/4~5 40/4~5 45/4~5 45/3~4 50/3~4 50/3~4 50/3~4
颅缝	♪
羊水	清 清
处理	肥皂水灌肠；阴道检查人工破膜；静脉催产素 4mU/min；产钳助产
签名	王××；↓××；邓××
备注	

3.胎膜破裂及羊水观察

胎膜多在宫口近开全或开全时自然破裂,前羊水流出。一旦胎膜破裂,应立即听胎心,并观察羊水性状、颜色和流出量,记录破膜时间。

羊水粪染与胎儿宫内窘迫的关系目前还有争论。对羊水粪染的发生机制大致可归纳为两种观点,即胎儿成熟理论及胎儿宫内窘迫理论。传统认为羊水粪染是胎儿缺血、缺氧的结果。当胎儿缺血、缺氧时,机体为了保证心、脑等重要脏器的血供,体内循环重新分配,消化系统的血供减少,胃肠道蠕动增加,肛门括约肌松弛,胎粪排出。胎儿成熟理论则认为羊水粪染是一种生理现象。随着妊娠周数增加,胎儿迷走神经张力渐强,胃肠道蠕动渐频,胎粪渐多,羊水粪染率渐增加。

羊水粪染的分度:Ⅰ度,羊水淡绿色、稀薄;Ⅱ度,羊水深绿色且较稠或较稀,羊水内含簇状胎粪;Ⅲ度,羊水黄褐色、黏稠状且量少。Ⅰ度羊水粪染一般不伴有胎儿宫内窘迫,Ⅱ~Ⅲ度羊水粪染考虑有胎儿宫内缺氧的存在。对羊水粪染者应做具体分析,既不要过高估计其严重性,也不要掉以轻心,重要的是应结合其他监测结果,明确诊断,及时处理,以降低围生儿的窒息率。在首次发现羊水粪染时,不论其粪染程度如何,均应作电子胎心监护。若 CST 阳性或者 NST 呈反应型而 OCT 又是阳性,提示胎儿宫内缺氧。如能配合胎儿头皮血 pH 测定而 pH<7.2 时,提示胎儿处于失代偿阶段,需要立即结束分娩。如 CST 为阴性、pH 正常,可暂不过早干预分娩,但必须在电子胎心监护下严密观察产程进展,一旦出现 CST 阳性,则应尽快结束分娩。

4.胎心

临产后应特别注意胎心变化,可用听诊法、胎心电子监护或胎儿心电图等方法观察。在观察胎心时,应注意胎心的频率、规律性和宫缩之后胎心率的变化及恢复的速度等。胎心的规律性和宫缩对胎心的影响较胎心率的绝对数更重要。

(1)听诊器听取:有普通听诊器、木质听诊器和电子胎心听诊器 3 种,现在通常使用电子胎心听诊器。胎心听取应在宫缩间歇时,宫缩时听诊不能听到胎心。潜伏期应每隔 1 小时听胎心一次,活跃期宫缩较频时,应每 15~30 分钟听胎心一次,每次听诊 1 分钟。如遇有胎心异常,应增加听诊的次数。此法能方便获得每分钟胎心率,但不能分辨胎心率变异、瞬间变化及其与宫缩、胎动的关系。

(2)胎心电子监护:多用外监护描记胎心曲线。将测量胎心的探头置于胎心音最响亮的部分,固定于腹壁上;将测量宫压的探头置于产妇腹壁宫体近宫底部,亦固定于腹壁上。观察胎心率变异及其与宫缩、胎动的关系,每次至少记录 20 分钟,有条件者可应用胎儿监护仪连续监测胎心率。此法能较客观地判断胎儿在宫内的状态,如脐带受压、胎头受压、胎儿缺氧或(及)酸中毒等。值得注意的是,在胎头入盆、破膜、阴道检查、肛查及做胎儿内监护安放胎儿头皮电极时,可以发生短时间的早期减速,这是由于胎头受骨盆或宫缩压迫所致。

(3)胎儿心电图:分为直接法和间接法,因直接法需宫口开大到一定程度而且破膜后才能进行,并有增加感染的可能性,故较少采用。目前较多采用非侵入性的间接法,一般用三个电极,两个放在产妇的腹壁上,另一个置于产妇的大腿内侧。在分娩过程中如出现 PR 间期明显缩短、ST 段偏高和 T 波振幅加大,是胎儿缺氧的表现。胎儿发生严重的酸中毒时,则 T 波变形。有研究发现第二产程的胎儿心电图监测与产后胎儿脐动脉血 pH 及血气含量明显相关。

5.胎儿酸血症的监测

胎儿头皮血 pH 与产时异常胎心率的出现,分娩后新生儿脐血 pH 及 Apgar 评分间存在着良好的相关性。因此胎儿头皮血 pH 被认为是判断胎儿是否存在宫内缺氧的最准确方法。胎儿头皮血 pH 正常值为 7.25~7.35。如 pH 为 7.20~7.24 为胎儿酸血症前期,应警惕有胎儿窘迫可能,此时应给孕妇吸氧。pH<7.20 则表示重度酸中毒,是胎儿危险的征兆,应尽快结束分娩。胎儿头皮血血气分析值在正常各产程中的变化见表 12-2。

表 12-2 胎儿头皮血血气分析值在正常各产程中的变化

类别	第一产程早期	第一产程末期	第二产程
pH	7.33 ± 0.03	7.32 ± 0.02	7.29 ± 0.04
PCO_2(mmHg)	44.00 ± 4.05	42.00 ± 5.10	46.30 ± 4.20
PO_2(mmHg)	21.80 ± 2.60	21.30 ± 2.10	17.00 ± 2.00
HCO_3(mmol/L)	20.10 ± 1.20	19.10 ± 2.10	17.00 ± 2.00
BE(mmol/L)	3.90 ± 1.90	4.10 ± 2.50	6.40 ± 1.80

胎儿的 pH 还受母体 pH 水平的影响。产程中母体饥饿、脱水、体力消耗可致代谢性酸中毒，过度通气可致呼吸性碱中毒，均可影响胎儿。为消除母源性酸中毒对胎儿头皮血血气分析的影响，可根据母儿间血气的差异进行判断：

(1)母子间血气 pH 差值($\triangle$pH)：<0.15 表示胎儿无酸中毒，0.15～0.20 为可疑，>0.20 为胎儿酸中毒。

(2)母子间碱短缺值：2.0～3.0 mEq/L 表示胎儿正常，>3.0 mEq/L 为胎儿酸中毒。

(3)母子间 Hb 5 g/dL 时的碱短缺值：<0 或由正值变为负值表示胎儿酸中毒。

胎儿头皮血 pH 测定是一种创伤性的检查方法，只能得到瞬时变化而不能连续监测，因而限制了它的应用。当电子胎心监护初筛异常时，可考虑行胎儿头皮血气测定，如临床及胎心监护已确定重度胎儿宫内窘迫，应迅速终止妊娠而抢救胎儿，不必再做头皮血气测定。

6.母体情况观察

(1)生命体征：测量产妇的血压、体温、脉搏和呼吸频率并记录。一般第一产程期间宫缩时血压升高0.7～1.3 kPa(5～10 mmHg)，间歇期恢复原状。应每隔 4～6 小时测量一次。发现血压升高应增加测量次数。

(2)饮食：鼓励产妇少量多次进食，吃高热量易消化食物，并注意摄入足够水分，以保证充沛的精力和体力。

(3)活动与休息：宫缩不强且未破膜时，产妇可在室内适当活动，有助于产程进展和减轻产痛。待产时产妇的体位应以产妇感到舒适为准。已破膜者应该卧床，如果胎头已衔接，取平卧位即可，如胎头未衔接或臀位、横位时，应取臀高位，以免发生脐带脱垂。如产妇精神过度紧张，宫缩时喊叫不安，应安慰产妇，在宫缩时指导做深呼吸动作，也可用双手轻揉下腹部或腰骶部。产时镇痛可适当的应用哌替啶 50～100 mg 及异丙嗪 25 mg，可 3～4 小时肌内注射一次。也可选择连续硬膜外麻醉镇痛。

(4)排尿与排便：应鼓励产妇每 2～4 小时排尿一次，以免膀胱充盈影响宫缩及胎头下降。因胎头压迫引起排尿困难者，必要时可导尿。初产妇宫口扩张<4 cm，经产妇宫口扩张<2 cm 时可行温肥皂水灌肠，既能避免分娩时粪便污染，又能反射作用刺激宫缩加速产程进展。但胎膜早破、阴道流血、胎头未衔接、胎位异常、有剖宫产史、宫缩很强估计 1 小时内将分娩者或患严重产科并发症、合并症如心脏病等，均不宜灌肠。

二、第二产程及其处理

(一)临床表现

宫口开全后仍未破膜，常影响胎头的下降，应行人工破膜。破膜后宫缩常暂时停止，产妇略感舒适,随后宫缩重现且较前增强,每次持续时间可达 1 分钟,间歇期仅 1～2 分钟。当胎头降至骨盆出口压迫盆底组织时,产妇有排便感,不由自主向下屏气。随着产程进展,会阴会渐渐膨隆和变薄,肛门松弛。宫缩时胎头露于阴道口,且露出部分不断增大;在宫缩间歇期又缩回阴道内,称为胎头拨露。随产程进展,胎头露出部分逐渐增多,宫缩间歇期胎头不再缩回,称为胎头着冠,此时胎头双顶径超过骨盆出口。会阴极度扩张,应注意保护会阴,娩出胎头。随后胎头复位和外旋转,前肩、后肩和胎体相继娩出,后羊水随之涌出。经产妇第二产程短,有时仅需几次宫缩即可完成胎头娩出。胎儿娩出后产妇顿感轻松。

(二)产程的观察和处理

1.密切监护胎心及产程进展

第二产程宫缩频且强,应密切观察子宫收缩有无异常及胎先露的下降情况。警惕病理性缩复环及强直性子宫收缩的出现,同时密切观察胎心的变化,每 5～10 分钟听胎心一次(或间隔2～3 次宫缩听一次胎心),如有胎心异常则增加听胎心的次数,有条件者应使用胎心电子监护。尤其应注意观察胎心与宫缩的关系,若第二产程在胎头娩出前,由于脐带受压或受到牵引,可出现变异减速,除非反复多次出现中、重度变异减速,否则不被认为对胎儿有害。如出现胎心变慢且在宫缩后不恢复和恢复慢,应尽快结束分娩。发现第二产程延长,应及时查找原因,采取相应措施尽快结束分娩,避免胎头长时间受压,引起胎儿窘迫、颅内出血等并发症发生。

2.指导产妇用力

宫口开全后,医护人员应指导产妇正确用力。方法是让产妇双膝屈曲外展,双脚蹬在产床上,双手握住产床的把手。一旦出现宫缩,产妇深吸气屏住,并向上拉把手,使身体向下用力如排便状,以增加腹压。子宫收缩间期时,产妇呼气,全身肌肉放松,安静休息。当宫缩再次出现时再用同样的屏气用力动作,以加速产程的进展。当胎头着冠后,宫缩时不应再令产妇用力,以免胎头娩出过快而使会阴裂伤。

指导产妇正确用力十分重要,若用力不当使产妇消耗体力或造成不应有的软产道裂伤。尤其应注意的是宫口尚未开全,不可过早屏气用力,因当胎头位置低已深入骨盆到达盆底时,也可使产妇产生排便感并不自觉地用力。但此时用力非但不利于加速产程的进展,反而使宫颈被挤压在骨盆和胎头之间,从而使宫颈循环障碍而造成宫颈水肿,影响宫口开大而造成难产。

3.接产准备

初产妇宫口开全,经产妇宫口扩张 4 cm 且宫缩规律有力时,应将产妇送至产房做好接产准备工作。让产妇仰卧于产床上(或坐于特制的产椅上),两腿屈曲分开,露出外阴部,在臀下放一便盆或塑料布,用消毒纱布球蘸肥皂水擦洗外阴部,顺序是大小阴唇、阴阜、大腿内上 1/3、会阴及肛门周围(图 12-21)。然后用温开水冲掉肥皂水,为防止冲洗液流入阴道,用消毒干纱布盖住阴道口,最后以 0.1％新洁尔灭冲洗或涂以碘伏进行消毒,随后取下阴道的纱布球和臀下的便盆或塑料布,铺以消毒巾于臀下。接产者按无菌操作常规洗手后穿手术衣及戴手套,打开产包,铺好消毒巾,准备接产。

4.接产

(1)接产的要领:产妇必须与接产者充分合作;保护会阴的同时协助胎头俯屈,让胎头以最小的径线(枕下前囟径)在宫缩间歇时缓慢的通过阴道口,是预防会阴撕裂的关键;控制胎肩娩出速度,胎肩娩出时也要注意保护会阴。

(2)产妇的产位：分娩时产妇的体位可分为仰卧位和坐位两种。

仰卧位分娩：目前国内多数产妇分娩取仰卧位。其优点：①有利于经阴道助产手术的操作如会阴切开术、胎头吸引术、产钳术等；②对新生儿处理较为便利。

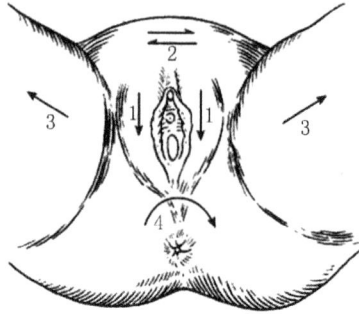

图 12-21　外阴消毒顺序

但从分娩的生理来说，并非理想体位。其缺点：①妊娠子宫压迫下腔静脉，使回心血量减少，产妇可出现仰卧位低血压；②仰卧位使骨盆的可塑性受限，且宫缩的效率较低，从而增加难产的机会；③胎儿的重力失去应有的作用，并导致产程延长；④增加产妇的不安和产痛等。

基于上述原因，仰卧位分娩时继发性宫缩乏力和胎儿窘迫的发生率较坐位分娩高，异常分娩也较多。所以它不是理想的分娩体位。

坐位分娩。其优点：①可提高宫缩效率，缩短产程。由于胎儿的纵轴和产轴一致，故能充分发挥胎儿的重力作用，可使抬头对宫颈的压力增加。②由于子宫胎盘的血供改善，也可使宫缩加强，胎儿窘迫和新生儿窒息的发生率降低。③可减少骨盆的倾斜度，有利于胎头入盆和分娩机制的顺利完成。④X线检查表明，由于仰卧位改坐位时，可使坐骨棘间距平均增加 0.76 cm。骨盆出口前后径增加 1～2 cm，骨盆出口面积平均增加 28%。⑤产妇分娩时感觉较舒适，由于产妇在分娩过程中可以环视周围的一切，并与医护人员保持密切联系，可减轻其紧张和不安的情绪。

其缺点：①分娩时间不宜过长，否则易发生阴部水肿；②坐位分娩时胎头娩出较快，易造成新生儿颅内出血及阴道、会阴裂伤；③接生人员需保护会阴和新生儿处理不便，这也是目前坐位分娩较少采用的主要原因。

自 20 世纪 80 年代以来，已对坐式产床做了不少的改进，其基本的构造包括靠背、坐椅、扶手和脚踏板等部分。产床的靠背部分是可调节的，在分娩过程中可根据宫缩的情况和胎头下降的程度适当的调整靠背的角度。在胎头即将娩出时可将靠背放平使产妇改为仰卧位，以便于助产者保护会阴和控制胎头娩出的速度。初产妇宫口开全或近开全，经产妇宫口开大 8 cm 时，在坐式产床上就座，靠背角度为 60°～80°。在上坐式产床后一小时内分娩最好，时间过长容易引起会阴水肿。

(3)接产步骤(图 12-22)：接产者站在产妇的右侧，当胎头拨露使阴唇后联合紧张时，开始保护会阴。具体方法如下：在会阴部盖上一块消毒巾，接产者右肘支在产床上，右手拇指与其余四指分开，每当宫缩时以手掌大鱼际肌向内上方托住会阴部，同时左手应轻轻下压胎头枕部，协助胎头俯屈，且使胎头缓慢下降。宫缩间歇期，保护会阴的右手应当松弛，以免压迫过久引起会阴部水肿。当胎头枕部在耻骨弓下露出时，左手应按分娩机制协助胎头仰伸。此时若宫缩强，应嘱产妇张口哈气以缓解腹压的作用，让产妇在宫缩间歇期使稍向下屏气，以使胎头缓慢娩出。胎头娩出后,右手仍需保护会阴,不要急于娩出胎肩,而应先以左手自其鼻根向下颌挤压,挤出口、鼻内的黏液和羊水,然后协助胎头复位及外旋转,使胎儿双肩径与骨盆出口前后径相一致。接产者的左手将胎儿颈部向下轻压,使前肩自耻骨弓下先娩出,继之再托胎颈向上,使后肩从会阴前缘缓慢娩出。双肩娩出后,保护会阴的右手方可离开会阴部。最后双手协助胎体和下肢相继以侧位娩出,并记录胎儿娩出时间。

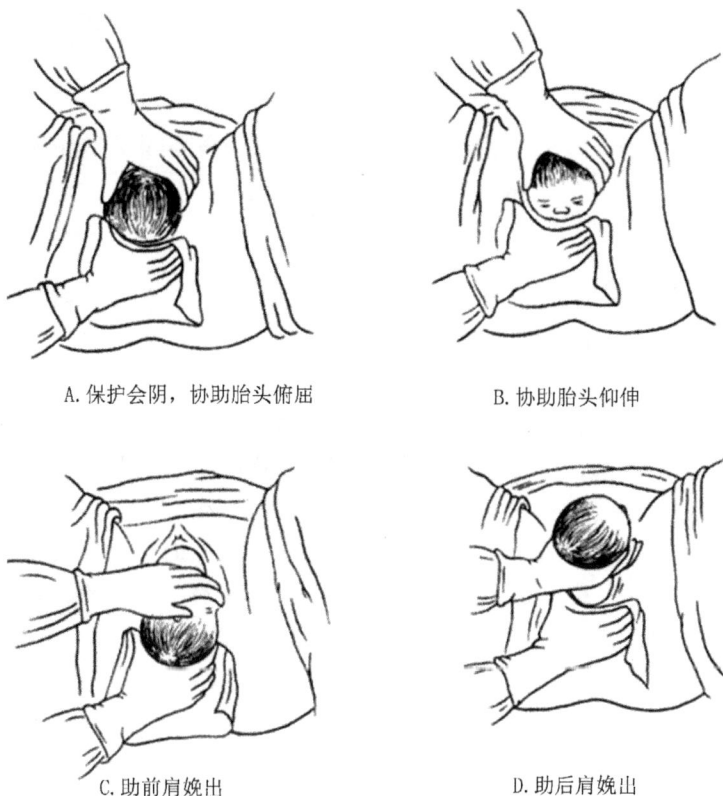

A. 保护会阴,协助胎头俯屈

B. 协助胎头仰伸

C. 助前肩娩出

D. 助后肩娩出

图 12-22 接产步骤

胎儿娩出后1～2分钟内断扎脐带。若当胎头娩出时,见脐带绕颈一周且较松时,可用手将脐带顺胎肩推下或从胎头滑下。若脐带绕颈过紧或绕颈两周或两周以上,可先用两把血管钳将脐带一段夹住并从中间剪断,注意勿伤及胎儿颈部,待松弛脐带后协助胎肩娩出(图12-23)。

(4)会阴裂伤的诱因及预防。

1)会阴裂伤的诱因:会阴水肿、会阴过紧缺乏弹力,耻骨弓过低,胎儿过大,胎儿娩出过快等,均易造成会阴撕裂。

2)会阴裂伤的预防:①指导产妇分娩时正确用力,防止胎儿娩出过快。②及时发现会阴、产道的异常,选择合适的分娩方式。如会阴坚韧、水肿或瘢痕形成,估计会造成严重裂伤时,可作较大的会阴切开术或改行剖宫产术。③提高接生操作技术,正确保护会阴。④初产妇行阴道助产前应作会阴切开,切开大小根据胎儿大小及会阴组织的伸展性。助产时术者与助手要密切配合,要求胎头以最小径线通过会阴,且不能分娩过快、过猛。

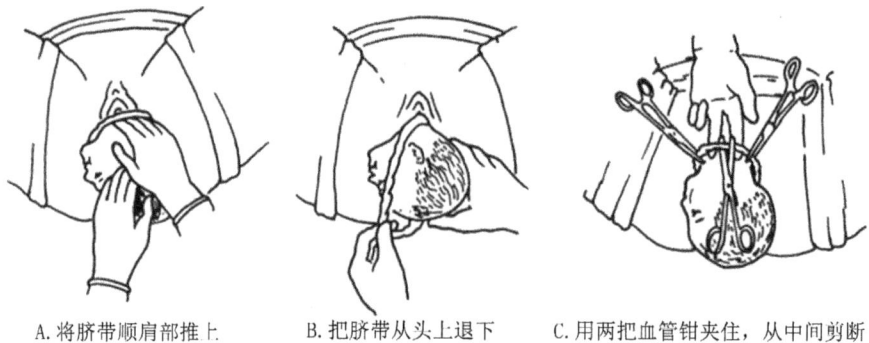

A.将脐带顺肩部推上   B.把脐带从头上退下   C.用两把血管钳夹住,从中间剪断

图 12-23   脐带绕颈的处理

(5)会阴切开。

1)会阴切开的指征:会阴过紧或胎儿过大,产钳或吸引器助产,估计分娩时会阴撕裂不可避免者,或母儿有病理情况急需结束分娩者。

2)会阴切开的时间:①一般在宫缩时可看到胎头露出外阴口 3～4 cm 时切开,可以防止产后盆底松弛,避免膀胱膨出,直肠膨出及尿失禁;②也有主张胎头着冠时切开,可以减少出血;③决定手术助产时切开。过早地切开不仅无助于胎儿的娩出,反而会导致出血量的增加。

3)会阴切开术:包括会阴后-侧切开术和会阴正中切开。常用以下两种术式。①会阴左侧后-侧切开术:阴部神经阻滞及局部浸润麻醉生效后,术者于宫缩时以左手食中两指伸入阴道内撑起左侧阴道壁,右手用钝头剪刀自会阴后联合中线向左侧 45°,在宫缩开始时剪开会阴 4～5 cm。若会阴高度膨隆则需外旁开 60°～70°。若会阴体短则以阴唇后联合上 0.5 cm 处为切口起点。会阴侧切时切开球海绵体肌,会阴深、浅横肌及部分肛提肌,切开后用纱布压迫止血。此法可充分扩大阴道口,适于胎儿较大及辅助难产手术,其缺点为出血多,愈合后瘢痕较大;②会阴正中切开术:局部浸润麻醉后,术者于宫缩时沿会阴后联合正中垂直剪开 2 cm。此法切开球海绵体肌及中心腱,出血少,术后组织肿胀疼痛轻微。但切口有自然延长撕裂肛门括约肌危险,胎儿大或接产技术不熟练者不宜采用。

4)会阴缝合:一般在胎盘娩出后,检查软产道有无裂伤,然后缝合会阴切口。会阴缝合的关键必须彻底止血,重建解剖结构。缝合完毕后亦行肛指检查缝线是否穿过直肠黏膜,如确有缝线穿过黏膜,则应拆除重缝。

三、第三产程及其处理

(一)胎盘剥离的机制

胎儿娩出后,子宫底降至脐平,产妇有轻松感,宫缩暂停数分钟后再次出现。由于子宫腔容积突然明显缩小,而胎盘不能相应的缩小而与子宫壁发生错位而剥离,剥离面出血,形成胎盘后血肿。由于子宫继续收缩,剥离面积继续扩大,直至胎盘完全剥离而娩出。

(二)胎盘剥离的征象

(1)子宫体变硬呈球形,胎盘剥离后降至子宫下段,下段被扩张,子宫体呈狭长形被推向上,宫底升高达脐上。

(2)剥离的胎盘降至子宫下段,使阴道口外露的一段脐带自行延长。

（3）若胎盘从边缘剥离时有少量阴道流血,若胎盘从中间剥离时则无阴道流血。

（4）用手掌尺侧在产妇耻骨联合上方轻压子宫下段时,子宫体上升而外露的脐带不再回缩（图 12-24）。

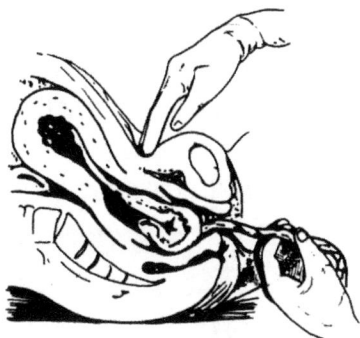

图 12-24　胎盘剥离后在耻骨联合上方压子宫,脐带不再回缩

（三）胎盘娩出方式

胎盘剥离和娩出的方式有两种。

1.胎儿面娩出式

即胎盘以胎儿面娩出。胎盘从中央开始剥离,然后向周围剥离,剥离血液被包于胎膜内。其特点是胎盘先娩出,随后见少量的阴道流血。这种娩出方式多见。

2.母体面娩出式

即胎盘以母体面娩出。胎盘从边缘开始剥离,血液沿剥离面流出,最后整个胎盘反转娩出。其特点是先有较多的阴道流血随后胎盘娩出,这种方式较少。

（四）第三产程的处理

1.协助胎盘胎膜娩出

正确处理胎盘娩出,可减少产后出血的发生率。为了使胎盘迅速剥离减少出血,可在胎肩娩出后,静脉注射缩宫素 10 U。接产者切忌在胎盘尚未完全剥离之前,用手按揉、下压宫底或牵拉脐带,以免引起胎盘部分剥离出血或拉断脐带,甚至造成子宫内翻。当确认胎盘完全剥离时,于宫缩时以左手握住宫底（拇指置于子宫前壁,其余四指放在子宫后壁）并按压,同时右手轻拉脐带、协助娩出胎盘（图 12-25）。

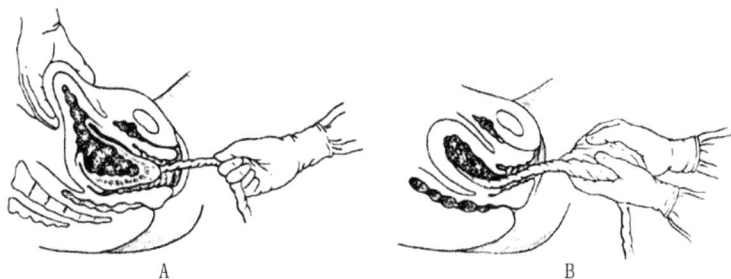

A　　　　　　　　　　　　　　B

图 12-25　协助胎盘胎膜娩出

当胎盘娩出至阴道口时,接产者用双手捧住胎盘,向一个方向旋转并缓慢向外牵拉,协助胎膜完整剥离娩出。若在胎盘娩出过程中,发现胎膜部分断裂,可用血管钳夹住断裂上端的胎膜,再继续向原方向旋转,直至胎膜完全娩出。胎盘胎膜娩出后,按摩子宫刺激其收缩以减少出血。

在按摩子宫的同时注意观察出血量。

2.检查胎盘胎膜

将胎盘铺平,先检查胎盘母体面的胎盘小叶有无缺损,疑有缺损时可用 Küstener 牛乳测试法(从脐静脉注入牛乳,若见牛乳自胎盘母体面溢出,则溢出部位为胎盘小叶缺损部位)。然后将胎盘提起,检查胎膜是否完整。再检查胎盘胎儿面边缘有无血管断裂,以便及时发现副胎盘。副胎盘为另一个小胎盘与正常的胎盘分离,但两者间有血管相连(图 12-26)。若有副胎盘、部分胎盘残留或大块胎膜残留,应无菌操作伸手入宫腔内取出残留组织。若仅有少量胎膜残留,可给予子宫收缩剂待其自然排出。详细记录胎盘娩出时间、方式,以及胎盘大小和重量。胎盘娩出后子宫应呈强直性收缩,硬如球状,阴道出血很少。

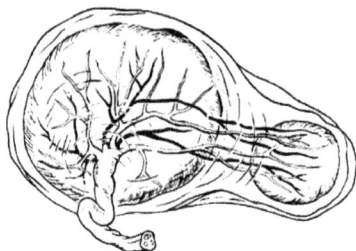

图 12-26　副胎盘

3.检查软产道

胎盘娩出后,应仔细检查软产道(包括会阴、小阴唇内侧、尿道口周围、前庭、阴道和宫颈)有无裂伤。如有裂伤应立即按原来的解剖位置或层次逐层缝合。

4.预防产后出血

正常分娩出血量多不超过 300 mL。对既往有产后出血史或易发生产后出血的产妇(如分娩次数≥5 次的多产妇、多胎妊娠、羊水过多、滞产等),可在胎儿前肩娩出后静脉注射麦角新碱 0.2 mg,或缩宫素 10 IU 加于 25% 葡萄糖液 20 mL 内静脉注射,也可在胎儿娩出后立即经胎盘部脐静脉快速注入加入 10 IU 缩宫素的生理盐水 20 mL,均能促使胎盘迅速剥离减少出血。若胎盘尚未完全剥离而阴道出血多时,应行手取胎盘术。若胎儿已娩出 30 分钟,胎盘仍未排出,出血不多时,应排空膀胱,再轻轻按压子宫及静脉注射缩宫素,仍不能使胎盘排出时,再行手取胎盘术。若胎盘娩出后出血多时,可经下腹部直接注入宫体肌壁内或肌内注射麦角新碱 0.2～0.4 mg,并将缩宫素 20 IU 加于 5% 葡萄糖液 500 mL 内静脉滴注。

手取胎盘时若发现宫颈内口较紧者,应肌内注射阿托品 0.5 mg 及哌替啶 100 mg。术者需更换手术衣及手套,外阴再次消毒后,将一手手指并拢呈圆锥状直接伸入宫腔。手掌面向着胎盘母体面,手指并拢以手掌尺侧缘缓慢将胎盘从边缘开始逐渐自子宫壁分离,另一手在腹部压宫底(图 12-27)。待确认胎盘已全部剥离方可取出胎盘,取出后立即肌内注射子宫收缩剂。注意操作必须轻柔,避免暴力强行剥离或用手抓挖宫壁,防止子宫破裂。若找不到疏松的剥离面,不能分离者,可能是植入性胎盘,不应强行剥离。取出的胎盘立即检查是否完整,若有缺损应再次以手伸入宫腔清除残留胎盘及胎膜,应尽量减少进出宫腔次数。必要时可用大刮匙刮宫。

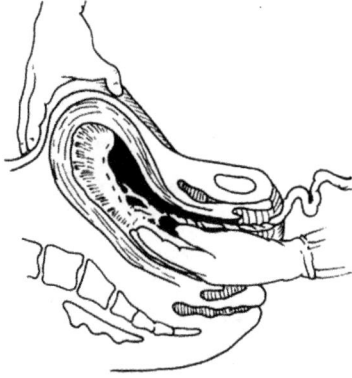

图 12-27　手取胎盘术

5.产后观察

分娩结束后应仔细收集并记录产时的出血量。产妇应继续留产房观察 2 小时,注意产妇的一般情况、子宫收缩、子宫底高度、膀胱充盈情况、阴道流血量、会阴及阴道有无血肿等,发现异常情况及时处理。产后 2 小时后,将产妇和新生儿送回病房。

（何顺之）

第十三章

异常分娩

第一节 胎位异常

胎位异常是造成难产的常见因素之一。分娩时枕前位约占90%，而胎位异常约占10%。其中胎头位置异常居多。有因胎头在骨盆内旋转受阻的持续性枕横位、持续性枕后位。有因胎头俯屈不良呈不同程度仰伸的面先露、额先露；还有高直位、前不均倾位等。总计占6%～7%，胎产式异常的臀先露占3%～4%，肩先露极少见。此外还有复合先露。

一、持续性枕横位

在分娩过程中，胎头以枕后位或枕横位衔接，在下降过程中，强有力的宫缩多能使胎头向前转135°或90°，转成枕前位而自然分娩。如胎头持续不能转向前方，直至分娩后期，仍然位于母体骨盆的后方或侧方，致使发生难产者，称为持续性枕后位（图13-1）或持续性枕横位，持续性枕后位。

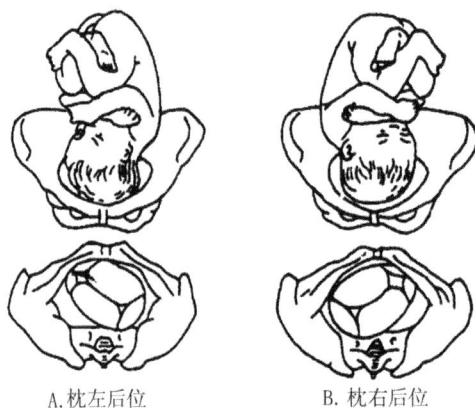

A.枕左后位　　　　　　　B.枕右后位

图 13-1　持续性枕后位

（一）原因

1.骨盆狭窄

男人型骨盆或类人猿型骨盆，其特点是入口平面前半部较狭窄，后半部较宽大，胎头较容易以枕后位或枕横位衔接,又常伴中骨盆狭窄,影响胎头在中骨盆平面向前旋转,致使成为持续性枕后位或持续性枕横位。

2.胎头俯屈不良

如胎头以枕后位衔接,胎儿脊柱与母体脊柱接近,不利于胎头俯屈,胎头前囟成为胎头下降的最低部位,而最低点又常转向骨盆前方,当前囟转至前方或侧方时,胎头枕部转至后方或侧方,形成持续性枕后位或持续性枕横位。

(二)诊断

1.临床表现

临产后,胎头衔接较晚或俯屈不良,由于枕后位的胎先露部不易紧贴宫颈和子宫下段,常导致宫缩乏力及宫颈扩张较慢;因枕骨持续位于骨盆后方压迫直肠,产妇自觉肛门坠胀及排便感,致使宫口尚未开全时,过早使用腹压,容易导致宫颈前唇水肿和产妇疲劳,影响产程进展,常导致第二产程延长。

2.腹部检查

头位胎背偏向母体的后方或侧方,母体腹部的 2/3 被胎体占有,而肢体占 1/3 者为枕前位,胎体占1/3而肢体占 2/3 为枕后位。

3.阴道(肛门)检查

宫颈部分扩张或开全时,感到盆腔后部空虚,胎头矢状缝位于骨盆斜径上,前囟在骨盆右前方,后囟(枕部)在骨盆左后方为枕左后位,反之为枕右后位;当发现产瘤(胎头水肿)、颅骨重叠,囟门触不清时,需借助胎儿耳郭及耳屏位置及方向判定胎位。如耳郭朝向骨盆后方,则可诊断为枕后位;如耳郭朝向骨盆侧方,则为枕横位。

4.B超检查

根据胎头颜面及枕部的位置,可以准确探清胎头位置以明确诊断。

(三)分娩机制

胎头多以枕横位或枕后位衔接。如在分娩过程中,不能转成枕前位时,可有以下两种分娩机制。

1.枕左后(枕右后)

胎头枕部到达中骨盆向后行 45°内旋转,使矢状缝与骨盆前后径一致,胎儿枕部朝向骶骨成枕后位。其分娩方式有两种。

(1)胎头俯屈较好:当胎头继续下降至前囟抵达耻骨弓下时,以前囟为支点,胎头俯屈,使顶部和枕部自会阴前缘娩出,继之胎头仰伸,相继由耻骨联合下娩出额、鼻、口、颏。此种分娩方式为枕后位经阴道分娩最常见的方式(图 13-2A)。

(2)胎头俯屈不良:当鼻根出现在耻骨联合下缘时,以鼻根为支点,胎头先俯屈,从会阴前缘娩出前囟、顶部及枕部,然后胎头仰伸,使鼻、口、颏部相继由耻骨联合下娩出(图 13-2B)。因胎头以较大的枕额周径旋转,胎儿娩出困难,多需手术助产。

2.枕横位

部分枕横位于下降过程中无内旋转动作,或枕后位的胎头枕部仅向前旋转 45°成为持续性枕横位,多数需徒手将胎头转成枕前位后自然或助产娩出。

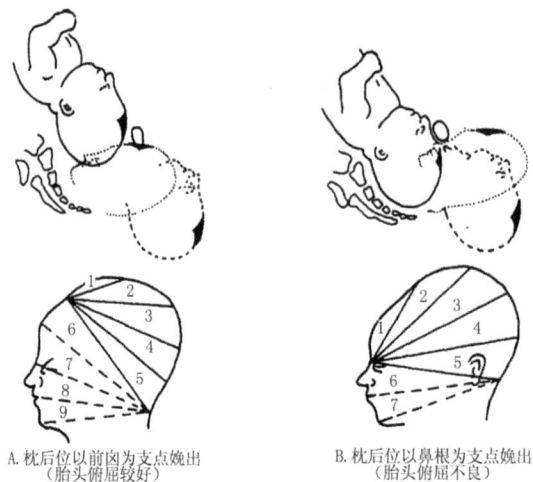

A.枕后位以前囟为支点娩出
(胎头俯屈较好)

B.枕后位以鼻根为支点娩出
(胎头俯屈不良)

图 13-2　枕后位分娩机制

(四)对母儿的影响

1.对产妇的影响

常导致继发宫缩乏力,产程延长,常需手术助产;且容易发生软产道损伤,增加产后出血及感染的机会;如胎头长时间压迫软产道,可发生缺血、坏死、脱落,形成生殖道瘘。

2.对胎儿的影响

由于第二产程延长和手术助产机会增多,常引起胎儿窘迫和新生儿窒息,使围生儿发病率和死亡率增高。

(五)治疗

1.第一产程

严密观察产程,让产妇朝向胎背侧方向侧卧,以利胎头枕部转向前方。如宫缩欠佳,可静脉滴注缩宫素。宫口开全之前,嘱产妇不要过早屏气用力,以免引起宫颈水肿而阻碍产程进展。如果产程无明显进展,或出现胎儿窘迫,需行剖宫产术。

2.第二产程

如初产妇已近 2 小时,经产妇已近 1 小时,应行阴道检查,再次判断头盆关系,决定分娩方式。当胎头双顶径已达坐骨棘水平面或更低时,可先行徒手转儿头,待枕后位或枕横位转成枕前位,使矢状缝与骨盆出口前后径一致,可自然分娩,或阴道手术助产(低位产钳或胎头吸引器);如转成枕前位有困难时,也可向后转成正枕后位,再以低位产钳助产,但以枕后位娩出时,需行较大侧切,以免造成会阴裂伤。如胎头位置较高,或疑头盆不称,均需行剖宫产术,中位产钳禁止使用。

3.第三产程

因产程延长,易发生宫缩乏力,故胎盘娩出后立即肌内注射宫缩剂,防止产后出血;有软产道损伤者,应及时修补。新生儿重点监护。手术助产及有软产道裂伤者,产后给予抗生素预防感染。

二、高直位

胎头以不屈不仰姿势衔接于骨盆入口,其矢状缝与骨盆入口前后径一致,称为高直位。是一种特殊的胎头位置异常：胎头的枕骨在母体耻骨联合的后方，称高直前位，又称枕耻位（图 13-3）；胎头枕骨位于母体骨盆骶岬前，称高直后位，又称枕骶位（图 13-4）。

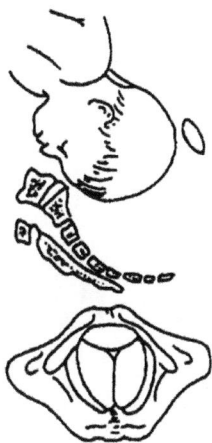

图 13-3 高直前位（枕耻位）　　　图 13-4 高直后位（枕骶位）

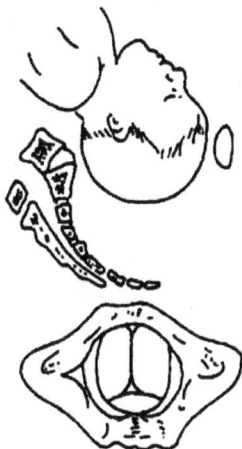

（一）诊断

1.临床表现

临产后胎头不俯屈，胎头进入骨盆入口的径线增大，胎头迟迟不能衔接，胎头下降缓慢或停滞，宫颈扩张也缓慢，致使产程延长。

2.腹部检查

枕耻位时，胎背靠近腹前壁，不易触及胎儿肢体，胎心位置稍高在腹中部听得较清楚；枕骶位时，胎儿小肢体靠近腹前壁，有时在耻骨联合上方，可清楚地触及胎儿下颏。

3.阴道检查

阴道检查发现胎头矢状缝与骨盆前后径一致，前囟在耻骨联合后，后囟在骶骨前，为枕骶位，反之为枕耻位。由于胎头紧嵌于骨盆入口处，妨碍胎头与宫颈的血液循环，阴道检查时常可发现产瘤，其范围与宫颈扩张程度相符合。一般直径为 3～5 cm，产瘤一般在两顶骨之间，因胎头有不同程度的仰伸所致。

（二）分娩机制

1.枕耻位

如胎儿较小，宫缩强，可使胎头俯屈、下降，双顶径达坐骨棘平面以下时，可能经阴道分娩；但胎头俯屈不良而无法入盆时，需行剖宫产。

2.枕骶位

胎背与母体腰骶部贴近，妨碍胎头俯屈及下降，使胎头处于高浮状态，迟迟不能入盆。

（三）治疗

1.枕耻位

可给予试产，加速宫缩，促使胎头俯屈，有望阴道分娩或手术助产，如试产失败，应行剖宫产。

2.枕骶位

一经确诊，应行剖宫产。

三、枕横位中的前不均倾位

头位分娩中,胎头不论采取枕横位、枕后位或枕前位通过产道,均可发生不均倾势(胎头侧屈),枕横位时较多见,枕前位与枕后位时较罕见。而枕横位的胎头(矢状缝与骨盆入口横径一致)如以前顶骨先入盆则称为前不均倾(图13-5)。

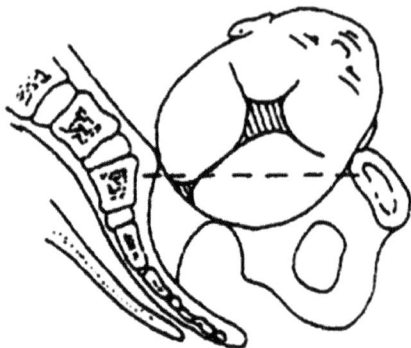

图13-5　前不均倾位

(一)诊断

1.临床表现

因胎头迟迟不能入盆,宫颈扩张缓慢或停滞,使产程延长,前顶骨紧嵌于耻骨联合后方压迫尿道和宫颈前唇,导致尿潴留,宫颈前唇水肿及胎膜早破。胎头受压过久,可出现胎头水肿,又称产瘤。左枕横时产瘤于右顶骨上;右枕横时产瘤于左顶骨上。

2.腹部检查

前不均倾时胎头不易入盆。临产早期,于耻骨联合上方可打到前顶部,随产程进展,胎头继续侧屈使胎头与胎肩折叠于骨盆入口处,因胎头折叠于胎肩之后,使胎肩高于耻骨联合平面,于耻骨联合上方只能触到一侧胎肩而触不到胎头。

3.阴道检查

胎头矢状缝在骨盆入口横径上,向后移靠近骶岬,同时前后囟一起后移,前顶骨紧紧嵌于耻骨联合后方,致使盆腔后半部空虚,而后顶骨大部分嵌在骶岬之上。

(二)分娩机制

以枕横位入盆的胎头侧屈,多数以后顶骨先入盆,滑入骶岬下骶骨凹陷区,前顶骨再滑下去,至耻骨联合成为均倾姿势;少数以前顶骨先入盆,由于耻骨联合后面平直,前顶骨受阻,嵌顿于耻骨联合后面,而后顶骨架在骶岬之上,无法下降入盆。

(三)治疗

一经确诊为前不均倾位,应尽快行剖宫产术。

四、面先露

面先露多于临产后发现。系因胎头极度仰伸,使胎儿枕部与胎背接触。面先露以颏为指示点,有颏左前、颏左横、颏左后、颏右前、颏右横和颏右后六种胎位。以颏左前和颏右后多见,经产妇多于初产妇。

(一)诊断

1.腹部检查

因胎头极度仰伸入盆受阻,胎体伸直,宫底位置较高。颏左前时,在母体腹前壁容易扪及胎儿肢体,胎心由胸部传出,故在胎儿肢体侧的下腹部听得清楚。颏右后时,于耻骨联合上方可触及胎儿枕骨隆突与胎背之间有明显的凹陷,胎心遥远而弱。

2.阴道(肛门)检查

阴道检查可触到高低不平、软硬不均的颜面部,如宫口开大时,可触及胎儿的口、鼻、颧骨及眼眶,并根据颏部所在位置确定其胎位。

(二)分娩机制

见图 13-6。

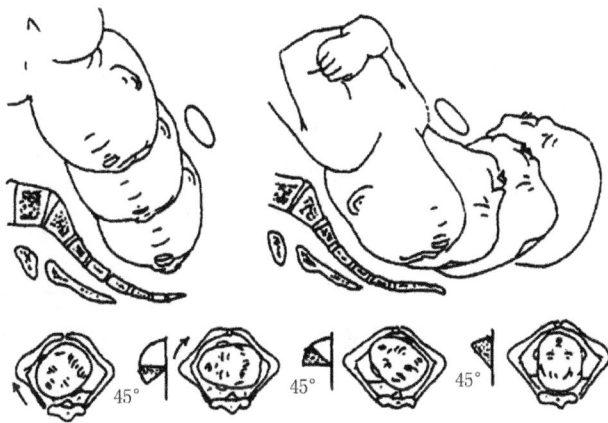

图 13-6　颜面位分娩机制

1.颏左前

胎头以仰伸姿势入盆、下降,胎儿面部达骨盆底时,胎头极度仰伸,颏部为最低点,故转向前方。胎头继续下降并极度仰伸,当颏部自耻骨弓下娩出后,极度仰伸的胎颈前面处于产道的小弯(耻骨联合),胎头俯屈时,胎头后部能够适应产道的大弯(骶骨凹),使口、鼻、眼、额、前囟及枕部自会阴前缘相继娩出,但产程明显延长。

2.颏右后

胎儿面部达骨盆底后,有可能经内旋转 135°以颏左前娩出(图 13-7A)。如因内旋转受阻,成为持续性颏右后,胎颈极度伸展,不能适应产道的大弯,足月活胎不能经阴道娩出(图 13-7B)。

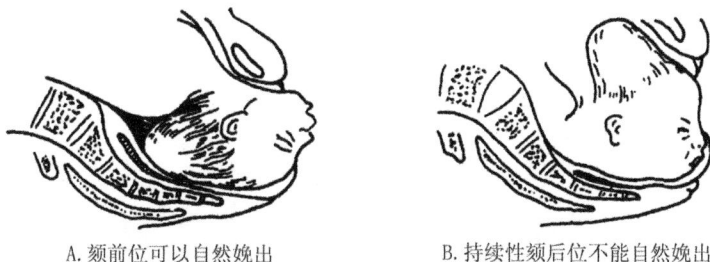

A.颏前位可以自然娩出　　　　B.持续性颏后位不能自然娩出

图 13-7　颏前位及颏后位分娩示意图

(三)对母儿的影响

1.对产妇的影响

颏左前时因胎儿面部不能紧贴子宫下段及宫颈,常引起宫缩乏力,致使产程延长,颜面部骨质不能变形,易发生会阴裂伤。颏右后可发生梗阻性难产,如不及时发现,准确处理,可导致子宫破裂,危及产妇生命。

2.对胎儿和新生儿的影响

胎儿面部受压变形,颜面皮肤发绀、肿胀,尤以口唇为著,影响吸吮,严重时会发生会厌水肿影响呼吸和吞咽。新生儿常于出生后保持仰伸姿势达数天之久。

(四)治疗

1.颏左前

如无头盆不称,产力良好,经产妇有可能自然分娩或行产钳助娩;初产妇有头盆不称或出现胎儿窘迫征象时,应行剖宫产。

2.颏右后

应行剖宫产术。如胎儿畸形,无论颏左前或颏右后,均应在宫口开全后,全麻下行穿颅术结束分娩,术后常规检查软产道,如有裂伤,应及时缝合。

五、臀先露

臀先露是最常见的异常胎位,占妊娠足月分娩的3%～4%。因胎头比胎臀大,且分娩时后出胎头无法变形,往往娩出困难;加之脐带脱垂较常见,使围生儿死亡率增高,为枕先露的3～8倍。臀先露以骶骨为指示点,有骶左前、骶左横、骶左后、骶右前、骶右横和骶右后6种胎位。

(一)原因

妊娠30周以前,臀先露较多见,妊娠30周以后,多能自然转成头先露。持续为臀先露原因尚不十分明确,可能的因素有以下几种。

1.胎儿在宫腔内活动范围过大

羊水过多,经产妇腹壁松弛,以及早产儿羊水相对偏多,胎儿在宫腔内自由活动形成臀先露。

2.胎儿在宫腔内活动范围受限

子宫畸形(如单角子宫、双角子宫等)、胎儿畸形(如脑积水等)、双胎、羊水过少、脐带缠绕致脐带相对过短等均易发生臀先露。

3.胎头衔接受阻

狭窄骨盆、前置胎盘、肿瘤阻塞盆腔等,也易发生臀先露。

(二)临床分类

根据胎儿两下肢的姿势分为以下几种。

1.单臀先露或腿直臀先露

胎儿双髋关节屈曲,双膝关节直伸。以臀部为先露,最多见。

2.完全臀先露或混合臀先露

胎儿双髋关节及膝关节均屈曲,有如盘膝坐,以臀部和双足为先露,较多见。

3.不完全臀先露

胎儿以一足或双足、一膝或双膝或一足一膝为先露,膝先露是暂时的,随产程进展或破水后发展为足先露,较少见。

(三)诊断

1.临床表现

孕妇常感肋下有圆而硬的胎头,由于胎臀不能紧贴子宫下段及宫颈,常导致宫缩乏力,宫颈扩张缓慢,致使产程延长。

2.腹部检查

子宫呈纵椭圆形,胎体纵轴与母体纵轴一致,在宫底部可触到圆而硬、按压有浮球感的胎头;而在耻骨联合上方可触到不规则、软且宽的胎臀,胎心在脐左(或右)上方听得最清楚。

3.阴道(肛门)检查

在肛查不满意时,阴道检查可扪及软而不规则的胎臀或触到胎足、胎膝,同时了解宫颈扩张程度及有无脐带脱垂发生。如胎膜已破,可直接触到胎臀,外生殖器及肛门,如触到胎足时,应与胎手相鉴别(图 13-8)。

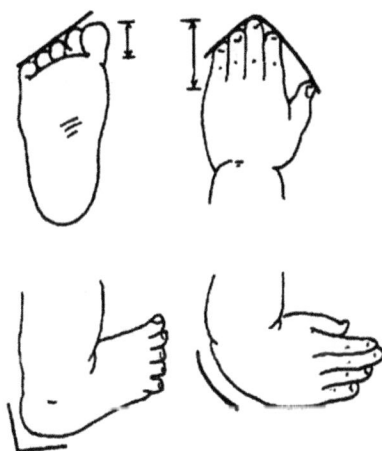

图 13-8　胎手与胎足的区别

4.B超检查

B超能准确探清臀先露类型与胎儿大小,胎头姿势等。

(四)分娩机制

在胎体各部中,胎头最大,胎肩小于胎头,胎臀最小。头先露时,胎头一经娩出,身体其他部分随即娩出,而臀先露时则不同,较小而软的胎臀先娩出,最大的胎头则最后娩出。为适合产道的条件,胎臀、胎肩、胎头需按一定机制适应产道条件方能娩出,故需要掌握胎臀、胎肩及胎头三部分的分娩机制,以骶右前为例加以阐述。

1.胎臀娩出

临产后,胎臀以粗隆间径衔接于骨盆入口右斜径上,骶骨位于右前方,胎臀继续下降,前髋下降稍快,故位置较低,抵达骨盆底遭到阻力后,前髋向母体右侧行 45°内旋转,使前髋位于耻骨联合后方,此时粗隆间径与母体骨盆出口前后径一致。胎臀继续下降,胎体侧屈以适应产道弯曲度,后髋先从会阴前缘娩出,随即胎体稍伸直,使前髋从耻骨弓下娩出,继之,双腿双足娩出,当胎臀及两下肢娩出后,胎体行外旋转,使胎背转向前方或右前方。

2.胎肩娩出

当胎体行外旋转的同时,胎儿双肩径衔接于骨盆入口右斜径或横径上,并沿此径线逐渐下降,当双肩达骨盆底时,前肩向右旋转 45°转至耻骨弓下,使双肩径与骨盆中、出口前后径一致。同时胎体侧屈使后肩及后上肢从会阴前缘娩出。继之,前肩及前上肢从耻骨弓下娩出。

3.胎头娩出

当胎肩通过会阴时,胎头矢状缝衔接于骨盆入口左斜径或横径上,并沿此径线逐渐下降,同时胎头俯屈,当枕骨达骨盆底时,胎头向母体左前方旋转 45°,使枕骨朝向耻骨联合。胎头继续下降。当枕骨下凹到达耻骨弓下缘时,以此处为支点,胎头继续俯屈,使颏、面及额部相继自会阴前缘娩出,随后枕部自耻骨弓下娩出。

(五)对母儿的影响

1.对产妇的影响

胎臀不规则,不能紧贴子宫下段及宫颈,容易发生胎膜早破或继发性宫缩乏力,增加产褥感染与产后出血的风险,如宫口未开全强行牵拉,容易造成宫颈撕裂,甚至延及子宫下段。

2.对胎儿和新生儿的影响

胎臀高低不平,对前羊膜囊压力不均匀,常致胎膜早破,脐带脱垂,造成胎儿窘迫甚至胎死宫内。由于娩出胎头困难,可发生新生儿窒息、臂丛神经损伤及颅内出血等。

(六)治疗

1.妊娠期

妊娠 30 周前,臀先露多能自行转成头位,如妊娠 30 周后仍为臀先露应注意寻找形成臀位原因。

2.分娩期

分娩期应根据产妇年龄、胎次、骨盆大小、胎儿大小、臀先露类型,以及有无并发症,于临产初期做出正确判断,决定分娩方式。

(1)择期剖宫产的指征:狭窄骨盆、软产道异常、胎儿体重＞3 500 g、儿头仰伸、胎儿窘迫、高龄初产、有难产史、不完全臀先露等。

(2)决定阴道分娩的处理:可根据不同的产程分别处理。

第一产程:产妇应侧卧,不宜过多走动,少做肛查,不灌肠,尽量避免胎膜破裂。一旦破裂,立即听胎心。如胎心变慢或变快,立即肛查,必要时阴道检查,了解有无脐带脱垂。如脐带脱垂,胎心好,宫口未开全,为抢救胎儿,需立即行剖宫产术。如无脐带脱垂,可严密观察胎心及产程进展。如出现宫缩乏力,应设法加强宫缩,当宫口开大 4～5 cm 时胎足即可经宫口娩出阴道。为了使宫颈和阴道充分扩张,消毒外阴之后,使用"堵"外阴方法。当宫缩时,用消毒巾以手掌堵住阴道口让胎臀下降,避免胎足先下降。待宫口及阴道充分扩张后才让胎臀娩出。此法有利于后出胎头的顺利娩出。在堵的过程中,应每隔 10～15 分钟听胎心 1 次,并注意宫口是否开全。宫口已开全再堵易引起胎儿窘迫或子宫破裂。宫口近开全时,要做好接生和抢救新生儿窒息的准备。

第二产程:接生前,应导尿,排空膀胱。初产妇应做会阴侧切术。可有三种分娩方式:①自然分娩。胎儿自然娩出,不做任何牵拉,极少见,仅见于经产妇、胎儿小、产力好、产道正常者。②臀助产术。当胎臀自然娩出至脐部后,胎肩及后出胎头由接生者协助娩出。脐部娩出后,胎头娩出最长不能超过 8 分钟。③臀牵引术。胎儿全部由接生者牵引娩出。此种手术对胎儿损伤大,不宜采用。

第三产程:产程延长,易并发子宫乏力性出血。胎盘娩出后,应静脉推注或肌内注射缩宫素防止产后出血。手术助产分娩于产后常规检查软产道,如有损伤,应及时缝合,并给抗生素预防感染。

六、肩先露

胎体纵轴和母体纵轴相垂直为横产式,胎体横卧于骨盆入口之上,先露部为肩,称为肩先露。肩先露占妊娠足月分娩总数的 0.10％～0.25％,是对母儿最不利的胎位。除死胎和早产儿肢体可折叠娩出外,足月活胎不可能经阴道娩出。如不及时处理,容易造成子宫破裂,威胁母儿生命。根据胎头在母体左(右)侧和胎儿肩胛朝向母体前(后)方,分为肩左前、肩右前、肩左后和肩右后四种胎位。

(一)原因
与臀先露发生原因类似,初产妇肩先露首先必须排除狭窄骨盆和头盆不称。

(二)诊断

1.临床表现

先露部胎肩不能紧贴子宫下段及宫颈,缺乏直接刺激,容易发生宫缩乏力,胎肩对宫颈压力不均匀,容易发生胎膜早破,破膜后羊水迅速外流,胎儿上肢或脐带容易脱出,导致胎儿窘迫,甚至胎死宫内。随着宫缩不断加强,胎肩及胸廓一部分被挤入盆腔内,胎体折叠弯曲,胎颈被拉长,上肢脱出于阴道口外,胎头和胎臀仍被阻于骨盆入口上方,形成嵌顿性或忽略性肩先露(图 13-9)。

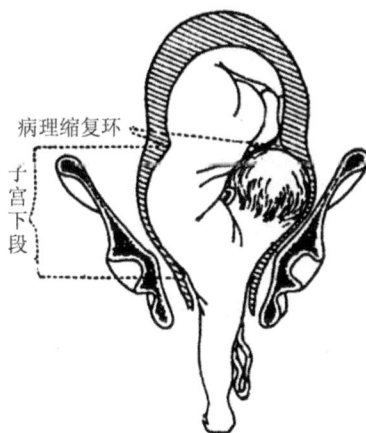

图 13-9　忽略性肩先露

宫缩继续加强,子宫上段越来越厚,子宫下段被动扩张越来越薄,由于子宫上下段肌壁厚薄相差悬殊,形成环状凹陷,并随宫缩逐渐升高,甚至可达脐上,形成病理缩复环,是子宫破裂的先兆。如不及时处理,将发生子宫破裂。

2.腹部检查

子宫呈横椭圆形,子宫底高度低于妊娠周数,子宫横径宽,宫底部及耻骨联合上方较空虚,在母体腹部一侧可触到胎头,另侧可触到胎臀。肩左前时,胎背朝向母体腹壁,触之宽大平坦。胎心于脐周两侧听得最清楚。根据腹部检查多可确定胎位。

3.阴道(肛门)检查

胎膜未破者,因胎先露部浮动于骨盆入口上方,肛查不易触及胎先露部;如胎膜已破、宫口已扩张者,阴道检查可触到肩胛骨或肩峰、肋骨及腋窝。腋窝尖端示胎儿头端,据此可决定胎头在母体左(右)侧,肩胛骨朝向母体前(后)方,可决定肩前(后)位。例如胎头于母体右侧,肩胛骨朝向后方,则为肩右后位。胎儿若已脱出阴道口外,可用握手法鉴别是胎儿左手或右手,因检查者只能与胎儿同侧手相握,例如肩右前位时左手脱出,检查者用左手与胎儿左手相握。余类推。

4.B超检查

B超检查能准确探清肩先露,并能确定具体胎位。

(三)治疗

1.妊娠期

妊娠后期发现肩先露应及时矫正。可采用胸膝卧位或试行外倒转术转成纵产式(头先露或臀先露)并包扎腹部以固定产式。如矫正失败,应提前入院决定分娩方式。

2.分娩期

根据胎产式、胎儿大小、胎儿是否存活、宫颈扩张程度、胎膜是否破裂、有无并发症等决定分娩方式。

(1)足月,活胎,未临产,择期剖宫产术。

(2)足月,活胎,已临产,无论破膜与否,均应行剖宫产术。

(3)已出现先兆子宫破裂或子宫破裂征象,无论胎儿存活,均应立即剖宫产,术中如发现宫腔感染严重,应将子宫一并切除(子宫次全切除术或子宫全切术)。

(4)胎儿已死,无先兆子宫破裂征象,如宫口已开全,可在全麻下行断头术或毁胎术。术后应常规检查子宫下段、宫颈及阴道有无裂伤。如有裂伤应及时缝合。注意预防产后出血,并需应用抗生素预防感染。

七、复合先露

胎先露部(胎头或胎臀)伴有肢体(上肢或下肢)同时进入骨盆入口,称为复合先露。临床以头与手的复合先露最常见,多发生于早产者,发生率为 1.43‰~1.60‰。

(一)诊断

当产程进展缓慢时,做阴道检查发现胎先露旁有肢体而明确诊断。常见胎头与胎手同时入盆。应注意与臀先露和肩先露相鉴别。

(二)治疗

(1)无头盆不称,让产妇向脱出的肢体对侧侧卧,肢体常可自然缩回。脱出的肢体与胎头已入盆,待宫口开全后于全麻下上推肢体,将其回纳,然后经腹压胎头下降,以低位产钳助娩,或行内倒转术助胎儿娩出。

(2)头盆不称或伴有胎儿窘迫征象,应行剖宫产术。

(史晓丽)

第二节　产力异常

产力包括子宫收缩力、腹肌和膈肌收缩力及肛提肌收缩力,其中以宫缩力为主。在分娩过程中,子宫收缩(简称宫缩)的节律性、对称性及极性不正常或强度、频率有改变时,称为子宫收缩力异常。临床上多因产道或胎儿因素异常造成梗阻性难产,使胎儿通过产道阻力增加,导致继发性产力异常。产力异常分为子宫收缩乏力和子宫收缩过强两类。每类又分协调性宫缩和不协调性宫缩(图 13-10)。

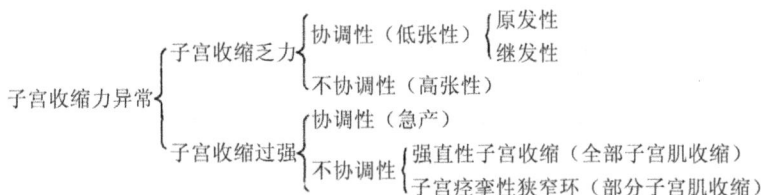

图 13-10　子宫收缩力异常的分类

一、子宫收缩乏力

(一)原因

子宫收缩乏力多由几个因素综合引起。

1.头盆不称或胎位异常

胎先露部下降受阻,不能紧贴子宫下段及宫颈,因此不能引起反射性宫缩,导致继发性子宫收缩乏力。

2.子宫因素

子宫发育不良,子宫畸形(如双角子宫)、子宫壁过度膨胀(如双胎、巨大胎儿、羊水过多等),经产妇的子宫肌纤维变性或子宫肌瘤等。

3.精神因素

初产妇尤其是高龄初产妇,精神过度紧张、疲劳均可使大脑皮质功能紊乱,导致子宫收缩乏力。

4.内分泌失调

临产后,产妇体内的雌激素、缩宫素、前列腺素的敏感性降低,影响子宫肌兴奋阈,致使子宫收缩乏力。

5.药物影响

产前较长时间应用硫酸镁,临产后不适当地使用吗啡、哌替啶、巴比妥类等镇静剂与镇痛剂;产程中不适当应用麻醉镇痛等均可使宫缩受到抑制。

(二)临床表现

根据发生时期可分为原发性和继发性两种。原发性宫缩乏力是指产程开始即宫缩乏力,宫口不能如期扩张,胎先露部不能如期下降,产程延长;继发性宫缩乏力是指活跃期即宫口开大3 cm及以后出现宫缩乏力,产程进展缓慢,甚至停滞。子宫收缩乏力有两种类型,临床表现不同。

1.协调性子宫收缩乏力(低张性子宫收缩乏力)

宫缩具有正常的节律性、对称性和极性,但收缩力弱,宫腔压力低(<2.0 kPa),持续时间短,间歇期长且不规律,当宫缩达极期时,子宫体不隆起和变硬,用手指压宫底部肌壁仍可出现凹陷,产程延长或停滞。由于宫腔内压力低,对胎儿影响不大。

2.不协调性子宫收缩乏力(高张性子宫收缩乏力)

宫缩的极性倒置,宫缩不是起自两侧宫角。宫缩的兴奋点来自子宫的一处或多处,节律不协调,宫缩时宫底部不强,而是体部和下段强。宫缩间歇期子宫壁不能完全松弛,表现为不协调性子宫收缩乏力。这种宫缩不能使宫口扩张和胎先露部下降,属无效宫缩。产妇自觉下腹部持续疼痛,拒按,烦躁不安,产程长,可导致肠胀气,排尿困难,胎儿胎盘循环障碍,常出现胎儿窘迫。检查时,下腹部常有压痛,胎位触不清,胎心不规律,宫口扩张缓慢,胎先露部下降缓慢或停滞。

3.产程曲线异常

子宫收缩乏力可导致产程曲线异常(图 13-11)。常见以下四种。

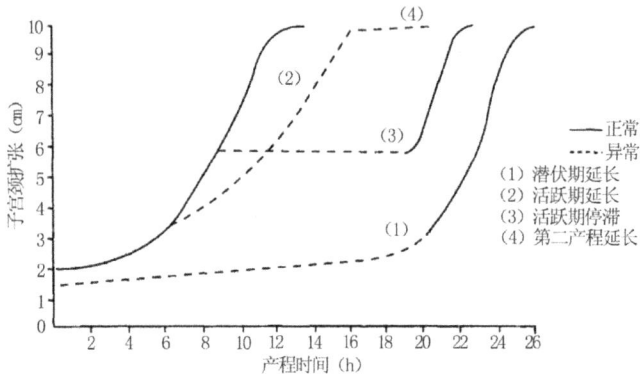

图 13-11　异常的宫颈扩张曲线

(1)潜伏期延长:从临产规律宫缩开始至宫口扩张 3 cm 称为潜伏期,初产妇潜伏期约需 8 小时,最大时限为 16 小时。超过 16 小时称为潜伏期延长。

(2)活跃期延长:从宫口扩张 3 cm 至宫口开全为活跃期。初产妇活跃期正常约需 4 小时,最大时限 8 小时,超过 8 小时为活跃期延长。

(3)活跃期停滞:进入活跃期后,宫颈口不再扩张达 2 小时以上,称为活跃期停滞,根据产程中定期阴道(肛门)检查诊断。

(4)第二产程延长:第二产程初产妇超过 2 小时,经产妇超过 1 小时尚未分娩,称为第二产程延长。

以上 4 种异常产程曲线,可以单独存在,也可以合并存在。当总产程超过 24 小时称为滞产。

(三)对母儿影响

1.对产妇的影响

产程延长,产妇休息不好,精神疲惫与体力消耗,可出现疲乏无力、肠胀气、排尿困难等,还可影响宫缩,严重时还引起脱水、酸中毒。又由于产程延长,膀胱受压在胎头与耻骨联合之间,导致组织缺血、水肿、坏死,形成瘘,如膀胱阴道瘘或尿道阴道瘘。另外,胎膜早破,以及产程中多次阴道(肛门)检查均可增加感染机会;产后宫缩乏力,易引起产后出血。

2.对胎儿的影响

宫缩乏力影响胎头内旋转,增加手术机会。不协调子宫收缩乏力不能使子宫壁完全放松,影响子宫胎盘循环。胎儿在宫内缺氧,胎膜早破,还易造成脐带受压或脱垂,造成胎儿窘迫,甚至胎死宫内。

(四)治疗

1.协调性宫缩乏力

无论是原发性或继发性,一旦出现,首先寻找原因,如判断无头盆不称和胎位异常,估计能经阴道分娩者,考虑采取加强宫缩的措施。

(1)第一产程:消除精神紧张,产妇过度疲劳,可给予地西泮(安定)10 mg 缓慢静脉注射或哌替啶100 mg肌内注射或静脉注射,经过一段时间,可使宫缩力转强;对不能进食者,可经静脉输液,10%葡萄糖液 500~1 000 mL 内加维生素 C 2 g,伴有酸中毒时可补充5%碳酸氢钠。经过处理,宫缩力仍弱,可选用下列方法加强宫缩。

人工破膜:宫颈口开大 3 cm 以上,无头盆不称,胎头已衔接者,可行人工破膜。破膜后,胎头紧贴子宫下段及宫颈,引起反射性宫缩,加速产程进展。Bishop 提出用宫颈成熟度评分法估计加强宫缩措施的效果。如产妇得分在≤3 分,加强宫缩均失败,应改用其他方法。4~6 分成功率约为 50%,7~9 分的成功率约为 80%,≥9 分均成功。

缩宫素静脉滴注:适用于宫缩乏力、胎心正常、胎位正常、头盆相称者。将缩宫素 1 U 加入5%葡萄糖液 200 mL 内,以 8 滴/分,即 2.5 mU/min 开始,根据宫缩强度调整滴速,维持宫缩强度每间隔 2~3 分钟,持续 30~40 秒。缩宫素静脉滴注过程应有专人看守,观察宫缩,根据情况及时调整滴速。经过上述处理,如产程仍无进展或出现胎儿窘迫征象,应及时行剖宫产术。

(2)第二产程:第二产程如无头盆不称,出现宫缩乏力时也可加强宫缩,给予缩宫素静脉滴注,促进产程进展。如胎头双顶径已通过坐骨棘平面,可等待自然娩出,或行会阴侧切后行胎头吸引器或低位产钳助产;如胎头尚未衔接或伴有胎儿窘迫征象,均应立即行剖宫产术结束分娩。

(3)第三产程:为预防产后出血,当胎儿前肩露出于阴道口时,可给予缩宫素 10 U 静脉注射,使宫缩增强,促使胎盘剥离与娩出及子宫血窦关闭。如产程长,破膜时间长,应给予抗生素预防感染。

2.不协调宫缩乏力

处理原则是镇静,调节宫缩,恢复宫缩极性。给予强镇静剂哌替啶 100 mg 肌内注射,使产妇充分休息,醒后多能恢复为协调宫缩。如未能纠正,或已有胎儿窘迫征象,立即行剖宫产术结束分娩。

(五)预防

(1)应对孕妇进行产前教育,解除孕妇思想顾虑和恐惧心理,使孕妇了解妊娠和分娩均为生理过程,分娩过程中医护人员热情耐心,家属陪产均有助于消除产妇的紧张情绪,增强信心,预防精神紧张所致的子宫收缩乏力。

(2)分娩时鼓励及时进食,必要时静脉补充营养。

(3)避免过多使用镇静药物,产程中使用麻醉镇痛应在宫口开全前停止给药,注意及时排空直肠和膀胱。

二、子宫收缩过强

(一)协调性子宫收缩过强

宫缩的节律性、对称性和极性均正常,仅宫缩过强、过频,如产道无阻力,宫颈可在短时间内迅速开全,分娩在短时间内结束,总产程不足 3 小时,称为急产,经产妇多见。

1.对母儿影响

(1)对产妇的影响:宫缩过强过频,产程过快,可致宫颈、阴道及会阴撕裂伤。接生时来不及消毒,可致产褥感染。产后子宫肌纤维缩复不良易发生胎盘滞留或产后出血。

(2)对胎儿和新生儿的影响:宫缩过强影响子宫胎盘的血液循环,易发生胎儿窘迫、新生儿窒息甚或死亡;胎儿娩出过快,胎头在产道内受到的压力突然解除,可致新生儿颅内出血;来不及消毒接生,易致新生儿感染;如坠地可致骨折,外伤。

2.处理

(1)有急产史的产妇:在预产期前 1～2 周不宜外出远走,以免发生意外,有条件应提前住院待产。

(2)临产后不宜灌肠,提前做好接生和抢救新生儿窒息的准备。胎儿娩出时勿使产妇向下屏气。

(3)产后仔细检查软产道,包括宫颈、阴道、外阴,如有撕裂,及时缝合。

(4)新生儿处理:肌内注射维生素 K_1 每天 2 mg,共 3 天,以预防新生儿颅内出血。

(5)如属未消毒接生,母儿均给予抗生素预防感染,酌情接种破伤风免疫球蛋白。

(二)不协调性子宫收缩过强

1.强直性宫缩

强直性宫缩多因外界因素造成,如临产后分娩受阻或不适当应用缩宫素,或胎盘早剥血液浸润子宫肌层,均可引起宫颈内口以上部分子宫肌层出现强直性痉挛性宫缩。

(1)临床表现:产妇烦躁不安,持续性腹痛,拒按,胎位触不清,胎心听不清,有时还可出现病理缩复环、血尿等先兆子宫破裂征象。

(2)处理:一旦确诊为强直性宫缩,应及时给予宫缩抑制剂,如 25％硫酸镁 20 mL 加入 5％葡萄糖液 20 mL 缓慢静脉推注。如属梗阻原因,应立即行剖宫产术结束分娩。

2.子宫痉挛性狭窄环

子宫壁某部肌肉呈痉挛性不协调性收缩所形成的环状狭窄,持续不放松,称为子宫痉挛性狭窄环。多在子宫上下段交界处,也可在胎体某一狭窄部,以胎颈、胎腰处常见(图 13-12)。

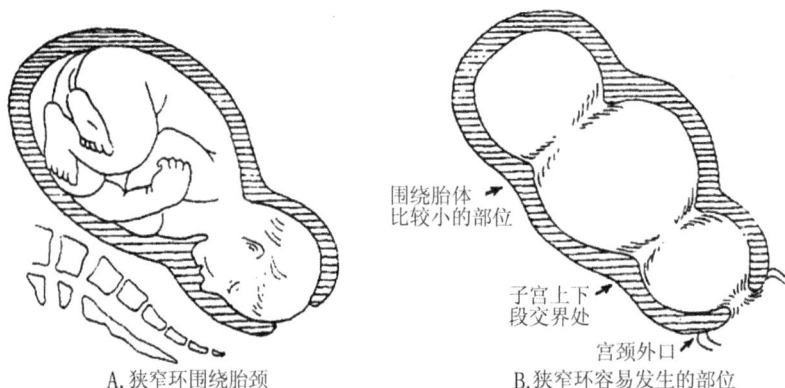

A.狭窄环围绕胎颈　　B.狭窄环容易发生的部位

图 13-12　子宫痉挛性狭窄环

(1)原因:多因精神紧张、过度疲劳,以及不适当地应用宫缩剂或粗暴地进行产科处理所致。

(2)临床表现:产妇出现持续性腹痛,烦躁不安,宫颈扩张缓慢,胎先露下降停滞。胎心时快时慢,阴道检查可触及狭窄环。子宫痉挛性狭窄环特点是此环不随宫缩上升。

(3)处理:认真寻找原因,及时纠正。禁止阴道内操作,停用缩宫素。如无胎儿窘迫征象,可给予哌替啶100 mg肌内注射,一般可消除异常宫缩。当宫缩恢复正常,可行阴道手术助产或等待自然分娩。如经上述处理,狭窄环不缓解,宫口未开全,胎先露部高,或已伴有胎儿窘迫,应立即行剖宫产术。如胎儿已死亡,宫口开全,则可在全麻下经阴道分娩。

(史晓丽)

第三节 产道异常

产道包括骨产道(骨盆腔)与软产道(子宫下段、宫颈、阴道、外阴),是胎儿经阴道娩出的通道。产道异常可使胎儿娩出受阻,临床上以骨产道异常多见。

一、骨产道异常

骨盆径线过短或形态异常,致使骨盆腔小于胎先露部可通过的限度,阻碍胎先露部下降,称骨盆狭窄。狭窄骨盆可以为一个径线过短或多个径线同时过短,也可为一个平面狭窄或多个平面同时狭窄。当一个径线狭窄时要观察同一个平面其他径线的大小,再结合整个骨盆腔大小与形态进行综合分析,做出正确判断。

(一)分类

1.骨盆入口平面狭窄

骨盆入口平面狭窄以扁平骨盆为代表,主要为入口平面前后径过短。狭窄分3级:Ⅰ级(临界性),绝大多数可以自然分娩,骶耻外径18 cm,真结合径10 cm;Ⅱ级(相对性),经试产来决定可否经阴道分娩,骶耻外径16.5～17.5 cm,真结合径8.5～9.5 cm;Ⅲ级(绝对性),骶耻外径≤16.0 cm,真结合径≤8.0 cm,足月胎儿不能经过产道,必须行剖宫产终止妊娠。在临床中常遇到的是前两种,我国妇女常见以下两种类型。

(1)单纯扁平骨盆:骨盆入口前后径缩短而横径正常。骨盆入口呈横扁圆形,骶岬向前下突。

(2)佝偻病性扁平骨盆:骨盆入口呈肾形,前后径明显缩短,骨盆出口横径变宽,骶岬前突,骶骨下段变直向后翘,尾骨呈钩状突向骨盆出口平面。髂骨外展,髂棘间径≥髂嵴间径,耻骨弓角度增大(图13-13)。

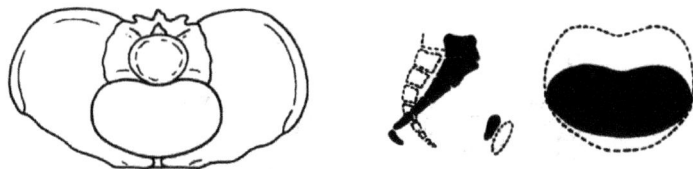

图13-13 佝偻病性扁平骨盆

2.中骨盆及骨盆出口平面狭窄

狭窄分3级。Ⅰ级(临界性):坐骨棘间径10 cm,坐骨结节间径7.5 cm;Ⅱ级(相对性):坐骨棘间径8.5～9.5 cm,坐骨结节间径6.0～7.0 cm;Ⅲ级(绝对性):坐骨棘间径≤8.0 cm,坐骨结节间径≤5.5 cm。我国妇女常见以下两种类型。

(1)漏斗骨盆:骨盆入口各径线值均正常,两侧骨盆壁向内倾斜似漏斗得名。其特点是中骨盆及骨盆出口平面均明显狭窄,使坐骨棘间径、坐骨结节间径均缩短,耻骨弓角度<90°。坐骨结节间径与出口后矢状径之和<15 cm。

(2)横径狭窄骨盆:骨盆各横径径线均缩短,各平面前后径稍长,坐骨切迹宽,测量骶耻外径值正常,但髂棘间径及髂嵴间径均缩短。中骨盆及骨盆出口平面狭窄,产程早期无头盆不称征象,当胎头下降至中骨盆或骨盆出口时,常不能顺利地转成枕前位,形成持续性枕横位或枕后位造成难产。

3.均小骨盆

骨盆外形属女型骨盆,但骨盆各平面均狭窄,每个平面径线较正常值小 2 cm 或更多,称均小骨盆。多见于身材矮小、体形匀称的妇女。

4.畸形骨盆

骨盆失去正常形态称畸形骨盆。

(1)骨软化症骨盆:现已罕见。系因缺钙、磷、维生素 D,以及紫外线照射不足使成人期骨质矿化障碍,被类骨质组织所代替,骨质脱钙、疏松、软化。由于受躯干重力及两股骨向内上方挤压,使骶岬向前,耻骨联合前突,坐骨结节间径明显缩短,骨盆入口平面呈凹三角形(图 13-14)。严重者阴道不能容两指,一般不能经阴道分娩。

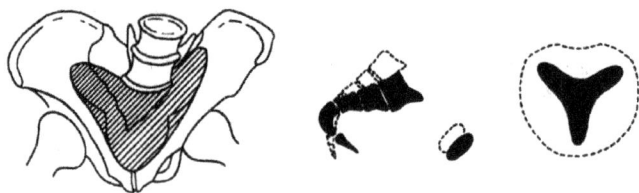

图 13-14 骨软化症骨盆

(2)偏斜型骨盆:系骨盆一侧斜径缩短,一侧髂骨翼与髋骨发育不良所致骶髂关节固定,以及下肢及髂关节疾病(图 13-15)。

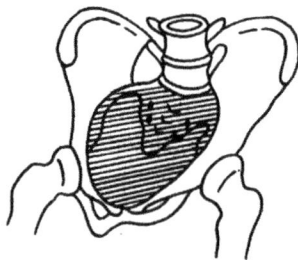

图 13-15 偏斜型骨盆

(二)临床表现

1.骨盆入口平面狭窄的临床表现

(1)胎头衔接受阻:一般情况下初产妇在妊娠末期,即预产期前 1～2 周或临产前胎头已衔接,即胎头双顶径进入骨盆入口平面,颅骨最低点达坐骨棘水平。若入口狭窄,即使已经临产,胎头仍未入盆,经检查胎头跨耻征阳性。胎位异常,如臀先露、面先露或肩先露的发生率是正常骨盆的 3 倍。

（2）若已临产,根据骨盆狭窄程度、产力强弱、胎儿大小及胎位情况不同,临床表现也不一样。①骨盆临界性狭窄:若胎位、胎儿大小及产力正常,胎头常以矢状缝在骨盆入口横径衔接,多取后不均倾势,即后顶骨先入盆,后顶骨逐渐进入骶凹处,再使前顶骨入盆,则于骨盆入口横径上成头盆均倾势。临床表现为潜伏期活跃早期延长,活跃后期产程进展顺利。若胎头迟迟不入盆,此时常出现胎膜早破,其发生率为正常骨盆的4～6倍。由于胎膜早破母儿可发生感染。胎头不能紧贴宫颈内口诱发宫缩,常出现继发性宫缩乏力。②骨盆绝对性狭窄:若产力、胎儿大小及胎位均正常,但胎头仍不能入盆,常发生梗阻性难产,这种情况可出现病理性缩复环,甚至子宫破裂。如胎先露部嵌入骨盆入口时间长,血液循环障碍,组织坏死,可形成泌尿生殖道瘘。在强大的宫缩压力下,胎头颅骨重叠,可出现颅骨骨折及颅内出血。

2.中骨盆平面狭窄的临床表现

（1）胎头能正常衔接:潜伏期及活跃早期进展顺利,当胎头下降达中骨盆时,由于内旋转受阻,胎头双顶径被阻于中骨盆狭窄部位之上,常出现持续性枕横位或枕后位,同时出现继发性宫缩乏力,活跃后期及第二产程延长甚至第二产程停滞。

（2）胎头受阻于中骨盆:有一定可塑性的胎头开始变形,颅骨重叠,胎头受压,异常分娩使软组织水肿,产瘤较大,严重时可发生脑组织损伤、颅内出血、胎儿窘迫。若中骨盆狭窄程度严重,宫缩又较强,可发生先兆子宫破裂及子宫破裂。强行阴道助产可导致严重软产道裂伤及新生儿产伤。

（3）骨盆出口平面狭窄的临床表现:骨盆出口平面狭窄与中骨盆平面狭窄常同时存在。若单纯骨盆出口平面狭窄,第一产程进展顺利,胎头达盆底受阻,第二产程停滞,继发性宫缩乏力,胎头双顶径不能通过出口横径,强行阴道助产可导致软产道、骨盆底肌肉及会阴严重损伤,胎儿严重产伤,对母儿危害极大。

（三）诊断

在分娩过程中,骨盆是个不变因素,也是估计分娩难易的一个重要因素。狭窄骨盆影响胎位和胎先露部的下降及内旋转,也影响宫缩。在估计分娩难易时,骨盆是首先考虑的一个重要因素。应根据胎儿的大小及骨盆情况尽早做出有无头盆不称的诊断,以决定适当的分娩方式。

1.病史

询问有无佝偻病、脊髓灰质炎、脊柱和髋关节结核及骨盆外伤等病史。对经产妇应详细询问既往分娩史,如有无难产史或新生儿产伤史等。

2.一般检查

测量身高,孕妇身高＜145 cm 时应警惕均小骨盆。观察孕妇体型、步态,有无下肢残疾,有无脊柱及髋关节畸形,米氏菱形窝是否对称。

3.腹部检查

观察腹型,检查有无尖腹及悬垂腹,有无胎位异常等。骨盆入口异常,因头盆不称、胎头不易入盆导致胎位异常,如臀先露、肩先露。中骨盆狭窄则影响胎先露内旋转而导致持续性枕横位、枕后位等。部分初产妇在预产期前2周左右,经产妇于临产后胎头均应入盆。若已临产胎头仍未入盆,应警惕是否存在头盆不称。检查头盆是否相称具体方法:孕妇排空膀胱后,取仰卧,两腿伸直。检查者用手放在耻骨联合上方,将浮动的胎头向骨盆腔方向推压。若胎头低于耻骨联合,表示胎头可入盆（头盆相称）,称胎头跨耻征阴性;若胎头与耻骨联合在同一平面,表示可疑头盆不称,称胎头跨耻征可疑阳性;若胎头高于耻骨联合,表示头盆明显不称,称胎头跨耻征阳性。

对出现此类症状的孕妇,应让其取半卧位两腿屈曲,再次检查胎头跨耻征,若转为阴性,提示为骨盆倾斜度异常,而不是头盆不称。

4.骨盆测量

(1)骨盆外测量:骶耻外径<18 cm为扁平骨盆。坐骨结节间径<8 cm,耻骨弓角度<90°为漏斗骨盆。各径线均小于正常值2 cm或以上为均小骨盆。骨盆两侧斜径(以一侧髂前上棘至对侧髂后上棘间的距离)及同侧直径(从髂前上棘至同侧髂后上棘间的距离)相差>1 cm为偏斜骨盆。

(2)骨盆内测量:对角径<11.5 cm,骶骨岬突出为入口平面狭窄,属扁平骨盆。应检查骶骨前面弧度。坐骨棘间径<10 cm,坐骨切迹宽度<2横指,为中骨盆平面狭窄。如坐骨结节间径<8 cm,则应测量出口后矢状径及检查骶尾关节活动度,如坐骨结节间径与出口后矢状径之和<15 cm,为骨盆出口平面狭窄。

(四)对母儿影响

1.对产妇的影响

骨盆狭窄影响胎头衔接及内旋转,容易发生胎位异常、胎膜早破、宫缩乏力,导致产程延长或停滞。胎先露压迫软组织过久导致组织水肿、坏死形成生殖道瘘。胎膜早破、肛查或阴道检查次数增多及手术助产增加产褥感染机会。剖宫产及产后出血者增多,严重梗阻性难产若不及时处理,可导致子宫破裂。

2.对胎儿及新生儿的影响

头盆不称易发生胎膜早破、脐带脱垂,脐带脱垂可导致胎儿窘迫甚至胎儿死亡。产程延长、胎儿窘迫使新生儿容易发生颅内出血、新生儿窒息等并发症。阴道助产机会增多,易发生新生儿产伤及感染。

(五)分娩时处理

处理原则:根据狭窄骨盆类别和程度、胎儿大小胎心率、宫缩强弱、宫口扩张程度、胎先露下降情况、破膜与否,结合既往分娩史、年龄、产次有无妊娠合并症及并发症决定分娩方式。

1.一般处理

在分娩过程中,应使产妇树立信心,消除紧张情绪和恐惧心理。保证能量及水分的摄入,必要时补液。注意产妇休息,监测宫缩、胎心,观察产程进展。

2.骨盆入口平面狭窄的处理

(1)明显头盆不称(绝对性骨盆狭窄):胎头跨耻征阳性者,足月胎儿不能经阴道分娩。应在临产后行剖宫产术结束分娩。

(2)轻度头盆不称(相对性骨盆狭窄):胎头跨耻征可疑阳性,足月活胎估计体重<3 000 g,胎心正常及产力良好,可在严密监护下试产。胎膜未破者可在宫口扩张3 cm时行人工破膜,若破膜后宫缩较强,产程进展顺利,多数能经阴道分娩。试产过程中若出现宫缩乏力,可用缩宫素静脉滴注加强宫缩。试产2~4小时胎头仍迟迟不能入盆,宫口扩张缓慢,或伴有胎儿窘迫征象,应及时行剖宫产术结束分娩。若胎膜已破,为了减少感染,应适当缩短试产时间。

(3)骨盆入口平面狭窄的试产:必须以宫口开大3~4 cm,胎膜已破为试产开始。胎膜未破者在宫口扩张3 cm时可行人工破膜。宫缩较强,多数能经阴道分娩。试产过程中如果出现宫缩乏力,可用缩宫素静脉滴注加强宫缩。若试产2~4小时,胎头不能入盆,产程进展缓慢,或伴有胎儿窘迫征象,应及时行剖宫产术。如胎膜已破,应适当缩短试产时间。骨盆入口平面狭窄,主要为扁平骨盆的妇女,妊娠末期或临产后,胎头矢状缝只能衔接于骨盆入口横径上。胎头侧屈使其两顶骨先后依次入盆,呈不均倾势嵌入骨盆入口,称为头盆均倾不均。前不均倾为前顶骨先嵌入,矢状缝偏后。后不均倾为后顶骨先嵌入,矢状缝偏前(图 13-16)。当胎头双顶骨均通过骨盆入口平面时,即可顺利地经阴道分娩。

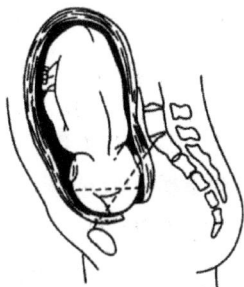

图 13-16　胎头嵌入骨盆姿势——后不均倾

3.中骨盆平面狭窄的处理

在分娩过程中,胎儿在中骨盆平面完成俯屈及内旋转动作。若中骨盆平面狭窄,则胎头俯屈及内旋转受阻,易发生持续性枕横位或持续性枕后位,产妇多表现为活跃期或第二产程延长及停滞、继发性宫缩乏力等。若宫口开全,胎头双顶径达坐骨棘平面或更低,可经阴道徒手旋转胎头为枕前位,待其自然分娩。宫口开全,胎心正常者可经阴道助产分娩。胎头双顶径在坐骨棘水平以上,或出现胎儿窘迫征象,应行剖宫产术。

4.骨盆出口平面狭窄的处理

骨盆出口平面是产道的最低部位,应于临产前对胎儿大小、头盆关系做出充分估计,决定能否经阴道分娩,诊断为骨盆出口平面狭窄者,不能进行试产。若发现出口横径狭窄,耻骨弓角度变锐,耻骨弓下三角空隙不能利用,胎先露部后移,利用出口后三角空隙娩出。临床上常用出口横径与出口后矢状径之和来估计出口大小。出口横径与出口后矢状径之和>15 cm 时,多数可经阴道分娩,有时需阴道助产,应做较大的会阴切开。若两者之和<15 cm 时,不应经阴道试产,应行剖宫产术终止妊娠。

5.均小骨盆的处理

胎儿估计不大,胎位正常,头盆相称,宫缩好,可以试产,通常可通过胎头变形和极度俯屈,以胎头最小径线通过骨盆腔,可能经阴道分娩。若有明显头盆不称,应尽早行剖宫产术。

6.畸形骨盆的处理

根据畸形骨盆种类、狭窄程度、胎儿大小、产力等综合判断。如果畸形严重、明显头盆不称者,应及早行剖宫产术。

二、软产道异常

软产道包括子宫下段、宫颈、阴道及骨盆底软组织构成的弯曲管道。软产道异常所致的难产较少见,临床上容易被忽视。在妊娠前或妊娠早期应常规行双合诊检查,了解软产道情况。

(一)外阴异常

1.外阴白色病变

皮肤黏膜慢性营养不良,组织弹性差,分娩时易发生会阴撕裂伤,宜做会阴后一侧切开术。

2.外阴水肿

某些疾病如重度子痫前期、重度贫血、心脏病及慢性肾炎,孕妇若有全身水肿,可同时伴有重度外阴水肿,分娩时可妨碍胎先露部下降,导致组织损伤、感染和愈合不良等情况。临产前可用50%硫酸镁液湿热敷会阴;临产后仍有严重水肿者,在外阴严格消毒下进行多点针刺皮肤放液;分娩时行会阴后一侧切开;产后加强会阴局部护理,预防感染,可用50%硫酸镁液湿热敷,配合远红外线照射。

3.会阴坚韧

会阴坚韧尤其多见于 35 岁以上高龄初产妇。在第二产程可阻碍胎先露部下降,宜做会阴后一侧切开,以免胎头娩出时造成会阴严重裂伤。

4.外阴瘢痕

瘢痕挛缩使外阴及阴道口狭小,且组织弹性差,影响胎先露部下降。如瘢痕的范围不大,可经阴道分娩,分娩时应做会阴后一侧切开。如瘢痕过大,应行剖宫产术。

(二)阴道异常

1.阴道横隔

阴道横隔多位于阴道上段或中段,较坚韧,常影响胎先露部下降。因在横隔中央或稍偏一侧常有一小孔,常被误认为宫颈外口。在分娩时应仔细检查。

(1)阴道分娩:横隔被撑薄,可在直视下自小孔处将横隔作"X"形切开。横隔被切开后因胎先露部下降压迫,通常无明显出血,待分娩结束再切除剩余的隔,用可吸收线将残端做间断或连续锁边缝合。

(2)剖宫产:如横隔较高且组织坚厚,阻碍先露部下降,需行剖宫产术结束分娩。

2.阴道纵隔

(1)伴有双子宫、双宫颈时,当一侧子宫内的胎儿下降,纵隔被推向对侧,阴道分娩多无阻碍。

(2)当发生于单宫颈时,有时胎先露部的前方可见纵隔,可自行断裂,阴道分娩无阻碍。纵隔厚时应于纵隔中间剪断,用可吸收线将残端缝合。

3.阴道狭窄

产伤、药物腐蚀、手术感染可导致阴道瘢痕形成。若阴道狭窄部位位置低、狭窄程度轻,可经阴道分娩。狭窄位置高、狭窄程度重时宜行剖宫产术。

4.阴道尖锐湿疣

分娩时,为预防新生儿患喉乳头瘤,应行剖宫产术。病灶巨大时可能造成软产道狭窄,影响胎先露下降时,也宜行剖宫产术。

5.阴道壁囊肿肿瘤

(1)阴道壁囊肿较大时,会阻碍胎先露部下降,可行囊肿穿刺,抽出其内容物,待分娩后再选择时机进行处理。

(2)阴道内肿瘤大妨碍分娩,且肿瘤不能经阴道切除时,应行剖宫产术,阴道内肿瘤待产后再行处理。

(三)宫颈异常

1.宫颈外口黏合

宫颈外口黏合多在分娩受阻时发现。宫口为很小的孔,当宫颈管已消失而宫口却不扩张,一般用手指稍加压力分离,黏合的小孔可扩张,宫口即可在短时间内开全。但有时需行宫颈切开术,使宫口开大。

2.宫颈瘢痕

因孕前曾行宫颈深部电灼术或微波术、宫颈锥形切除术、宫颈裂伤修补术等所致。虽可于妊娠后软化,但宫缩很强时宫口仍不扩张,应行剖宫产。

3.宫颈坚韧

宫颈组织缺乏弹性,或精神过度紧张使宫颈挛缩,宫颈不易扩张,多见于高龄初产妇,可于宫颈两侧各注射 0.5%利多卡因 5～10 mL,也可静脉推注地西泮 10 mg。如宫颈仍不扩张,应行剖宫产术。

4.宫颈水肿

宫颈水肿多见于扁平骨盆、持续性枕后位或滞产,宫口没有开全而过早使用腹压,致使宫颈前唇长时间被压于胎头与耻骨联合之间,血液回流受阻引起水肿,影响宫颈扩张。多见于胎位异常或滞产。

(1)轻度宫颈水肿:①可以抬高产妇臀部。②同宫颈坚韧处理。③宫口近开全时,可用手轻轻上托水肿的宫颈前唇,使宫颈越过胎头,能够经阴道分娩。

(2)严重宫颈水肿:经上述处理无明显效果,宫口扩张<3 cm,伴有胎儿窘迫,应行剖宫产术。

5.宫颈癌

宫颈硬而脆,缺乏伸展性,临产后影响宫口扩张,若经阴道分娩,有发生大出血、裂伤、感染及肿瘤扩散等危险,不应经阴道分娩,应考虑行剖宫产术,术后手术或放疗。

6.子宫肌瘤

较小的肌瘤没有阻塞产道可经阴道分娩,肌瘤待分娩后再行处理。子宫下段及宫颈部位的较大肌瘤可占据盆腔或阻塞于骨盆入口,阻碍胎先露部下降,宜行剖宫产术。

（史晓丽）

第四节　头位难产的处理

分娩三大因素异常是导致难产的原因,难产往往不是单一原因引起的。而头位难产最常见、最难诊断,是三大分娩因素异常相互作用的结果。

一、头位难产的定义

头位难产即以头为先露的难产,多由两个或两个以上的分娩因素异常引起,无法分辨哪一种异常是开始的原因。只有将发生于头先露的一整组难产病例,称为"头位难产"。头位难产的发病率高,国内报道头位难产占总分娩数的 12.56%,占全部难产的 69.12%,且难以预防,故在难产中的比例将更大。

二、发病原因

头位难产病因复杂,分娩 3 大因素往往均参与其中,并相互影响,如图 13-17。

分娩时阻力增加是导致头位难产的主要原因,而头盆不称又是阻力增加的主要原因。头盆不称有两种类型:一是解剖上的,由于胎头与骨盆大小不称;二是机制上的,由于胎头持续俯屈不够或不俯屈,或甚至呈仰伸的姿势,使胎头通过产道的径线增加1~2 cm,导致头盆不称(如持续性枕横位与枕后位)。胎头位置异常是最常遇到的头位难产。

三、头位难产的处理

(一)应用头位分娩评分法协助处理

1.临产前的判断

根据凌萝达提出的头位分娩评分法和骨盆狭窄评分法进行(表13-1,表13-2)。临产前只有2项指标,故称头盆评分,可初步了解胎头与骨盆大小是否相称,决定是否进行阴道试产及阴道分娩的可能性。头盆评分≥8分为头盆相称,6分、7分为轻微头盆不称,≤5分为严重头盆不称。头盆评分为5分者如系骨盆入口问题可予短期试产,否则行剖宫产。头盆评分6分可以行阴道试产,待临产后加入其他两项指标(产力和胎方位),进行4项评分,再进一步判断是否有头位难产倾向。

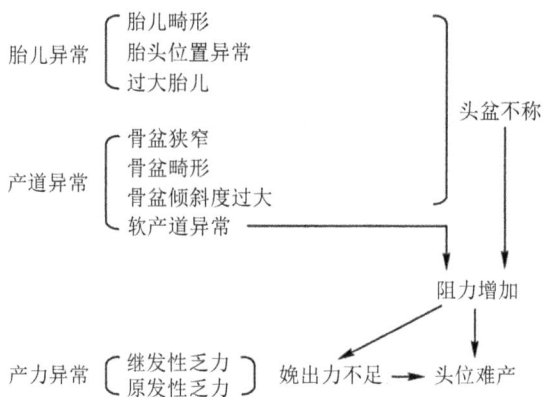

图13-17 头位难产形成示意图

2.临产后处理

产程进入活跃期,宫颈扩张3 cm以上时可以确定胎方位,结合此时的产力情况,进行头位分娩4项评分(骨盆大小、胎儿体重、胎头位置、产力强弱),头位分娩4项评分可以初步判断分娩的难易度并决定分娩方式。总分<10分以剖宫产结束分娩为宜,10分可在严密观察下短期试产,>10分可大胆试产,12分以上除个别情况外不会采用剖宫产,因此头位分娩4项评分总分10分是处理头位难产的界限值。

应用头位分娩评分法需要注意:①重视可变因素与不可变因素的分析。头位分娩评分法4项指标中,骨盆大小及胎儿体重是无法改变的,为不可变因素;只有产力和胎头位置通过积极处理可以改变,是可变因素,可促使分娩向顺产方向转化。假如产妇头位分娩评分为10分,其中骨盆4分(临界狭窄)、胎儿体重1分(巨大胎儿)、胎头位置3分(枕前位)、产力2分(正常),由于导致评分下降的原因是2个不可变因素,因此应当考虑行剖宫产术。同样一个产妇头位分娩评分为10分,其中骨盆5分(正常)、胎儿体重3分(3 kg)、胎头位置1分(枕后位)、产力1分(弱),导致该产妇评分下降的原因是2个可变因素,因此通过改善产力及胎方位,提高总分数,则阴道分娩的机会显著增加。②重视针对可变因素的处理:出现继发性宫缩乏力时要采取有效措施,使产力恢复正常。良好的产力不但能促进宫颈扩张,同时能帮助不利的胎方位(如枕横位、枕后位)旋转为枕前位。如果加强产力后胎方位不能转为正常,可以进行徒手旋转胎头或者器械旋转胎头,成功后大多可经阴道分娩。

表 13-1　头位分娩评分表

骨盆形态评分		胎儿体重评分		胎头位置评分		产力评分	
骨盆形态	评分	胎儿体重/g	评分	胎头位置	评分	产力	评分
＞正常	6	2 500±250	4	枕前位	3	强	3
正常	5	3 000±250	3	枕横位	2	中(正常)	2
临界狭窄	4	3 500±250	2	枕后位	1	弱	1
轻度狭窄	3	4 000±250	1	高直位	0		
中度狭窄	2			面位、额位	0		
重度狭窄	1			前不均倾位	0		

表 13-2　骨盆形态的标准及评分

骨盆大小	骶耻外径/cm	对角径/cm	坐骨结节间径/cm	坐骨结节间径＋后矢状径/cm	出口前后径/cm	评分
＞正常	＞19.5	＞13.5	＞9.0	＞19.0	＞12.0	6
正常	18.5～19.5	12.0～13.5	8.0～9.0	15.5～19.0	11.0～12.0	5
临界狭窄	18.0	11.5	7.5	15.0	10.5	4
轻度狭窄	17.5	11.0	7.0	14.0	10.0	3
中度狭窄	17.0	10.5	6.5	13.0	9.5	2
重度狭窄	≤16.5	≤10.0	≤6.0	≤12.0	9.0	1

(二)应用产程图协助处理

1.潜伏期异常

有潜伏期延长倾向时即应处理。首先除外假临产,如确已临产可予哌替啶 100 mg 或地西泮 10 mg 肌内注射,纠正不协调性子宫收缩,当宫缩协调后常可以进入活跃期。如用镇静剂后宫缩无改善,可给予缩宫素静脉滴注,观察 2～4 小时仍无进展,则应重新评估头盆关系。如有头盆不称,则行剖宫产术。

2.活跃期延缓或停滞的处理

首先应做阴道检查详细了解骨盆情况及胎方位。如无明显头盆不称,可行人工破膜加强产力,促进产程进展。严重的胎位异常如高直后位、前不均倾位、额位及颏后位,应当立即行剖宫产术。如无头盆不称及严重的胎头位置异常,可用缩宫素静脉滴注加强宫缩,观察 2～4 小时产程无进展或进展不满意(宫颈扩张速度＜1 cm/h),应行剖宫产术。

3.胎头下降延缓或停滞的处理

首先应行阴道检查,了解中骨盆平面或出口平面的情况,胎方位、胎头位置高低、胎头水肿或颅骨重叠情况。如无头盆不称或严重胎头位置异常,可用缩宫素加强产力;如胎头为枕横位或枕后位,可徒手旋转胎头为枕前位,待胎头下降至 S≥＋3 水平,可行产钳或胎头吸引器助产术;如徒手旋转胎头失败,胎头位置在 S＝＋2 水平以上,应及时行剖宫产术。

(三)头位难产分娩方式的选择

1.择期剖宫产

以下情况应行择期剖宫产,不宜阴道试产:①严重的骨盆狭窄及头盆不称,头盆评分≤5分,总分<10分;②骨盆畸形;③特殊的胎儿畸形,如双头畸形、联体双胎等。

2.阴道试产

凡不具备择期剖宫产指征的头先露,头盆评分≥6分均可阴道试产。

试产过程必须保持良好的产力,要注意做到以下几点:①舒适的待产环境及有利的待产与分娩的体势,提倡导乐陪伴式分娩,减轻产妇的恐惧心理。②注意水分与营养的补给,必要时给以5%～10%葡萄糖液500～1 000 mL静脉滴注,可改善产力,促进产程进展;当产妇出汗过多时应补充一定量的生理盐水,避免失水和酸碱平衡失调。③保持盆腔脏器空虚以免妨碍胎头下降,入院待产时即做1次温肥皂水灌肠以清除粪便,同时刺激子宫收缩;产程中随时注意排空膀胱;当出现尿潴留时,应予以导尿并警惕滞产的发生。④试产失败,活跃期停滞或胎头下降停滞,应考虑剖宫产;中骨盆及出口狭窄,试产必须慎重,应放宽剖宫产指征。

(史晓丽)

第五节 肩难产的处理

胎头娩出后,胎儿前肩被嵌顿于耻骨联合上方,用常规助产手法不能娩出胎儿双肩,称为肩难产。对肩难产认识程度不同及诊断标准不一致使临床报道的发生率差异较大,另外剖宫产率的高低对肩难产的发生率影响亦较大。采用不同定义其发病率不同,一般在0.2%～2.0%,占头位分娩的0.6%～2.8%。肩难产可引起母体宫颈撕裂及子宫破裂,新生儿方面可引起如颅内出血、窒息、臂丛神经损伤、锁骨骨折、肺炎甚至新生儿死亡等。肩难产的新生儿重度窒息率14.3‰,围产儿死亡率22.9‰。母体产褥病率、产道损伤、产后出血也是其常见并发症。

一、诊断要点

Spong等观察250例孕妇胎头至胎体娩出平均间隔时间为(24.2±1.3)秒,肩难产娩出平均间隔时间为79秒,因此他建议以胎头至胎体娩出时间超过60秒,或需采取产科辅助手法以娩出胎肩者,为肩难产。1998年再次对该定义进行回顾性评价,证明该定义的实用性和有效性。根据这一定义肩难产发生率较前报道者高。

(一)危险因素

1.巨大胎儿

虽然巨大胎儿的发生率不足10%,但一半以上的肩难产发生在其中。大量研究均发现,胎儿体重与肩难产有密切相关,巨大胎儿是肩难产最强的高危因素。1994年Parkland医院10 896次分娩中,新生儿体重≤3 000 g者无1例发生肩难产;3 001～3 500 g、3 501～4 000 g、4 001～4 500 g、>4 500 g者肩难产的发生率分别为0.3%、1.0%、5.4%、19.0%。随着胎儿体重的进一步增加,肩难产的发生率亦不断上升,4 000～4 250 g时发生率为5.2%,4 250～4 500 g为9.1%,4 500～4 700 g时为14.3%,4 700～5 000 g时为21.1%。值得注意的是尽管巨大胎儿和肩难产的发生关系密切,仍有 48.0％的肩难产发生于新生儿体重＜4 000 g 者,其中以 3 500～4 000 g 发生率最高。

2.妊娠合并糖尿病

发生巨大胎儿的机会比正常妊娠高 10 倍,发生肩难产的概率高 2～3 倍。糖尿病胎儿的特点是皮下脂肪厚,软组织多,所以同样体重的胎儿其肩难产的发生率要高出 10 个百分点。

3.肩难产史

有肩难产史者,肩难产的发生率上升 16.7％。但 Baskett 等报道在 80 例有肩难产史产妇的 90 次分娩中仅有 1 例再次发生肩难产。

4.其他

母亲孕期体重增加过多(＞20 kg)、母亲身材短小、多产妇和过期妊娠均为肩难产的高危因素。

(二)肩难产的预测

1.孕期预测

(1)孕妇本身出生时体重。

(2)有肩难产史。

(3)前次新生儿出生体重＞4 000 g。

(4)糖尿病患者。

(5)孕期体重增加过多。

(6)妊娠 3 次以上。

(7)孕妇年龄＞35 岁等。

以上因素均与肩难产的发生相关,其中 7 项全部为阳性者肩难产的可能性极大;若 5 项阳性者肩难产的危险性很大;若 3 项阳性者可能发生肩难产;若 0～1 项阳性肩难产的可能性不大。

2.分娩前预测

(1)凡存在上述肩难产高危因素的产妇,均应做 B 超检查,测量胎儿双顶径、胸腹径、双肩径、股骨长度等参数估计胎儿体重。若胎儿体重＞4 500 g 应做好处理肩难产的准备措施;若胸径较双顶径大 1.4 cm、胸围较头围大 1.6 cm、肩围较头围大 4.8 cm、腹围≥35.0 cm、双肩径≥14.0 cm 均提示可能会发生肩难产。妊娠晚期利用超声诊断巨大胎儿的阳性预测率平均为 67％,明显优于临床检查(腹部触诊、宫高和腹围)的 43％,但也不能过分依赖 B 超检查选择分娩方式,应对产妇做全面评估。

(2)产妇患有妊娠糖尿病。

(3)产妇肥胖。

(4)过期妊娠。

(5)产妇扁平骨盆。

巨大胎儿和妊娠糖尿病是肩难产两个最重要的危险因素,在产前做出诊断对于预测肩难产有重要的意义。

3.产时预测

分娩阻滞;头盆不相称;巨大胎儿。产程中先露下降缓慢或停滞,需用产钳或胎吸助产者,巨大胎儿第二产程延长者,此时不宜行阴道助产,因为阴道助产很易发展为肩难产。

根据产科检查和超声测定,许多巨大胎儿仍然不能做到在分娩前诊断,胎儿体重越重,其误差越大。另外,约90%巨大胎儿能经阴道分娩,不发生肩难产,而且40%～50%肩难产可发生在正常胎儿,这给肩难产的产前预测带来了难度。分娩过程中产程异常只能作为能否阴道分娩的根据,而不能单独用来预测肩难产。Klaij等采用B超测量肱骨棘突间径作为肩的宽度预测肩难产,40例有肩难产高危因素者作为观察组,正常产妇32例作为对照组。结果是对照组1例发生肩难产,观察组却无1例发生,因此肱骨棘突间径也不能作为预测肩难产的指标。

二、治疗纵观

肩难产发生突然,胎头已娩出,胎肩被嵌顿,胎胸受压,使胎儿不能呼吸。使用暴力牵拉胎头,会造成严重的母儿并发症。暴力牵拉胎头与胎颈,或过度旋转胎体对胎儿会造成严重损害。应尽快做一足够大的会阴切开及给予足够的麻醉,紧接着清理胎儿口、鼻腔。然后以以下方法解除被压在母体耻骨联合下的胎儿前肩。

美国妇产科学会曾经推荐以下"HELPERR步骤"处理肩难产。①Help:请麻醉科、儿科医师协助。②Episiotony:做会阴侧切。③Leg:McRoberts法,助手协助产妇大腿向腹壁屈曲。④Pressure:耻骨联合上方加压配合接产者牵引胎头。⑤Enter:Woods旋肩法。⑥Remove:先娩出后肩法。⑦Rol:如以上方法失败,采用Gasbin法。

各种解决肩难产的方法,应由易而难,避免给胎儿带来严重损害。McFarland复习1986—1994年39 280例阴道分娩中处理肩难产所运用的手法类型、手法运用的顺序、运用手法的次数。结果表明,McRoberts法和耻骨联合上加压法能解决50%的分娩,加用Woods旋肩法和先娩出后肩法可以解决其余的难产病例。随着手法次数增加,新生儿及母亲损伤亦增加。其结论是前两种手法为首选,后两种则用于较困难的病例。

O'Leary根据肩娩出难易的程度,将肩难产分为轻度、中度、重度、不能娩出四级。

(一)轻度肩难产的处理

可采用耻骨联合上加压、Woods旋肩法或Rubin法。

(二)中度肩难产的处理

采用先娩出后肩法,其优点是易掌握,仅需助手在宫底轻度加压,不易造成胎儿损伤和缺氧。

(三)重度肩难产的处理

采用McRoberts法及结合上述所有方法。

(四)双肩不能娩出的处理

Zavaneli回纳法,紧急准备剖宫产。

上述各种方法平时可以在模型上练习,作为产科医师继续教育的内容。

三、治疗方案

(一)耻骨联合上加压法

向下牵拉胎头时,由助手施加中等压力于耻骨联合上方,压迫胎儿前肩(图13-18)。

(二)McRoberts法

将患者双腿由蹬脚处移开,屈曲于腹部,由此减小腰骶段脊柱弯曲度,同时伴随耻骨联合向患者头部抬高,减小骨盆倾斜度。该法并未增加骨盆的大小,但骨盆向头部抬高可使嵌顿的前肩松解。此法效果良好(图13-19)。

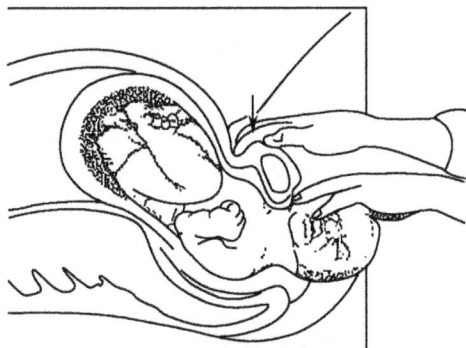

图 13-18　压前肩法

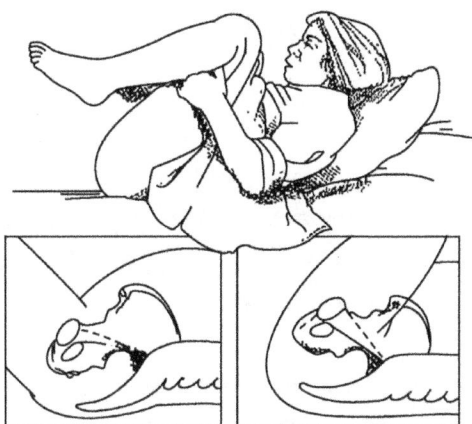

助产前腰骶部情况　　　助产时腰骶段脊柱弯曲
　　　　　　　　　　　度减小，耻骨联合抬高

图 13-19　McRoberts 法

(三)Woods 旋肩法

不断旋转后肩如开瓶塞转样旋转 180°。如胎背在右侧则顺时针方向旋转，如胎背在左侧则逆时针方向旋转，或旋转双肩，使双肩处于骨盆斜径上，即可使嵌顿的前肩松解(图 13-20)。

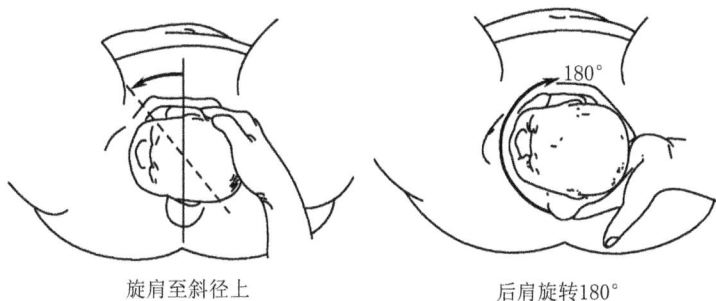

旋肩至斜径上　　　　　　后肩旋转180°

图 13-20　Woods 旋肩法

(四)Rubin 法(反向 Woods 旋肩法)

将术者的二手指放在胎儿后肩的后面，向胎肩的腹侧用力，使后肩向前旋转，原来嵌顿的前肩转成后肩并先娩出。此过程中胎肩内收，双肩径相应缩小。

(五)先娩出后肩法

助产者的手顺着胎儿后肱骨,以它为支架,使胎臂掠过前胸,并保持胎臂在肘部屈曲。或握住胎儿的手,让后臂在面部附近伸直后滑过面部由阴道娩出。然后将肩围转向骨盆斜径,娩出前肩(图 13-21)。

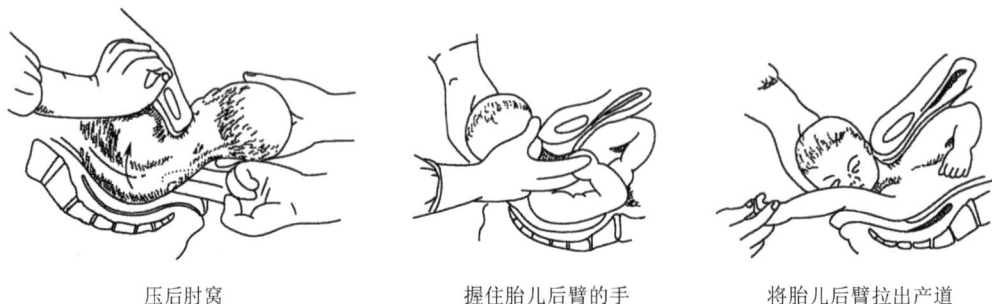

| 压后肘窝 | 握住胎儿后臂的手 | 将胎儿后臂拉出产道 |

图 13-21　先娩出后肩法

(六)Gasbin 法(手膝位)

即产妇用双手和双膝支撑身体跪于产床上,利用胎儿的重力作用,使胎儿后肩下降并越过骶岬,此时如使用 Woods 旋肩法娩出后肩非常方便。该体位和仰卧位相比可能使孕妇骨盆出口时横径增加约 10 mm,骨盆出口前后径增加约 20 mm。Bruner 等采用此方法处理 82 例肩难产,68 例(83%)在未应用其他手法时即可娩出后肩,新生儿体重均在 4 500 g 以上。

(七)鞋拔法

使用一个带长柄凹陷金属叶片的器械,操作时将叶片滑入耻骨联合下和前肩之间,利用以耻骨联合为支点的杠杆作用,像鞋拔一样使前肩松动和娩出。

(八)Zavaneli 回纳法

将胎头以枕前位或枕后位退回,慢慢地推入阴道内,然后施行剖宫产,但成功率低。

(九)锁骨切断术

用剪刀或其他器材折断锁骨,由上而下,避免损伤肺部。这往往只适用于死胎,但当以上各种方法失败后在紧急情况时可用于活胎,术时注意勿伤及锁骨下动脉。

(十)耻骨联合切开术

是传统手法及 Zavaneli 回纳法失败后迫不得已采用的最后的尝试,耻骨联合切开后骨盆腔明显增大,胎肩的嵌顿被解除,从而入盆娩出。术后耻骨联合可较快愈合,但尿道的损伤却是常见的并发症,给产妇造成较大痛苦。

各种解决肩难产的方法,应由易而难,避免给胎儿带来严重损害。

(史晓丽)

第十四章 分娩并发疾病

第一节 羊水栓塞

一、概述

羊水栓塞是指在分娩过程中羊水进入母体血液循环,导致过敏性休克、肺血管痉挛及栓塞、弥散性血管内凝血、肾衰竭或突发死亡等一系列严重症状的综合征。羊水栓塞是一种罕见、凶险的分娩并发症,病死率高,国内外报道为61%~86%。近年来研究认为,羊水栓塞的核心问题是过敏,是羊水进入母体循环后引起的一系列变态反应,有人建议将羊水栓塞改名为妊娠过敏综合征。

过强宫缩、急产、羊膜腔压力高是羊水栓塞的主要原因;胎膜破裂、前置胎盘、胎盘早剥、子宫破裂、剖宫产术中生理、病理性血窦开放是其发生的诱因。

二、临床表现

羊水栓塞的发病特点是起病急骤、来势凶险,多发生于分娩过程中。

(一)发病时期

羊水栓塞通常发生在自然破膜或人工破膜过程中(70%)及剖宫产(19%)和产后48小时内(11%)。宫缩过强、滥用缩宫素引产或催产为本病发生的主要诱因。

(二)前驱症状

多数病例在发病时常首先出现突发寒战、烦躁不安、咳嗽气急、发绀、呕吐等前驱症状,这些症状往往被误认为感冒、宫缩过强、产妇紧张而不引起助产者注意。

(三)呼吸循环衰竭

羊水栓塞根据病情缓急可分为两种类型,即暴发型和缓慢型两类。前者呼吸循环系统症状明显,继前驱症状后即出现呼吸困难、发绀、心率增快且进行性加重、面色苍白、四肢厥冷、血压下降,也可出现昏迷和抽搐,肺部听诊可出现湿啰音。严重者发病急骤,仅惊叫一声或打一个哈欠,血压即消失,呼吸、心搏骤停。缓慢型呼吸循环系统症状较轻,甚至无明显症状,待至产后出现流血不止、血液不凝时始被发现。

(四)全身出血倾向

部分羊水栓塞患者经抢救度过了呼吸循环衰竭的休克期,继而出现 DIC。呈现以子宫大出血为主的全身出血倾向,如黏膜、皮肤、针眼出血及血尿等,且血液不凝。值得注意的是部分羊水栓塞病例,缺少呼吸循环系统的症状,起病即以产后不易控制的大出血为主要表现,切不要误为单纯子宫收缩乏力性出血。

(五)多脏器损伤

本病全身脏器均受损害,除心脏外,肾脏是最常受损害的器官。当两个或两个以上重要器官同时或相继发生衰竭时,则称为多器官衰竭(MOF)。其病死率与衰竭器官数目相关,1 个器官衰竭持续大于1 天,其病死率为 40%,2 个器官衰竭时病死率上升为 60%,3 个或 3 个以上器官衰竭时则病死率高达 98%。

三、诊断

(一)诊断依据

主要靠临床表现,在血中找到胎儿有形物质可支持诊断。在胎膜破裂、胎儿娩出或手术中产妇突然出现寒战、烦躁不安、气急、尖叫、呛咳、呼吸困难、大出血、凝血功能障碍及不明原因休克、出血量与休克不成比例,应首先考虑为羊水栓塞,并在积极抢救的同时做进一步检查,以明确诊断。

(二)辅助检查

1.凝血功能检查

首先进行与 DIC 有关的实验室检查。目前 DIC 诊断的指标如下。

(1)血小板计数不高于 $5×10^9/L$ 或进行性下降。

(2)纤维蛋白原不高于 1.5 g/L 或进行性下降。

(3)凝血酶原时间延长 3 秒以上。

(4)3P 试验阳性。

(5)纤维蛋白降解产物(FDP)不低于 80 μg/mL。

2.寻找有形物质

在颈静脉穿刺或股静脉切开时,在插管时取下腔静脉血或在剖宫产、切除子宫时宫旁静脉丛血 10 mL 找胎儿有形成分。

3.血气分析

PaO_2 下降,PH 下降,BE 下降。

4.胸部 X 线检查

大约 90% 的患者可以出现胸片异常,床边胸片可见双肺有弥散性浸润影,向肺门周围融合,伴右心扩大和轻度肺不张。

5.心功能检查

心电图、彩色多普勒超声检查提示:右心房、右心室扩大,心排血量减少及心肌劳损的表现。

6.死亡后诊断

(1)取右心室血做沉淀试验,血涂片寻找羊水有形成分。

(2)子宫切除标本病理检查,注意宫旁静脉血中有无羊水有形成分。

(3)尸检。

(三)特殊检查

1.Sialy Tn 抗原检测

胎粪及羊水中含有 Sialy Tn 抗原,检测母亲外周血浆及肺组织中的 Sialy Tn 抗原早期诊断羊水栓塞。

2.血清粪卟啉锌检测

粪卟啉锌是羊水和胎便中的特异物质,在孕妇血浆中几乎不存在,当羊水栓塞时血中粪卟啉锌明显增高,可用分光光度计测定其浓度进行羊水栓塞早期诊断。

3.类胰蛋白酶测定

羊水栓塞的发生是机体对羊水中的胎儿成分产生变态反应,以至肥大细胞脱颗粒释放组胺、类胰蛋白酶和其他介质引起机体发生严重的病理生理改变所致。

四、治疗

早诊断、早治疗是成功救治的关键。当患者出现寒战、呛咳、呼吸困难、休克与出血量不成比例、多部位出血、血液不凝时应首先考虑羊水栓塞,应边组织抢救,边进行实验室检查,决不可等待有检验结果后再予急救。

(一)紧急处理

(1)有效给氧:立即高浓度面罩给氧,流量 5～10 L/min。如 5 分钟不改善,应及时行气管插管人工呼吸机正压给氧。保持血氧饱和度在 90％以上。

(2)尽快开放静脉通道,至少两条,便于用药及输液,同时抽取下腔静脉血 5 mL 用于诊断。

(3)心搏骤停者立即徒手心肺复苏。

(二)抗过敏

1.氢化可的松

首选药物,200 mg＋10％葡萄糖 10 mL 静脉推注,随后 500 mg＋10％葡萄糖500 mL静脉滴注。

2.地塞米松

20 mg＋25％葡萄糖 20 mL 静脉推注,然后根据病情再继续滴注地塞米松 20 mg。

(三)解除肺动脉高压

1.盐酸罂粟碱

首选药物。首次:30～90 mg＋10％葡萄糖 20 mL 静脉滴注。与阿托品同时应用,扩张肺小动脉效果更好。总量不超过 300 mg/d。

2.阿托品

1～2 mg＋5％～10％葡萄糖 10 mL 中,每 15～30 分钟静脉注射一次,直至患者面部潮红或症状好转为止。心率大于 120 次/分者慎用。

3.氨茶碱

250 mg＋5％～10％葡萄糖 20 mL 中静脉缓慢推注,必要时可重复使用 1～2 次/24 小时。

4.酚妥拉明

5～10 mg＋5％～10％葡萄糖 250～500 mL 静脉滴注,以 0.3 mg/min 滴速为佳。

(四)抗休克

1.补充血容量

尽快输新鲜血和血浆补充血容量。

2.升压药

多巴胺 20 mg＋10％葡萄糖 250 mL 静脉滴注,开始滴速为 20 滴/分,根据血压调整滴速。

3.纠正心力衰竭

常用毛花苷 C0.2～0.4 mg＋10％葡萄糖 20 mL 静脉注射,必要时 4～6 小时重复。

4.纠正酸中毒

首次可给 5％碳酸氢钠 150～250 mL,以后根据动脉血血气分析及酸碱测定结果酌情给药。

(五)防治 DIC

1.肝素

用于羊水栓塞早期的高凝状态,在症状发作后 10 分钟内应用效果最好。首次肝素用量为 25～50 mg＋0.9％盐水 100 mL 静脉滴注。同时静脉输注新鲜全血、纤维蛋白原(1 次 4～6 g)、血小板悬液、洗涤红细胞和新鲜冰冻血浆,可用于治疗继发于 DIC 的出血倾向。

2.补充凝血因子

应及时补充,输新鲜血或血浆、纤维蛋白原等。

3.抗纤溶药物

在有纤溶亢进时,给予抗纤溶药物。氨甲苯酸 0.1～0.3 g＋5％葡萄糖20 mL 缓慢静脉推注。

(六)预防肾衰竭

当血容量补足后,血压回升而每小时尿量仍少于 17 mL 时,应给予呋塞米 20～40 mg 静脉注射或 20％甘露醇 250 mL 静脉滴注治疗。

(七)预防感染

选用对肾脏毒性小的广谱抗生素。

(八)产科处理

(1)宫口未开全者行剖宫产终止妊娠。

(2)宫口开全,无头盆不称者阴道助娩结束分娩。

(3)术时及产后密切注意子宫出血情况,对难以控制的大出血且血液不凝者,可行子宫切除术,术后放置腹腔引流管。

(胡永平)

第二节 子 宫 破 裂

子宫破裂是指妊娠期子宫破裂即子宫体或下段于妊娠时期或分娩期发生的子宫裂伤。子宫破裂发生率不同的地区有很大的差异,城乡妇幼保健网的建立和健全的程度不同,其发挥的作用也有明显差异,子宫破裂在城市医院已很少见到,而农村偏远地区时有发生。子宫破裂按发生时间可分为产前和产时,按程度可分为完全性和不完全性破裂,还可根据破裂的原因分为自发性和创伤性子宫破裂。

一、病因

主要因为子宫曾经手术或有过损伤和高龄多产妇。

(一)子宫自然破裂

1.阻塞性难产

阻塞性难产为常见的和最主要的原因。胎先露下降受阻,如骨盆狭窄,胎位异常,胎儿畸形,软产道畸形,以及盆腔肿瘤阻塞产道等均可造成胎先露下降受阻。临产后于宫上段强烈收缩,向下压迫胎儿,子宫下段被迫过度伸展过度而变薄,造成子宫破裂。

2.损伤性子宫破裂

不适当的实行各种阴道助产手术,如宫口未开全做产钳助娩或臀牵引术手法粗暴,忽略性横位,不按分娩机制,强行做内倒转术;或做破坏性手术如毁胎术,胎盘植入人工剥离胎盘等由于操作用力不当,损伤子宫。暴力压腹压助产即人工加压子宫底部促使胎儿娩出,也可使子宫破裂。

3.催产素应用不当

产程延长,未查明原因即滥用催产素,或宫颈未成熟应用催产素强行引产,有时胎儿从阴道前或后穹隆排出,造成子宫破裂。

4.子宫发育异常

如残角子宫,双角子宫,子宫发育不良在妊娠后期或分娩期发生破裂。

(二)瘢痕子宫破裂

1.剖宫产术或其他原因子宫切开术

如子宫畸形整形术、子宫穿孔或肌瘤剔除进宫腔修补术。妊娠晚期子宫膨大,分娩过程中瘢痕自发破裂。

2.子宫破裂以剖宫产瘢痕破裂

最为常见,与前次剖宫产的术式有关,子宫切口分为下段横切口或纵切口,一般术式选为下段横切口,妊娠晚期子宫下段拉长、变薄,易切开及缝合,易愈合,若子宫下段未充分伸展而施行手术,术中不能选子宫下段横切口而行子宫纵切口,子宫肌层相对厚,缝合对合不齐,使切口愈合不良,易发生子宫破裂及产后晚期出血。与前次剖宫产缝合技术有关,无论子宫下段横切口或纵切口,如果切口缝线太密、太紧,影响血运,边缘对合不齐或将内膜嵌入肌层、感染等因素使切口愈合不良,再次妊娠分娩易发生子宫破裂。

(三)本次妊娠的影响

1.胎盘的位置

因滋养叶细胞有侵袭子宫肌层的作用,若胎盘位置于瘢痕处,可造成瘢痕的脆弱。

2.妊娠间隔的时间

瘢痕子宫破裂与妊娠间隔有一定的关系,有资料表明,瘢痕子宫破裂最短为 1 年,最长为 10 年,一般2 年之内子宫破裂为多。

3.妊娠晚期子宫膨大

如双胎、羊水过多、巨大儿等,一般孕周达 38 周胎头入骨盆,子宫下段撑薄,易发生子宫瘢痕破裂。

4.产力的影响

临产后子宫收缩牵拉瘢痕,易发生瘢痕的破裂。

二、临床表现

根据子宫破裂的发展过程,可分为先兆子宫破裂与子宫破裂两种。先兆破裂为时短暂,若无严密观察产程往往被忽略,发展为破裂。尤其为前次剖宫产史,常见于瘢痕破裂,有时在手术时才发现子宫肌层裂开。

(一)先兆破裂

(1)多见与产程延长与先露下降受阻,产妇突然烦躁不安,疼痛难忍,呼吸急促,脉搏细速。

(2)子宫肌层过度收缩与缩复而变厚,子宫下段逐渐变长变薄。腹部检查时子宫上下段明显出现病理缩复环即此环每次宫缩时逐渐上升,阵缩时子宫呈葫芦形,子宫下段有明显压疼。

(3)胎动活跃,胎心变慢或增快。提示胎儿宫内窘迫。

(4)产妇往往不能自解小便,膀胱因过度压迫而发生组织损伤,导致血尿。

(二)破裂

子宫破裂发生一刹那,产妇感到剧烈的疼痛。宫缩停止,腹痛稍感轻些,此后产妇出现的全身情况与破裂的性质(完全或不完全)、出血的多少有关。完全破裂,内出血多,患者血压下降,很快出现休克,胎动停止,胎心消失。出血和羊水的刺激有腹膜刺激症状,如压疼反跳痛及肌紧张等,不完全破裂症状可不典型,但在破裂处有固定的压痛。典型的子宫破裂诊断不困难,但若破裂发生在子宫后壁或不完全破裂则诊断较困难。

三、诊断

(一)病史、体征

依靠病史、体征可做出初步诊断。

(二)腹部检查

腹部检查全腹压痛和反跳痛,腹肌紧张,可叩及移动性浊音,腹壁下胎体可清楚扣及,子宫缩小,位于胎儿一侧,胎动停止,胎心消失。

(三)阴道检查

子宫破裂后,阴道检查可发现胎先露的上移,宫颈口缩小,可有阴道流血,有时可触到破裂口;但若胎儿未出宫腔,胎先露不会移位,检查动作要轻柔,有时会加重病情。

(四)B超诊断

可见胎儿游离在腹腔内,胎儿的一边可见收缩的子宫,腹腔的积液。

(五)腹腔或后穹隆穿刺

可明确腹腔内有无出血。

四、鉴别诊断

(一)胎盘早剥与子宫破裂

均有发病急,剧烈腹部疼痛,腹腔内出血,休克等症状,但前者患有妊高征,B超提示胎盘后血肿,子宫形状不变,亦不缩小。

(二)难产并发感染

个别难产病例,经多次阴道检查后感染,出现腹痛症状和腹膜炎刺激征,类似子宫破裂征象,阴道检查宫颈口不会回缩,胎儿先露不会上升,子宫亦不会缩小。

五、治疗

(一)先兆子宫破裂

早期诊断,及时恰当处理,包括输液、抑制宫缩的药物及抗生素的应用。一旦诊断子宫先兆破裂,希望能挽救胎儿,同时为了避免发展成子宫破裂,应尽快剖宫产术结束分娩。

(二)子宫破裂

一方面输液、输血、氧气吸入等抢救休克,同时准备剖腹手术,子宫破裂时间在 12 小时以内,破口边缘整齐,无明显感染,需保留生育功能者,可考虑修补缝合破口。破口大或撕裂不整齐,且又感染可能,考虑行次全子宫切除术。破裂口不仅在下段,且沿下段至宫颈口考虑行子宫全切术。如产妇已有活婴,同时行双侧输卵管结扎术。

(三)开腹探查子宫破裂外的部位

仔细检查阔韧带内、膀胱、输尿管、宫颈和阴道,如发现有损伤,及时行修补术。

六、预防与预后

做好孕期检查,正确处理产程,绝大多数子宫破裂可以避免。孕产期发生子宫破裂的预后与早期诊断、抢救是否及时、破裂的性质有关。减少孕产妇及围生儿的死亡率。

(1)建立健全的妇幼保健制度,加强围生期保健检查,凡有剖宫产史,子宫手术史,难产史,产前检查发现骨盆狭窄,胎位异常者,应预产期前 2 周入院待产。充分做好分娩前的准备,必要时择期剖宫产。

(2)密切观察产程,及时发现异常,出现病理缩复环或其他先兆子宫破裂征象时应及时行剖宫产。

(3)严格掌握催产素和其他宫缩剂的使用适应证:胎位不正,头盆不称,骨盆狭窄禁用催产素。双胎,胎儿偏大,剖宫产史,多胎经产妇慎用或不用催产素。无禁忌证的产妇,应用催产素应稀释后静脉滴注,由专人负责观察产程。禁止在胎儿娩出之前肌内注射催产素。

(4)严格掌握各种阴道手术的指征:遵守手术操作规程困难的阴道检查:如产钳,内倒转术后,剖宫产史及子宫手术史,产后应常规探查宫颈和宫腔有无损伤。

(5)严格掌握剖宫产指征:近年来,随着剖宫产率的不断上升,瘢痕子宫破裂的比例随之上升。因此,第一次剖宫产时,必须严格掌握剖宫产的指征。术式尽可能采取子宫下段横切口。

(胡永平)

第三节　子　宫　翻　出

子宫翻出又称子宫内翻,是指子宫底部向宫腔内陷入,甚至自宫颈翻出的病变,这是一种分娩期少见而严重的并发症。多数发生在第三产程,如处理不及时,往往因休克、出血,产妇可在 3～4 小时内死亡。国内报道子宫翻出病死率可达 62%。

一、发生率

子宫翻出是一种罕见的并发症,其发生率各家报道不一,Shan-Hosseini 等(1989 年)报道子宫翻出发生率约为 1∶6 400 次分娩,Platt 等(1981 年)报道发生率约为 1∶2 100 次分娩。陈晨等报道北京市红十字会朝阳医院 1982－1996 年间子宫翻出发生率为 1∶16 473;湖南株洲市二院 1961－1981 年间发生率为 1∶4 682;山东淄博市妇幼保健院 1984－1986 年间发生率为 1∶1 666;广州市白云区妇幼保健院2004－2009 年间发生率为 1∶10 359。

二、病因

引起急性子宫翻出的病因较多,常常是多种因素共同作用的结果,但其先决条件必须有子宫壁松弛和子宫颈扩张,其中第三产程处理不当(占 60%),胎儿娩出后,过早干预,按压子宫底的手法不正确,强行牵拉脐带等,导致子宫底陷入宫腔,黏膜面翻出甚至脱垂于阴道口外。其促成子宫翻出的因素有以下几点。

(1)胎盘严重粘连、植入子宫底部,同时伴有子宫收缩乏力或先天性子宫发育不良,助产者在第三产程处理时,强拉附着于子宫底的胎盘脐带的结果,此时如脐带坚韧不从胎盘上断裂,加上用力挤压松弛的子宫底就可能发生子宫翻出。

(2)脐带过短或缠绕:胎儿娩出过程中由于脐带过短或脐带缠绕长度相对过短,过度牵拉脐带也会造成子宫翻出。

(3)急产宫腔突然排空:由于产程时间短,子宫肌肉尚处于松弛状态,在产程中因咳嗽或第二产程用力屏气,腹压升高,也会导致子宫翻出。

(4)产妇站立分娩:因胎儿体重对胎盘脐带的牵拉作用而引起子宫翻出。

(5)妊娠高血压疾病时:使用硫酸镁时使子宫松弛,也会促使子宫翻出;有人报道植入性胎盘也会促使子宫翻出。

三、分类

(一)按发病时间分类

1.急性子宫翻出

子宫翻出后宫颈尚未缩紧,占 75%。

2.亚急性子宫翻出

子宫翻出后宫颈已缩紧,占 15%。

3.慢性子宫翻出

子宫翻出宫颈回缩已经超过 4 周,子宫在翻出位置已经缩复但仍停留在阴道内,占 10%。

(二)按子宫翻出程度分类

1.不完全子宫翻出

子宫底向下内陷,可接近宫颈口或越过但还存在部分子宫腔。

2.完全性子宫翻出

子宫底下降于子宫颈外,但还在阴道内。

3.子宫翻出脱垂

整个子宫翻出暴露于阴道口外。

四、临床表现

子宫翻出可引起迅速的阴道大量流血,处理不及时,可致产妇死亡。子宫翻出产妇突觉下腹剧痛,尤其胎盘未剥离牵拉脐带更加重腹痛,遂即产妇进入严重休克状态,有时休克与出血量不成正比,出现上述现象时,应考虑到有子宫翻出的可能。而慢性子宫翻出多因急性子宫翻出时未能及时发现,而后就诊的,此时的症状多表现如下。

(1)产后下腹坠痛,或阴道坠胀感。

(2)大小便不畅。

(3)产后流血史或月经过多。

(4)因子宫翻出感染,出现白带多而有臭味,甚至流脓液,严重者有全身感染症状,发热、白细胞升高等。

(5)因阴道流血而致继发性贫血。

五、诊断与鉴别诊断

在分娩第三产程有用手在下腹部推压子宫底或用手牵拉脐带的经过,产妇在分娩后突然下腹剧痛,出现休克,尤其与出血量不相称时,因考虑有子宫翻出的可能。当翻出子宫已脱垂于阴道口外时,诊断并不困难,但当胎盘未剥离已发生子宫翻出时有时会误诊为娩出的胎盘,再次牵拉脐带时即引起剧痛,此时应及时做阴道、腹部双合诊。

(一)诊断

1.腹部检查

下腹部摸不到宫底,或在耻骨联合后可触及一个凹陷。

2.阴道检查

在阴道内可触及一球形包块,表面为暗红色、粗糙的子宫内膜,在包块的根部可触及宫颈环。如胎盘尚未剥离而完全黏附于翻出的宫体时,常易误诊为胎儿面娩出的胎盘,牵引脐带时可引起疼痛。

根据病史及检查可做出子宫翻出的诊断。

(二)鉴别诊断

子宫翻出应与子宫黏膜下肌瘤及产后子宫脱垂相鉴别。

1.子宫黏膜下肌瘤

其系子宫肌瘤向子宫黏膜面发展,突出于子宫腔,如黏膜下肌瘤蒂长,经子宫收缩可将肌瘤排出宫颈而脱出于阴道内。妇科检查时,盆腔内有均匀增大的子宫,如子宫肌瘤达到宫颈口处并且宫口较松,手指进入宫颈管可触及肿瘤;已经排出宫颈外者则可看见到肌瘤,表面为充血暗红色的黏膜所包裹,有时有溃疡及感染。如用子宫探针自瘤体周围可探入宫腔,其长短与检查的子宫大小相符,急性子宫翻出往往发生在分娩期,患者有疼痛、阴道流血及休克等临床表现。认真仔细观察鉴别并无困难。

2.子宫脱垂

患者一般情况良好,妇科检查时可见脱出的包块表面光滑,并可见子宫颈口,加腹压时子宫脱出更加明显,内诊检查时可触摸到子宫体。

六、治疗

明确诊断后应立即开放静脉通路、备血及麻醉医师配合下进行抢救,延迟处理可增加子宫出血、坏死和感染机会,给产妇带来极大的危险和痛苦。处理的原则为积极加强支持治疗,纠正休克,尽早实施手法复位或手术,其具体处理应视患者的全身情况、翻出的时间长短和翻出部分的病变情况、感染程度等而决定。

（一）阴道手法复位

子宫翻出早期,宫颈尚未收缩,子宫尚无淤血、肿胀,如果胎盘尚未剥离,不要急于剥离,因为此时先做胎盘剥离会大大增加出血量,加速患者进入严重休克状态;如果胎盘已经大部分剥离,则先剥离胎盘,然后进行复位,此外翻出子宫及胎盘体积过大,不能通过狭窄的宫颈环,需先剥离胎盘。应首先开放两条静脉通路,输液、备血,镇痛及预防休克。给予乙醚、氟烷、恩氟烷、芬太尼及异丙酚等麻醉下,同时给以子宫松弛剂,β-肾上腺素能药物,如利托君、特布他林或硫酸镁。待全身情况得以改善,立即行手法子宫还纳术。方法:产妇取平卧位,双腿外展并屈曲,术者左手向上托起刚刚翻出的子宫体,右手伸入阴道触摸宫颈与翻出宫体间的环状沟,用手指及手掌沿阴道长轴方向徐徐向上向宫底部推送翻出的子宫,操作过程用力要均匀一致,进入子宫腔后,用手拳压迫宫底,使其翻出的子宫完全复位。子宫恢复正常形态后立即停止使用子宫松弛剂,并开始使用宫缩剂收缩子宫,同时使子宫保持在正常位置,注意观察宫缩及阴道流血情况,直至子宫张力恢复正常,子宫收缩良好时者仍应继续经阴道监控子宫,以免子宫再度翻出。

（二）阴道手术复位

Kuctnne法,即经阴道将宫颈环的后侧切开,将子宫还纳复位,然后缝合宫颈切口。但必须注意不能损伤直肠。

（三）经腹手术复位

Huntington法:在麻醉下,切开腹壁进入腹腔后,先用卵圆钳或手指扩大宫颈环,再用组织钳夹宫颈环下方2~3 cm处的子宫壁,并向上牵引,助手同时在阴道内将子宫体向上托,这样,一边牵引,一边向上托使子宫逐渐全部复位,复位后,在阴道内填塞纱布条,并给予缩宫素,预防子宫再度翻出,若宫颈环紧而且不易扩张情况下,可先切开宫颈环后,将翻出的子宫体逐渐向上牵引,使其慢慢复位,完成复位后缝合宫颈切口(Noltain复位法)。

（四）经腹或经阴道子宫次（全）切除术

经各种方法复位不成功、复位以后宫缩乏力伴有大出血、胎盘粘连严重或有植入、翻出时间较长合并严重感染者,视其病情程度,选择阴道或腹式手术切除子宫。

（五）其他方法

阴道热盐水高压灌注复位法:(Oqueh O等,1997年报道)用热盐水可使宫颈环放松,盐水压力作用于翻出的子宫壁,促使其翻出的子宫逐渐复位,此方法简单易行,适用于病程短、病情较轻、局部病变小的患者。

七、预防

预防子宫翻出的关键是加强助产人员的培训,正确处理好第三产程,在娩出胎盘的过程中,仔细观察胎盘剥离的临床症状,当确认胎盘已经完全剥离时,于子宫收缩时以左手握住宫底,拇指置于子宫前壁,其余四指放在子宫后壁并按压,同时右手轻拉脐带,协助胎盘娩出。胎盘粘连时正确手法剥离,且不能粗暴按压子宫底或强行牵拉脐带。

（胡永平）

第四节　产　后　出　血

　　产后出血是指胎儿娩出后 24 小时内阴道流血量超过 500 mL。产后出血是分娩期严重的并发症,是产妇四大死亡原因之首。产后出血的发病数占分娩总数的 2%～3%,如果先前有产后出血的病史,再发风险增加 2～3 倍。

　　产后出血可导致失血性休克、产褥感染、肾衰竭及继发垂体前叶功能减退等直接危及产妇生命。

一、子宫收缩乏力所致出血

　　宫缩乏力性出血依然是产后出血的主要原因,占 70%～90%,及时有效地处理宫缩乏力性产后出血,对降低孕产妇死亡率十分关键。

(一)病因与发病机制

　　引起子宫收缩乏力性产后出血的原因有多种,凡是影响子宫收缩和缩复功能的因素都可引起子宫乏力性产后出血,常见的有全身因素、子宫局部因素、产程因素、产科并发症、内分泌及药物因素等。

　　1.全身因素

　　孕妇的体质虚弱,妊娠合并心脏病,高血压、肝脏疾病、血液病等慢性全身性疾病均可致产后宫缩乏力。另外,产妇可因产程中对分娩的恐惧及精神紧张和产后胎儿性别不理想等精神因素使大脑皮质功能紊乱,加上产程中进食不足及体力消耗,水电解质平衡紊乱,均可导致宫缩乏力。

　　2.子宫局部因素

　　(1)子宫肌纤维过度伸展:如多胎妊娠、巨大儿、羊水过多等,使子宫肌纤维失去正常收缩能力。

　　(2)子宫肌壁损伤:经产妇使子宫肌纤维变性,结缔组织增生影响子宫收缩。急产、剖宫产和子宫肌瘤剔除术后,都可因子宫肌壁的损伤影响宫缩。

　　(3)子宫病变:子宫畸形(如双角子宫、残角子宫、双子宫等)、子宫肌瘤、子宫腺肌病等,均能引起产后宫缩乏力。

　　3.产程因素

　　产程延长、滞产、头盆不称或胎位异常试产失败等,都可引起继发性宫缩乏力,导致产后出血。

　　4.产科并发症

　　妊娠期高血压疾病、宫腔感染、胎盘早剥、前置胎盘等可因子宫肌纤维水肿,子宫胎盘卒中,胎盘剥离面渗血,子宫下段收缩不良等引起宫缩乏力性产后出血。

　　5.内分泌失调

　　产时和产后,产妇体内雌激素、缩宫素及前列腺素合成与释放减少,使缩宫素受体数量减少,肌细胞间隙连接蛋白数量减少。子宫平滑肌细胞 Ca^{2+} 浓度降低,肌浆蛋白轻链激酶及 ATP 酶不足,均可影响肌细胞收缩,导致宫缩乏力。

6.药物影响

产前及产时使用大剂量镇静剂、镇痛剂及麻醉药,如吗啡、氯丙嗪、硫酸镁、哌替啶、苯巴比妥钠等,都可以使宫缩受到抑制而发生宫缩乏力性产后出血。

(二)临床表现

子宫收缩乏力性产后出血可发生在胎盘娩出前也可以在胎盘娩出后,胎盘娩出后阴道多量流血及失血性休克等相应症状,是产后出血的主要临床表现。主要表现为胎盘娩出后阴道流血较多,按压宫底有血块挤出。也可以没有突然大量的出血,但有持续的中等量出血,直到出现严重的血容量不足,产妇可出现烦躁、皮肤苍白湿冷、脉搏细弱、脉压缩小等休克症状。

(三)诊断

1.估计失血量

胎盘娩出后24小时>500 mL可诊断产后出血。估计失血量的方法如下:①称重法,失血量(mL)=[胎儿娩出后的接血敷料湿重(g)-接血前敷料干重(g)]/1.05(血液比重 g/mL)。②容积法,用产后接血容器收集血液后,放入量杯测量失血量。③面积法,可按接血纱块血湿面积粗略估计失血量。④监测生命体征、尿量和精神状态,见表14-1。⑤休克指数法,休克指数=心率/收缩压(mmHg),见表14-2。⑥血红蛋白含量测定,血红蛋白每下降 10 g/L,失血 400~500 mL。但是产后出血早期,由于血液浓缩,血红蛋白值常不能准确反映实际出血量。

表 14-1　产后出血的临床表现

失血量占血容量比例(%)	脉搏(次)	呼吸(次)	收缩压差	脉压	毛细血管再充盈速度	尿量(mL)	中枢神经系统症状
<20	正常	14~20	正常	正常	正常	>30	正常
20~30	>100	>20≤30	稍下降	偏低	延迟	20~30	不安
31~40	>120	>30≤40	下降	低	延迟	<20	烦躁
>40	>140	>40	显著下降	低	缺少	0	嗜睡或昏迷

表 14-2　休克指数与失血量

休克指数	估计失血量(mL)	估计失血量占血容量的比例(%)
<0.9	<500	<20
1.0	1 000	20
1.5	1 500	30
≥2.0	≥2 500	≥50

2.确诊条件

(1)出血发生于胎盘娩出后。

(2)出血为暗红色或鲜红色,伴有血块。

(3)宫底升高,子宫质软、轮廓不清,阴道流血多或剖宫产时,可以直接触到子宫呈疲软状。按摩子宫及应用缩宫剂后,子宫变硬,阴道流血可减少或停止。

(4)除外产道裂伤、胎盘因素和凝血功能障碍因素所致产后出血。

(四)处理

宫缩乏力性产后出血的处理原则为:正确估计失血量和动态监护、针对病因加强宫缩、止血、补充血容量、纠正失血性休克、预防多器官功能衰竭及感染。

1.正确估计出血量和动态监护

准确估计失血量是判断病情和选择实施抢救措施的关键。估计失血量大于或可能大于500 mL时，则须及时采取必要的动态监护措施，如：凝血功能、水电解质平衡，持续心电监护，持续监测血压、脉搏等生命体征；必要时可以连续检测血红蛋白浓度及凝血功能。

2.处理方法

(1)子宫按摩或压迫法：可采用经腹按摩或经腹经阴道联合按压。经腹按摩方法为，胎盘娩出后，术者一手的拇指在前、其余四指在后，在下腹部按摩并压迫宫底，挤出宫腔内积血，促进子宫收缩；经腹经阴道联合按压法为，术者一手戴无菌手套伸入阴道握拳置于阴道前穹隆，顶住子宫前壁，另一只手在腹部按压子宫后壁，使宫体前屈，两手相对紧压并均匀有节律地按摩子宫；剖宫产时可以手入腹腔，直接按摩宫底，增强子宫收缩。按摩时间以子宫恢复正常收缩并能保持收缩状态为止，同时要配合应用宫缩剂。

(2)宫缩剂的应用：①缩宫素为预防和治疗产后出血的一线药物。治疗产后出血方法为：缩宫素10 U 肌内注射、子宫肌层或宫颈注射，以后10～20 U 加入500 mL 晶体液中静脉滴注，给药速度根据患者的反应调整，常规速度250 mL/h，约80 mU/min。静脉滴注能立即起效，但半衰期短(1～6分钟)，故需持续静脉滴注。缩宫素应用相对安全，大剂量应用时可引起高血压、水钠潴留和心血管系统不良反应；一次大剂量静脉注射未稀释的缩宫素，可导致低血压、心动过速和/或心律失常，甚至心搏骤停，虽然合成催产素制剂不含抗利尿激素，但仍有一定的抗利尿作用，大剂色应用特别是持续长时间静脉滴注可引起水中毒。因缩宫素有受体饱和现象，无限制加大用量反而效果不佳，并可出现不良反应，故24小时总量应控制在60 U 内。②卡前列素氨丁三醇(为前列腺素 $F_{2\alpha}$ 衍生物(15-甲基 $PGF_{2\alpha}$)，引起全子宫协调有力的收缩。用法为250 μg(1支)深部肌内注射或子宫肌层注射，3分钟起作用，30分钟达作用高峰，可维持2小时；必要时可重复使用，总量不超过8个剂量。此药可引起肺气道和血管痉挛外，另外的不良反应有腹泻、高血压、呕吐、高热、颜面潮红和心动过速。哮喘、心脏病和青光眼患者禁用，高血压患者慎用。③米索前列醇：系前列腺素 E_1 的衍生物，可引起全子宫有力收缩，应用方法：米索前列醇200～600 μg 顿服或舌下给药，口服10分钟达高峰，2小时后可重复应用，米索前列醇不良反应者恶心、呕吐、腹泻、寒战和体温升高较常见；高血压、活动性心、肝、肾脏病及肾上腺皮质功能不全者慎用，青光眼、哮喘及过敏体质者禁用。

(3)手术治疗：在上述处理效果不佳时，可根据患者情况和医师的熟练程度选用下列手术方法。①宫腔填塞：有宫腔水囊压迫和宫腔纱条填塞两种方法，阴道分娩后宜选用水囊压迫，剖宫产术中选用纱条填塞。宫腔填塞后应密切观察出血量、子宫底高度、生命体征变化等，动态监测血红蛋白、凝血功能的状况，以避免宫腔积血，水囊或纱条放置24～48小时后取出，要注意预防感染。②B-Lynch缝合：用于子宫缩乏力性产后出血，子宫按摩和宫缩剂无效并有可能切除子宫的患者。方法：将子宫托出腹腔，先试用两手加压观察出血量是否减少以估计 B-Lynch缝合成功止血的可能性，加压后出血基本停止，则成功可能性大，可行 B-Lynch缝合术。下推膀胱腹膜返折进一步暴露子宫下段。应用可吸收线缝合，先从右侧子宫切口下缘2～3 cm、子宫内侧 3 cm处进针，经宫腔至距切口上缘2～3 cm、子宫内侧 4 cm 出针；然后经距宫角3～4 cm宫底将缝线垂直绕向子宫后壁，于前壁相应位置进针进入宫腔横向至左侧后壁与右侧相应位置进针，出针后将缝线垂直通过宫底至子宫前壁，与右侧相应位置分别于左侧子宫切口上、下缘缝合。收紧两根缝线,检查无出血即打结。然后再关闭子宫切口。子宫放回腹腔观察 10 分钟,注意下段切口有无渗血,阴道有无出血及子宫颜色,若正常即逐层关腹。B-Lynch 缝合术后并发症的报道较为罕见,但有感染和组织坏死的可能,应掌握手术适应证。③盆腔血管结扎:包括子宫动脉结扎和髂内动脉结扎。子宫血管结扎适用于难治性产后出血,尤其是剖宫产术中宫缩乏力性出血,经宫缩剂和按摩子宫无效,或子宫切口撕裂而局部止血困难者。推荐五步血管结扎法:单侧子宫动脉上行支结扎;双侧子宫动脉上行支结扎;子宫动脉下行支结扎;单侧卵巢子宫血管吻合支结扎;双侧卵巢子宫血管吻合支结扎。髂内动脉结扎术手术操作困难,需要由盆底手术熟练的妇产科医师操作。适用于宫颈或盆底渗血、宫颈或阔韧带出血、腹膜后血肿、保守治疗无效的产后出血,结扎前后需准确辨认髂外动脉和股动脉,必须小心勿损伤髂内静脉,否则可导致严重的盆底出血。④经导管动脉栓塞:适应证为经保守治疗无效的各种难治性产后出血,生命体征稳定。禁忌证为生命体征不稳定、不宜搬动的患者;合并有其他脏器出血的 DIC;严重的心、肝、肾和凝血功能障碍;对造影剂过敏者。方法:局麻下行一侧腹股沟韧带中点股动脉搏动最强点穿刺,以 Seldinger 技术完成股动脉插管。先行盆腔造影,再行双侧髂内动脉及子宫动脉造影,显示出血部位及出血侧子宫动脉,大量造影剂外溢区即为出血处。迅速将导管插入出血侧的髂内动脉前干,行髂内动脉栓塞术或子宫动脉栓塞术,两者均属经导管动脉栓塞术的范畴。固定导管,向该动脉注入带抗生素的明胶海绵颗粒或明胶海绵条或明胶海绵弹簧钢圈后,直至确认出血停止,行数字减影成像技术(DSA)造影证实已止血成功即可,不要过度栓塞。同法栓塞对侧。因子宫供血呈明显的双侧性,仅栓塞一侧子宫动脉或髂内动脉前干将导致栓塞失败。临床研究结果表明术中发生的难治性产后出血以髂内动脉结扎术和子宫切除术为宜。而术后或顺产后发生的顽固性出血可选择髂内动脉栓塞术。对于复发出血者,尚可再次接受血管栓塞治疗。⑤子宫切除术:适用于各种保守性治疗方法无效者。一般为次全子宫切除术,如前置胎盘或部分胎盘植入宫颈时行子宫全切除术。操作注意事项:由于子宫切除时仍有活动性出血,故需以最快的速度"钳夹、切断、下移",直至钳夹至子宫动脉水平以下,然后缝合打结,注意避免损伤输尿管。对子宫切除术后盆腔广泛渗血者,用大纱条填塞压迫止血并积极纠正凝血功能障碍。

3.补充血容量纠正休克

产妇可因出血量多,血容量急剧下降发生低血容量性休克。在针对病因加强宫缩和止血的同时,应积极纠正休克。建立有效静脉通道,监测中心静脉压、血气、尿量,补充晶体平衡液及血液、新鲜冰冻血浆等,有效扩容纠正低血容量性休克。对于难治性休克,在补足血容量后可给予血管活性药物升压。另外可短期大量使用肾上腺皮质激素,有利于休克的纠正。在积极抢救,治疗病因之后,达到以下状况时,可以认为休克纠正良好:出血停止;收缩压>12.0 kPa(90 mmHg);中心静脉压回升至正常;脉压>4.0 kPa(30 mmHg);脉搏<100 次/分;尿量>30 mL/h;血气分析恢复正常;一般情况良好,皮肤温暖、红润、静脉充盈、脉搏有力。

4.预防多器官功能障碍

严重的宫缩乏力性产后出血可发生凝血功能障碍,并发 DIC,继而发生多脏器衰竭。休克和多脏器衰竭是产后出血的主要死因,因此治疗宫缩乏力性产后出血时需注意主要脏器的功能保护。明显的器官功能障碍应当采用适当的人工辅助装置,如血液透析、人工心肺机等。

5.预防感染

产妇由于大量出血而机体抵抗力降低,且抢救过程中难以做到完全无菌操作,因此,有效止血和控制病情同时还需应用足量的抗生素预防感染。

（五）预防

重视产前保健、积极治疗引起产后宫缩乏力的疾病、正确处理产程、加强产后观察,可有效降低宫缩乏力性产后出血的发生率。

（1）加强孕期保健,定期产检,发现有引起宫缩乏力性产后出血的高危因素及时入院诊治。

（2）积极预防和治疗产科并发症及妊娠合并症。

（3）正确处理产程,重视产妇休息及饮食,防止疲劳及产程延长;合理使用子宫收缩剂及镇静剂;对孕妇进行精神疏导,减少精神紧张情绪。对有发生宫缩乏力性产后出血可能者适时给予宫缩剂加强宫缩。

（4）加强产后观察,产后产妇应在产房中观察2小时,仔细观察产妇的生命体征、宫缩及阴道流血情况,发生异常及时处理。离开产房前鼓励产妇排空膀胱,鼓励产妇与新生儿早接触、早吸吮,能反射性引起子宫收缩,减少出血量。

二、胎盘因素所致出血

（一）概述

胎盘因素是导致产后出血的第二大原因,仅次于子宫收缩乏力,文献报道占产后出血总数的7%～24%。近年来由于剖宫产及宫腔操作增加,胎盘因素所致产后出血的比例有明显上升趋势,成为严重产后出血且必须切除子宫的最常见原因。主要包括胎盘剥离不全、胎盘剥离后滞留、胎盘嵌顿、胎盘粘连、胎盘植入、胎盘和/或胎膜残留及前置胎盘等。

（二）分类

1.胎盘剥离不全

胎盘剥离不全多见于宫缩乏力或第三产程处理不当,如胎盘未剥离而过早牵拉脐带或刺激子宫,使胎盘部分自宫壁剥离,影响宫缩,剥离面血窦开放引起出血不止。

2.胎盘剥离后滞留

胎盘剥离后滞留多由宫缩乏力或膀胱充盈等因素影响胎盘下降,胎盘从宫壁完全剥离后未能排出而潴留在宫腔内影响子宫收缩引起。

3.胎盘嵌顿

由于使用宫缩剂不当或第三产程过早及粗暴按摩子宫等,引起宫颈内口附近子宫肌呈痉挛性收缩,形成狭窄环,使已全部剥离的胎盘嵌顿于宫腔内,影响子宫收缩致出血。

4.胎盘粘连

在引起产后出血的胎盘因素中胎盘粘连最常见,胎儿娩出后胎盘全部或部分粘连于子宫壁上,不能自行剥离,称为胎盘粘连,易引起产后出血。胎盘粘连包括所有胎盘小叶的异常粘连（全部胎盘粘连）,累及几个胎盘小叶（部分胎盘粘连）,或累及一个胎盘小叶（灶性胎盘粘连）。

5.胎盘植入

胎盘植入指胎盘绒毛因子宫蜕膜发育不良等原因而植入子宫肌层,临床上较少见。根据胎盘植入面积又可分为完全性与部分性两类。其发生与既往有过宫内膜损伤及感染有关,绒毛可侵入深肌层达浆膜层甚至穿透浆膜层形成穿透性胎盘,可引起子宫自发破裂。

6.胎盘小叶、副胎盘和/或胎膜残留

部分胎盘小叶、副胎盘或部分胎膜残留于宫腔内,影响子宫收缩而出血。常因过早牵拉脐带、过早用力揉挤子宫所致。

7.胎盘剥离出血活跃

胎盘剥离过程中出血过多。

8.胎盘早剥

子宫卒中子宫肌纤维水肿弹性下降,易引起宫缩乏力而致产后出血。

9.前置胎盘

在引起剖宫产产后出血的胎盘因素中,最常见的即前置胎盘。前置胎盘易并发产后出血原因主要有以下三点:首先在胎盘前置时,胎盘附着于子宫下段或覆盖于子宫颈中,其附着部位肌肉薄弱或缺乏,胎盘剥离后,不能有效收缩关闭血管,从而导致出血不止,引起产后出血;其次前置胎盘易发生胎盘粘连及植入肌层,胎盘剥离时出血较多;第三点是当胎盘附着于子宫前壁时,切开子宫很容易损伤胎盘而出血。

(三)高危因素

在蜕膜形成缺陷的情况下胎盘粘连比较常见,许多临床资料显示发生胎盘粘连、植入、滞留、前置胎盘与多胎、多产、炎症、化学药物刺激、机械损伤等因素造成子宫内膜损伤有密切关系。随着人工流产次数的增多,胎盘因素所引起的产后出血也逐渐增多,多次吸宫或刮宫过深损伤子宫内膜及其浅肌层可造成再次妊娠时子宫蜕膜发育不良,因代偿性扩大胎盘面积或增加覆着深度以摄取足够营养,使胎盘粘连甚至植入发生率增加。另外,子宫内膜面积减少可引起胎盘面积增加或发生异位形成前置胎盘造成产后大出血。部分患者由于人工流产术中无菌技术操作不严或过早性生活引起子宫内膜炎。

(四)临床特点

胎盘因素导致的产后出血一般表现为胎盘娩出前阴道多量流血,常伴有宫缩乏力,子宫不呈球状收缩,宫底上升,脐带不下移。胎盘娩出,宫缩改善后出血停止。出血的特点为间歇性,血色暗红,有凝血块。胎盘小叶或副胎盘残留是在胎儿娩出后胎盘自然娩出,但阴道流血较多,似子宫收缩不良,应仔细检查胎盘是否完整和胎膜近胎盘周围有无血管分支或有无胎盘小叶缺如的粗糙面。完全性胎盘粘连或植入在手取胎盘前往往出血极少或不出血,而在试图娩出胎盘时可出现大量出血,甚至有时牵拉脐带可导致子宫内翻。胎盘嵌顿时在子宫下段可发现狭窄环。胎盘嵌顿引起的产后出血比较隐匿,出血量与血流动力学的改变不相符。

B超声像特征:正常产后子宫声像图为子宫体积明显增大,宫壁均匀增厚,内膜显示清晰。单纯胎盘残留与胎盘粘连均表现为宫腔内光点密集及边缘轮廓较清晰的光团,提示胎盘胎膜瘤。胎盘植入则表现为宫腔内见胎盘组织样回声,其与部分子宫肌壁关系密切,局部子宫肌壁明显薄于对侧。

(五)治疗措施

1.胎盘剥离不全及粘连

胎盘剥离不全及粘连绝大多数可徒手剥离取出。手取胎盘的方法为在适当的镇痛或麻醉下,一手在腹壁按压固定宫底,另一手沿着脐带通过阴道进入子宫。触到胎盘后,即用手掌尺侧进入胎盘边缘与宫壁之间逐步将胎盘与子宫分离,部分残留用手不能取出者,用大号刮匙刮取残留物,最好在B超引导下刮宫。若徒手剥离胎盘时,手感分不清附着界限则切忌以手指用力分离胎盘,因很可能是完全性胎盘粘连或胎盘植入。

2.完全性胎盘粘连或胎盘植入

完全性胎盘粘连或胎盘植入以子宫切除为宜。若出血不多需保留子宫者可保守治疗,子宫动脉栓塞术或药物(甲氨蝶呤或米非司酮)治疗都有较好效果。

(1)药物治疗。①米非司酮:是一种受体水平抗孕激素药物,它能抑制滋养细胞增生,诱导和促进其凋亡,能引起胎盘绒毛膜滋养层细胞周期动力学发生明显变化,阻断细胞周期的运转,从而抑制滋养层细胞的增生过程,引起蜕膜和绒毛组织的变性。用法:米非司酮 50 mg 口服,3 次/天,共服用 12 天。②MTX:10 mg 肌内注射,1 次/天,共 7 天;或 MTX 1 mg/kg 单次肌内注射。如血 β-HCCT 下降不满意一周后可重复一次用药。③中药治疗:生化汤主要成分有当归8 g,川芎 3 g,桃仁 6 g,炙甘草 5 g,蒲黄 5 g,红花6 g,益母草9 g,泽兰 3 g,炮姜 6 g,南山植 6 g,五灵脂 6 g,水煎服,每天 1 剂,2 次/天,5 天为 1 个疗程。

(2)盆腔血管栓塞术:盆腔血管栓塞术由经验丰富的放射介入医师进行,其栓塞成功率可达95%。对还有生育要求的产妇,可避免子宫切除。介入栓塞的方法是局部麻醉下将一导管置入腹主动脉内,应用荧光显影技术确定出血血管,并放入可吸收的明胶海绵栓塞出血血管,达到止血目的。若出血部位不明确,可将明胶海绵置入髂内血管。此法对多数宫腔出血有效。

3.胎盘剥离后滞留

首先导尿排空膀胱,用手按摩宫底使子宫收缩,另一手轻轻牵拉脐带协助胎盘娩出。

4.胎盘嵌顿在子宫狭窄环以上者

可使用静脉全身麻醉下,待子宫狭窄环松解后,用手取出胎盘当无困难。

5.胎盘剥离出血活跃

胎盘剥离过程中出现阴道大量流血需立即徒手剥离胎盘娩出,并给予按摩子宫及应用宫缩制剂。

6.前置胎盘剥离面出血者

可 8 字缝合剥离面止血或用垂体后叶素 6 U 稀释于 20 mL 生理盐水中,于子宫内膜下多点注射,显效快,可重复使用,无明显不良反应。B-lynch 缝合术也是治疗前置胎盘产后出血较好的保守治疗手段。胎盘早剥子宫卒中并有凝血功能障碍者,要输新鲜血浆,补充凝血因子。Fg<1.5 g/L 时,输纤维蛋白原,输 2~4 g,可升高 1 g/L,BPC<50×10⁹/L,输 BPC 悬液。

7.宫腔填塞术

前置胎盘或胎盘粘连所导致的产后出血,填塞可以控制出血。宫腔填塞主要有两类方法,填塞球囊或填塞纱布。可供填塞的球囊有专为宫腔填塞而设计的,能更好地适应宫腔形状,如Bakri 紧急填塞球囊导管;原用于其他部位止血的球囊,但并不十分适合宫腔形状,如森-布管、Rusch 泌尿外科静压球囊导管;利用产房现有条件的自制球囊,如手套或避孕套。宫腔填塞纱布是一种传统的方法,其缺点是不易填紧,且因纱布吸血而发生隐匿性出血,建议统一使用规格为10 cm×460 cm 长的纱布,所填入纱布应于 24 小时内取出,宫腔填塞期间须予抗生素预防感染;取出纱条前应先使用缩宫素,促进子宫收缩,减少出血。

(六)预防措施

加强婚前宣教,做好计划生育,减少非意愿妊娠,减少人工流产次数,以降低产后出血的发生率。为了预防产后出血,重视第三产程的观察和处理,胎儿娩出后配合手法按摩子宫,正确及时使用缩宫药物,以利胎盘剥离排出,密切观察出血量,仔细检查胎盘、胎膜娩出是否完整,胎膜边缘有无断裂的血管残痕,如有,应在当时取出。胎盘未娩出前有较多阴道流血或胎儿娩出后 10分钟未见胎盘自然剥离征象时要及时实施宫腔探查及人工剥离胎盘术可以减少产后出血。有文献报道第三产程用米索前列腺醇400 μg+NS 5 mL灌肠,能减少产后出血量。

对于前置胎盘者,尤其是中央型及部分型前置胎盘,需做好产后出血抢救的各项准备工作,应由有经验的高年资医师上台参与手术,手术者术前要亲自参与B超检查,了解胎盘的位置及胎盘下缘与子宫颈内口的关系,选择合适的手术切口,从而有效降低产后出血的发生率,术中要仔细检查子宫颈内口是否有活动性出血,因为有可能发生阴道出血,但宫腔无出血而掩盖了出血现象。

三、凝血功能障碍

凝血功能障碍指任何原发或继发的凝血功能异常,均能导致产后出血。其抢救失败,是导致孕产妇死亡的主要原因。

(一)病因与发病机制

特发性血小板减少性紫癜、再生障碍性贫血、白血病、血友病、维生素 K 缺乏症、人工心脏瓣膜置换术后抗凝治疗、严重肝病等产科合并症可引起原发性凝血功能异常。胎盘早剥、死胎、羊水栓塞、重度子痫前期、子痫、HELLP 综合征等产科并发症,均可引起弥散性血管内凝血(DIC)而导致继发性凝血功能障碍。

正常凝血功能的维持依赖于凝血与抗凝血、纤溶与抗纤溶、血小板功能和血管内皮细胞功能四大系统的相互协调。正常妊娠时,若出现明显的血管内皮损伤、血小板活化增强、凝血酶原活性增加、高凝状态导致继发性纤溶亢进和抗纤溶活性增强,而这四个方面相互影响相互渗透,从而维持正常妊娠处于凝血与抗凝血、纤溶与抗纤溶的动态平衡中,即所谓的生理性高凝状态。当存在产科合并症或并发症时打破了这种平衡而出现凝血功能障碍。其主要机制如下。

(1)血管内皮细胞损伤、激活凝血因子Ⅻ,启动内源性凝血系统。

(2)组织严重破坏使大量组织因子进入血液,启动外源性凝血系统:创伤性分娩、胎盘早期剥离、死胎等情况下均有严重的组织损伤或坏死,大量促凝物质入血,其中尤以组织凝血活酶(即凝血因子Ⅲ,或称组织因子)为多。

(3)促凝物质进入血液:羊水栓塞时一定量的羊水或其他异物颗粒进入血液可以通过表面接触使因子Ⅻ活化,从而激活内源性凝血系统。急性胰腺炎时,蛋白酶进入血液能促使凝血酶原变成凝血酶。抗原抗体复合物能激活因子Ⅻ或损伤血小板引起血小板聚集并释放促凝物质(如血小板因子等)。补体的激活在 DIC 的发生发展中也起着重要的作用。

(4)血细胞大量破坏:正常的中性粒细胞和单核细胞内有促凝物质,在大量内毒素或败血症时中性粒细胞合成并释放组织因子;在急性早幼粒细胞性白血病患者,此类白血病细胞胞质中含有凝血活酶样物质,当白血病细胞大量坏死时,这些物质就大量释放入血,通过外源性凝血系统的启动而引起 DIC。内毒素、免疫复合物、颗粒物质、凝血酶等都可直接损伤血小板,促进它的聚集。微血管内皮细胞的损伤,内皮下胶原的暴露是引起局部血小板黏附、聚集、释放反应的主要原因。血小板发生黏附、释放和聚集后,除有血小板凝集物形成,堵塞微血管外,还能进一步激活血小板的凝血活性,促进 DIC 的形成。

(5)凝血因子合成和代谢异常:重症肝炎、妊娠脂肪肝、HELLP 综合征等疾病可导致凝血因子在肝脏的合成障碍,致使凝血因子缺乏,进而导致凝血功能障碍。

(6)血小板的减少:特发性血小板减少性紫癜和再生障碍性贫血,循环中血小板的减少,是导致凝血功能障碍的主要原因。

(二)临床表现

凝血功能障碍的主要临床表现为出血,以及出血引起的休克和多器官衰竭。出血的发生时间随病因和病情进展情况而异,可在胎盘娩出前,亦可在胎盘娩出后。大多发现时已处于消耗性低凝或继发性纤溶亢进阶段,临床上可出现全身不同部位的出血,最多见的是子宫大量出血或少量持续不断的出血。开始还可见到血凝块,但血块很快又溶解,最后表现为血不凝。此外,常有皮下、静脉穿刺部位,伤口、齿龈、胃肠道出血或血尿。大量出血时呈现面色苍白、脉搏细弱、血压下降等休克的表现,呼吸困难、少尿、无尿、恶心、呕吐、腹部或背部疼痛、发热、黄疸、低血压、意识障碍(严重者发生昏迷)及各种精神神经症状等多器官功能衰竭的表现。

(三)诊断及实验室检查

凝血功能障碍,主要依靠临床表现结合病因及各种实验室检查来确诊。

1.特发性血小板减少性紫癜

该病多见于成年女性,主要表现为皮肤黏膜出血。轻者仅有四肢及躯干皮肤的出血点、紫癜及瘀斑、鼻出血、牙龈出血,严重者可出现消化道、生殖道、视网膜及颅内出血。实验室检查:通常血小板$<100\times10^9/L$,骨髓检查示巨核细胞正常或增多、成熟型血小板减少、血小板相关抗体(PAIg)及血小板相关补体(PAC_3)阳性,血小板生存时间明显缩短。

2.再生障碍性贫血

该病主要表现为骨髓造血功能低下,全血细胞减少和贫血、出血、感染综合征。呈现全血细胞减少,正细胞正色素性贫血,网织红细胞百分数<0.01,淋巴细胞比例增高。骨髓多部位增生低下,幼粒细胞、幼红细胞、巨核细胞均减少,非造血细胞比例增高,骨髓小粒空虚。

3.血友病

该病是一组因遗传性凝血活酶生成障碍引起的出血性疾病。分为血友病A、血友病B及遗传性因子Ⅺ缺乏症。其中血友病A最常见。血友病A发病基础是由于FⅧ:C缺乏,导致内源性途径凝血障碍。血友病B是由于缺乏FⅨ,引起内源性途径凝血功能障碍。实验室检查,凝血时间(CT)通常正常或延长,活化部分凝血活酶时间(APTT)延长,简易凝血活酶生成实验(STGT)异常;凝血酶原生成实验(TGT)异常。可通过TGT纠正实验、FⅧ:C、FⅨ活性及抗原测定进行分型。也可以行基因诊断确诊。

4.维生素K缺乏症

一般情况下,维生素K缺乏症的发生率极低,其和长期摄入不足、吸收障碍、严重肝病及服用维生素K拮抗剂有关。由于人体内的凝血因子FⅩ、FⅨ、FⅦ、凝血酶原及其调节蛋白PC、PS等的生成,都需要维生素K参与。实验室检查,PT延长、APTT延长;FⅩ、FⅨ、FⅦ、凝血酶原活性低下。

5.重度肝病

肝脏是除Ca^{2+}和组织因子外,其他凝血因子合成的场所,重度肝病时,实验室检查多表现为肝损害的一系列生化改变、凝血酶原时间(PT)、APTT延长和多种凝血因子的异常,甚至出现DIC。

6.DIC

DIC是胎盘早剥、死胎、羊水栓塞、重度子痫前期、HELLP综合征等产科并发症引起产后出血的共同病理改变。通常血小板$<100\times10^9/L$或进行性下降;血浆纤维蛋白原含量$<1.5\ g/L$或进行性下降;3P实验阳性或血浆FDP$>20\ mg/L$,或D-二聚体水平升高或阳性;PT缩短或延长 3 秒以上,或 APTT 缩短或延长 10 秒以上。

(四)治疗

凝血功能障碍的处理原则为:早期诊断和动态监测,积极处理原发病,同时改善微循环,纠正休克,补充耗损的凝血因子,保护和维持重要脏器的功能。

1.早期诊断和动态监测

及早诊断和早期合理治疗是提高凝血功能障碍所致产后出血救治成功率的根本保证。临床有凝血功能障碍高发的产科并发症和合并症或发生各种原因所致的产后出血,都应该及时进行相关出凝血指标的测定。同时在治疗过程中动态监测血小板、纤维蛋白原、纤维蛋白降解物、D-二聚体、PT、APTT、凝血酶时间(TT)的变化,可以监控病情的演变情况指导临床治疗。

2.积极治疗原发病

病因治疗是首要治疗原则,只有去除诱发因素,才有可能治愈凝血功能障碍所致的产后出血。

3.纠正休克

出血隐匿时休克症状可能为首发症状。

4.补充凝血因子

各种病因引起的凝血功能障碍中,大都有凝血因子的异常。因此积极补充凝血因子和血小板是治疗的一项重要措施。可通过输注新鲜冰冻血浆、凝血酶原复合物、纤维蛋白原、冷沉淀(含Ⅷ因子和纤维蛋白原)、单采血小板、红细胞等血制品来解决。

(1)血小板:血小板低于(20～50)×10⁹/L 或血小板降低出现不可控制的渗血时使用。可输注血小板 10 U,有效时间为 48 小时。

(2)新鲜冰冻血浆:是新鲜抗凝全血于 6～8 小时内分离血浆并快速冰冻,几乎保存了血液中所有的凝血因子、血浆蛋白、纤维蛋白原。使用剂量 10～15 mL/kg。

(3)冷沉淀:输注冷沉淀主要为纠正纤维蛋白原的缺乏,如纤维蛋白原浓度高于 1.5 g/L 不必输注冷沉淀。冷沉淀常用剂量 1～1.5 U/10 kg。

(4)纤维蛋白原:输入纤维蛋白原 1 g 可提升血液中纤维蛋白原 25 mg/dL,1 次可输入纤维蛋白原2～4 g。

(5)凝血酶原复合物,含因子Ⅴ、Ⅶ、Ⅸ、Ⅹ,可输注 400～800 U/d。

(6)近年研究发现,重组活化凝血因子Ⅶa 可用于治疗常规处理无效的难治性妇产科出血性疾病,并取得了满意疗效。产后出血患者应用 rFⅦa 的先决条件:①血液指标:血红蛋白＞70 g/L,国际标准化比率(INR)＜1.5,纤维蛋白原≥1 g/L,血小板≥50×10⁹/L。②建议用碳酸氢钠提升血液pH 至≥7.2(pH≤7.1 时,rFⅦa 有效性降低)。③尽可能恢复体温至生理范围。rFⅦa 应用的时机:①无血可输或拒绝输血时。②在代谢并发症或器官损伤出现之前。③在子宫切除或侵入性操作前。推荐的用药方案是:初始剂量是 40～60 μg/kg,静脉注射;初次用药 15～30 分钟后仍然出血,考虑追加 40～60 μg/kg 的剂量;如果继续有出血,可间隔 15～30 分钟重复给药 3～4 次;如果总剂量超过 200 μg/kg 后效果仍然不理想,必须重新检查使用 rFⅦa 的先决条件,只有实施纠正措施后,才能继续给 100 μg/kg。

5.肝素的应用

在 DIC 高凝阶段主张及早应用肝素,禁止在有显著出血倾向或纤溶亢进阶段应用肝素。

6.抗纤溶药物的应用

在 DIC 患者中,可以在肝素化和补充凝血因子的基础上应用抗纤溶药物,如:氨基己酸、氨甲环酸、氨甲苯酸等。

7.重要脏器功能的维持和保护

总之,凝血功能障碍性产后出血是产后出血处理中最难治的特殊类型,除了按常规的产后出血处理步骤和方法进行外,更要注重原发病因素的去除和 DIC 的纠正,同时要注重重要脏器功能的保护,才能提高抢救的成功率,降低孕产妇死亡率。

四、稀释性凝集病所致的产科出血

(一)概述

稀释性凝集病是指大失血时由于只补充晶体及红细胞导致血小板缺失及可溶性凝集因子的不足,引起的功能性凝集异常。在妊娠期(如胎盘早剥时),更常见于产后期(如子宫收缩乏力性继发性出血),可由于大量汹涌出血,输血、输液不能止血反而造成稀释性凝集病,其原因是储存的血液和红细胞制品缺乏 V、Ⅷ、Ⅺ 因子、血小板和全部可溶血液凝固因子,故严重的出血不输注必要的血液成分止血因子,将会导致低蛋白血症、凝血酶原和凝血激酶时间延长。

(二)临床特点

一般认为,失血时输入不含凝血因子的液体和红细胞达 1 个循环血量时,血浆中凝血因子和血小板浓度会下降至开始值的 37%,在交换 2 个循环血量之后会降低至基础浓度的 14%,便发生稀释性凝集病。在这种情况下第一个下降的凝血因子是纤维蛋白原(FIB),因此,稀释性凝集病的严重程度可以从纤维蛋白原浓度估计,但要除外纤维蛋白原下降的其他原因(如弥散性血管内凝血,DIC)。研究显示,大量输血使凝血酶原标准单位(INR)和部分凝血活酶时间比率(APTT 比率)增高到 1.5~1.8 时,血浆因子 V 和Ⅷ通常降低到 30% 以下。故有人将 INR 和 APTT 比率增加到对照值 1.5~1.8 成为稀释性凝血障碍的诊断和实施治疗干预的临界值。由于对大量输血所致稀释性凝血障碍一直未有一致的诊断标准,目前多以 INR 和 APTT 比率增加到 1.5~1.8、FIB<1 g/L,同时伴创面出血明显增加作为诊断依据。

如果失血量超过 1 个血容量以上就可以发生消耗性凝血障碍,如 DIC 或稀释性凝集病,但 DIC 并不常见。DIC 的诊断依据是全部凝血参数均明显异常。DIC 可出现低纤维蛋白血症,血小板减少症和部分凝血活酶时间(APTT)、凝血酶原时间(PT)延长。由于 DIC 继发产生纤溶,可以检出纤维蛋白崩解后散落的亚单位-栓溶二聚体(D-Dimers),对 DIC 最特异的试验是 D-Dimers,稀释性凝集病虽也表现血小板减少症,低纤维蛋白血症及 APTT、PT 延长,但 D-Dimers 试验阴性。DIC 的纤维蛋白原降解产物(FDP)比稀释性凝集病高,对 DIC 也较敏感,但不如 D-Dimers 特异。

(三)处理

纠正稀释性凝集病主要是补充新鲜冰冻血浆(FFP)、冷沉蛋白、新鲜血或浓缩血小板。目前临床上最容易得到的是 FFP,当凝血障碍伴 APTT 和 PT 显著延长或 FIB 明显减少时应首选 FFP。因为 FFP 含有生理浓度的所有凝血因子,70 kg 成人输入 1 U FFP(250 mL)通常可改善 PT 5%~6% 和 APTT 1%,按 15 mL/kg 输入 FFP 可使血浆凝血因子活性增加 8%~10%。为了获得和维持临界水平以上的凝血因子,推荐短期内快速输入足够剂量的 FFP 如 5~20 mL/kg。发生稀释性凝集病时第一个下降的凝血因子是纤维蛋白原,如果单独输入 FFP 不足以提供所需纤维蛋白原时应考虑采用浓缩纤维蛋白原 2～4 g,或含有纤维蛋白原、因子Ⅷ和 Avon Willebrand 因子的冷沉淀。在治疗稀释性凝集病的过程中,血细胞比容(Hct)下降会增加出血危险,尤其是有血小板减少症时,因此不要推迟红细胞的输注,有建议稀释性凝血障碍时应设法提高 Hct 到高于70～80 g/L 的氧供临界水平。多数大出血患者在交换了 2 个血容量之后会出现血小板减少症,故血小板计数如果低于 50×10⁹/L,应当输用血小板治疗。输 1 个单位血小板一般可升高血小板(5～10)×10⁹/L。重组的Ⅶ激活因子(rⅦa,诺七)与组织因子(TF)相互作用能直接激活凝血,产生大量的凝血酶,因为 TF 全部表达在破损血管的内皮,促凝作用不会影响全身循环。因此在严重稀释性凝集病中,应早期给予 rⅦa。

综上所述,妊娠期(如胎盘早剥时)及产后期(如子宫收缩乏力性继发性出血)大量汹涌出血的患者,要防止稀释性凝集病的发生。如果 FIB<1 g/L,INR 和 APTT 比率>1.5 及创面出血增加,应考虑稀释性凝血障碍。处理首选 FFP,必要时给予 FIB、血小板或其他凝血因子制品。

(胡永平)

第五节　软产道损伤

软产道是由子宫下段、子宫颈、阴道、盆底及会阴等软组织所组成的弯曲管道。在妊娠期内软产道发生一系列生理性改变,使其在分娩时能承受一定程度的压力和适当的扩张。如果在分娩过程中所需软产道扩张的程度超过其最大限度,或不能相应扩张,以及分娩时处理不当等,均可导致不同程度的软产道损伤。软产道损伤在产后出血中的发生率为 26%～35%,当产妇分娩后出现不明原因的休克,或者大量新鲜的阴道出血时要除外软产道损伤的发生,尤其是多产妇女。临床中要重视导致软产道损伤的高危因素,早期发现和有效止血是关键。同时要给予正确的缝合,以预防远期盆底功能障碍的发生。软产道损伤主要包括外阴、会阴、阴道和宫颈的裂伤,产道血肿,以及子宫破裂。

一、外阴、会阴、阴道裂伤

(一)疾病概述

多发生于会阴部正中线,同时伴有阴道口部的裂伤,常见于初产妇。发生原因主要由以下几种。

(1)胎儿先露部径线过大,如巨大胎儿、枕后位、面先露等胎儿以较大径线通过产道或产道狭窄,使胎儿与产道不相适应。

(2)过期妊娠,胎头较硬而不易变形。

(3)产力过强,胎儿娩出过快或产道未充分扩张。

(4)产妇会阴体发育差,坚硬,不易扩张;或会阴体过长、会阴组织肥厚,扩张不足;或会阴陈旧性瘢痕及会阴白斑病变,使会阴缺乏弹性,伸展性差。

(5)产妇骨盆出口狭窄,耻骨弓角度<90°,耻骨弓下段较大,胎儿娩出时胎头后移,使用骨盆出口的后三角区,使会阴体过度受压,强迫伸展而撕裂。

(6)会阴切开术切口过小。

（7）因滞产、营养不良及全身重度水肿而致会阴水肿，均易致裂伤。

（8）保护会阴手法不当，未协助胎头充分俯屈，且未充分使会阴松弛或娩胎肩时未继续保护会阴等，均可造成会阴、阴道裂伤，或过分保护会阴而将胎头推向前方，引起前庭、小阴唇破裂。

（9）产钳助产或手转胎头操作不当可造成阴道裂伤，甚至可继发宫颈、子宫下段裂伤。

（二）诊断要点

1.症状与体征

在分娩过程中外阴、阴道裂伤多在后联合、大小阴唇、阴道口附近黏膜及阴道后联合浅层组织。如为复杂裂伤可使阴道两侧向上达阴道穹隆，深达直肠侧；向下可使会阴裂伤至肛门括约肌，甚至肛管及直肠。

2.会阴裂伤诊断

会阴裂伤按裂伤程度可分为三度。

（1）会阴Ⅰ度裂伤：指会阴皮肤及黏膜、前庭大腺黏膜、阴唇系带等处裂伤，但未累及肌层者。

（2）会阴Ⅱ度裂伤：指裂伤累及骨盆底肌肉和筋膜但肛门括约肌仍保持完整，裂伤多延及阴道侧沟常出血较多。

（3）会阴Ⅲ度裂伤：指肛门括约肌全部或部分撕裂，甚至达直肠前壁者，常伴有更深更广的阴道与盆底组织裂伤，如不及时正确缝合，可遗留大便失禁后遗症。

（三）治疗纵观

原则上，一经诊断，立即给予修补。如不及时修补或修补不完善近期有出血及感染的可能；远期则可使盆底组织松弛，并可能影响盆底组织功能。要求严格无菌操作，对活动性出血点必须一一结扎，第一针要在裂伤顶端上方 0.5 cm 处进针，以防血管回缩漏缝而引起血肿形成。缝合时，还要注意应由里到外，由深到浅，达到止血并恢复正常解剖结构关系。

（四）治疗方案

1.会阴裂伤

会阴Ⅰ度裂伤需用丝线或肠线缝合，会阴Ⅱ度裂伤需逐层用肠线间断缝合，皮肤用丝线间断缝合。如能正确缝合，多数愈合良好。会阴Ⅲ度裂伤缝合，需要先辨清解剖关系，如直肠前壁损伤时，用细丝线或 3/0 肠线间断内翻缝合直肠壁，不穿过直肠黏膜。然后将断裂的肛门括约肌断端查清，用鼠齿钳提起，用 7 号丝线间断缝合 2 针，这是Ⅲ度裂伤缝合的关键。用肠线分层缝合肛提肌及阴道黏膜，应以处女膜为标志，将组织对合整齐。皮肤用丝线间断缝合。术后 5 天内给少渣、半流质饮食，术后给抗生素预防感染。用复方樟脑汀 4 mL 或鸦片酊 0.5 mL，每天 3 次，共 3 天，以防止粪便污染伤口而影响愈合。3 天后给润肠药使大便软化，保持伤口清洁，严禁灌肠。

2.复杂外阴、阴道裂伤的处理

如系阴道深层裂伤，主要用纱布压迫止血，可让助手食指进入直肠，在指引下进行深肌层的缝合，以避免缝合时穿透直肠黏膜。肌层缝合完毕后，观察无出血，可继续缝合阴道黏膜、皮下脂肪组织及皮肤。在止血情况下，应用局麻及止痛药，即可完成手术，必要时也可在麻醉医师实施麻醉下进行手术。如出血较多，应迅速检查破裂情况，查清裂伤解剖部位，立即从底层向外用 0 或 1 号可吸收肠线分肌层及脂肪层进行缝合，缝合后，查看如有出血，则进行彻底止血后，再进行第二层缝合。缝合完毕后，要进行肛诊检查，以明确有无缝线穿透直肠黏膜。在不具备缝合复杂裂伤的医院如遇到这种情况，应立即用纱布填塞压迫止血，在保证输液通畅的情况下，迅速转上级医院处理。

二、宫颈裂伤

(一)疾病概述

初产妇分娩时宫颈常有轻度裂伤,深度<1 cm,多无出血,产后可自然愈合,但有可能使宫颈外口松弛,呈一字型。裂伤较深时,可发生不同程度的出血,如果不进行正确的缝合会引起产后出血或导致远期宫颈功能不全。困难剖宫产术中子宫切口延裂至宫颈时,应仔细缝合,术后严密监护生命体征,尤其是要及时发现缝合不当引起的腹腔内出血。

(二)诊断要点

阴道手术助产后均应常规检查宫颈,检查宫颈裂伤应在直视下,用阴道拉钩暴露宫颈,用3把卵圆钳交替夹住宫颈并仔细检查是否有裂伤。宫颈两侧肌纤维组织少,撕裂易在此处发生,检查时应注意裂伤一般自子宫颈外口开始,然后向上扩展,可延至后穹隆,甚至累及子宫下段(如子宫下段有裂伤,属子宫破裂)。

其发生原因包括以下几点。

1.自发性裂伤

(1)宫口未开全时产妇即用力屏气。

(2)宫缩过强,宫颈未充分扩张而被先露部冲破。

(3)相对头盆不称时,宫颈被压在胎头与骨盆之间,因压迫而致水肿、缺血、坏死、脱落。

2.损伤性裂伤

宫口未开全即行阴道助产术,如产钳、胎头吸引、臀牵引造成宫颈裂伤。

(三)治疗纵观

第三产程胎盘娩出后,子宫收缩良好,但阴道有持续鲜血流出,应考虑有宫颈裂伤。宫颈裂伤查清后应立即缝合。

(四)治疗方案

用两把卵圆钳夹持裂口两侧,向下牵引,找到裂伤顶端,用1号可吸收肠线间断缝合,第一针必须缝合在裂伤顶端上0.5 cm处,使其能缝扎已回缩的血管,最后一针距宫颈外口0.5 cm,以免产后宫颈回缩,引起宫颈狭窄。术后应用抗生素预防感染。失血过多应及时输血。

三、产道血肿

(一)疾病概述

由于分娩造成产道深部血管破裂,而皮肤、黏膜保持完整,血液不能外流,积聚于局部形成血肿称为产道血肿。可以发生于外阴、阴道、阔韧带,甚至达腹膜后,严重者可致失血性休克,危及生命。

(二)诊断要点

1.产道血肿的类型

按血肿发生的部位可分为以下几种。

(1)外阴血肿:血肿局限于外阴部,局部肿胀隆起皮肤或黏膜表面发紫,肉眼即可发现。

(2)外阴、阴道血肿:血肿自阴唇扩展至阴道旁组织,常累及会阴及坐骨直肠窝,肉眼仅能发现外阴局部血肿。

(3)阴道血肿:血肿范围限于阴道旁组织,常发生于阴膜黏膜和肛提肌筋膜间的血肿,向阴道内突出。

(4)阔韧带内血肿:阴道上段、直肠或膀胱阴道中隔处血管断裂,在子宫旁及阔韧带内形成血肿,并可沿腹膜后间隙向上延至肾区。

2.产道血肿的诱因

(1)产程异常:产程过快或产程延长者,当产程过快时,胎头下降的冲力可直接造成组织损伤及组织深部血管受损撕裂,因阴道周围有丰富的静脉丛,并与痔下静脉、痔中静脉及膀胱下静脉丛相连通,一旦撕裂极易发生血肿。文献曾报道 1 例患者阴道分娩总产程<3 小时,会阴完整,产后 3 天出院,一切正常。产后 10 天,因感到会阴和肛门处坠胀性疼痛而就诊,检查见阴道左侧壁血肿达 20 cm×10 cm×8 cm,经切开清除血肿,缝扎止血后愈合。产程延长时软产道深部血管因长时间受压发生坏死破裂也可引起出血。

(2)产道裂伤或会阴侧切时由于修补缝合技术不佳,止血不彻底,漏缝了已回缩的血管而引起血肿。

(3)凝血功能障碍:如重度妊娠高血压综合征、肝病或血液病合并妊娠,使凝血因子、血小板等减少,分娩时如组织损伤,易发生血肿。

3.症状

产后自觉阴道、肛门部剧烈胀痛,伴里急后重感,随时间延长而加重,如出血量多时,则有各种程度的失血表现。

4.检查

外阴血肿可见阴唇膨大,皮肤黏膜表面呈紫色;阴道血肿多使一侧阴道壁向阴道腔膨出,阴道变窄,血肿壁组织十分紧张,表面黏膜呈紫色,触诊时剧痛;阔韧带血肿,由于疼痛症状不明显,往往产妇出现贫血或休克时才发生,在腹股沟韧带区或一侧处,可扪及包块且明显触痛。

(三)治疗纵观

应根据血肿部位及大小,血肿是否继续增大,症状及贫血程度全面考虑。原则上应切开血肿,将腔内血块清除,对活动性出血应用丝线缝扎止血。术后应用抗生素预防感染。

(四)治疗方案

1.常规治疗

(1)外阴血肿:血肿直径<5 cm,不继续增大,可冷敷,待其自然吸收,同时应用抗生素预防感染;如血肿直径>5 cm 或观察中血肿继续增大,应手术治疗,选用局麻或神经阻滞麻醉,选黏膜侧血肿最突出处切开血肿腔,将腔内血块清除,对活动性出血应用丝线缝扎止血,冷生理盐水冲洗血肿腔,然后用 0 号肠线由血肿底部开始间断或荷包式缝合腔壁,避免无效腔,创面用丁字带加压防止渗血。

(2)阴道血肿:多为阴道黏膜下较深层血管破裂,应切开血肿,去除血块,缝合止血。因为阴道血管似网络交错的吻合枝,给止血带来一定难度,如找不到出血点,只有大片渗血,可用吸收性明胶海绵敷于创面处,然后用 0 号肠线 8 字缝合血肿腔,术毕于阴道内填塞纱布,24~48 小时后取出。术后留置尿管。如血肿延伸至后穹隆,则不要盲目缝合结扎,一定要在麻醉下充分暴露术野,避免伤输尿管,必要时可剖腹探查止血,也可选用血管介入技术。

(3)阔韧带血肿:如阴道血肿累及阔韧带,一侧阔韧带处形成血肿,若病情稳定,全身情况尚好,可仅处理阴道血肿,阔韧带血肿任其自然吸收,用抗生素预防感染。如全身情况差,有失血过多表现,应剖腹探查,寻找出血点结扎,如找不到出血点而又有明显出血,止血无效时应行同侧髂内动脉及子宫动脉结扎。有时产妇分娩后无明显阴道出血,但出现血压下降伴有心率增快等休克表现时,虽然阴道检查未发现软产道损伤,但在纠正休克的同时应行盆腔检查以早期发现侧附件区是否有包块存在,应警惕是否有阔韧带血肿形成的可能,以便早期发现早期处理。

(4)血肿时间久,可疑感染者,不宜创面缝合,可用消毒纱条填塞血肿 24～48 小时取出,每天换 1 次,直至血肿基本愈合为止,因组织脆弱,适度填塞不宜过紧。

2.介入治疗

在抢救难治性产后出血患者过程中快速及时有效的处理方法是至关重要的。子宫切除和介入性子宫动脉栓塞术均是产后出血晚期采取的手段。Heaston 等 1979 年报道首例在产后髂内动脉结扎后持续出血的成功应用动脉栓塞止血的病例。此后,UAE 对于控制术后、流产后,以及难治性的产后出血病例。凝血功能正常的情况下,手术的成功率为 90%。介入治疗的优势在于保留了患者的生育功能,而且止血确切,因为在血管造影过程中我们可以清晰可见出血的血管,而且与单纯的血管结扎比较,栓塞术可以对小的血管网也进行栓塞。血管造影可以发现平均流速 1～2 mL/min 的血管溢出表现。与子宫切除术比较介入治疗的优势显而易见。既往的研究报道中动脉栓塞作为保留子宫的治疗手段应用于各种类型的产后出血。根据出血的病理生理学基础,不同的疾病选择有所区别。

应用血管性介入治疗产后出血的主要技术为盆腔动脉血管栓塞术,1979 年,Heaston 首次将该技术应用于产后出血的治疗获得成功,1992 年,国内的李选应用该方法成功治疗产后出血。血管性介入治疗技术结束了部分产妇因产后出血常规治疗失败不得不切除子宫的历史,开创了一种治疗产后出血的新技术,为重度产后出血的治疗提供了一个简单、方便、有效、损伤小的方法。随着介入技术的日臻完善,该技术治疗成功率达 90%～100%,明显优于盆腔动脉的结扎术。

近年有采用动脉栓塞疗法治疗产道裂伤所致产后出血的报告,产程进展快或胎儿过大,往往可致胎儿尚未娩出时宫颈和/或阴道已有裂伤。保护会阴不当、助产手术操作不当也可致会阴、阴道裂伤。会阴、阴道严重裂伤可上延达阴道穹隆、阴道旁间隙、甚至深达盆壁。传统治疗方法是寻找出血点、结扎止血、缝合血肿腔隙。而发生腹膜后血肿时则必须经腹、经阴道联合手术,手术困难,且有时创面广泛渗血不能缝合止血或血肿超过 24 小时不宜创面缝合。相比之下,介入疗法栓塞髂内动脉则简便安全、快速有效。目前,在我国选择介入治疗的患者病情危重,因此产道裂伤所致产后出血的介入治疗术式选择,经皮双髂内动脉栓塞术,由于盆腔供血呈明显的双侧性,因此仅栓塞一侧髂内动脉前干将导致治疗失败。

产道裂伤所致产后出血血管性介入治疗的目的是栓塞出血血管,因此栓塞剂的选择是十分重要的。目前临床常用的栓塞剂根据栓塞时间的长短分为长效栓塞剂[如聚乙烯醇颗粒(PVA)、海藻酸钠微球(KMG)等]、中效栓塞剂(新鲜吸收性明胶海绵颗粒)和短效栓塞剂(新鲜血凝块等)。根据病情需要在产道裂伤所致产后出血中最常用的栓塞剂为新鲜吸收性明胶海绵颗粒,具体做法是将消毒的新鲜吸收性明胶海绵剪成直径 1～3 mm 的颗粒,溶入造影剂和抗生素中进行栓塞。其他的栓塞剂不是栓塞强度过大会导致子宫的坏死,如 PVA 或 KMG,就是栓塞时间较短达不到治疗的目的,如新鲜血凝块。新鲜吸收性明胶海绵颗粒具有以下优点:①吸收性明胶海绵栓塞剂是无毒、无抗原性的蛋白类物质,其海绵框架可被红细胞填塞,在血管内引起血小板凝集和纤维蛋白沉积,并引起血管痉挛而达到较好的栓塞效果;②新鲜吸收性明胶海绵是可吸收的中效栓塞剂,14～19 天吸收,约 3 个月可以完全吸收,子宫动脉复通后可保全子宫的功能最大限度地避免栓塞后并发症的发生;③新鲜吸收性明胶海绵只能栓塞至末梢动脉,不能栓塞毛细血管前动脉及毛细血管床,保证了毛细血管小动脉平面侧支循环的通畅,使子宫、膀胱、直肠等盆腔脏器可获得少量血供,不致出现盆腔器官坏死。

介入栓塞髂内动脉方法:在一侧腹股沟处消毒、局麻,扪及动脉搏动后,确定穿刺点。在穿刺针触及搏动后快速进针,拔去针芯,见搏动性血液从针尾喷出,插入导引钢丝。当导管插入一侧髂内动脉后,注射造影剂,见到造影剂自血管外溢时,即可注入吸收性明胶海绵颗粒进行栓塞止血。造影示栓塞成功后拔去导管、导丝,局部压迫止血 15 分钟,加压包扎,卧床 24 小时以防止穿刺部位血肿形成。

介入栓塞髂内动脉无绝对禁忌证。相对禁忌证包括对造影剂慢性过敏,严重弥散性血管内凝血,失血性休克,严重的心、肝、肾及凝血功能障碍。

3.产道血肿的预防

(1)产前预防:产道血肿常常发生于妊娠高血压疾病、巨大胎儿、胎位不正、双胎等,所经产前应做好围生期保健工作,重视妊娠并发症防治,对于胎位不正的孕妇应在围生期及时纠正;应早期发现合并有妊娠高血压疾病等具有高危因素的孕妇,积极防治及时处理是防治血肿扩展的有效措施。

(2)产时预防:对初产妇、巨大胎儿、妊娠高血压疾病、急产、胎位不正及胎儿宫内窘迫急需缩短第二产程等产妇,应产时保护好产道,注意预防产道撕裂。如需实行胎头吸引、产钳等阴道助产,要掌握好时机及时会阴侧切,帮助胎头俯屈,以最小径线在宫缩间歇缓慢娩出,注意保护会阴;胎盘娩出后应及时检查产道,不仅要检查会阴切口,而且要检查阴道右侧壁,以免导致右侧及双侧壁血肿的发生。应提高缝合技术,会阴切口及血肿切开时,缝扎必须超过裂口顶端 0.5 cm,不留无效腔,对于产道撕裂缝合要彻底。

(3)产后预防:产后血肿多发生在分娩后数分钟至 2 小时。因此要加强产后观察,产后 24 小时,尤其是 2 小时,应严密观察巡视,注意阴道有无明显流血,重视产妇主诉如会阴、肛门坠痛,便急紧迫感,产妇出现不明原因的烦躁不安、面色苍白、脉搏、血压下降等休克表现,应阴道检查和肛门检查,及时发现血肿。

(胡永平)

第六节　产科休克

一、概述

休克是由于急性循环功能障碍,全身组织和脏器的血流灌注不足,引起组织缺血、缺氧、代谢紊乱和各种重要脏器功能发生严重障碍的综合征。休克可出现在各种疾病过程中,如不及时予以适当处理,全身组织器官会发生不可逆损害而引起死亡。产科休克是指产科特有的、与妊娠及分娩直接相关的休克,是威胁孕产妇和围生儿生命的重要原因之一。失血性休克占产科休克的首位,亦是造成孕产妇死亡的主要原因,如产后出血、前置胎盘、胎盘早剥、流产、异位妊娠、剖宫产后子宫切口裂开、子宫破裂、软产道严重撕裂伤等。其次是感染性休克,如感染性流产、长时间破膜后的绒毛膜羊膜炎、产后和手术后发生盆腔感染和切口感染、产褥感染、妊娠合并严重血小板减少性疾病所造成的感染等,如不及时处理,可致感染性休克。据统计约有 20％ 的产妇死于感染性休克。此外,孕妇有可能因注入对其过敏的抗生素或不相容的血液制品而引起过敏性休克;妊娠使孕妇的血液处于高凝状态,HELLP 综合征等,有导致深静脉血栓形成,肺栓塞的危险性;还有羊水栓塞引起弥散性血管内凝血,大量微血栓形成,以上两种为产科常见的阻塞性休克;产科休克还包括心力衰竭或心功能不足引起的心源性休克;手术和麻醉引起的神经源性休克等。

二、诊断要点

(一)临床表现

休克早期表现为烦躁、焦虑或激动;休克晚期,表情淡漠或意识模糊,甚至昏迷。皮肤苍白或发绀、四肢湿冷。

(二)生命体征

1.体温

体温的骤然变化,如突然升高至 40 ℃ 以上,或体温骤降至 37 ℃ 以下,或伴有寒战继而发生面色苍白、烦躁不安者,常常提示感染性休克即将发生。

2.脉搏

休克早期,血压下降前,往往细数,随血压下降,更为细数;休克晚期,脉细缓提示病情危重。

3.呼吸

休克早期呼吸加快,开始出现呼吸性酸中毒时,呼吸深而速;酸中毒加深后,呼吸转为深而慢,出现呼吸困难,提示病情危重。

4.血压

动脉血压及脉压下降,收缩压<10.7 kPa(80 mmHg)或下降 20％ 以上,或原有高血压者收缩压较其基础血压下降 4.0 kPa(30 mmHg),同时脉压<2.7 kPa(20 mmHg),伴有尿量减少、四肢湿冷等,则提示已有休克存在。

5.尿量

尿量每小时低于 20 mL 表示血容量不足,为内脏血液灌流量的一个敏感指标。在尿量足够而尿钠低的败血症患者,提示肾脏通过潴留钠以维持血容量,此时尽管尿量正常也应输液。

(三)中心静脉压监测

在失血性休克中,中心静脉压监测非常重要,正常中心静脉压为 0.6～1.2 kPa,<0.6 kPa,表示血容量不足,故中心静脉压监测及血压变化可供补液、输血量参考。此外计算休克指数可作为低血容量休克的诊断参考。休克指数＝脉率÷收缩压。指数为 0.5,表示正常血容量;指数为 1.0,表示失去 20％～30％(1 000～1 500 mL)的血容量;指数>1.0,表示失去 30％～50％(1 500～2 500 mL)的血容量。

(四)实验室检查

1.血红细胞计数

血红蛋白及血细胞比容。出血性休克时各项指标均降低;感染性休克时,白细胞计数及中性粒细胞明显升高,粒细胞内可出现中毒颗粒。

2.血气分析

休克时 pH、PO_2 均下降,PCO_2 上升。

三、治疗纵观

产科休克一旦发生,贵在及时、迅速、配合、分秒必争地进行急救,对严重出血或感染性休克患者,应立即给予止血、输液、输血、止痛、保持呼吸道通畅和氧气输入、迅速改善血液循环等处理,常能缓和休克的进展,有时甚至可阻止休克的进展和防止休克的发生。近年研究表明,迅速有效地使用液体疗法抗休克,是挽救孕产妇及胎婴儿生命的关键。液体疗法成功与否与选择的液体性质、数量及输液速度密切相关,遵循"需多少,补多少"的原则,贵在及早补充。同时针对病因治疗,方能得到好的治疗效果。

四、治疗方案

(一)急救措施

1.迅速确定出血来源和阻止继续出血

这是治疗失血性休克的关键。根据不同的原因采取相应的措施,积极治疗原发病。

2.保持有效通气量,经鼻导管供氧

保证充足供氧是抢救休克的首要原则。休克时肺循环处于低灌注状态,氧和二氧化碳弥散受到影响,严重缺氧时,可引起低氧血症,低氧血症又加重休克,导致恶性循环。因此,必须保证充足供氧,鼻导管插入深度应适中,通常取鼻翼到耳垂间的长度,氧的流量应保持 $5\sim6$ L/min。

3.确保输液通道

可选用静脉输液。若达不到效果可采用套管针,选颈外静脉或颈内静脉穿刺,增加抢救成功率。

4.补充血容量

扩充血容量是维持正常血流动力和微循环灌注的物质基础,是抗休克的基本措施。现推荐使用平衡液,如林格乳酸钠溶液。适当输全血,需要大量输血时,应按照 3:1 补充新鲜血。当失血量大于 25% 时,必须同时补充电解质。

5.纠正酸中毒

代谢性酸中毒常伴休克而产生,酸中毒能抑制心脏收缩力,降低心排血量,并能诱发弥散性血管内凝血。因此,在抗休克同时必须注意纠正酸中毒。首次可给予 5% 碳酸氢钠 $100\sim200$ mL,$2\sim4$ 小时后酌情补充。有条件最好监测二氧化碳结合力,根据失衡情况给予治疗。

6.预防心力衰竭

休克发生后,心肌缺氧,能量合成障碍,加上酸中毒的影响,可使心肌收缩无力,心搏量减少,甚至发生心力衰竭。因此,必须严格监测脉搏,注意两肺底有无湿啰音。有条件应做中心静脉监测。如脉率大于 140 次/分,或两肺底部发现有湿啰音,或中心静脉压高达 1.2 kPa 以上者,可给予快速洋地黄制剂,一般常用毛花苷 C 0.4 mg,加入 25% 葡萄糖注射液 20 mL 中,缓慢静脉注射。$4\sim6$ 小时后可酌情再给 0.2 mg 毛花苷 C,以防治心力衰竭。

7.预防肾衰竭

当血容量补充已足,血压恢复正常,但每小时尿量仍少于 17 mL 时,应适当给予 20% 甘露醇 250 mL,于 30 分钟内滴入,以改善肾脏皮质的血流量,产生利尿作用,预防肾衰竭。

(二)不同类型产科休克的处理

1.出血性产科休克

原则是迅速止血、纠正失血性休克及控制感染。迅速确定出血来源和阻止继续出血。对由于前置胎盘或胎盘早剥引起的产前出血,应先稳定母体情况,然后再选择适当的措施娩出胎儿;对产道撕裂引起的严重产后出血,通常采用缝合和修补以控制出血;异位妊娠破裂流产导致的大出血,应在充分补液的同时迅速手术治疗;对子宫乏力、子宫破裂或胎盘滞留等引起的出血,可选择各种止血药物(如催产素、麦角新碱、卡前列素氨丁三醇)和手术方法(如结扎子宫动脉或髂内动脉、子宫切除法、介入法和改良 B-Lynch 压缩缝合术)以挽救产妇的生命。

(1)宫缩乏力引起的产后出血。常规治疗方法是按摩子宫,助产者迅速用一手置于宫底部,拇指在前壁,其余 4 指在后壁,做均匀按摩宫底,经按摩后子宫开始收缩,亦可一手握拳置于阴道前穹隆,顶住子宫前壁,另一手自腹壁按压子宫后壁,使子宫体前屈,两手相对紧压子宫并做按摩。必要时可用另一手置于耻骨联合上缘,按压下腹正中部位,将子宫上推,按摩子宫必须强调用手握宫体,使之高出盆腔,有节律轻柔按摩。按压时间以子宫恢复正常收缩,并能保持收缩状态为止,使之高出盆腔,有节律轻柔按摩。

在按摩的同时,催产素 20 U 子宫体直接肌内注射,20 U 催产素加入平衡液 500 mL 中静脉滴注,滴速<80 滴/分。切忌无限加大催产素的剂量,大剂量催产素可引起血压升高,使冠状血管平滑肌收缩。麦角新碱 0.2 mg 静脉推注,作用时间慢,对宫颈、宫体有作用,一般用量为 1 mg/d,1 次最大剂量为 0.5 mg,如无效,需采取进一步治疗。

前列腺素衍生物的应用:①米索前列醇,一种新型口服前列腺素 E_1(PGE_1)的衍生物,吸收后转化为有活性的米索前列醇酸,不但有强烈的子宫收缩作用,而且能增加子宫收缩作用,增加子宫收缩频率,不影响血压,不增加心血管系统的负荷。米索前列醇给药途径主要为口服、舌下含化、宫腔内放置、直肠给药、阴道上药等途径。剂量一般为 200 μg。②卡前列素氨丁三醇为甲基前列腺素,是前列腺素 PGF_{2a} 的衍生物,对子宫平滑肌有较强的收缩作用,国外已广泛用于难治性产后出血的治疗。卡前列素氨丁三醇作为一种前列腺素,具有一定的不良反应,最常见的是腹泻、恶心呕吐、血压升高等;唯一禁忌证是过敏。剂量一般为 250~500 μg,最大可达到 2 000 mg。③卡孕栓,主要给药途径为舌下含服、阴道给药、直肠给药。剂量为 1 mg。④氨甲环酸,剂量为 0.1~0.3 g 加入生理盐水或 5% 葡萄糖注射液 20~100 mL 静脉滴注。

通过如上处理,多能使子宫收缩而迅速止血。若仍不能奏效可采取以下措施。

1)填塞宫腔:近代产科学中鲜有应用纱布条填塞宫腔治疗子宫出血者,若需行此术则宜及早进行,患者情况已差则往往效果不好,这是因为子宫肌可能收缩力甚差之故。方法为经消毒后,术者用一只手在腹部固定宫底,用另一只手或持卵圆钳将 2 cm 宽的纱布条送入宫腔内,纱布条必须自宫底开始自内而外填塞,应塞紧。填塞后一般不再出血,产妇经抗休克处理后,情况可逐渐改善。若能用纱布包裹不脱脂棉缝制成肠形代替纱布条,效果更好。24 小时后缓慢抽出纱布条,抽出前应先肌内注射催产素、麦角新碱等宫缩剂。宫腔填塞纱布条后应密切观察一般情况及血压、脉搏等生命指征,注意宫底高度、子宫大小的变化,警惕因填塞不紧,纱布条仅填塞于子宫下段,宫腔内继续出血,但阴道则未见出血的止血假象。

2)结扎子宫动脉:按摩失败或按摩半小时仍不能使子宫收缩恢复时,可实行经阴道双侧子宫动脉上行支结扎法。消毒后用两把长鼠齿钳钳夹宫颈前后唇,轻轻向下牵引,在阴道部宫颈两侧上端用 2 号肠线缝扎双侧壁,深入组织约 0.5 cm 处,若无效,则应迅速开腹,结扎子宫动脉上行支,即在宫颈内口平面,距宫颈侧壁 1.0 cm 处,触诊无输尿管始进针,缝扎宫颈侧壁,进入宫颈组织约 1.0 cm,两侧同样处理,若见子宫收缩即有效。

3)结扎髂内动脉:若上述处理仍无效,可分离出两侧髂内动脉起始点,以 7 号丝线结扎,结扎后一般可见子宫收缩良好。此措施可以保留子宫,保留生育能力,在剖宫产时易于施行。

4)子宫切除:结扎血管或填塞宫腔仍无效时,应立即行子宫次全切除术,不可犹豫不决而贻误抢救时机。

5)血管性介入治疗:国内对阴道流血多少实行介入治疗尚无统一的意见。一般认为,凡是采用保守治疗方法不能有效止血的产后出血,均适合血管性介入治疗。无绝对禁忌证。相对禁忌证包括对造影剂慢性过敏、严重弥散性血管内凝血、严重的心肝肾及凝血功能障碍。介入治疗的术式有两种:一为经皮双髂内动脉栓塞术(ⅡAE),另一为经皮双子宫动脉栓塞术(UAE),两者均属经导管动脉栓塞术的范畴。目前,在我国选择介入治疗的患者病情危重,因此首选ⅡAE;对部分一般情况较好的产后出血患者,或者术者插管技术相当熟练者可选用 UAE 以减少并发症的发生。这种治疗既可达到止血目的又可保全子宫,保留患者的生育功能。具有手术时间短、创伤小、恢复快、止血迅速、彻底、不良反应小和可保留子宫等优点。是治疗产后出血的一种全新有效的方法。

6)改良 B-Lynch 压缩缝合术:剖宫产出血量大于阴道产,随着剖宫产率的逐年上升,产后出血率也明显上升。产后出血成了我们必须面对的一个严峻问题。宫缩乏力是产后出血最常见的原因,占 90%。胎盘因素也因胎盘剥离面出血而影响子宫收缩,难以有效止血。以往对于保守治疗失败患者,急诊行子宫切除或次全切为最有效的方法。改良 B-Lynch 压缩缝合术操作简单,无需特殊器械和手术技巧,成功率高止血迅速可靠,如及时施行可减少失血及避免子宫切除。此法未发现术后并发症,对子宫收缩乏力性出血与胎盘剥离面出血均为有效的外科止血方法。

B-Lynch 子宫缝线术是英国 Milfon Keynes 医院报道一种新的外科手术控制产后出血的缝线方法,较动脉缝扎技术简单易行。其原理为机械性纵向挤压子宫平滑肌,使子宫壁的弓状血管有效地被挤压,血流明显减少减缓;局部加压后易于使血流凝成血栓而止血;同时因血流减少,子宫肌层缺血,刺激子宫收缩而进一步压迫血窦,使血窦关闭而持续止血。方法:首先将子宫托出腹腔,两手挤压子宫观察出血情况(若挤压后出血基本停止,则行改良缝线术成功的可能性极大),以 1~0 可吸收线从子宫下段切口的左侧中、外 1/3 交界处的切缘下方 2 cm 处进针,穿过子宫肌层。然后从切口上缘对应部位出针,依次穿过肌层、浆膜层,均不穿透蜕膜层;出针后于宫体中部向宫底方向垂直褥式缝合 1 针,深达肌层,不穿透蜕膜层;缝线绕向宫底,于宫底部再次垂直褥式缝合 1 针(距宫角 3 cm),不穿透蜕膜层;出针后将缝线绕过宫底达子宫后壁,于宫体中部与前壁缝合相对应部位向宫颈方向缝合 1 针(同前壁缝合法),出针后在相当于子宫下段切口水平,自左向右水平缝合 1 针,不穿透蜕膜层,进、出针部位相当于中、外 1/3 交界处。同法,继续右半部自后壁向前壁的缝合,但缝合方向相反,最后于切口右侧中、外 1/3 交界处的切缘下方 2 cm 处出针。在助手挤压子宫的同时,小心、缓慢地拉紧缝线的两端后打结,使子宫呈纵向压缩状,大致将子宫纵向分为 3 等份。观察子宫出血情况,无出血或出血基本停止,可常规缝合子宫切口后关腹。

7)压迫髂内动脉和子宫动脉:主要根据髂内动脉和子宫动脉的解剖位置,两手于下腹部压迫子宫同时通过子宫和盆腔组织传递性"压迫髂内动脉和子宫动脉"的方法治疗产后出血。此方法治疗产后出血简单、易行、经济、可靠,是首选而有效的治疗产后出血的方法。

8)气囊压塞术:Condous 等报道,在轻微止痛法或局部麻醉下,用宫颈钳夹宫颈前后唇,把 Sengstsken Blakemore 食管导管超过气囊处切去导管尾端,并经宫颈放入宫腔,在食管气囊内注入 70~300 mL 温热的生理盐水,直到腹部触及膨胀的气囊,子宫收缩好时停止。轻轻牵拉食管导管,使其位置固定,这时观察宫颈口或 Sengstsken Blakemore 食管导管胃腔管无流血或流血很少,则压塞成功。术后加强监护,并缓慢静脉滴注催产素 40 U 加 5% 葡萄糖注射液,在 24 小时内静脉用广谱抗生素。患者在 12 小时内拔除气囊管,最长放置 24 小时 14 分钟。在监护过程中,阴道出血仍多、血压下降、脉搏增快,说明该手术失败,则气囊管放气,用其他方法治疗。气囊压塞术适用于宫缩乏力的患者。

(2)软产道裂伤:止血的有效措施是及时准确地修补缝合。一般情况下,严重的宫颈裂伤可延及穹隆及裂口甚至伸入邻近组织,疑为宫颈裂伤者应在消毒下暴露宫颈,用两把卵圆钳并排钳夹宫颈前唇并向阴道口方向牵拉,顺时针方向逐步移动卵圆钳,直视下观察宫颈情况,若发现裂伤即用肠线缝合,缝时第一针应从裂口顶端稍上方开始,最后一针应距宫颈外侧端 0.5 cm 处止,若缝合至外缘,则可能日后发生宫颈口狭窄。阴道裂伤的缝合需注意缝合至底部,避免留下无效腔,注意缝合后要达到组织对合好及止血的效果。阴道缝合过程要避免缝线穿过直肠。缝合采取与血管走向垂直则能更有效止血。会阴部裂伤可按解剖部位缝合肌层及黏膜下层,最后缝合阴道黏膜及会阴皮肤。

(3)胎盘因素:治疗的关键是及早诊断和尽快去除此因素的存在。胎盘剥离不全、滞留及粘连均可徒手剥离取出。部分残留用手不能取出者,可用大号刮匙刮取残留物。若徒手剥离胎盘时,手感分不清附着界限则切忌以手指用力分离胎盘,因很可能是胎盘植入,此情况应剖腹切开子宫检查,若确诊则以施行子宫次全切除为宜。胎盘嵌顿在子宫狭窄环以上者,应使用乙醚麻醉,待子宫狭窄环松解后,用手取出胎盘当无困难。

(4)凝血功能障碍:若于妊娠早期,则应在内科医师协同处理下,尽早施行人工流产终止妊娠。于妊娠中、晚期始发现者,应协同内科医师积极治疗,争取去除病因或使病情明显好转。分娩期则应在病因治疗的同时,出血稍多即做处理,使用药物以改善凝血机制,输新鲜血液,积极准备做好抗休克及纠正酸中毒等抢救工作。

2.感染性产科休克

(1)补充血容量并酌情应用血管活性药物:补液量 2 000~4 000 mL/d,选用平衡盐液为主,适量低分子右旋糖苷、清蛋白、血浆等。低分子右旋糖苷以较快速度滴入(4 小时内滴入 500 mL,但有肾功能不全出血倾向慎用),多巴胺 10~20 mg/100 mL,6~12 μg/(kg·min)间羟胺 10~20 mg/100 mL,5~10 μg/(kg·min)静脉滴注或输液泵泵入,视病情变化调整剂量,输液宜先快后慢,先多后少,用 4 小时到 5 天,力争在短时间逆转休克状态。

(2)去除感染病灶是治疗感染性产科休克的关键。可根据具体情况选用药物或手术方法去除感染源。在消除感染灶之前,宜先以抗生素控制感染,使之局限化。使用抗生素的原则:①休克发生时应停用、更换或追加休克前已用过的抗生素;②病原菌不明确者应选用广谱抗生素;③病原菌明确者应根据药敏试验选用 2~3 种抗菌药物;④长期大量使用抗生素者需注意预防真菌感染;⑤伴肾功能不良者应慎用具有肾毒性的抗生素。控制感染可联合使用 2~3 种抗生素,主要选用青霉素类、头孢类、喹诺酮类或大环内酯类抗生素。疑有厌氧菌感染加用替硝唑,真菌感染加用氟康唑。

(3)大剂量使用糖皮质激素,氟米松 30~60 mg/d,2~3 天。

(4)纠正酸中毒维持酸碱平衡,适当应用碱性药物,一般选用 5%碳酸氢钠静脉滴注。

(5)及时处理原发病灶,有手术指征予手术处理。

(6)维持重要脏器功能,及时处理并发症(心力衰竭则强心,缺氧则吸氧,脑水肿予脱水等)。

3.阻塞性产科休克

由肺栓塞引起的阻塞性休克患者,应立即取左侧头低卧位,以避免肺小动脉栓塞进一步加重,有条件者应置入高压氧舱;羊水栓塞引起的产科休克,处理关键是缓解肺动脉高压和改善肺循环。若发生弥散性血管内凝血,应积极治疗原发病,阻断内、外源性促凝物质的来源,是预防和终止弥散性血管内凝血的关键。产科弥散性血管内凝血病情凶险,但病因较明确,要抓紧时间,解决分娩问题,阴道分娩条件不成熟,不能迅速终止妊娠者应及时进行剖宫产,对于无法控制的出血则果断地切除子宫,使病情很快得到改善,即使在休克状态下也应在抢救休克的同时行剖宫产或子宫切除。同时补充新鲜血、冰冻血浆、低分子右旋糖苷、纠正酸中毒和水电解、酌情应用小剂量肝素治疗。

4.过敏性产科休克

过敏性休克是由于抗原物质进入人体后,与相应的抗体相互作用,激发引起广泛的Ⅰ型变态反应,使组织释放组胺、缓激肽、羟色胺和血小板激活因子等,导致全身毛细血管扩张和通透性增加,血浆迅速内渗到组织间隙,循环血量急剧下降引起。若不及时抢救常可危及患者生命,但若急救措施得力,则救治效果良好。救治的关键是逆转血管扩张和支气管痉挛,寻找、证实和去除致敏原。急救药物首选肾上腺素,其作用机制为通过 β 受体效应使痉挛支气管快速舒张,通过 α 受体效应使外周小血管收缩,可及时消除过敏引起的哮喘,保护重要脏器的血液供应。联合应用肾上腺皮质激素效果更佳,其作用机制为抑制变态反应降低血管通透性,进一步加强肾上腺素的作用,甚至有报道是抗过敏最有效的药物。一般抢救措施包括立即去除致敏原,吸氧保暖、平卧、保持呼吸道通畅等。综合抢救措施:①首选 0.1% 肾上腺素 0.5 mg 皮下注射,3～10 分钟重复 1 次;②立即建立静脉通道,琥珀酸氢化可的松钠 100 mg 静脉注射,300 mg 加入 5% 葡萄糖注射液 500 mL 持续静脉滴注;③多巴胺 40～100 mg 加入 5% 葡萄糖注射液 250 mL 持续静脉滴注;④心跳呼吸骤停者立即进行心肺脑复苏。

5.心源性产科休克

常继发于其他类型的休克。因而应注意维持血压,以保证重要脏器(包括心脏本身)的血流灌注。可应用多巴胺、间羟胺与多巴酚丁胺等;需纠治心律失常,补充血容量和应用血管扩张剂,必要时应用合适的强心苷。

(1)利尿剂:减轻心脏前负荷,改善肺淤血。

(2)血管扩张剂:硝普钠能扩张小动脉和静脉血管,常与多巴胺联合应用,增加冠状动脉灌注压。一般从 10～15 μg/min 开始,并逐渐加量。硝酸甘油一般剂量可扩张静脉系统,减轻前负荷,大剂量降低后负荷和左室舒张末压,增加心排血量;通常用量从 10～15 μg/min 开始。酚妥拉明为 α-受体阻断剂,直接松弛血管平滑肌,降低外周阻力,0.05～0.10 mg/min 开始静脉滴注,并逐渐加量。用血流动力学监测这类药物时应以肺毛细血管楔压不低于 2.0 kPa(15 mmHg)为宜。如患者可以口服,可用血管紧张素转换酶抑制剂类药物。

(3)血管收缩剂:对于有持续性低血压及低心排血量时,可应用交感神经兴奋剂。多巴胺可直接作用于 α、β 受体和多巴胺受体。小剂量 3～5 μg/(kg·min)时可以扩张肾脏血管,保持足够的尿量,同时扩张脑和冠状动脉血管,有正性肌力作用,可降低外周阻力,增加组织灌注;大剂量 8～10 μg/(kg·min)可进一步增加心肌收缩力,加快心率及增加外周阻力,减少肾血流。多巴酚丁胺主要兴奋 β₁ 受体,增加心肌收缩力,减轻后负荷,无血管收缩反应。但不适合有明显低血压的患者。静脉应用剂量为 2.5～10 μg/(kg·min)。对于血流动力学恶化、持续性严重低血压、其他措施无效时可以选择去甲肾上腺素或肾上腺素。

(4)磷酸二酯酶抑制剂:氨力农、米力农为非儿茶酚胺类正性肌力药物,增加心肌收缩力及扩张血管。

（5）血管扩张剂与血管收缩剂联合应用：可以在改善心功能的同时减少不良影响，如多巴胺与硝酸甘油合用。

（6）其他药物：纳洛酮在休克状态下有升压作用，1,6二磷酸果糖改善心功能，肾上腺皮质激素的应用有时可起到意想不到的良好效果。对于有感染存在的心源性休克，应恰当应用抗生素治疗。钙离子增敏剂左西孟旦是一种新型的非洋地黄类正性肌力药物，和其他非洋地黄类正性肌力药物相比，其不增加钙超载和心肌耗氧量，不导致心律失常和细胞损伤，能明显改善血流动力学参数，有正性肌力作用，不损害舒张功能，也不延长舒张时间，对心肌有保护作用，并逐渐成为心肌保护的研究热点。

（三）分娩时间和方式的选择

发生休克时，由于子宫-胎盘血流减少而导致胎儿产生窘迫是颇为常见的。虽然立即分娩可避免胎儿死亡，但也可能进一步加重母体的休克状态。在这种情况下，首先应考虑母体的安全。经抢救休克，母体状况获得稳定之后，如果胎儿仍然存活，尤其是对产前出血和宫内感染的孕妇，剖宫产为常选的分娩方式。如果胎儿已死宫内，而延长妊娠所带给母体的危害性低于立即做剖宫产时，则宜选用阴道分娩。

（杨　恒）

第七节　产科弥散性血管内凝血

一、概述

产科领域的弥散性血管内凝血是妊娠期间在血液处于高凝状态的基础上，由多种产科并发症引起的，以异常凝血和继发性纤维蛋白溶解为主要表现的临床综合征。妊娠期妇女，特别是分娩期孕妇体内凝血、抗凝和纤溶功能均发生明显改变。血凝血因子Ⅱ、Ⅴ、Ⅶ、Ⅷ、Ⅸ、Ⅻ含量有不同程度增加。而抗凝血酶Ⅲ（AT-Ⅲ）和蛋白C、蛋白S下降，血小板略有减少。抗凝及纤溶功能减弱，血液呈现高凝状态，这一生理变化为产后快速有效止血提供了物质基础，但也易导致产科弥散性血管内凝血的发生。弥散性血管内凝血的病理特点是广泛性血管内凝血与血栓形成，这可能是造成多系统或多器官功能障碍的主要病理机制，其中难以纠正的微循环障碍和休克最为常见，国内统计发生率可高达50%～60%。弥散性血管内凝血并非独立疾病，只是疾病发生发展中的一个病理过程，最常见发病诱因为羊水栓塞，其次为死胎、稽留流产、胎盘早剥、前次胎盘、感染、先兆子痫、产后出血及妊娠合并肝病等。弥散性血管内凝血起病急骤、发展迅速、病势凶险、治疗棘手，早期诊断和治疗可以降低母婴病死率。

二、诊断要点

（一）临床表现

根据病史，结合临床表现及实验室检查，诊断并不困难。

（1）多发生性出血倾向：弥散性血管内凝血临床主要表现为皮肤瘀斑、瘀点，注射针眼出血，血液不凝,与出血量明显不成比例的休克与循环衰竭,血尿,上消化道出血,阴道壁血肿,休克,呼吸困难,意识障碍,脑疝,阴道流血等。最终呼吸功能障碍、心功能衰竭、肾衰竭。

(2)不易用原发病解释的微循环衰竭或休克:产前、产时及产后发现患者呼吸困难、胸闷、气急、伴随血压下降等主诉及症状,均应立即考虑是否存在羊水栓塞的可能。产妇在分娩过程中突然出现寒战、胸闷、气急、呼吸困难、发绀、伴随血压下降、昏迷等主诉及症状,均应立即考虑是否存在羊水栓塞的可能,应当监测血液中的羊水结晶。羊水栓塞患者约有50%可以发展为弥散性血管内凝血。

(3)多发性微血管栓塞的症状和体征,如皮肤、皮下、黏膜栓塞坏死即早期出现的肾、肺、脑等脏器功能不全。

(4)抗凝治疗有效。

(二)实验室检查

(1)血小板计数<100×10⁹/L有诊断价值,特别是进行性降低。

(2)凝血时间:弥散性血管内凝血早期,即弥散性微血栓形成期,血液处于高凝状态,血液凝固时间缩短。后期继发纤溶为主,血液呈低凝状态,凝血时间延长。

(3)凝血酶原时间是外在凝血途径的筛选试验。超过正常对照3秒以上有意义。

(4)活化部分凝血活酶时间测定是内在凝血途径的过筛试验。除因子Ⅶ和13外,任何一个凝血因子缺乏都可使活化部分凝血活酶时间延长。正常35~45秒,超过正常对照10秒以上有意义。弥散性血管内凝血的高凝期活化部分凝血活酶时间缩短,在消耗性低凝血期活化部分凝血活酶时间延长。

(5)纤维蛋白原定量:纤维蛋白原<1.5 g/L或呈进行性下降,或>4.0 g/L。

(6)凝血酶时间:反应凝血第三阶段的试验,正常16~18秒,比正常对照延长3秒以上有诊断价值。

(7)优球蛋白溶解时间缩短或纤溶酶原减低。

(8)血浆副凝固时间。

三、治疗纵观

产科弥散性血管内凝血一旦发生应尽快处理,以防延误最佳抢救时机而造成严重后果。积极治疗原发病,阻断内外源性促凝物质进入血液循环,是预防和终止弥散性血管内凝血的关键。去除病因能阻断促凝物质继续进入血液循环,阻断弥散性血管内凝血的进一步发展。稽留流产、死胎应尽快清宫;重型羊水栓塞或胎盘早剥应尽快行剖宫产术,必要时切除子宫,以阻断促凝物质(胎盘绒毛,羊水等)继续进入母体血液循环。产前弥散性血管内凝血应尽快结束分娩,如阴道分娩条件不成熟,应尽快剖宫产结束分娩。如产后出血不止,经积极保守治疗无效时应及时果断行子宫切除。纠正引起弥散性血管内凝血的诱因如补充血容量,防治休克,改善缺氧状态,纠正酸中毒及电解质紊乱等。弥散性血管内凝血时体内凝血因子大量消耗,故应及时补充凝血因子是抢救弥散性血管内凝血的重要措施。补充凝血因子可输入新鲜全血,血小板,冰冻血浆,纤维蛋白原等。在治疗弥散性血管内凝血的同时,要密切监测心率、尿量、中心静脉压、血氧饱和度,及时行床边胸片、心电图、血气分析、肝肾功能、电解质等检查。维持水电解质及酸碱平衡,纠正低蛋白血症,保持心、肺、肝、肾、脑等功能。一旦发生多器官功能障碍综合征,应及时与ICU联合治疗。

产科弥散性血管内凝血多数发生于分娩后,伴有不同程度的出血、休克。休克与弥散性血管内凝血可互为因果,弥散性血管内凝血诊断明确时多数已进入消耗性低凝期,甚至纤溶亢进期,此时如已去除弥散性血管内凝血诱因,治疗的关键为止血及抗休克,纠正缺氧、改善微循环、纠正酸中毒及电解质紊乱,补充新鲜全血和血浆凝血因子、输冰冻血浆、清蛋白,必要时结合实验室检查结果应用抗纤溶药物。给予大量皮质激素,并给氨茶碱、阿托品解除支气管痉挛,加压给氧,多巴胺及间羟胺升压。改善微循环灌流量是防治弥散性血管内凝血的先决条件。补充全血、低分子右旋糖苷和复方乳酸钠溶液能有效增加血容量,解除小动脉痉挛,降低血液黏度,促使凝聚的血小板和红细胞离散。及时输入新鲜全血、冰冻血浆、清蛋白是补充各种凝血因子和血容量首选和最有效的措施,既可补充大量消耗的血小板及凝血因子达到止血的目的,又能迅速补充血容量达到抗休克的目的,输新鲜和冰冻血浆最好使用 3 天以内的新鲜血,根据实验室检查补充纤维蛋白原、血小板和凝血酶原复合物。输入血浆在减少容积输入的同时,还能避免红细胞破坏产生红细胞素等促凝物质入血,在出血仍不能控制时,可结合实验室检查结果应用抗纤溶药物,多能在较短时间内控制出血。由于弥散性血管内凝血发生的纤溶为继发性纤溶,常与微血栓形成同时存在,可消耗纤维蛋白,这是对机体的一种生理保护反应,所以不宜过早使用抗纤溶药物。在改善微循环、积极输血的同时静脉输注纤维蛋白原,首先静脉使用纤维蛋白原 1～2 g,用药后 15～30 分钟见到凝血块,出血渐减少。若无凝血块,再重复使用,每次递增 0.5～1.0 g,总量可达 4 g。产科弥散性血管内凝血多为急性失血引起,病情发展迅速,高凝期往往不明显而迅速进入消耗性低凝期及纤溶亢进期,因此在血液不凝固阶段补充凝血因子及纤维蛋白原至关重要。目前对于产科弥散性血管内凝血时是否应用肝素治疗尚存在争论,主张使用肝素的理由是血管内高凝状态与继发性纤溶同时存在,肝素可以阻断凝血因子的进一步消耗,降低弥散性血管内凝血的发生率和死亡率,强调肝素是一切弥散性血管内凝血患者的首选治疗,而且应早用、足量、维持足够长时间。主张不使用的理由是肝素虽为强有力的抗凝剂,但对血管内已形成的血栓不起作用,肝素的抗凝作用有赖于 AT-Ⅲ 的介入。弥散性血管内凝血时,AT-Ⅲ 血浆水平不同程度下降,当下降超过正常的 60% 时,肝素的抗凝作用明显减弱。其次,弥散性血管内凝血早期临床表现无特异性,需动态观察及结合实验室检查结果方能做出诊断,而实验室指标受不同试剂、方法等因素影响,其结果均有差异。3P 试验特异性和敏感性均较差,早、晚期都可阴性,阳性时已是显性弥散性血管内凝血。诊断方法中又缺乏判断是凝血占优势还是纤溶占优势的指标,这种判断对确定治疗方案有极其重要的意义。再次,在具有对照组的临床试验中并未证明肝素对急性弥散性血管内凝血患者的有利作用。因此认为弥散性血管内凝血的主要死亡原因不是血管内凝血,肝素在抑制微血栓形成的同时,还抑制损伤血管,造成损伤血管无法止血,导致弥散性血管内凝血加重。

四、治疗方案

(一)去除原发病

去除诱因是治疗产科弥散性血管内凝血的关键。稽留流产、死胎应尽快清宫;重型羊水栓塞或胎盘早剥应尽快行剖宫产术,必要时切除子宫,以阻断促凝物质(胎盘绒毛,羊水等)继续进入母体血液循环。纠正引起弥散性血管内凝血的诱因如补充血容量,防治休克,改善缺氧状态,纠正酸中毒及电解质紊乱等。

(二)抗凝治疗

合理使用肝素是提高治愈率的重要手段。肝素具有强大的抗凝作用,可防止微血栓的形成。弥散性血管内凝血确立诊断后,应尽早使用肝素,用于高凝期治疗效果更为显著。肝素 25～50 mg(1 mg＝125 U)加于生理盐水或 5％葡萄糖注射液 100 mL 内静脉滴注 1 小时,4～6 小时后可重复给药 1 次,50 mg 加入 250 mL 5％葡萄糖注射液中缓慢滴注。用药过程中可用试管法测定凝血时间,控制在 20～25 分钟。肝素 24 小时总量可达 150～200 mg。肝素过量(凝血时间超过 30 分钟)有出血倾向(伤口渗血,产后出血,血肿或颅内出血),可用鱼精蛋白对抗,1 mg 鱼精蛋白对抗肝素 100 U。

不同产科疾病引起弥散性血管内凝血应用肝素治疗亦有区别。羊水栓塞并发弥散性血管内凝血,必须及早使用肝素,甚至不必等待化验结果。胎盘早剥并发弥散性血管内凝血,则应在补充血容量的情况下,迅速结束分娩,病因去除后,弥散性血管内凝血即可迅速被控制,而无需肝素抗凝治疗。

(三)抗血小板凝集药物

适用于轻型弥散性血管内凝血或高度怀疑弥散性血管内凝血而未肯定诊断或处于高凝状态的患者。双嘧达莫 400～600 mg 口服或静脉注射有对抗血小板凝集和黏附作用,不良反应小,安全,病情严重者可配合肝素使用。

(四)补充凝血因子

在促凝物质不断进入血液中时,不宜补充凝血因子及输血,以免加重弥散性血管内凝血。当病因已去除,在抗凝治疗的基础上,即弥散性血管内凝血过程停止,而出血倾向严重,或失血过多,贫血时,应补充新鲜血或血浆、纤维蛋白等。库存血超过 7 天,不宜用于弥散性血管内凝血抢救。

(五)抗纤溶药物应用

抗纤溶药物在弥散性血管内凝血早期忌用,只有当继发性纤溶亢进成为出血的主要原因时才可与足量肝素同时应用。处于纤溶亢进时用甘氨酸(4.0～6.0 g)、氨甲苯酸(0.1～0.3 g)、氨甲环酸(0.5～1.0 g)加入生理盐水或 5％葡萄糖注射液 20～100 mL 静脉滴注对抗或抑制纤溶激活酶,使纤溶酶原不被激活,从而抑制纤溶蛋白的溶解。每次补充纤维蛋白原 2～4 g,达 1.5 g/L 为好。

(六)预防产科弥散性血管内凝血

产科弥散性血管内凝血发病诱因依次为产后出血、重度妊娠期高血压疾病、羊水栓塞、胎盘剥离、死胎、重症肝炎、前置胎盘等。因此预防产科弥散性血管内凝血,重点是加强围生期保健,特别是对农村地区的孕产妇要增强孕期保健知识,加强产前检查,积极治疗各种产科并发症,同时提高基层医院产科人员的诊疗水平,发现上述有并发症的孕妇及可疑弥散性血管内凝血患者应及时转诊。对于正常分娩产妇,要严密观察产程进展,发现异常及时处理,同时严格掌握催产素使用指征,把握人工破膜的时机及方法,防止子宫及产道的裂伤,一旦出现产后出血,要积极处理。

(杨 恒)

第十五章

产褥期疾病

第一节 产 褥 感 染

产褥感染是指分娩时及产褥期生殖道受病原体感染,引起局部和全身的炎性变化。其发病率为1%～7.2%,是产妇死亡的四大原因之一。产褥病率是指分娩 24 小时以后的 10 天内用口表每天测量4 次,体温有 2 次达到或超过 38 ℃。可见产褥感染与产褥病率的含义不同。虽然造成产褥病率的原因以产褥感染为主,但也包括产后生殖道以外的其他感染与发热,如尿路感染、乳腺炎、上呼吸道感染等。

一、病因

(一)感染来源

1.自身感染

正常孕妇生殖道或其他部位的病原体,当出现感染诱因时使机体抵抗力低下而致病。孕妇生殖道病原体不仅可以导致产褥感染,而且在孕期即可通过胎盘、胎膜、羊水间接感染胎儿,并导致流产、早产、死胎、宫内生长受限(IUGR)、胎膜早破等。有些病原体造成的感染,在孕期只表现出阴道炎、宫颈炎等局部症状,常常不被患者重视,而在产后机体抵抗力低下时发病。

2.外来感染

外来感染是由被污染的衣物、用具、各种手术器械、物品等接触患者后引起感染,常常与无菌操作不严格有关。产后住院期间探视者、陪伴者的不洁护理和接触,是引起产褥感染极其重要的来源,也是极容易被疏忽的感染因素,应引起产科医师、医院管理者的高度重视。

(二)感染病原体

引起产褥感染的病原体种类较多,较常见者有链球菌、大肠埃希菌、厌氧菌等,其中内源性需氧菌和厌氧菌混合感染的发生有逐渐增高的趋势。需氧性链球菌是外源性感染的主要致病菌,有极强的致病力、毒力和播散力,可致严重的产褥感染。大肠埃希菌属包括大肠埃希菌及其相关的革兰氏阴性杆菌、变形杆菌等,亦为外源性感染的主要致病菌之一,也是菌血症和感染性休克最常见的病原体。大肠埃希菌属在阴道、尿道、会阴周围均有寄生,平常不致病,产褥期机体抵抗力低下时可迅速增生而发病。厌氧性链球菌存在于正常阴道中,当产道损伤、机体抵抗力下降,可迅速大量繁殖,并与大肠埃希菌混合感染,其分泌物异常恶臭。

(三)感染诱因

1.一般诱因

机体对入侵的病原体的反应,取决于病原体的种类、数量、毒力,以及机体自身的免疫力。女性生殖器官具有一定的防御功能,任何削弱产妇生殖道和全身防御功能的因素均有利于病原体的入侵与繁殖,如贫血、营养不良,各种慢性疾病,如肝功能不良、妊娠合并心脏病、糖尿病等,以及临近预产期前性交、羊膜腔感染。

2.与分娩相关的诱因

(1)胎膜早破:完整的胎膜对病原体的入侵起着有效的屏障作用,胎膜破裂导致阴道内病原体上行性感染,是病原体进入宫腔并进一步入侵输卵管、盆腔、腹腔的主要原因。

(2)产程延长、滞产、多次反复的肛查和阴道检查增加了病原体入侵机会。

(3)剖宫产操作中无菌措施不严格、子宫切口缝合不当,导致子宫内膜炎的发生率为阴道分娩的20倍,并伴随严重的腹壁切口感染,尤以分枝杆菌所致者为甚。

(4)产程中宫内仪器使用不当或使用次数过多、使用时间过长,如宫内胎儿心电监护、胎儿头皮血采集等,将阴道及宫颈的病原体直接带入宫腔而感染。宫内监护超过8小时者,产褥病率可达71%。

(5)各种产科手术操作(产钳助产、胎头吸引术、臀牵引等),以及产道损伤、产前产后出血、宫腔填塞纱布、产道异物、胎盘残留等,均为产褥感染的诱因。

二、分型及临床表现

发热、腹痛和异常恶露是最主要的临床表现。由于机体抵抗力不同,炎症反应程度、范围和部位的不同,临床表现有所不同。根据感染发生的部位可将产褥感染分为以下几种类型。

(一)急性外阴、阴道、宫颈炎

此常由于分娩时会阴损伤或手术产、孕前有外阴阴道炎者而诱发,表现为局部灼热、坠痛、肿胀,炎性分泌物刺激尿道可出现尿痛、尿频、尿急。会阴切口或裂伤处缝线嵌入肿胀组织内,针孔流脓。阴道与宫颈感染者其黏膜充血、水肿、溃疡、化脓,日久可致阴道粘连甚至闭锁。病变局限者,一般体温不超过38 ℃,病情发展可向上或宫旁组织,导致盆腔结缔组织炎。

(二)剖宫产腹部切口、子宫切口感染

剖宫产术后腹部切口的感染多发生于术后3~5天,局部红肿、触痛。组织侵入有明显硬结,并有浑浊液体渗出,伴有脂肪液化者其渗出液可呈黄色浮油状,严重患者组织坏死,切口部分或全层裂开,伴有体温明显升高,超过38 ℃。索珀(Soper)报道剖宫产术后的持续发热主要为腹部切口的感染,尤其是普通抗生素治疗无效者。

据报道,3.97%的剖宫产术患者有切口感染、愈合不良,常见的原因有合并糖尿病、妊娠期高血压疾病、贫血等。剖宫产术后子宫切口感染者则表现为持续发热,早期低热多见,伴有阴道出血增多,甚至晚期产后大出血,子宫切口缝合过紧过密是其因素之一。妇检子宫复旧不良、子宫切口处压痛明显,B超检查显示子宫切口处隆起呈混合性包块,边界模糊,可伴有宫腔积液(血),彩色多普勒超声检查显示有子宫动脉血流阻力异常。

(三)急性子宫内膜炎、子宫肌炎

此为产褥感染最常见的类型,由病原体经胎盘剥离而侵犯至蜕膜所致者为子宫内膜炎,侵及子宫肌层者为子宫肌炎,两者常互相伴随。临床表现为产后 3～4 天开始出现低热,下腹疼痛及压痛,恶露增多且有异味,如早期不能控制,病情加重,出现寒战、高热、头痛、心率加快、白细胞及中性粒细胞计数增高,有时因下腹部压痛不明显及恶露不一定多而容易误诊。菲古克罗亚(Figucroa)报道急性子宫内膜炎的患者 100％有发热,61.6％其恶露有恶臭,60％患者子宫压痛明显。最常培养分离出的病原体主要有溶血性葡萄球菌、大肠埃希菌、链球菌等。当炎症波及子宫肌壁时,恶露反而减少,异味亦明显减轻,容易误认为病情好转。感染逐渐发展可于肌壁间形成多发性小脓肿,B超检查显示子宫增大复旧不良、肌层回声不均,并可见小液性暗区,边界不清。如继续发展。可导致败血症甚至死亡。

(四)急性盆腔结缔组织炎、急性输卵管炎

此多继发于子宫内膜炎或宫颈深度裂伤,病原体通过淋巴道或血行侵及宫旁组织,并延及输卵管及其系膜。临床表现主要为一侧或双侧下腹持续性剧痛,妇检或肛查可触及宫旁组织增厚或有边界不清的实质性包块,压痛明显,常常伴有寒战和高热。炎症可在子宫直肠聚积形成盆腔脓肿,如脓肿破溃则向上播散至腹腔。如侵及整个盆腔,使整个盆腔增厚呈巨大包块状,不能辨别其内各器官,整个盆腔似乎被冻结,称为"冰冻骨盆"。

(五)急性盆腔腹膜炎、弥散性腹膜炎

炎症扩散至子宫浆膜层,形成盆腔腹膜炎,继续发展为弥散性腹膜炎,出现全身中毒症状:高热、寒战、恶心、呕吐、腹胀、下腹剧痛,体检时下腹明显压痛、反跳痛。产妇因产后腹壁松弛,腹肌紧张多不明显。腹膜炎性渗出及纤维素沉积可引起肠粘连,常在直肠子宫陷凹形成局限性脓肿,刺激肠管和膀胱导致腹泻、里急后重及排尿异常。病情不能彻底控制者可发展为慢性盆腔炎。

(六)血栓性静脉炎

细菌分泌肝素酶分解肝素导致高凝状态,加之炎症造成的血流淤滞静脉脉壁损伤,尤其是厌氧菌和类杆菌造成的感染极易导致血栓性静脉炎,可累及卵巢静脉、子宫静脉、髂内静脉、髂总脉及下腔静脉。病变常为单侧性,患者多在产后 1～2 周继子宫内膜炎之后出现寒战、高热、反复发作,持续数周,不易与盆腔结缔组织炎鉴别。下肢血栓性静脉炎者病变多位于一侧股静脉和腘静脉及大隐静脉,表现为弛张热、下肢持续性疼痛、局部静脉压痛或触及硬索状包块,血液循环受阻,下肢水肿,皮肤发白,称为股白肿。可通过彩色多普勒超声血流显像检测确诊。

(七)脓毒血症及败血症

病情加剧则细菌进入血液循环引起脓毒血症、败血症,尤其是当感染血栓脱落时,可致肺、脑、肾脓肿或栓塞死亡。

三、处理原则

治疗原则是抗感染,辅以整体护理、局部病灶处理、手术或中医中药治疗。

(一)支持疗法

纠正贫血与电解质紊乱,增强免疫力。半卧位以利脓液流于陶氏腔,使之局限化。进食高蛋白、易消化的食物,多饮水,补充维生素,纠正贫血和水、电解质紊乱。发热者以物理退热方法为主,高热者酌情给予 50～100 mg 双氯芬酸栓塞肛门退热,一般不使用安替比林退热,以免体温不升。重症患者应少量多次输新鲜血或血浆、清蛋白,以提高机体免疫力。

(二)清除宫腔残留物

有宫腔残留者应予以清宫,对外阴或腹壁切口感染者可采用物理治疗,如红外线或超短波局

部照射,有脓肿者应切开引流,盆腔脓肿者行阴道后穹隆穿刺或切肿引流,并取分泌物培养及药物敏感试验。严重的子宫感染,经积极的抗感染治疗无效,病情继续扩展恶化者,尤其是出现败血症、脓毒血症者,应果断及时地行子宫全切术或子宫次全切除术,以清除感染源,拯救患者的生命。

(三)抗生素的应用

应注意需氧菌与厌氧菌及耐药菌株的问题。感染严重者,首选广谱高效抗生素,如青霉素、氨苄阿林、头孢类或喹诺酮类抗生素等;必要时进行细菌培养及药物敏感试验,并应用相应的有效抗生素。可短期加用肾上腺糖皮质激素,提高患者应激能力。

(四)抗凝

血栓性静脉炎者产后在抗感染同时,加用肝素 48～72 小时,即肝素 50 mg 加入 5％葡萄糖溶液静脉滴注,6～8 小时一次,体温下降后改为每天 2 次,维持 4～7 天,并口服双香豆素、双嘧达莫(潘生丁)等;也可用活血化瘀中药及溶栓类药物治疗。若化脓性血栓不断扩散,可考虑结扎卵巢静脉、髂内静脉等,或切开病变静脉直接取栓。

(杨　恒)

第二节　产褥期中暑

中暑是一组在高温环境中发生的急性疾病,包括热射病、热痉挛及热衰竭三型。其中以热射病最为常见。产妇在高温闷热环境下体内积热不能散发,引起中枢性体温调节功能障碍的急性热病,表现为高热、水电解质紊乱、循环衰竭和神经系统功能损害等而发生中暑表现者为产褥期中暑。

一、病因及发病机制

产后,产妇在妊娠期内积存的大量液体需排出,部分通过尿液,部分通过汗腺排出。在产褥期,体内的代谢旺盛,必然产热,汗的排出及挥发也是一种散热方式,因此,产妇在产后的数天内都有多尿、多汗的表现。夏天产妇更是大汗淋漓,衣服常为汗液浸湿。所以在产褥期,对产妇的科学调养方式应该是将产妇安置在房间宽大,通风良好的环境中,衣着短而薄,以利汗液的挥发。当外界气温超过 35 ℃时,机体靠汗液蒸发散热。而汗液蒸发需要空气流通才能实现。但旧风俗习惯怕产妇"受风"而要求关门闭窗,妇女在分娩后,即将头部缠上白布,身着长袖、长裤衣服,并全身覆以棉被,门窗紧闭,俗称"避风寒",以免以后留下风湿疾病。如时值夏天,高温季节,湿度大,而住房狭小,室内气温极高,则产妇体表汗液无由散发,体温急骤升高,体温调节中枢失控,心功能减退,心排血量减少,中心静脉压升高,汗腺功能衰竭,水和电解质紊乱,体温更进一步升高,而成为恶性循环。当体液高达 42 ℃以上时可使蛋白变性,时间一长病变常趋于不可逆性,即使经抢救存活,常留有神经系统的后遗症。

二、临床表现

(一)先驱症状

患者全身软弱、疲乏、头昏、头痛、恶心、胸闷、心悸、出汗较多。

(二)典型症状

典型症状为面色潮红、剧烈头痛、恶心、呕吐、胸闷加重、脉搏细数、血压下降;严重者体温继续上升常在 40 ℃以上,有时高达 42 ℃,甚至超越常规体温表的最高水平。继而谵妄、昏迷,抽搐;皮肤温度极高,但干燥无汗。如不及时抢救,数小时即可因呼吸循环衰竭死亡。

(三)诊断

发病时间常在极端高温季节,患者家庭环境及衣着情况均有助于诊断,其高热、谵妄及昏迷、无汗为产褥期中暑的典型表现。本病需与产后子痫、产褥感染做鉴别诊断,而且产褥感染的产妇可以发生产褥中暑,产褥中暑的患者又可以并发产褥感染。

(四)预防及治疗

预防产前宣教时应告诉孕妇,产后的居室宜宽大、通风良好,有一定的降温设备,其衣着宜宽松,气温高时要多饮水,产褥期中暑是完全可以预防的。

三、治疗

产褥期中暑治疗原则是迅速降温,纠正水、电解质与酸碱紊乱,积极防治休克。

(一)先兆及轻症

如有头昏、头痛、口渴、多汗、疲乏、面色潮红、脉率快、出汗多、体温升高至 38 ℃,首先应迅速降温,置患者于室温 25 ℃或以下的房间中,同时采用物理降温,在额部、二侧颈、腋窝、腹股沟、腘窝部有浅表大血管经过处置冰袋,全身可用酒精擦浴、散风,同时注意水和电解质的平衡,适时补液及给予镇静剂。

(二)重症

1.物理降温

若患者体温为 40 ℃或以上,出现痉挛、谵妄、昏迷、无汗的患者,为达到迅速降温的目的,可使患者躺在恒温毯上,按摩四肢皮肤,使皮肤血管扩张、加速血液循环以散热。降温过程中以肛表测体温,若肛温已降至 38.5 ℃,即将患者置于室温 25 ℃的房间内,用冰袋置于前面已述的颈、腋窝、腹股沟部继续降温。

2.药物降温

氯丙嗪是首选的良药,它有调节体温中枢、扩张血管、加速散热、松弛肌肉、减少震颤、降低器官的代谢和氧消耗量的功能,能防止身体产热过多。剂量为 25~50 mg 加入生理盐水 500 mL 补液中静脉滴注 1~2 小时,用药时需动态观察血压;情况紧急时可将氯丙嗪 25 mg 或异丙嗪 25 mg 溶于 5%生理盐水 100~200 mL 中于 10~20 分钟滴入。若在 2 小时内体温并无下降趋势,可重复用药。降温过程中应加强护理,注意体温、血压、心脏情况,一待肛温降至 38 ℃左右时,应即停止降温。

3.对症治疗

(1)积极纠正水、电解质紊乱,24 小时补液量控制在 2 000~3 000 mL,并注意补充钾、钠盐。

(2)抽搐者可用安定。

（3）血压下降者用升压药物，一般用多巴胺及间羟胺。

（4）疑有脑水肿者，用甘露醇脱水。

（5）有心力衰竭者，可用快速洋地黄类药物，如毛花苷 C。

（6）有急性肾衰竭者，在适度时机用血透。

（7）肾上腺皮质激素有助于治疗脑水肿及肺水肿，并可减轻热辐射对机体的应激和组织反应，但用量不宜过大。

（8）预防感染：患者在产褥期易有产褥感染，同时易并发肺部其他感染，可用抗生素预防。

（9）重症产褥期中暑抢救时间可以长达 1～2 个月或更多，有时需用辅助呼吸，故需有长期抢救的思想准备。

4.预后

有先兆症状及轻症者预后良好，重症者则有可能死亡，特别是体温达 42 ℃以上伴有昏迷者，存活后亦可能伴有神经系统损害的后遗症。

（杨　恒）

第三节　产褥期抑郁症

产褥期抑郁症又称产后抑郁症，是指产妇在分娩后出现抑郁症状，是产褥期精神综合征中最常见的一种类型。易激惹、恐怖、焦虑、沮丧和对自身及婴儿健康过度担忧，常失去生活自理及照料婴儿的能力，有时还会陷入错乱或嗜睡状态。多于产后 2 周发病，于产后 4～6 周症状明显，既往无精神障碍史。有关其发生率，国内研究资料多为 10％～18％，国外资料高达 30％以上。

一、病因

与生理、心理及社会因素密切相关。其中，B 型血性格、年龄偏小、独生子女、不良妊娠结局对产妇的抑郁情绪影响很大。此外，与缺乏妊娠、分娩及小儿喂养常识也有一定关系。

（一）社会因素

家庭对婴儿性别的敏感，以及孕期发生不良生活事件越多，越容易患产褥期抑郁症。孕期、分娩前后诸如孕期工作压力大、失业、夫妻分离、亲人病丧等生活事件的发生，以及产后体形改变，都是患病的重要诱因。产后遭到家庭和社会的冷漠，缺乏帮助与支持，也是致病的危险因素。

（二）遗传因素

遗传因素是精神障碍的潜在因素。有精神病家族史，特别是有家族抑郁症病史的产妇，产褥期抑郁症的发病率高。在过去有情感性障碍的病史、经前抑郁症史等均可引起该病。

（三）心理因素

由于分娩带来的疼痛与不适使产妇感到紧张恐惧，出现滞产、难产时，产妇的心理准备不充分，紧张、恐惧的程度增加，导致躯体和心理的应激增强，从而诱发产褥期抑郁症的发生。

二、临床表现

心情沮丧、情绪低落、易激惹、恐怖、焦虑,对自身及婴儿健康过度担忧,失去生活自理及照料婴儿能力,有时还会出现嗜睡、思维障碍、迫害妄想,甚至伤婴或出现自杀行为。

三、诊断标准

产褥期抑郁症至今尚无统一的诊断标准。美国精神病学会(1994)在。精神疾病的诊断与统计手册。一书中,制定了产褥期抑郁症的诊断标准。在产后 2 周内出现下列 5 条或 5 条以上的症状,必须具备①②两条:①情绪抑郁;②对全部或多数活动明显缺乏兴趣或愉悦;③体重显著下降或增加;④失眠或睡眠过度;⑤精神运动性兴奋或阻滞;⑥疲劳或乏力;⑦遇事皆感毫无意义或自责感;⑧思维力减退或注意力溃散;⑨反复出现死亡想法。

四、处理原则

产褥期抑郁症通常需要治疗,包括心理治疗和药物治疗。

(一)心理治疗

通过心理咨询,以解除致病的心理因素(如婚姻关系不良、想生男孩却生女孩、既往有精神障碍史等)。对产褥妇多加关心和无微不至的照顾,尽量调整好家庭中的各种关系,指导其养成良好睡眠习惯。

(二)药物治疗

应用抗抑郁症药,主要是选择 5-羟色胺再吸收抑制剂、三环类抗抑郁药等,例如帕罗西汀以 20 mg/d 为开始剂量,逐渐增至 50 mg/d 口服;舍曲林以 50 mg/d 为开始剂量,逐渐增至 200 mg/d 口服;氟西汀以 20 mg/d 为开始剂量,逐渐增至 80 mg/d 口服;5 mg/d 阿米替林以 50 mg/d 为开始剂量,逐渐增至 150 mg/d 口服等。这类药物优点为不进入乳汁中,故可用于产褥期抑郁症。

(三)BN-脑神经平衡疗法

世界精神病学协会(WPA)、亚洲睡眠研究会(ASRS)、抑郁症防治国际委员会(PTD)、中国红十字会全国精神障碍疾病预防协会、广州海军医院精神病治疗中心宣布,治疗精神疾病技术的新突破:BN-脑神经介入平衡疗法为精神科领域治疗权威技术正式在广州海军医院启动。BN-脑神经介入平衡疗法引进当今世界最为先进的脑神经递质检测技术,打破了传统的诊疗手段,采用全球最尖端测量设备,结合 BN-脑神经介入平衡疗法开创精神科领域检测治疗新标准。

五、预防

(一)加强对孕妇的精神关怀

利用孕妇学校等多种渠道普及有关妊娠、分娩常识,减轻孕妇妊娠、分娩的紧张、恐惧心情,完善自我保健。

(二)运用医学心理学、社会学知识

对孕妇在分娩过程中,多关心和爱护,对于预防产褥期抑郁症行积极意义。

(杨　恒)

第四节　产后尿潴留

尿潴留是指膀胱积有大量尿液不能排出。产后 6 小时不能自行排尿或排尿甚少,残余尿大于 100 mL 者诊断为产后尿潴留,发生率为 2.3%。高危因素包括初产妇、会阴侧切、第二产程延长、镇痛分娩的使用等,临床上易被忽视。一般鼓励顺产的产妇在产后 4 小时内排尿。而剖宫产术后尿潴留,是指膀胱容量600 mL(超声诊断)且在 30 分钟内不能自行排尿。

一、病因和病理生理

(一)生理情况

产后膀胱与非孕期相比,膀胱内张力的感受敏感度下降。产程中常规补液,分娩期和产后2 小时大量缩宫素的使用引起抗利尿作用之后就是多尿期,均可导致膀胱很快充盈并过度膨胀;而诱导麻醉短时扰乱膀胱神经中枢,产妇腹壁于妊娠时扩张松弛,产后腹压下降,逼尿肌收缩乏力,致无力排尿,造成充盈失禁和尿潴留。

(二)病理情况

(1)产程延长,胎先露长时间压迫膀胱和尿道,膀胱和尿道黏膜充血、水肿、张力下降,尿道括约肌水肿。

(2)产妇畏惧伤口疼痛不愿排尿,或产后体质虚弱,不习惯在床上排尿,又或者会阴侧切或会阴裂伤导致会阴部创伤性疼痛,以及镇痛分娩均可使支配膀胱的神经功能发生紊乱,反射性引起膀胱括约肌痉挛发生排尿困难。

(3)阿片类药物的使用,抑制脑内和脊髓排尿中枢,抑制排尿反射。

(4)生殖道创伤,尤其是大血肿,使膀胱的神经和肌肉功能受损。

二、对产妇的影响

产后尿潴留不仅影响子宫的收缩,使产后出血的发生率增加,而且长时间的尿潴留会引起泌尿系统的感染,甚至导致膀胱破裂。另外,导尿或留置导尿管可增加泌尿系统 30%～90% 的感染率。

三、分类

产后尿潴留按排尿程度,分为完全性和部分性。

(一)完全性

完全性尿潴留是指患者完全不能自行排尿,尿液完全潴留膀胱。

(二)部分性

部分性尿潴留是指患者可以自行排尿,但排尿少,排尿后仍有尿意,膀胱内残余尿大于 100 mL 者。

四、临床表现

顺产或剖宫产拔出导尿管后 6 小时不能自行排尿或排尿甚少,下腹坠胀不适伴有明显尿意。

腹部检查:下腹正中压痛,无反跳痛,耻骨上方可触及边界清晰的囊性包块,叩诊为实音;按压之会阴部坠痛不适,有尿意。患者常伴有宫底升高,超声或导出尿液可以证实。另外,当有尿潴留存在时,应常规行盆腔检查,排除生殖道创伤并血肿形成的可能。

五、诊断和鉴别诊断

根据产后的病史和典型临床表现,诊断本病并不困难,主要应与产后子宫、卵巢肿瘤相鉴别。

六、治疗

产后尿潴留的治疗包括心理治疗、物理治疗和药物治疗。

(一)心理治疗

鼓励产妇不惧疼痛并协助产妇采用习惯姿势排尿。

(二)物理治疗

(1)诱导排尿,温水冲洗外阴,或便器盛温水,利用蒸汽熏外阴,以及如厕听流水声等诱导排尿。

(2)热敷按摩法,热水袋内盛 60 ℃热水,装入布套,置于产妇下腹部热敷并轻按摩 20 分钟。

(3)针刺三阴交等穴位和中药治疗。

(4)膀胱部位红外线理疗。

(三)药物治疗

1.新斯的明

新斯的明 0.25～0.50 mg,肌内注射或足三里穴位注射。

2.开塞露纳肛法

开塞露 2 个(40 mL)挤入肛门,15～20 分钟后有便意才排泄。

在物理和药物治疗无效时,在严格无菌操作下行导尿术,必要时留置导尿管,注意防止尿路感染。

七、预防

(1)产前孕妇学校宣教,消除妊娠和分娩的恐惧心理。

(2)按产程图指导产程处理,避免产程延长。

(3)产程中鼓励饮食和定时排尿,并督促产妇产后 2 小时内多饮水,量达 1 000～1 500 mL,及早下床活动和自行排尿,伤口疼痛明显者予以止痛治疗。

(4)对于产程延长和阴道助产的产妇应予以重视,及早发现并处理尿潴留。

(杨　恒)

第五节　子宫复旧不全

正常分娩后,由于子宫体肌纤维收缩及缩复作用,肌层内的血管管腔狭窄甚至栓塞,使局部血液供应明显减少,子宫肌细胞因缺血发生自溶而逐渐缩小,胞质减少,因而子宫体积明显缩小;子宫腔内的胎盘剥离面随着子宫的逐渐缩小而相应缩小,加之子宫内膜的再生使剥离面得以修复,子宫通常在产后5~6周时恢复到接近非孕时状态,这个过程称为子宫复旧。当上述复旧功能受到阻碍时,即发生子宫复旧不全。

国外有研究表明,晚期产后出血20%是胎盘床复旧不良引起。国内研究者报道,经阴道分娩者及剖宫产分娩者子宫复旧不全发生率分别为7.2%和11.0%。

一、病因

(1)胎盘、胎膜残留,蜕膜脱落不完全。

(2)子宫内膜炎、子宫肌炎或盆腔感染。

(3)子宫肌瘤、子宫腺肌瘤。

(4)子宫过度后屈或侧屈,恶露排出不畅,致使恶露滞留在宫腔内。

(5)胎盘面积过大(如多胎妊娠、前置胎盘等),胎盘附着位置异常,胎盘附着部位的肌层较薄,子宫收缩力明显减弱。

(6)多产妇因多次分娩使子宫纤维组织相对增多,影响子宫收缩力。

(7)产后尿潴留。

(8)劳累或全身情况不佳等。

二、病理、病理生理

正常妊娠时,子宫内膜螺旋动脉扩张变成低阻力及高传导血管。在早期妊娠,中间型滋养层细胞沿着螺旋动脉游走并进入其中代替内皮。胎盘娩出后其附着处血管即有血栓形成,继而血栓机化,出现玻璃样变,血管上皮增厚,管腔变窄、堵塞。胎盘附着部边缘有内膜向内生长,底蜕膜深层残留腺体和内膜重新生长,子宫内膜修复,此过程需6~8周。正常情况下胎盘附着部位的复旧较其他部位子宫内膜的复旧延迟,原因不明。子宫肌层及血管床退化的步骤在胎盘部位可能不完全,可引起延迟出血。免疫细胞化学结果提示,复旧不全的血管缺乏免疫反应和血管内皮,且有连续存在的血管周围及血管内滋养层细胞,提示子宫胎盘动脉的重新内皮化失败可能是胎盘床螺旋动脉复旧不全的病理基础而发生延迟出血。若胎盘附着面感染、复旧不全,可引起血栓脱落,血窦重新开放,导致子宫出血,多发生在产后2周左右。

三、分类

(1)子宫复旧不全。

(2)胎盘附着部位复旧不全。

四、临床表现

(一)血性恶露、腹痛

血性恶露持续时间延长,从正常的约持续3天,延长至7~10天,甚至更长。也有少数患者血性恶露量极少,而主要是下腹部出现剧烈疼痛。患者亦可表现为产后2周左右突然阴道大量流血。

(二)妇科检查

阴道及宫颈口有血块堵塞,宫颈软,宫口松弛,子宫较同期正常产褥子宫稍大稍软,呈后倾后屈位,轻压痛。

(三)辅助检查

1.B超检查

声像图示子宫较正常产褥期子宫大,肌层不均,内膜层厚薄不均。有时伴有宫腔积血或子宫腔内有残留胎盘或胎膜影像,或见到子宫肌壁间肌瘤或子宫腺肌瘤影像。

2.诊断性刮宫术

将刮出组织送病理检查确诊。病理检查示不见绒毛,只见坏死的蜕膜,可混有纤维索、玻璃样变性的蜕膜细胞、红细胞。

五、诊断

根据上述症状和体征,可诊断子宫复旧不全,确诊主要靠刮宫术病理证实。

六、鉴别诊断

(1)胎盘残留。

(2)剖宫产术后伤口愈合不良。

(3)其他原因所致产褥期出血:①软产道损伤或血肿;②胎盘、胎膜滞留;③不洁分娩史伴发热、恶露多而有臭味、子宫复旧不良、压痛等,应考虑有产褥感染;④子宫黏膜下肌瘤,妇科检查或经B超显示;⑤绒癌出血,发生于产褥期任何阶段,可伴有肺、脑等转移灶的症状及体征,血 HCG 高值为其特征。

七、治疗

控制出血,予以子宫收缩剂促进子宫收缩,应用广谱抗生素预防感染。综合治疗后出血持续或再次出血者,行诊刮术。

(一)子宫收缩剂

麦角新碱 0.2～0.4 mg,每天 2 次肌内注射;缩宫素 10～20 U,每天 2 次肌内注射;麦角流浸膏 2 mL,每天 3 次口服;益母草颗粒剂 2 g,每天 3 次冲服;生化汤 25 mL,每天 2～3 次口服;产复康冲剂 20 g,每天 3 次冲服。以上各药至少应连续用 2～3 天。

(二)广谱抗生素预防感染

部分胎盘残留或大部分胎膜残留所致子宫复旧不全时,因常伴有子宫内膜和/或子宫肌层轻度感染,故应先口服头孢氨苄 1 g 和甲硝唑 0.2 g,每天 4 次口服,连服 2 天后再行刮宫术,以免发生感染扩散。

(三)刮除残留组织及子宫蜕膜

在开放静脉通道输液、备血及准备手术的条件下,在超声引导下刮宫,彻底地刮除残留组织及子宫蜕膜,以达到止血和进行病理检查的双重目的,还应注意排除子宫绒毛膜癌。术后应给予子宫收缩剂促进子宫收缩,并继续应用广谱抗生素 1～2 天。

(四)切除子宫或子宫动脉栓塞术

若为子宫肌壁间肌瘤致子宫复旧不全,应用子宫收缩剂治疗数天无显著效果,阴道仍持续较多量流血,则应考虑切除子宫或子宫动脉栓塞术。

八、预防

(1)重视妊娠期保健,增强孕妇体质。

(2)正确处理胎盘及胎膜的娩出,仔细检查娩出的胎盘胎膜是否完整,并注意检查胎盘胎儿面边缘有无断裂血管,以便能够及时发现副胎盘,并及时清宫。

(3)鼓励产妇早期下床活动,避免产后尿潴留。

(4)嘱产妇避免长时间仰卧位。若确诊为子宫后倾后屈位,每天应行胸膝卧位 2 次,每次 15~20 分钟予以纠正。

（杨　恒）

第十六章　产　科　护　理

第一节　产科常用护理技术

一、产科会阴擦洗

(一)目的

(1)清洁会阴,预防感染。

(2)促进患者的舒适和会阴伤口的愈合。

(二)评估

1.评估患者

(1)双人核对医嘱。

(2)核对床号、姓名、病历号和腕带(请患者自己说出床号和姓名)。

(3)患者会阴部情况,有无伤口及尿管,患者合作程度。

2.评估环境

安静整洁,宽敞明亮,温度适宜。

(三)操作前准备

1.人员准备

仪表整洁,符合要求。洗手,戴口罩。

2.物品准备

治疗车上层放置 0.5‰碘伏,无菌棉棒数根,一次性中单,快速手消毒剂。以上物品符合要求,均在有效期内。治疗车下层放置医疗废物桶、生活垃圾桶。

(四)操作程序

(1)核对患者的床号、姓名、病历号、腕带(请患者自己说出床号和姓名)。

(2)解释操作目的,保护患者隐私,消除紧张心理,取得患者合作。

(3)嘱患者排空膀胱,取屈膝仰卧位,床上垫一次性中单,协助患者脱去一侧裤腿,两腿分开,暴露会阴。

(4)用第一根碘伏棉棒顺序为阴阜,对侧腹股沟,近侧腹股沟;第二根棉棒顺序为对侧小阴唇、大阴唇,近侧小阴唇、大阴唇;第三根棉棒顺序为阴蒂、尿道口、阴道口、会阴体、肛门;第四根棉棒为伤口或尿道口周围。

(5)用物处理。

(6)洗手,按要求书写护理记录。

(五)注意事项

(1)注意保暖,注意保护患者隐私。

(2)操作过程中根据患者情况增加擦洗次数,直至擦净。

(3)注意伤口情况,如有水肿或不适主诉应立即通知医师,及时处理。

(4)护士在两次操作间需用快速手消毒剂消毒双手,并注意将有伤口感染者安排在最后擦洗,以免交叉感染。

二、24 小时动态血糖监测

(一)目的

通过全天血糖监测信息,了解血糖波动的趋势,评估糖尿病患者糖代谢异常的程度,调整治疗方案。

(二)评估

1.评估患者

(1)双人核对医嘱。

(2)核对床号、姓名、病历号和腕带(请患者自己说出床号和姓名)。

(3)评估患者病情、合作表现、血糖监测波动状态。

(4)选择合适的安装部位,不影响患者日常生活。

2.评估环境

安静整洁,宽敞明亮,温度适宜。

(三)操作前准备

1.人员准备

仪表整洁,符合要求。洗手,戴口罩。

2.物品准备

治疗车上层放置治疗盘(内置 75%乙醇、棉签、透明贴膜、输液贴、探头)、24 小时动态血糖检测仪、助推器。以上物品符合要求,均在有效期内。治疗车下层放置生活垃圾桶、医疗废物桶。

(四)操作程序

(1)提前 30 分钟从冰箱取出探头,使其与室温相同。

(2)开机,检查时间,校准时间。

(3)清除前一患者的信息。

(4)设置编号。

(5)开始消毒皮肤,用 75%乙醇。

(6)将探头安到助推器上,植入,注意探头顺着较方便的方向。

(7)先固定好探头,再拔导引针。

(8)清除记录器上的 DISCONN-报警后,连接探头和记录器。

(9)查看 24 小时动态血糖监测仪信号在 10～200 波动属正常。

(10)用大胶布固定。

(11)开始初始化,60 分钟倒计时。

(12)初始化结束后,测定一个血糖值,并在 5 分钟内输入。

(13)用同一个血糖仪测血糖,每天至少 4 次。

(14)输入大事件:吃饭、用药、运动、情绪变化等。

(15)下载记录信息。

(16)记录三天后结束,关电源后摘机。

(五)注意事项

(1)禁止佩戴动态血糖检测仪进入强磁场区域做检查,植入部位禁止浸水,禁止将探头拔出。

(2)检查记录器屏幕是否显示 DISCONN-,若再次报警,则先解报警,然后连接探头和记录器。

(3)信号波动范围超过 200,开始报警,可能是应激反应,等 1～10 分钟或轻轻按摩。

三、产房阴道检查

(一)目的

了解骨盆腔大小、宫颈软硬度、宫颈消失程度、宫颈扩张程度、有无宫颈水肿、是否破膜、羊水状况,确定胎先露、胎方位及先露下降情况。

(二)评估

1.评估患者

(1)双人核对医嘱。

(2)核对床号、姓名、病历号和腕带(请患者自己说出床号和姓名)。

(3)向患者说明检查目的,取得合作。

(4)了解患者病情、意识状态和合作程度。

2.评估环境

安静整洁,宽敞明亮。

(三)操作前准备

1.人员准备

仪表整洁,符合要求。洗手,戴口罩。

2.物品准备

治疗车上层放置消毒弯盘 1 个、0.5％碘伏棉球 2 个、消毒棉块 1 个(遮挡肛门用)、一次消毒性无菌手套、一次性检查垫、快速手消毒剂。以上物品符合要求,均在有效期内。治疗车下层放置医疗废物桶、生活垃圾桶。

(四)操作程序

(1)携用物推车至患者床旁,核对床号、姓名、病历号和腕带(请患者自己说出床号和姓名)。

(2)协助患者排空膀胱,暴露会阴,取膀胱截石位,臀下垫一次性检查垫。

(3)戴无菌手套。

(4)站在患者右侧,按照先上后下、从内到外的原则消毒会阴,顺序:阴道口—左侧小阴唇—右侧小阴唇—左侧大阴唇—右侧大阴唇—肛门,消毒两遍。

(5)检查者戴无菌手套,用消毒棉块 1 个(遮挡肛门用),然后将示指和中指深入阴道检查;评估骨盆、宫颈口开大情况、胎膜、羊水、胎先露及胎方位等。

(6)检查完毕,摘掉无菌手套,为患者更换检查垫,协助穿好裤子,整理好床单位。

(7)快速手消毒剂消毒双手,将治疗车推回治疗室,按医疗废物分类处理原则处理。

(8)洗手,书写护理记录单。

(五)注意事项

(1)若有异常阴道出血不做阴道检查。

(2)注意会阴情况,包括水肿、红肿、静脉曲张等。

(3)若疑有或确诊为宫内感染的患者,减少阴道检查的次数。

(4)在多个患者需同时检查时,有特殊感染的患者,尽量安排在最后检查,用物应及时分类处理,并做特殊标注。

(5)检查者的手应避开肛门。

(6)操作过程中注意保护患者隐私和保暖。

四、产房外阴消毒

(一)目的

保持外阴及肛门部清洁。

(二)评估

1.评估患者

(1)双人核对医嘱。

(2)核对床号、姓名、病历号和腕带(请患者自己说出床号和姓名)。

(3)向患者说明目的,取得合作。

(4)了解患者病情、意识状态和合作程度。

2.评估环境

安静整洁,宽敞明亮。

(三)操作前准备

1.人员准备

仪表整洁,符合要求。洗手,戴口罩。

2.物品准备

治疗车上层放置无菌冲洗包1套(内装弯盘2个,镊子2把,一个弯盘内放1把无菌镊子和3个肥皂水棉球,另一个弯盘内放1把无菌镊子和2个0.5％碘伏棉球)、温水壶、一次性检查垫、快速手消毒剂。以上物品符合要求,均在有效期内。治疗车下层放置医疗废物桶、生活垃圾桶。

(四)操作程序

(1)携用物推车至产床旁,核对床号、姓名、病历号和腕带(请患者自己说出床号和姓名)。

(2)向患者解释操作目的,取得配合。

(3)协助患者上产床并帮助患者脱掉裤子,取膀胱截石位,操作人员站在床尾部。

(4)注意保护产妇个人隐私,注意遮挡和环境的密闭。调节室温26～28 ℃。

(5)将产床调节成头高臀低位。

(6)用镊子夹取肥皂水棉球,消毒顺序:第一把无菌镊夹第一块肥皂水棉球,按阴阜(由上向下)、对侧腹股沟、近侧腹股沟、对侧股上1/2、近侧股上1/2、会阴体、对侧臀部、近侧臀部的顺序消毒,弃之;第一把无菌镊夹第二块肥皂水棉球(用第二把无菌钳传递),按对侧小阴唇、近侧小阴唇、对侧大阴唇、近侧大阴唇、会阴体、肛门的顺序消毒,弃之。温开水冲洗顺序:中间,对侧,近侧,中间。第二遍和第三遍消毒顺序同上,但范围不能超过第一遍。

(7)第二把镊子夹取碘伏棉球按此顺序消毒外阴两遍:阴裂,对侧小阴唇,近侧小阴唇,对侧大阴唇,近侧大阴唇,阴阜(由下向上),对侧腹股沟,近侧腹股沟,对侧股上1/3,近侧股上1/3,会阴体,对侧臀部,近侧臀部,肛门,弃之。

(8)快速手消毒剂消毒双手,将治疗车推回治疗室,按医疗废物分类处理原则处理。

(五)注意事项

(1)注意为患者保暖和遮挡。

(2)严格无菌操作。

(3)冲洗时避免浸湿患者的衣服。

(4)冲洗过程中应注意观察患者情况。

(5)碘伏消毒的范围不得超过肥皂水清洁的范围。

五、产科胎心监护

(一)目的

能够连续观察和记录胎心率的动态变化,也可了解胎心与胎动及宫缩之间的关系,评估胎儿宫内安危情况。

(二)评估

1.评估患者

(1)双人核对医嘱。

(2)核对患者床号、姓名、病历号和腕带(请患者自己说出床号和姓名)。

(3)患者孕周及胎位。

(4)监护的指征,是否为高危妊娠。

(5)患者自理能力,合作程度。

(6)患者局部皮肤情况。

2.评估环境

安静整洁,宽敞明亮。

(三)操作前准备

1.人员准备

仪表整洁,符合要求。洗手。

2.物品准备

治疗车上放置多普勒胎心仪、耦合剂、快速手消毒剂、卫生纸。以上物品符合要求,均在有效期内。

(四)操作程序

(1)衣帽整洁、洗手,携用物至床旁。

(2)核对床号、姓名、病历号和腕带(请患者自己说出床号和姓名)。

(3)解释目的,取得患者的配合。

(4)遮挡患者,保护隐私。

（5）协助患者取半坐卧位。

（6）暴露腹部。

（7）将仪器置于患者右侧，接通胎心监护仪电源。

（8）应用四步触诊法判断胎背的位置。

（9）确认胎背后，将胎心听筒置于腹壁听胎心音最强处，如有宫缩，应在宫缩间歇听诊。

（10）在该处涂耦合剂，将胎心探头置于胎心处，用松紧带绕腹一周固定探头。

（11）将宫缩探头置于子宫底部，固定方法同前。

（12）打开胎心监护开关，观察胎心监护显示，调整基线，打开走纸开关。

（13）监测20分钟（视胎心、胎动及监测情况决定是否延长胎心监护时间），注意胎心频率、节律、强弱。

（14）胎心监护结束后告知患者结果，擦去腹部及探头耦合剂，协助产妇穿衣，恢复舒适体位。

（15）快速手消毒剂消毒双手，将胎心监护仪车推回治疗室，清洁消毒探头，检查仪器以备下一次使用。

（16）洗手，将监护记录纸交给医师，记录相应数值及结果。

（五）注意事项

（1）室内环境要安静，患者积极配合。

（2）听胎心音时，要与子宫杂音、腹主动脉音及脐带杂音相鉴别。若每分钟胎心音＜120次或者＞160次，需立即通知医师，给予吸氧，左侧卧位。

六、产钳助产技术

产钳助产技术是指利用产钳作为牵引力或旋转力协助胎头下降及胎儿娩出的产科手术。正确而熟练地运用产钳助产技术，可以有效缩短第二产程，对产妇及胎儿均有利。产钳助产技术适用于第二产程延长、因妊娠合并心脏病等需缩短第二产程及存在胎儿窘迫的产妇。对于存在骨盆狭窄或头盆不称，宫口未开全或胎头未衔接，颏后位、额先露、高直位或其他异常胎位，严重胎儿窘迫，估计产钳术不能立即结束分娩的产妇，禁忌使用产钳助产术。

（一）目的

（1）缩短第二产程，帮助产妇顺利完成阴道分娩。

（2）降低剖宫产率，减少母儿损害的发生。

（二）用物准备

产钳、利多卡因、20 mL注射器、外阴切开剪、新生儿复苏台、气管插管等复苏器材和药品。

（三）操作流程

1.评估

（1）产妇评估：结合产妇精神状态、有无膀胱充盈、骨盆条件、宫口扩张情况、胎方位及胎头位置综合评估是否用产钳助产。

（2）胎儿评估：术前应评估胎儿是否存活，是否存在宫内窘迫，有无实行产钳助产的必要。

2.交代病情

使用产钳助产前，在可能的情况下应对产妇及其家属讲明手术的原因。

（1）产妇：采取保护性医疗，让产妇明白手术能帮助其尽快分娩，取得产妇配合。

（2）家属：需讲明产钳的适应证、术中及术后可能出现的并发症。

3.术前准备

(1)物品准备:备齐用物,特别检查产钳的性能,将用物放在合适的位置。

(2)术者准备:着装整齐,戴口罩、帽子,洗手,穿无菌衣,戴无菌手套。

(3)导尿:常规导尿排空膀胱。

(4)阴道检查:阴道检查应轻巧、仔细、确切,应全面了解会阴、阴道有无异常;骨盆大小、形态,有无头盆不称;宫口是否开全,有无脐带脱垂;胎膜是否破裂;胎头位置、胎方位。

(5)麻醉:常用会阴神经阻滞麻醉。

(6)会阴侧切:侧切剪开要够大,一般需剪开 4 cm 左右,剪子与中线成 45°角。

4.产钳助产

操作步骤基本分为 5 步:放置、扣合、检查、牵引、取出(图 16-1)。

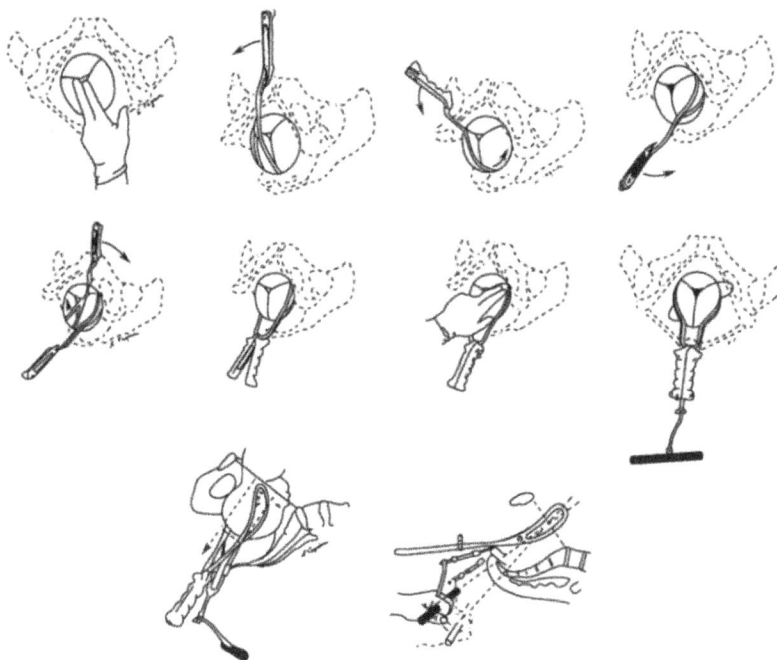

图 16-1 产钳助产操作步骤

(1)放置左叶产钳:术者左手执笔式持左钳柄,钳匙凹面朝胎头。右手自骶后凹伸入阴道壁,固定胎头在枕前位,右手示指扣住胎儿左耳孔,中指抵住大囟门在 6 点作为枕前位的标志,使左钳沿右手掌面慢慢伸入胎头与阴道壁之间,当钳匙缓缓伸入时,钳柄亦由垂直渐向下的同时,左手改握钳柄逆时针旋转,按照左手示指的标志,将左钳匙放置在胎儿左耳前的面颊部,使产钳的纵轴与胎头的顶颏径相平行,钳叶的尖端最好在上下颌间的咬肌前。

(2)放置右产钳:术者右手执笔式持右钳柄,左手四指伸入胎头与阴道右后壁之间,将右叶产钳按放置左叶产钳的方法沿左手掌滑行至左手掌与胎头之间,使之达到左钳匙相对应的位置。

(3)合拢钳锁:术者两手握两叶产钳柄部,随即扣合。若不能扣合,提示产钳位置不当,可先适当调整右钳匙,若仍不能扣合,应取出产钳重新放置。

(4)检查胎方位:术者以右手示指伸入阴道内,检查胎头矢状缝是否位于骨盆出口前后径上,钳匙与胎头之间有无软产道组织或脐带夹入。

（5）试牵引：术者一只手的示指、中指和无名指扣握钳柄向外牵引,另一只手固定于握钳的手背部,其示指抵住胎头。试牵引时,如示指始终抵着胎头表示产钳无滑脱可能,则可正式牵引。

（6）牵引产钳：于宫缩时轻轻并拢钳柄,左手握产钳径部,右手手掌向下,中指、示指及无名指分别放在钳锁和钳柄侧突部,缓缓向下,向外牵引;另一方法为术者双手拇指抵住钳柄后侧,双手示指、中指互握钳锁,无名指和小指扣住钳径,以坐姿,靠臂力循产轴牵引。当胎头枕骨结节越过耻骨弓下方时,逐渐将钳柄向上提,使胎头逐渐仰伸而娩出。

（7）卸下产钳：当胎头双顶径牵出后,即以右手握住钳柄,按放置产钳的相反方向取出右叶产钳,卸右钳时,应将钳柄向左上倾斜取出,不可与产道平行抽出,以防损伤。同理卸下左叶产钳。

（8）牵出胎体及胎头娩出：按自然分娩机制旋转牵出胎体,随后协助胎盘娩出。

（9）检查软产道、缝合切口：检查会阴、阴道及宫颈有无裂伤,侧切口有无上延,然后逐层缝合。

5.其他

用物整理,洗手,记录。

（四）注意事项

（1）阴道检查要仔细,正确了解胎头骨质最低部及双顶径的高低,以及矢状缝方向和胎耳,可指引钳匙放在胎儿两侧面颊部。

（2）放置产钳后,进行阴道检查,了解是否有软产道组织位于产钳内。试扣产钳,如钳锁不易合拢,应仔细查找原因后再做适当的调整及处理,不可强行用力合拢钳锁。

（3）扣合产钳后,进行试牵,应在宫缩时再牵引产钳,用力要均匀、适当,速度不宜过快,也不能将钳柄左右摇晃。

（4）当胎头大径即将娩出时,应减慢牵引,与助手协作,保护会阴,防止会阴撕裂。

（5）如牵引 2 次,胎先露仍不下降或产钳滑脱,改为剖宫产,以免失去抢救胎儿的时机。

（五）结局评价

（1）产钳助产操作正确、及时、得当,缩短第二产程,产妇并发症少。

（2）缩短新生儿宫内窘迫时间,降低死产率,新生儿预后良好。

（六）技术拓展

产钳术的分类：根据胎头双顶径及骨质最低部在骨盆内位置的高低分为高位产钳术、中位产钳术、低位产钳术三类。高位产钳术是指胎头未衔接,胎头双顶径在骨盆入口之上,先露骨质最低部未达到坐骨棘水平,因为位置较高,常引起产妇及胎儿严重损伤,已基本被剖宫产取代。中位产钳术是指胎头已衔接,先露骨质最低部未达坐骨棘下 2 cm。低位产钳术是指双顶径已达坐骨棘水平以下,先露骨质最低部已达到或超过坐骨棘下 2 cm。

七、胎头吸引技术

胎头吸引,是采用一种特制的喇叭样或扁圆帽状空心装置置于胎头顶部,抽吸负压后,吸附于胎头上,通过牵引借以协助娩出胎头的助产方式。胎头吸引技术适应证：产妇有合并症或并发症,需缩短第二产程者;宫缩乏力,第二产程延长者;胎儿窘迫;持续性枕后位或者持续性枕横位,旋转胎头。但须在以下条件必备情况下,才可使用胎头吸引技术：无明显的头盆不称;宫口已开全或者近开全;只用于顶先露;胎头双顶径已达坐骨棘平面,先露骨质部已达 S^{+3} 或以下;胎膜已破。

(一)目的

(1)缩短第二产程,帮助产妇顺利完成阴道分娩。

(2)降低剖宫产率,减少母儿损害的发生。

(二)用物准备

胎头吸引器(包括吸头器、橡皮导管及抽吸器)、20 mL注射器、利多卡因、外阴切开剪、新生儿复苏台、气管插管等复苏器材和药品。

(三)操作程序

1.评估

(1)胎儿评估:胎儿是否有宫内窘迫,程度如何,胎位及胎先露部是否正常。

(2)产妇评估:产妇骨盆是否适合顺产、宫缩强度如何、膀胱充盈情况。

2.准备

(1)助产士准备:戴好口罩帽子,洗手消毒,穿手术衣,戴无菌手套。

(2)物品准备:备齐用物,将用物放在合适的位置。

(3)产妇准备:向产妇及其家属解释目前状况及操作目的,安抚产妇,取得其合作。

3.操作

(1)产妇应导尿以排空膀胱,行阴道检查,行阴部内神经阻滞麻醉,侧切开会阴。

(2)吸引。①放置吸头器:将吸头器头端及其边缘用无菌生理盐水润滑,以左手示、中两指分开阴道后壁,右手持吸头器,先将其头端下缘沿阴道后壁送入并抵达胎儿顶骨后部(图16-2),再依次拨开阴道右、前、左侧壁,吸头器随之滑入,保持其与胎先露部贴合紧密(图16-3)。将吸头器放置在胎儿后囟前3 cm,正贴矢状缝。②检查吸头器附着情况:以左手固定吸头器,右手的示、中指沿吸头器边缘触摸开口端是否与胎头紧贴、有无阴道壁或宫颈组织夹其中。同时,调整牵引柄使之与胎头矢状缝一致或垂直,作为旋转胎头的标记(图16-4)。③抽吸负压:使用50 mL注射器抽吸导管,形成负压至所需程度,钳夹橡皮导管。负压形成后,再次检查吸头器,确认无误后开始牵拉。④牵引吸头器:一般采用拉式或握式持吸头器(图16-5)。先试牵拉一下,确认有无漏气或滑脱,然后于宫缩及产妇屏气时按分娩转向开始牵拉(图16-6)。待双顶径娩出时,解除负压,取下吸头器,继之娩出胎儿。

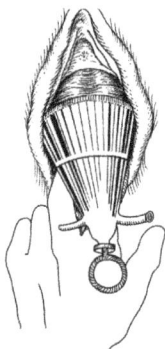

图16-2 送入吸头器抵达胎儿顶骨后部

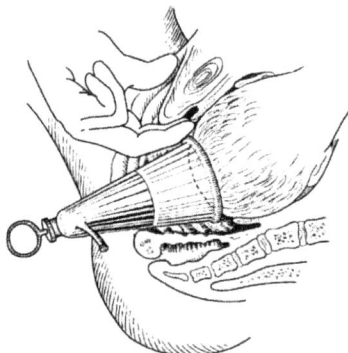

图16-3 放置吸头器与胎先露贴合

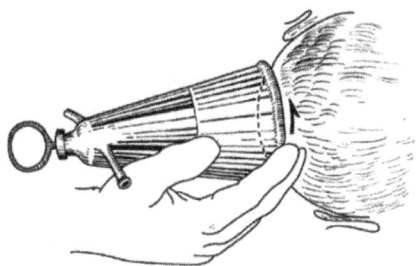

图 16-4 调整牵引柄

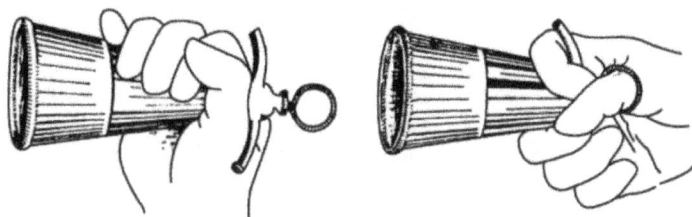

图 16-5 持吸头器

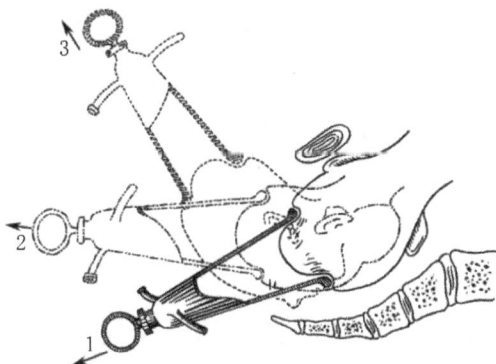

图 16-6 牵拉吸头器

(3)待胎儿、胎盘娩出后,检查产道,缝合会阴切口。

(四)注意事项

(1)产妇必须已经破膜才能实施胎头吸引术。

(2)吸头器应安放正确,保持与胎先露部贴合紧密。

(3)牵拉吸头器时应配合产力同时进行,以提高助产效果,减轻对胎儿的损伤。

(4)牵引时间达 10 分钟仍不能结束分娩时,应及时改用产钳术或剖宫产术。

(五)结局评价

(1)胎头吸引操作正确,新生儿顺利娩出,产妇及新生儿无严重并发症。

(2)产妇及家属对操作过程满意,对胎头吸引具有一定认知。

(六)技术拓展

吸头器内的负压一般要求在 40.0 kPa(300 mmHg)左右,可使用自动负压形成装置,也可使用注射器抽气,金属锥形吸头器一般抽吸 150～180 mL,硅胶喇叭形吸头器抽吸 60～80 mL。抽吸负压达到所需程度,带产瘤形成后再牵引。

牵引时吸头器漏气或滑脱原因:①吸头器本身损坏;②负压不足;③吸头器放置有误;④牵引过早;⑤牵引旋转方向有误;⑥头盆不称、阻力过大或牵引力过大。吸头器滑脱两次以上者应改用其他助产方式。

八、徒手剥离胎盘术

胎盘滞留是指胎盘多在胎儿娩出后 15 分钟内娩出,若 30 分钟后胎盘仍不排出,将导致产后出血。若胎盘尚未完全剥离而出血多时(200 mL)或第三产程超过 30 分钟胎盘仍未排出且出血不多时,此时应采取徒手剥离胎盘术。

(一)目的

协助胎盘娩出,减少产后出血。

(二)用物准备

氯己定消毒液及棉球、无菌镊子、无菌洞巾、无菌手套、无菌手术衣。

(三)操作程序

1.评估

(1)产妇评估:沟通、理解和合作能力。

(2)环境评估:环境是否安全、安静、私密,温度是否适宜。

2.准备

(1)助产士准备:着装整齐,剪指甲,戴口罩、帽子,手消毒。

(2)物品准备:备齐用物,将用物放在合适的位置。

(3)产妇准备:向产妇解释操作目的,取得其合作,若检查发现宫颈内口较紧者,必要时肌内注射阿托品 0.5 mg 及哌替啶 100 mg。

3.操作

(1)术者更换无菌手术衣及手套。

(2)台下助产士冲洗会阴部,台上助产士用无菌棉球湿润手套表面。

(3)将一手手指并拢呈圆锥状直接伸入宫腔,手掌面向着胎盘母体面,手指并拢以手掌尺侧缘缓慢将胎盘从边缘开始逐渐自子宫壁分离,另一手在腹部协助按压宫底(图 16-7)。

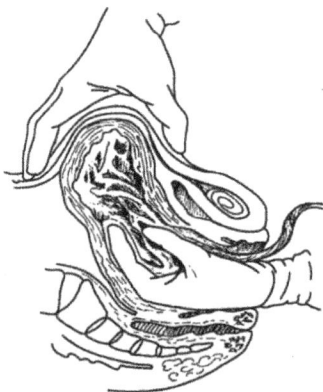

图 16-7 协助胎盘胎膜娩出

(4)待确定胎盘已全部剥离方可取出胎盘。

(5)取出后应立即肌内注射子宫收缩剂。

4.其他

用物整理,洗手,记录。

(四)注意事项

(1)操作必须轻柔,避免暴力强行剥离或用手指抓挖子宫壁,防止子宫破裂。

(2)若找不到疏松的剥离面无法分离者,可能是胎盘植入,不应强行剥离。

(3)取出的胎盘应立即检查是否完整。若有缺损,应再次徒手伸入宫腔,清除残留胎盘及胎膜。

(4)应尽量减少进入宫腔操作的次数。

(五)结局评价

助产士操作正确,产妇对操作过程满意,对结果知情。

(六)技术拓展

1.胎盘滞留

胎盘滞留常见原因:①膀胱充盈,使已剥离胎盘滞留宫腔;②胎盘嵌顿,子宫收缩药物应用不当,宫颈内口附近子宫肌出现环形收缩,使已剥离的胎盘嵌顿于宫腔;③胎盘剥离不全,第三产程过早牵拉脐带或按压子宫,影响胎盘正常剥离,胎盘已剥离部位血窦开放而出血。

2.胎盘植入

胎盘植入指胎盘绒毛在其附着部位与子宫肌层紧密连接。胎盘植入主要引起产时出血、产后出血、子宫破裂和感染等并发症,穿透性胎盘植入也可导致膀胱或直肠损伤。

常见原因:①子宫内膜损伤,如多次人工流产、宫腔感染等;②胎盘附着部位异常,如附着于子宫下段、宫颈部或子宫角部,因此处内膜菲薄,使得绒毛易侵入宫壁肌层;③子宫手术史,如剖宫产术、子宫肌瘤剔除术、子宫整形后,尤其是多次剖宫产者,发生前置胎盘并发胎盘植入的概率增加,是导致凶险性产后出血的主要原因;④经产妇子宫内膜损伤及发生炎症的机会较多,易引起蜕膜发育不良而发生植入。

九、会阴侧切及缝合技术

会阴侧切及缝合术是指宫缩间隙期,手术时以左手示、中指伸入阴道与胎头之间,撑起阴道左侧臂,用会阴切开剪以阴唇后联合为起点开始向外旁开 45°,向坐骨结节方向,在宫缩开始时剪开会阴 4～5 cm,若会阴高度膨隆则需向外旁开 60°～70°。胎儿及胎盘娩出后,缝合阴道黏膜、皮下脂肪层及皮肤即为会阴侧切缝合术。

(一)目的

(1)若用于产妇头位分娩时会阴较紧、会阴体长、组织硬韧或发育不良、会阴瘢痕、炎症、水肿或遇急产时会阴未能充分扩张,防止阴道分娩时产妇会阴撕裂。

(2)用于各种原因所致头盆不称,估计切开后能阴道分娩者,以促进自然分娩,防止会阴撕裂。

(3)用于产钳助产,胎头吸引器助产或初产臀位经阴道分娩者,以协助阴道分娩,降低新生儿窒息率,防止会阴撕裂。

(4)用于早产、胎儿宫内发育迟缓或胎儿宫内窘迫需减轻胎头受压并尽早娩出者,降低新生儿窒息率及新生儿,防止新生儿颅内出血。

(5)用于产妇患心脏病或高血压等疾病,以缩短第二产程,减少孕妇体力消耗,降低孕妇出现并发症的风险。

(二)用物准备

灭菌产包1个(手术衣1件、大产单1套、脚套1副、治疗单5块、纱布5块、脐卷1个、尾纱1条);接生盘1套(血管钳3把、直尺1把、侧切剪1把、组织剪1把、持针器1把、镊子1把、弯盘2个、小药杯2个、聚血器1个、气门芯2个);2-0号可吸收肠线1~2根,3-0可吸收肠线1根、正压呼吸气囊1套、吸痰管1根、无菌手套2副。

(三)操作程序

1.会阴切开术

(1)会阴左侧切开术:阴部神经阻滞及局部浸润麻醉生效后,术者于宫缩开始前将左手示、中指伸入阴道内,撑起左侧阴道壁,右手放入钝头侧切剪,在宫缩高峰时,自会阴后联合中线向左侧45°(会阴高度膨胀时为60°~70°,其角度大小应视会阴体长度、会阴体膨隆程度决定)剪开会阴,长4~5cm,长度可根据产妇会阴弹性、胎儿大小、耻骨弓角度等情况调整。切开后,用干纱布压迫切口止血,如有局部小血管断裂而出血不止者,应用2-0号可吸引肠线结扎小动脉。操作要点:切开不宜过早,剪刀与皮肤垂直,侧切角度应根据会阴扩张程度而定。

(2)会阴正中切开术:局部浸润麻醉后,术者于宫缩时沿会阴后联合正中垂直剪开2cm。此法优点为剪开组织少,出血不多,术后组织肿胀及疼痛轻微,切合愈合快;缺点为切口有自然延长撕裂至肛门括约肌的危险,而容易损伤会阴后联合双侧肌腱。

2.娩胎

一手保护会阴,另一手辅助胎儿头俯屈,便于胎头以最小径线娩出,胎儿和胎盘娩出后,检查胎盘胎膜是否完整,胎盘不完整者行徒手胎盘剥离术,详见本章技术九,应常规检查切口有无延伸裂伤和直肠损伤,有损伤者应按照解剖位置进行逐层缝合。

3.缝合

(1)先用生理盐水冲洗会阴伤口,并使用无菌棉球彻底消毒会阴后,阴道塞入干有尾纱一条,并用止血钳固定尾巴夹在孔巾上。

(2)缝合阴道黏膜:用可吸引2-0号肠线从切口顶端上方0.5cm处开始缝合打外科手术结,以约1.0cm的针距间断缝合阴道黏膜及黏膜下组织,注意对合创缘,不留无效腔,不过底,止血彻底,不留活结。最后,对齐切口两侧阴道黏膜创缘,于处女膜内环处缝合并打外科手术结。

(3)缝合肌层:用可吸引2-0号肠线从切口下顶端开始间断缝合,根据切口长度一般缝3~4针,进出针距皮肤切缘约0.5cm,注意不留无效腔,针距约1.0cm,对称缝合,恢复解剖关系。

(4)缝合皮下及皮肤:用可吸收3-0号肠线从自距离切口顶端约1.0cm处进针打结,再由此点进针,于切口顶点出针,然后从切口顶端左侧皮缘进针至距离顶点0.2~0.3cm处出针,绷紧对齐切口两侧皮肤,从切口右侧同位置的边缘进针到距离顶点0.5~0.6cm处出针,再以同等针距沿切口左侧进出针,与右侧对称,即"U"形缝合。使顶点两侧皮缘对合严密。缝合至切口的1/3处时,针距约0.5cm,沿两侧切口皮缘连续皮内缝合至处女膜外环处打结。注意皮肤对合完好,针线勿穿透表皮,切口起始处针距窄,切口中部、后部针距宜疏,以利于伤口愈合。

(5)缝合后处理:取出阴道内尾纱,检查缝合处有无血肿或出血,常规肛诊,检查有无肠线穿透直肠黏膜。清点助产器械,注射器针头、穿刺针、缝针对数无误后放入锐器盒,整理用物,协助产妇取舒适的体位。

4.术后护理

(1)保持外阴清洁,一般以侧切口对侧卧位或平卧位,术后5天内,每次便后自行会阴清洁,勤换护垫。

(2)外阴伤口水肿疼痛严重者,以95%乙醇湿敷或50%硫酸镁热敷或局部理疗。

(3)术后每天检查伤口,了解有无感染征象,并指导产妇进行会阴伤口的护理。

(四)注意事项

(1)产前仔细体检,排除软产道异常,如会阴阴道瘢痕、阴道纵隔、静脉曲张等。

(2)做好产前宣教工作,教会产妇运用腹压及深呼吸运动,配合接产者保护会阴。

(3)熟悉分娩机制,重视第二产程对会阴的保护。

(4)严格掌握缩宫素应用指征。

(五)结局评价

会阴侧切缝合术操作正确、熟练,产妇对操作过程满意。

(高 雯)

第二节 妊娠剧吐的护理

妊娠剧吐是指妊娠期恶心,频繁呕吐,不能进食,导致脱水,酸、碱平衡失调,以及水、电解质紊乱,甚至肝、肾功能损害,严重可危及孕妇生命。其发生率0.3%~1%。

一、病因

尚未明确,可能与下列因素有关。

(一)绒毛膜促性腺激素(HCG)水平增高

因早孕反应的出现和消失的时间与孕妇血清HCG值上升、下降的时间一致;另外多胎妊娠、葡萄胎患者HCG值,显著增高,发生妊娠剧吐的比率也增高;而终止妊娠后,呕吐消失。但症状的轻重与血HCG水平并不一定呈正相关。

(二)精神及社会因素

恐惧妊娠、精神紧张、情绪不稳、经济条件差的孕妇易患妊娠剧吐。

(三)幽门螺杆菌感染

近年研究发现妊娠剧吐的患者与同孕周无症状孕妇相比,血清抗幽门螺杆菌的IgG浓度升高。

(四)其他因素

维生素缺乏,尤其是维生素B_6缺乏可导致妊娠剧吐;变态反应;研究发现几种组织胺受体亚型与呕吐有关,临床上抗组胺治疗呕吐有效。

二、病理生理

(1)频繁呕吐导致失水、血容量不足、血液浓缩、细胞外液减少,钾、钠等离子丢失使电解质平衡失调。

(2)不能进食,热量摄入不足,发生负氮平衡,使血浆尿素氮及尿酸升高;由于机体动用脂肪组织供给热量,脂肪氧化不全,导致丙酮、乙酰乙酸及 β-羟丁酸聚集,产生代谢性酸中毒。

(3)由于脱水、缺氧血转氨酶值升高,严重时血胆红素升高。机体血液浓缩及血管通透性增加,另外,钠盐丢失,不仅尿量减少,尿中可出现蛋白及管型。肾脏继发性损害,肾小管有退行性变,部分细胞坏死,肾小管的正常排泄功能减退,终致血浆中非蛋白氮、肌酐、尿酸的浓度迅速增加。肾功能受损和酸中毒使细胞内钾离子较多地移到细胞外,出现高钾血症,严重时心脏停搏。

(4)病程长达数周者,可致严重营养缺乏,由于维生素 C 缺乏,血管脆性增加,可致视网膜出血。

三、临床表现

(一)恶心、呕吐

多见于年轻初孕妇,一般停经 6 周左右出现恶心、呕吐,逐渐加重直至频繁呕吐不能进食。

(二)水、电解质紊乱

严重呕吐、不能进食导致失水、电解质紊乱,使氢、钠、钾离子大量丢失,出现低钾血症。营养摄入不足可致负氮平衡,使血浆尿素氮及尿素增高。

(三)酸、碱平衡失调

机体动用脂肪组织供给能量,使脂肪代谢中间产物酮体增多,引起代谢性酸中毒。病情发展,可出现意识模糊。

(四)维生素缺乏

频繁呕吐、不能进食可引起维生素 B_1 缺乏,导致 Wernicke-Korsakoff 综合征。维生素 K 缺乏,可致凝血功能障碍,常伴血浆蛋白及纤维蛋白原减少,增加孕妇出血倾向。

四、辅助检查

(一)尿液检查

患者尿比重增加,尿酮体阳性,肾功能受损时,尿中可出现蛋白和管型。

(二)血液检查

血液浓缩,红细胞计数增多,血细胞比容上升,血红蛋白值增高;血酮体可为阳性,二氧化碳结合力降低;肝、肾功能受损害时胆红素、转氨酶、肌酐和尿素氮升高。

(三)眼底检查

严重者出现眼底出血。

五、诊断及鉴别诊断

根据病史、临床表现及妇科检查,诊断并不困难。可用 B 型超声检查排除滋养叶细胞疾病,此外尚需与可引起呕吐的疾病,如急性病毒性肝炎、胃肠炎、胰腺炎、胆管疾病、脑膜炎、脑血管意外及脑肿瘤等鉴别。

六、并发症

(一)Wernicke-Korsakoff 综合征

发病率为妊娠剧吐患者的 10%,是由于妊娠剧吐长期不能进食,导致维生素 B_1 缺乏引起的中枢系统疾病,Wernicke 脑病和 Korsakoff 综合征是一个病程中的先后阶段。

维生素 B_1 是糖代谢的重要辅酶,参与糖代谢的氧化脱羧代谢,维生素 B_1 缺乏时,体内丙酮酸及乳酸堆积,发生糖代谢的三羧酸循环障碍,使得主要靠糖代谢供给能量的神经组织、骨骼肌和心肌代谢出现严重障碍。病理变化主要发生在丘脑、下丘脑的脑室旁区域、中脑导水管的周围区灰质、乳头体、第四脑室底部、迷走神经运动背核,可出现不同程度的神经细胞和神经纤维轴索或髓鞘的丧失,伴有星形细胞和小胶质细胞的增生。毛细血管扩张,血管的外膜和内皮细胞明显增生,有散在小出血灶。

Wernicke 脑病表现为眼球震颤、眼肌麻痹等眼部症状,躯干性共济失调及精神障碍,可同时出现,但大多数患者精神症状迟发。Korsakoff 综合征表现为严重的近事记忆障碍,表情呆滞、缺乏主动性,产生虚构与错构。部分伴有周围神经病变。严重时发展为永久性的精神、神经功能障碍,出现神经错乱、昏迷甚至死亡。

(二)Mallory-Weis 综合征

胃-食管连接处的纵向黏膜撕裂出血,引起呕血和黑粪。严重时,可使食管穿孔,表现为胸痛、剧吐、呕血,需急症手术治疗。

七、治疗

治疗原则:休息,适当禁食,计出入量,纠正脱水、酸中毒及电解质紊乱,补充营养,并需要良好的心理支持。

(一)补液治疗

每天应补充葡萄糖液、生理盐水、平衡液,总量 3 000 mL 左右,加维生素 B_6 100 mg。维生素 C 2~3 g,维持每天尿量大于等于 1 000 mL,肌内注射维生素 B_1,每天 100 mg。为了更好地利用输入的葡萄糖,可适当加用胰岛素。根据血钾、血钠情况决定补充剂量。根据二氧化碳结合力值或血气分析结果,予以静脉滴注碳酸氢钠溶液。

一般经上述治疗 2~3 天后,病情大多迅速好转,症状缓解。待呕吐停止后,可试进少量流食,以后逐渐增加进食量,调整静脉输液量。

(二)终止妊娠

经上述治疗后,若病情不见好转,反而出现下列情况,应迅速终止妊娠:①持续黄疸。②持续尿蛋白。③体温升高,持续在 38 ℃以上。④心率大于 120 次/分。⑤多发性神经炎及神经性体征。⑥出现 Wernicke-Korsakoff 综合征。

(三)妊娠剧吐并发 Wernicke-Korsakoff 综合征的治疗

如不紧急治疗,该综合征的死亡率高达 50%,即使积极处理,死亡率约 17%。在未补给足量维生素 B_1 前,静脉滴注葡萄糖会进一步加重三羧酸循环障碍,使病情加重,导致患者昏迷甚至死亡。对长期不能进食的患者应给维生素 B_1 注射液 400~600 mg 分次肌内注射,以后每天 100 mg 肌内注射至能正常进食为止,然后改口服,并给予多种维生素。同时应对其内分泌及神经状态进行评价,对病情严重者及时终止妊娠。早期大量维生素 B_1 治疗,上述症状可在数天至数周内有不同程度的恢复,但仍有60%的患者不能得到完全恢复,特别是记忆恢复往往需要1年左右的时间。

八、护理

(一)心理护理

了解患者的心理状态,充分调动患者的主动性,帮患者分析病情,使患者了解妊娠剧吐是一种常见的生理现象,经过治疗和护理是可以预防和治愈的,消除不必要的思想顾虑,克服妊娠剧吐带来的不适,树立妊娠的信心,提高心理舒适度。

(二)输液护理

考虑患者的感受,输液前做好解释工作,操作时做到沉着、稳健、熟练、一针见血,尽可能减少穿刺中的疼痛,经常巡视输液情况,观察输液是否通畅,针头是否脱出,输液管有无扭曲、受压,注射部位有无液体外溢、疼痛等。

(三)饮食护理

妊娠剧吐往往与孕妇自主神经系统稳定性、精神状态、生活环境有密切关系,患者在精神紧张下,呕吐更加频繁,引起水、电解质紊乱,由于呕吐后怕进食,长期饥饿热量摄入不足,故在治疗同时应注意患者的心理因素,予以解释安慰,妊娠剧吐患者见到食物往往有种恐惧心理,食欲缺乏,因此,呕吐时禁食,使胃肠得到休息。但呕吐停止后应适当进食,饮食以清淡、易消化为主,还应含丰富蛋白质和碳水化合物,可少量多餐,对患者进行营养与胎儿发育指导,把进餐当成轻松愉快的享受而不是负担,使胎儿有足够的营养,顺利度过早孕反应期。

(四)家庭护理

(1)少吃多餐,选择能被孕妇接受的食物,以流质为主,避免油腻、异味,吐后应继续再吃,若食后仍吐,多次进食补充,仍可保持身体营养的需要,同时避免过冷过热的食物。必要时饮口服补液盐。

(2)卧床休息,环境安静,通风,减少在视线范围内引起不愉快的情景和异味。呕吐时作深呼吸和吞咽动作即大口喘气,呕吐后要及时漱口,注意口腔卫生。另外要保持外阴的清洁,床铺的整洁。

(3)关心、体贴孕妇,解除不必要的顾虑,孕妇保持心情愉快,避免急躁和情绪激动。

(4)若呕吐导致体温上升,脉搏增快,眼眶凹陷,皮肤无弹性,精神异常,要立即送医院。

九、健康指导

(1)保持情绪的安定与舒畅。

(2)居室尽量布置得清洁、安静、舒适。避免异味的刺激。呕吐后应立即清除呕吐物,以避免恶性刺激,并用温开水漱口,保持口腔清洁。

(3)注意饮食卫生,饮食宜营养价值稍高且易消化为主。可采取少吃多餐的方法。

(4)为防止脱水,应保持每天的液体摄入量,平时宜多吃一些西瓜、生梨、甘蔗等水果。

(5)呕吐严重者,须卧床休息。

(6)保持大便的通畅。

(7)呕吐较剧者,可在食前口中含生姜1片,以达到暂时止呕的目的。

（高　雯）

第三节　异位妊娠的护理

异位妊娠是指受精卵种植并发育在子宫体腔以外的器官或组织的妊娠,又称宫外孕。严格而言,称异位妊娠比宫外孕更为确切和科学,因宫颈、宫角等实际上属于子宫的一部分,若是宫颈妊娠或宫角妊娠,则称宫外孕不甚确切,而称异位妊娠则符合客观。

一、分类

异位妊娠按其妊娠部位的不同有下面四种情况。①输卵管内妊娠:间质部妊娠、峡部妊娠、壶腹部妊娠、漏斗部妊娠和伞部妊娠。②与子宫有关的部位妊娠:宫颈妊娠、宫角妊娠、残角子宫妊娠、子宫憩室妊娠、子宫囊妊娠和子宫肌壁内妊娠。③子宫以外的部位妊娠:卵巢妊娠、腹腔妊娠、阔韧带妊娠、子宫切除后的异位妊娠、腹膜后妊娠和阴道妊娠。④宫外、宫内复合妊娠。

(一)输卵管妊娠

卵子在输卵管壶腹部受精,受精卵因某些原因延迟或阻碍受精卵进入宫腔而在输卵管的某一部位着床、发育、发生输卵管妊娠。输卵管妊娠是异位妊娠中最常见的一种类型。而输卵管妊娠的发生部位以壶腹部最多,占 50%~70%;其次为峡部,占 25%~30%;伞部和间质部最少见。

(二)子宫颈妊娠

子宫颈妊娠指受精卵在子宫颈管内(即组织学内口以下的宫颈内膜)着床和发育,故又称宫颈前置胎盘。临床上较少见,但它是异位妊娠中一种严重类型。宫颈妊娠的发生率为 1:(1 000~17 450)不等。近 10 年来有增加的趋势,可能与人工流产病例增多有关,因人工流产常引起子宫内膜受损或疤痕形成,使受精卵延伸至宫颈内妊娠。

(三)子宫角妊娠

子宫角妊娠是指孕卵种植在输卵管口附近、宫腔侧或在输卵管间质部,但向宫腔侧发育而不在间质部发育,故严格说子宫角妊娠非异位妊娠。其结局大多于 3 个月以内发生自然流产,个别也可达足月,但胎盘发育多异常,不易剥离。

(四)残角子宫妊娠

残角子宫为先天性发育畸形,是由一侧副中肾管发育不良形成。残角子宫与另一侧发育好的子宫往往不相通,但两者间有实性的纤维束相连,但也有可为贯通的一极细管道。Buttran 将残角子宫按其有无子宫腔及是否与正常宫腔相通分为 3 型:Ⅰ型为残角子宫宫腔与正常子宫的宫腔相通;Ⅱ型为不通者;Ⅲ型为无子宫腔者,一般残角子宫妊娠以Ⅱ型者多见。

残角子宫妊娠指精子或受精卵外游走到对侧输卵管,再达残角子宫内着床,随之生长发育。发生率是总妊娠的 1/20 万。

残角子宫妊娠的受精方式可能为:①精子通过单角子宫腔进入输卵管,再经腹腔游走进入对侧输卵管,在患侧输卵管内与卵子结合,进入残角宫腔,此时黄体通常在残角侧卵巢。②受精在单角子宫侧的输卵管内,受精卵经腹腔游走到残角子宫腔内,此时黄体常位于与残角子宫不相连的那侧卵巢。

(五)子宫憩室妊娠

子宫憩室为先天性畸形,位于宫壁,为卵圆形,直径 $1\sim2$ mm,开口于宫腔。子宫憩室罕见,故子宫憩室内孕卵着床更为罕见,至今仅见十余例报道,其结局有破裂、流产及继续妊娠数种,主要根据憩室口的大小,憩室壁的厚度及孕卵发育本身的大小而定。

(六)子宫小囊妊娠

子宫小囊形成常是子宫肌层局部扩张的结果。在小囊内妊娠即称为子宫小囊妊娠,子宫小囊妊娠较子宫憩室妊娠更少见。此时受精卵虽然种植在子宫腔内,但随后胚囊在扩张和突起的小囊内生长发育,当胚囊生长发育时,局部的子宫肌层变薄,甚至在腹部即可扪及胎儿肢体,犹如腹腔妊娠一样。子宫后壁的小囊形成较前壁多见。

(七)子宫壁妊娠

子宫壁妊娠指受精卵在子宫肌层着床,生长与发育,孕卵四周被子宫肌层包围,与子宫腔不通,与输卵管腔也不通,受精卵如何着床于宫壁肌层,目前尚未阐明。可能的机制包括子宫腺肌病,以往存在子宫创伤,子宫内膜腺体发生异常和滋养叶细胞活性增加等。子宫壁妊娠十分罕见,国内古雅丽也报告 1 例,手术前能确诊的病例几乎没有,确诊必须根据病理所见,底包膜常不全或缺如,有时伴植入性胎盘。

(八)子宫峡部妊娠

子宫峡部妊娠也称宫颈峡部妊娠,是指孕卵种植于组织学内口以上,解剖学内口以下的峡部。本病可能与孕卵发育迟缓有关,它不同于宫颈妊娠,后者是指孕卵种植于组织学内口以下的宫颈黏膜,但由于两者的着床部位毗邻,其临床症状相似。

本病确诊有赖于病理检查,及早作 B 超检查可能有助于本病的早期诊断,确诊均以最后病理证实。此前,国内也先后有 14 例报道。

(九)子宫切除术后异位妊娠

子宫切除术后发生异位妊娠甚为罕见。子宫切除术包括部分子宫切除术、子宫次全切除术和子宫全切除术。在下列情况可发生此种异位妊娠:①部分子宫切除术后,输卵管与残留的子宫腔沟通。②受孕发生在子宫切除术前数天。③子宫切除术后,输卵管与阴道有瘘孔相通或经盆腔相通。

子宫切除术异位妊娠报道甚少,但以经阴道子宫切除术后发生异位妊娠为多,考虑与经阴道腹膜缝合的因素有关,这也表明输卵管通畅和阴道有瘘孔相通或经盆腔相通。

子宫切除术后异位妊娠的受精卵可在输卵管内、阔韧带、膀胱阴道间隙或腹腔生长。国内有子宫切除术后腹腔妊娠的报道,子宫切除时正值排卵后卵子已在输卵管内受精,因手术输卵管近端闭塞,受精卵只能向远端移行而着床在盆腔内或由输卵管妊娠流产而种植在腹腔。

(十)卵巢妊娠

卵巢妊娠是指受精卵在卵巢内着床和发育,是异位妊娠的一种少见形式,但近年有发病增多的趋势,卵巢妊娠可分为原发性和继发性两种。原发性卵巢妊娠的原因不很清楚,可能是卵子从卵巢排出后,先在输卵管受精,后又落入腹腔,最后种植于卵巢皮质或破裂的滤泡中发展而成;也有人认为卵泡内卵子未排出,受精在早期的黄体内。继发性卵巢妊娠为输卵管妊娠破裂或流产后,胚胎与卵巢接触而种植。

原发性卵巢妊娠的诊断标准必须具备如下几点:①患侧输卵管及伞部完整,且与卵巢分离无粘连;②胚囊必须位于卵巢组织内;③卵巢与胚囊是以子宫卵巢韧带与子宫相连;④胚囊壁上有卵巢组织,甚至胚囊壁上有多处卵巢组织;⑤输卵管组织在显微镜下不存在妊娠现象。

(十一)腹腔妊娠

腹腔妊娠是指孕卵在腹腔内着床,即胎盘不附着于子宫腔;卵巢上、输卵管内及阔韧带内,而附着于腹腔的某一部分,如小肠、胃、网膜、肠系膜、肝脾、子宫及附件等浆膜面上。

腹腔妊娠有原发性和继发性两种。原发性腹腔妊娠比较少见,是指卵子在腹腔内受精、种植而生长发育。一般孕卵直接种植于腹腔腹膜,肠系膜或大网膜上所致,也有人怀疑这种情况的存在。但原发性腹腔妊娠是可能的,理由是:体腔上皮有夺能性分化能力,可能演变为副中肾管上皮,子宫后壁浆膜常有蜕膜反应就是例证;腹腔内的子宫内膜异位症可为孕卵的种植部位。诊断原发性腹腔妊娠的3个条件:①输卵管、卵巢均正常,无近期妊娠的证据;②无子宫腹膜瘘形成;③妊娠只存在于腹腔,且妊娠期短,足以排除来源于输卵管。第三点常不易辨别。

继发性腹腔妊娠的来源大致有3种:因子宫有缺陷(疤痕愈合欠佳)、憩室(自然破裂)或子宫壁发育不良导致破裂等,以及子宫腹膜瘘;卵巢妊娠破裂;输卵管妊娠流产或破裂,孕卵落入腹腔在某一部位种植、着床,妊娠继续生长发育成腹腔妊娠。

有报道继发性腹腔妊娠由于以往剖宫产子宫切口裂开,胎儿游走至子宫外,也有少见的是其他原因的子宫伤口、子宫憩室妊娠等。腹腔妊娠也有胎儿存活的报道,但一般腹腔妊娠围产儿病死率甚高,为75%~95%,先天畸形率也高达50%,发生率为1:(15 000~30 000)次分娩。

(十二)阔韧带内妊娠

阔韧带内妊娠又称腹膜外妊娠;是指妊娠囊在阔韧带两叶之间生长发育,实际上是妊娠囊在腹腔外生长发育。本病的发生率很低,据报道仅为异位妊娠的1/63~1/175,或为妊娠的1/183 900,国内也见报道,Kobak等认为阔韧带内妊娠是一种继发性妊娠,合子可能在其他位置原始植入,如卵巢、输卵管和腹腔等,一般认为由输卵管妊娠早期破裂,裂口恰在阔韧带两叶之间,孕卵再种植生长;也可继发于子宫峡部妊娠破裂后,妊娠内容物可以自破口排出到阔韧带之间,形成阔韧带血肿,胎儿多死亡,血块可以吸收,但如出血不多,胎儿未死亡,可在阔韧带内继续妊娠。Paiterson和Grant认为阔韧带内妊娠患者输卵管均正常,阔韧带内妊娠是合子在阔韧带原始植入。

(十三)腹膜后妊娠

腹膜后妊娠甚为罕见,常在后腹膜形成血肿,血肿中见有羊膜囊,可能是后腹膜妊娠,以后进入腹膜后间歇或受精卵进入淋巴而达到后腹膜,孕卵周围淋巴有蜕膜组织。

(十四)阴道妊娠

阴道妊娠极为罕见,可分为两类:一类发生于子宫切除术后的阴道残端上,其发生原因可能为阴道残端与腹腔间有瘘管存在,受精卵游走至此而着床。另一类发生于阴道壁憩室内尿道阴道壁的间隙内。

(十五)宫内、宫外复合妊娠

宫内宫外复合妊娠是罕见的一种异位妊娠,其发生率为1:(15 000~30 000),宫内宫外妊娠可分为异期复孕和同期复孕两种。

正常情况下,当受精卵在宫腔内着床后,滋养细胞分泌大量的绒毛膜促性腺激素,妊娠黄体分泌大量的孕激素和雌激素,该类激素即能维持妊娠,又能抑制下丘脑-垂体-卵巢轴的调节,所以整个孕期卵巢功能基本处于稳定状态,卵巢内无卵泡发育和排卵现象。而异期复孕的发生可能是大量的绒毛膜促性腺激素使卵巢内卵泡发育并排卵,精子也可通过子宫腔包蜕膜与壁蜕膜之间进入输卵管,一旦受精,由于孕期输卵管蠕动减少、减弱,易着床于输卵管,造成宫内宫外异期复孕,但非常罕见。

同期复孕有两种可能,同时排出两个卵子分别受精,卵子受精后分裂成两个独立的分裂球,分别着床于宫内和宫外所致。

现今辅助生育技术在临床应用后,宫内、宫外同时妊娠的发生率增多,占应用辅助生育技术妇女的 1‰～2‰,主要因胚胎移植数量多,移植液容量大,引起部分胚胎流入其他部位而着床和发育。采用诱发排卵后宫内宫外复合妊娠的发生率也上升 1.2%。

(十六)多胎异位妊娠

异位妊娠以输卵管妊娠多见 Arey 指出输卵管内单卵双胎妊娠多于子宫内单卵双胎妊娠。而双卵双胎分别植入两侧输卵管者较少见。Funderrburk 报道宫内有一胎儿,两侧输卵管内各有一个胎儿。有报道一孕妇在输卵管妊娠破裂手术时,发现输卵管内有四个小胚胎,每个胚胎都有独立的羊膜囊,包在一个共同的绒毛膜囊中,4 个胚胎大小不等,其中最大的头已明显可辨认,枝芽尚未出现,最小者为一椭圆形胎块。

(十七)慢性异位妊娠(陈旧性异位妊娠)

临床上有陈旧性异位妊娠或慢性异位妊娠的名称,无明确的定义。一般指输卵管妊娠流产或破裂后,胚胎死亡,内出血停止,因病程较长,盆腔内形成一个与周围组织粘连的包块。过去,常规的妊娠试验总是阴性,而现今较敏感的妊娠试验可能呈阳性,β-HCG 定量检测可见其滴定度低。

(十八)绝育术后的异位妊娠

受精卵可种植于绝育术后输卵管腹膜瘘部位,输卵管单极电灼绝育术后输卵管妊娠概率极高。其他方法的输卵管绝育术后,输卵管的发生率没这么高。用 Hulka 夹子或 Falope 环行绝育术后多数妊娠系宫内妊娠,而 Pomeroy 方法后经常是子宫外妊娠。浙江省曾对 17 个单位 215 324 例输卵管结扎者随访,其中异位妊娠 99 例,发生率为 0.46%,但也有报道高达 7.2%～18.2%不等。

二、病因

(一)延迟或阻止受精卵进入子宫腔

1.慢性输卵管炎

炎症后管腔皱褶粘连,致输卵管腔部分阻塞,内膜纤毛常有缺损,蠕动能力降低,影响受精卵的移行。

2.输卵管周围粘连

继发于阑尾炎、腹膜炎和盆腔子宫内膜异位症后的输卵管周围炎性粘连,常使受精卵运行缓慢。

3.盆腔结核

由于病变部位纤维化和瘢痕形成,造成输卵管管腔部分性阻塞。

4.输卵管发育不良或先天性畸形

发育不良的输卵管较正常者细薄而长且屈曲,管壁肌纤维发育差,内膜纤毛缺乏。先天畸形如憩室、副伞等亦易发生异位妊娠。

5.盆腔肿瘤

肿瘤的压迫和牵拉使输卵管变得细长、迂曲,可阻碍受精卵的通过而发生异位妊娠。

6.输卵管子宫内膜异位症

子宫内膜替代的部分输卵管内膜同样可供受精卵的种植。子宫内膜组织也可侵入输卵管间质部,形成间质增厚,管腔狭窄或阻塞致输卵管妊娠。

7.输卵管结扎术后再通

结扎或切断后,近端如有瘘管形成,精子可由瘘管游入腹腔,再通过远侧输卵管伞部进入壶腹部与卵子会合。

8.以往输卵管手术

如输卵管整形术、吻合术和输卵管妊娠保守性手术,造成部分管阻塞或输卵管周围粘连。

(二)胚胎本身缺陷

异位妊娠中有许多胚胎畸形,异位妊娠者染色体图像中也见有较高比例的染色体畸形。男方精液中精子计数过低及异常精子数过高者,亦可增加异位妊娠的危险。

(三)卵子未排出卵巢

少数由于未排出的卵细胞受精于卵巢,形成卵巢妊娠。

(四)宫颈异常

也有宫颈内口开大,当受精卵游走速度过快或发育过慢,均可下降到宫颈管黏膜着床。

(五)内膜异常

子宫内膜炎症及过度刮宫引起的子宫内膜缺损,疤痕形成均与宫颈妊娠有关。

(六)输卵管妊娠流产或破裂

腹腔妊娠大多继发于输卵管妊娠后,即输卵管妊娠流产或破裂后胚囊流入腹腔,然后胎盘附着或种植于其他组织继续发育,也可少数受精卵直接种植于盆腔腹膜、肠系膜、大网膜和阔韧带上继续发育。

(七)受精卵游走

卵子在一侧输卵管受精,经子宫腔进入对侧输卵管,并在该处植入,称为受精卵内游走。如果受精卵落入子宫直肠窝,而被对侧输卵管拾取并植入,称为受精卵外游走。

(八)内分泌因素

雌、孕激素之间平衡失调,会影响受精卵在输卵管中的运送。主要是影响输卵管蠕动,黄体功能不全时黄体酮水平低,子宫内膜发育不良,黄体酮浓度高低与输卵管功能有关,浓度低者输卵管电生理不利于卵细胞的转送,输卵管由伞端向子宫方向蠕动降低,推动力降低,使卵细胞容易发生停滞而发生异位妊娠。

(九)精神因素

精神因素可影响自主神经系统,引起输卵管松弛或痉挛。

(十)输卵管痉挛

作子宫输卵管通气术时出现输卵管痉挛者较易发生异位妊娠

(十一)盆腔炎症与性传播性疾病

盆腔炎症常是革兰氏阴性菌和革兰氏阳性菌,厌氧菌和需氧菌,球菌和杆菌等的混合感染,也可与性传播性疾病的病原体混合感染或单独感染。盆腔炎症常因治疗不彻底造成盆腔粘连,输卵管周围粘连而影响输卵管蠕动,伞端粘连影响拾卵功能,也因炎症使输卵管部分管腔阻塞或狭窄,纤毛粘连或形成疤痕。

性传播性疾病现发病率高,其中淋病、尖锐湿疣、阴道炎、沙眼衣原体和支原体与异位妊娠有关,应引起临床重视,特别是在性乱人群中异位妊娠发病率也高。国内外对沙眼衣原体感染妇女的异位妊娠和不孕不育均引起了重视,强调因慢性炎症后继发输卵管内有疤痕,临床上可见无症状或接近无症状的输卵管感染,使输卵管炎症病变而引起异位妊娠或不孕不育。

(十二)诱发排卵

近年有关诱发排卵而发生异位妊娠,也有报道诱发排卵后出现宫内宫外复合妊娠,因此提出采用促排卵药后在其疑为妊娠时要排除异位妊娠和复合妊娠。诱发排卵者发生异位妊娠与患者本身潜在的输卵管病变有关,故在筛选患者作诱发排卵时要严格注意输卵管情况,原有输卵管炎症者用药后应特别注意有无异位妊娠可能。

(十三)辅助生育后异位妊娠

辅助生育技术从最早的人工授精到目前常用的促排卵药物应用,以及体外授精-胚胎移植(IVF-ET)或配子输卵管内移植(GIFT)等,均有异位妊娠发生,且发生率为5%左右,比一般原因所致异位妊娠发生率为高,其相关因素有以下几种。

(1)辅助生育技术中输卵管病变是不孕的重要因素,输卵管原本有不同程度病变。

(2)许多患者因盆腔炎、前次异位妊娠、盆腔手术、盆腔子宫内膜异位症为的高危因素。

(3)移植胚胎技术因素,如宫腔内置管过深,将胚胎放置在子宫输卵管开口处或直接置入输卵管内,受术者头低位,也因重力作用使胚胎移入输卵管内,胚胎移植的黏稠介质有助于胚胎移至输卵管,流体静力作用及女性生殖系统因有的逆行转运方式将胚胎带入宫腔外和子宫收缩等。

(4)与植入胚胎数量和质量也有关,移植2~6个胚胎后易发生异位妊娠。

(5)冷冻胚胎移植后发生异位妊娠,提示这类胚胎有一定比例遭损害的裂殖细胞倾向种植在输卵管。

(6)移植液过多,使之进入输卵管,胚胎随之进入输卵管。

(7)激素环境改变,影响输卵管肌肉舒缩功能,也可引起异位妊娠。

(十四)寄生虫

有报道血吸虫卵感染至输卵管引起异位妊娠,当然较罕见,除非在血吸虫疫区妇女也应引起重视。

(十五)子宫内膜异位症

特别是盆腔粘连影响输卵管功能,也有输卵管子宫内膜异位症。

(十六)吸毒

吸毒可导致异位妊娠破裂,因而对吸毒妇女又可疑有异位妊娠者尤应引起重视。吸毒妇女,此类妇女因炎症,性紊乱合并在一起,异位妊娠发生率也高。

(十七)阴道冲洗

阴道冲洗也是异位妊娠的潜在危险因素,美国报道阴道冲洗会加重盆腔炎,并使异位妊娠率增高。

三、临床表现

输卵管妊娠早期,在流产或破裂以前,除妊娠的症状体征如月经未转,子宫略大而软,妊娠试验阳性等以外,几乎没有其他症状。个别有下腹一侧隐痛的主诉,以后随着妊娠物的增大或向管壁及周围组织侵犯而产生出血等其他各种症状及体征。

（一）输卵管妊娠

1.症状

（1）停经：输卵管妊娠在出现流血之前，多有停经史，长短不定，一般为6～8周，间质部妊娠则停经的时间较长，一般为10～18周。也有1/4左右患者无明显停经史，但阴道流血淋漓不尽，常因把脱膜组织部分剥离而致的不规则出血误认为是末次月经，所以必须仔细追问所谓的末次月经量的多少，时间的长短与以往的行经有否不同，这时往往能发现两者不完全相同。

（2）腹痛：腹痛是最常见的症状，90％以上的患者主诉腹痛。疼痛性质可为隐痛、胀痛、坠痛、绞痛或撕裂样痛；常突然发作，持续或间歇出现；多位于下腹部，并且是一侧疼痛较重，最后遍及全腹及放射至肩部。患者下腹部一侧性的隐隐胀痛，是由于输卵管扩张、牵拉输卵管浆膜所致；而阵发性绞痛乃由于输卵管阵发性收缩欲将其内容物排出所致；在输卵管妊娠破裂时，可产生犹如刀割或撕裂样疼痛。流产或破裂均可造成腹腔积血，此时产生腹膜刺激性疼痛，不限于一侧而常为下腹部疼痛，可反复发作，每次发作提示有新的出血。当血液积聚于子宫直肠陷凹内，可产生肛门坠胀感或排便感，腹腔积血增多时，可刺激横膈肌，引起肩胛部放射性疼痛，此体征称Danfroth征。但要引起注意的是，由于患者的痛阈不同，有时虽然腹腔内出血很多，而却仅有酸胀感。

（3）不规则阴道出血：输卵管妊娠胎儿死亡后，随着体内雌、孕激素水平的下降，子宫内膜开始脱落，可出现不规则阴道流血。典型的出血为量少、点滴状、色暗红，持续性或间歇性；少数患者有似月经量的出血。但临床上也有无阴道出血者，阴道出血中有时见有小片膜状物，少数病例可能有整片蜕膜组织排出，即所谓"子宫蜕膜管型"，酷似胎盘，不应随意弃去，应作病理切片检查。停经、腹痛和不规则阴道出血为异位妊娠的3个主要症状。腹痛常先于阴道出血，或与阴道出血同时出现，也有先出现阴道流血，以后才有腹痛。

（4）贫血及白细胞化：因阴道出血或腹腔内出血，常呈现不同程度的贫血貌，红细胞计数及血红蛋白含量下降，白细胞数略有升高。

（5）晕厥与休克：约有1/3的患者出现晕厥，多见于输卵管妊娠破裂或输卵管妊娠不全流产。患者面色苍白、脉搏加快，严重时脉搏微弱，血压不稳定，并有腹膜刺激症状，多数患者失血量还未达到休克程度，但已有低血容量的表现，临床应用的"休克指数"，简单方便，可以粗略估计失血的程度：休克指数＝脉率/收缩压，其结果为"0.5"表示血容量正常，"1"表示失血20％～30％，"＞1"表示失血30％～50％。如果收缩压＜10.7 kPa(80 mmHg)、脉压＜2.7 kPa(20 mmHg)，即有休克的症状如皮肤湿冷、少尿、神志障碍等，但在慢性内出血者，腹腔中有积血2 000 mL或以上，可以无休克症状。

（6）其他症状：可出现胃部疼痛、上腹疼痛、恶心呕吐、腹泻、直肠刺激症状，腰痛、排尿不畅等。这些症状的出现常易误诊为内外科、泌尿科等疾病，成为误诊的主要原因之一。

2.体征

早期输卵管妊娠，一般无明显体征，随着病情的发展，可出现下列体征。

（1）腹部检查：内出血不多时，仅病侧有压痛，内出血多时，可见腹部略为膨隆，可有整个腹部压痛及反跳痛，腹壁肌紧张。腹部叩诊时有移动性浊音，肠鸣音多较活跃，腹壁较薄者，由于脐轮周围皮下脂肪少，无肌层，且腹膜、筋膜有通往皮下的间隙，大量腹腔内积血可使血液渗至脐周皮下组织而呈蓝色，称为库伦征，肥胖者不明显。当局部血肿包块形成时，则于下腹部可触及固定的包块，常位于偏一侧耻骨上方，界线模糊不清。间质部妊娠破裂较晚，有时可扪及突出的子宫角,该处有明显压痛。

(2)盆腔检查。①后穹隆:内出血不多时不饱满,仅有触痛;内出血多时,则穹隆饱满,有触痛。②子宫颈:输卵管妊娠未破裂或流产时,仅表现为妊娠的子宫颈征象,即着色、轻度水肿、变软,当有内出血时,子宫颈有明显的举痛,将子宫颈上下或左右摇动,可有剧烈的疼痛。③子宫体:略为增大,变软,但小于相应妊娠月份,在内出血多时,检查子宫有似漂浮在液体中的感觉。间质部妊娠时,子宫大小与妊娠月份相仿,但子宫轮廓不对称,有一侧角部突出,局部有明显压痛。④包块:输卵管妊娠产生的包块有多种形式,早期时于子宫一侧可触及有触痛的小包块,呈腊肠型,可活动;当出血较多,凝血块与输卵管粘在一起,则于子宫旁可触及模糊不清的包块,固定不活动,与周围组织有粘连,边界不清,触痛明显。当凝血块机化时,则在子宫旁或后壁触及一质硬而固定的包块,边界较清楚,常与子宫粘在一起,触痛程度已减轻。

(3)体温变化:多数输卵管妊娠者不发热,只有在腹腔内血液吸收时可出现低热,如体温超过38 ℃,则多数合并有感染。

(4)血压、脉搏变化:内出血不多时,一般无变化,急性大量出血时,则有血压下降,脉搏加快、细弱而处于休克状态。

(二)宫颈妊娠

本病多见于经产妇或多次作人工流产者,妊娠一般在3个月内中断,很少可继续至3个月以上。

1.主要症状

(1)停经及早孕症状:与正常早期妊娠相同,患者多有停经史,停经的时间国内报道最短的为末次月经后20天,最长的为300天,大多为8周左右。早期时有晨吐等早孕症状。

(2)阴道出血:宫颈妊娠时阴道出血较早,可在停经5周左右,一般在停经7~8周时出血者占多数。也有在未到下次经期前或经期出血。极少数可至3个月以上,但都是子宫颈过期流产,胚胎早已停止发育。阴道出血的量由少到多,有时可呈喷泉样出血。引起出血的原因是由于绒毛不仅侵入宫颈内膜,同时也侵入肌层,而宫颈仅含少量肌纤维组织,收缩力差,血窦开放时不能自动止血,后果严重。若出血后血栓形成时,可有暂时性出血停止。

(3)腹部疼痛:妊娠早期可出现无痛性阴道出血,这是因为胎盘附着部位胎盘绒毛分离出血时,血直接外流,不刺激宫缩,故出血为无痛性,但有时亦可因宫颈迅速扩张伴轻微的下腹坠痛。若绒毛侵蚀子宫颈肌层,破坏其血管及肌壁,少数病例可引起宫颈管破裂,并致阴道大出血及血肿形成。当血肿伸延至阔韧带底部时,可出现下腹部疼痛,延伸至膀胱附近,可致尿痛。

2.盆腔检查

子宫颈形状改变,开始时子宫颈正常大或稍大,而在短期内显著变软变蓝紫色,宫口扩张,子宫体保持正常大小和硬度。随宫颈继续妊娠,子宫颈呈圆锥体样肿物,子宫颈口呈凹入的孔状,子宫颈充血、变软,有面团感,与子宫体相比呈葫芦形。宫颈可见到或触及宫颈管内的紫红色柔软组织,似不可避免流产,其区别是胚胎组织与子宫颈紧密相连,阴道内常有黏稠暗红色分泌物,混有血液。胚胎组织虽堵在宫颈管内,但进一步B超检查可发现宫颈内口仍闭合,以手指插入做检查,尤其在试图取出颈管内组织时,可能造成大出血。

(三)其他部位妊娠

1.卵巢妊娠

(1)停经:输卵管妊娠大多有停经史,而卵巢妊娠仅50%有停经史,原因是卵巢妊娠发生症状较早,在下次月经来潮前已有明显症状而就医。

(2)阴道流血:阴道流血量一般较少,主要是内出血,不少病例因突发性的内出血而致休克。

(3)腹痛:卵巢妊娠发生腹痛时间较早,常在下次行经前已有隐痛,当破裂发生内出血时,可有剧痛及肛门坠胀感。

(4)腹块:常可于子宫一侧触到大小不等的包块,有明显触痛。

(5)休克:约有1/4患者于就诊时出现失血性休克。

2.残角子宫妊娠

残角子宫妊娠的早期与正常宫内妊娠有相同的一系列反应,但因残角子宫壁发育不全,内膜发育不良,早孕时胎儿常死于宫内。如继续妊娠,其发展的结局取决于残角子宫肌层发育的程度,若肌层发育较好者,常在妊娠3～5个月出现自然破裂或胎死宫内;肌层发育良好者,则可继续妊娠至晚期,但多数为死胎,少数妊娠到足月,并于分娩时发生宫缩,单角子宫出血或排出蜕膜管型,但先露部很高,胎位不正,宫口无开大现象,宫颈多坚硬,宫腔空虚并偏于一旁,在相当于子宫颈内口水平的一侧,触到一肥厚的蒂,并连接另一与妊娠胎儿相符的肿块,胎儿不能从阴道娩出,常死于宫内。残角子宫妊娠破裂的表现为以下几点。

(1)早期妊娠破裂:其症状与输卵管妊娠破裂相似,剧烈的腹痛后有急性内出血,主要表现为血腹症,并在单角子宫的一侧可触及残角子宫的包块。

(2)中期破裂:多发生于妊娠14～20周,此时残角子宫如儿头大,肌层发生不完全或完全破裂,同样剧痛后接着出现急性内出血,常发生失血性休克,检查时单角子宫旁有一巨大的包块,触痛明显,与间质部妊娠很难区别。

(3)妊娠至晚期时,同样可以发生破裂,但胎死宫内的机会相对增多,此时与腹腔妊娠甚难区别。国内一项Mate分析报道,总的妊娠破裂率为49.5%,70%的破裂发生于妊娠2～6个月内。

3.腹腔妊娠

患者的平均年龄一般比普通孕妇为大,有多年不孕史,常伴有可疑输卵管妊娠流产或破裂的病史。在妊娠早期,一般无特殊主诉,但有时患者可出现恶心、呕吐、嗳气、便秘、腹痛等症状。停经后的不同时期多数有突然下腹剧痛或持续下腹疼痛史,少数因腹痛剧烈而出现休克症状或伴有少量阴道流血。到妊娠晚期,可出现假临产症状,胎动剧烈,孕妇多伴有不适,腹壁下除可清楚扪及胎儿以外,常可扪及另一团块样物,实为子宫,胎位常异常,横位多见。先露部位于骨盆入口之上,胎儿存活者可在下腹部听到母体血管杂音,此为腹腔妊娠较典型体征之一。妇科检查可见子宫颈被推向一方,可触及增大的子宫(一般2个月妊娠大小),在子宫旁可触及另一大小不定的包块,有时还可触及胎头。其他并发症状如肠梗阻的症状,因胎盘附着处与肠管粘连或胎块压迫引起梗阻。此外因感染胚囊而成为脓肿,高热不退,直到脓肿从肠道或其他部位穿破引流,高热才能下降,在脓液排出的同时,可能有胎儿骨骼随之排出。

4.阔韧带内妊娠

阔韧带内妊娠与腹腔妊娠相似,主要为腹痛,剧痛可能是输卵管早期破裂,但以后的隐痛则为阔韧带的牵拉所引起。阔韧带内妊娠约半数有阴道不规则流血,流血量不多,其余半数可无阴道流血。流血的原因与其他异位妊娠相同,乃宫内蜕膜组织剥离引起。妊娠囊及胎盘破裂时会导致腹腔积血和急腹症,但是因为在阔韧带内血管的填塞作用,出现大量出血的可能性不大。检查时可触及子宫旁块物,子宫颈被推向上方或对侧,穹隆膨出。

5.宫角妊娠

宫角妊娠因种植部位异常,孕早期易发生流产,该部血供丰富,出血常极为活跃,当血液渗透至子宫壁时,导致子宫不对称囊性扩张,积血过多可发生破裂,患者常以腹痛,反复阴道出血或急腹症入院。宫角妊娠与输卵管间质部妊娠均可有包块自该侧子宫角部向外突出,但间质部妊娠的胚胎是向宫腔外生长,而宫角妊娠的胚胎是向宫腔内生长,同侧圆韧带在块物外侧。

6.阴道妊娠

阴道残端出现一紫色的结节状组织,逐渐增大,有不定量的阴道出血,触之则流血加剧,常被怀疑为滋养细胞肿瘤。若异位妊娠发生于尿道阴道黏膜之间,表现拟为一尿道下憩室,并可能逐渐增大,略呈蓝色。

7.宫内、宫外复合妊娠

除有异位妊娠的症状外,并有正常宫内妊娠的表现,子宫增大柔软,较之单纯异位妊娠时更明显。当异位妊娠手术中发现子宫增大变软,与停经月份相符,术后妊娠反应未消失,无月经来潮,子宫继续增大,应考虑本病。

四、实验室及辅助检查

(一)血 HCG 和黄体酮测定

1.血人绒毛膜促性腺激素(HCG)

HCG 检查是早期诊断异位妊娠的重要方法。异位妊娠时体内 HCG 水平较宫内妊娠低,需测血 HCG 定量,对保守治疗的效果评价具有重要意义。连续测定血 HCG,倍增时间>7 天,异位妊娠可能性大;倍增时间<1.4 天,异位妊娠可能性小。

2.黄体酮

黄体酮多数在 10~25 ng/mL;>25 ng/mL,异位妊娠概率<1.5%;<5 ng/mL,排除流产后应考虑异位妊娠。

(二)超声诊断

阴道 B 超检查较腹部 B 超检查准确性高。

1.阴道超声检查

阴道超声检查可发现宫腔内空虚,宫旁出现低回声区,其内探及胚芽及原始心管搏动,可确诊异位妊娠。宫内有时可见到假妊娠囊(蜕膜管型与血液形成),有时被误诊为宫内妊娠。

2.血 β-HCG 测定与 B 超相配合

当血 HCG≥2 000 IU/L 时,阴道超声可看到妊娠囊,若未见宫内妊娠囊,应高度怀疑异位妊娠,对确诊帮助很大。

(三)阴道后穹隆穿刺

阴道后穹隆穿刺是一种简单可靠的诊断方法,适用于疑有腹腔内出血的患者。抽出不凝血液,说明有血腹症存在。陈旧性宫外孕时,可抽出小块或不凝固的陈旧血液。穿刺针误入静脉,血液较红,放置 10 分钟凝结。阴道后穹隆穿刺阴性不能否定输卵管妊娠存在,可能存在无内出血、内出血量少、血肿位置较高或直肠子宫陷凹有粘连等情况。

(四)腹腔镜检查

腹腔镜检查目前被视为异位妊娠诊断的金标准,既可确诊又有治疗作用。适用于原因不明的急腹症鉴别及输卵管妊娠尚未破裂或流产的早期。腹腔镜下可见一侧输卵管肿大,表面紫蓝色,腹腔内无血液或有少量血液。

(五)子宫内膜病理检查

诊断性刮宫仅适用于阴道流血较多的患者,目的在于排除同时合并宫内妊娠流产。将宫腔排出物或刮出物做病理检查。宫内妊娠可见到绒毛;异位妊娠仅蜕膜不见绒毛。

五、主要护理诊断

(一)体液不足

体液不足与宫外孕破裂或流产所致的大出血有关。

(二)疼痛

疼痛与宫外孕流产或破裂所致的腹腔内出血、手术创伤有关。

(三)悲伤

悲伤与此次怀孕失败有关。

(四)恐惧

恐惧与生命受到威胁及今后再次妊娠的可能受到阻碍有关。

(五)有感染的危险

有感染的危险与大出血机体抵抗力降低、术后留置导尿管、皮肤完整性受损等有关。

六、护理措施

(一)非手术治疗患者的护理

1.休息

患者入院后应绝对卧床休息,减少活动。嘱患者避免突变换体位及增加腹压的动作,不能灌肠,以免引起反复出血。

2.饮食指导

指导患者进食高营养、高维生素的半流质饮食,保持大便通畅,防止便秘,腹胀等不适。

3.病情观察

密切观察患者血压、脉搏、呼吸、体温、面色的变化,重视患者的主诉,注意阴道流血量与腹腔内出血量比例,当阴道流血量不多时,不要误以为腹腔内出血量亦很少。应告知患者病情发展指征,如出血增多,腹痛加剧,肛门坠胀感明显等,以便病情发展时,能及时发现,并给予相应处理。

4.建立静脉通路

应随时做好输液、输血及腹部手术的准备。

5.健康指导

指导患者正确留取血 β-HCG,以监测治疗效果。患者阴道有排出物时,应立即通知医师,留取好标本送病理检查,并讲明目的及意义。

6.预防感染

观察患者体温变化,体温过高,给予物理降温,告知患者多饮水;患者卧床期间,做好会阴护理;嘱患者勤换内衣、内裤、纸垫,保持外阴清洁。

7.心理护理

向患者讲述异位妊娠的相关知识,减少和消除患者的紧张、恐惧心理。

(二)手术治疗患者的护理

1.术前护理

(1)做好产科患者一般护理。

(2)病情观察:监测患者的生命体征及病情变化,观察皮肤颜色、温度,估计腹腔内出血的量,判断是否出现失血性休克,了解疼痛的程度、性质和位置。

(3)急性出血的护理:①孕妇应去枕平卧、吸氧、注意保暖,建立静脉通路。②密切观察生命体征、面色、尿量等,有无失血性休克表现。③观察腹痛程度、阴道出血量及性状。腹痛加剧、阴道出血量增多或有组织物排出体外,及时通知医师,同时遵医嘱进行血红蛋白、血型、血尿HCG等化验检查,并配血备用。④协助医师体检及后穹隆穿刺,做好手术准备。若抽出暗红色不凝固血液,说明有腹腔内出血。后穹隆穿刺阴性不能排除输卵管妊娠。⑤向患者及家属介绍手术的必要性和手术方式,消除患者的紧张恐惧心理,取得其积极配合。⑥手术备皮范围上至剑突,下至大腿内侧上1/3处,两旁至腋中线,注意脐部的清洁(尤其腹腔镜手术)。

(4)异位妊娠保守治疗的护理:①绝对卧床休息,尽量少搬动患者,做好生活护理。嘱患者避免突然改变体位及增加腹压,防止异位妊娠破裂。②严密观察患者病情变化,注意血压及腹痛程度,观察有无阴道出血及休克征象,如有腹痛加剧、肛门坠胀感及时通知医师,并做好抢救准备。如阴道有组织样物排出时应保留并送病理检验。③正确留取血标本,以监测治疗效果。④腹痛时禁用麻醉止痛剂,以免掩盖症状和误诊,禁止灌肠。⑤补充营养增加抵抗力,增加铁的摄入。保持大便通畅。⑥保持外阴清洁,及时更换消毒会阴垫,预防感染。⑦观察患者的精神状况并给予心理护理,讲解相关知识、自我监护及自我护理的方法。

2.术后护理

(1)执行产科手术后护理常规。

(2)体位护理:全麻术后去枕平卧6～8小时以后协助患者翻身。无特殊情况时,第二天早晨可取半卧位。

(3)病情观察:术后6小时内严密监测患者生命体征并记录。术后3天遵医嘱测量体温,每天至少4次。观察腹部伤口有无渗血,如有异常及时通知医师。

(4)饮食护理:遵医嘱术后6小时内禁食,排气前给予流质饮食,排气后给予流质、软食、普食。保持大便通畅。

(5)尿管护理:定时挤压管道,使之保持通畅。妥善固定,勿折叠、扭曲、压迫管道。及时倾倒尿液,保持有效负压。观察尿液的性状、颜色、量。遵医嘱术后24小时后拔除尿管,鼓励其自行排尿。

(6)伤口的护理:查看伤口敷料是否干燥,有无渗血渗液,若有异常及时通知医师。一般术后4～6小时出现伤口疼痛,指导患者进行深呼吸、分散注意力等技巧。必要时遵医嘱使用止痛药。

(7)并发症的观察与处理:潜在并发症如失血性休克、极度贫血及感染。处理:做好宣传教育工作,预防感染,纠正贫血,多饮水,注意个人卫生。

(8)健康指导:①指导患者定期复查B超,监测血HCG,直至正常。②注意避孕。下次妊娠时要及时就医,不宜轻易终止妊娠。③指导患者养成良好的卫生习惯,保持会阴清洁和性生活卫生,避免发生生殖器官炎症。④建议多摄取高蛋白、高纤维素食物,如瘦肉、蛋类和新鲜的水果、蔬菜等,以尽快恢复身体功能。

(高 雯)

第四节　妊娠合并心脏病的护理

一、概念

妊娠合并心脏病是一种严重的妊娠合并症,包括妊娠前已患有心脏病,以及妊娠后发现或发生的心脏病。其中,先天性心脏病占 35%～50%,位居第一位。妊娠合并心脏病在我国孕产妇死因顺位中高居第二位,为非直接产科死亡原因的首位。我国的发病率约为 1%。

二、妊娠、分娩对心脏病的影响

(一)妊娠期

循环血容量于妊娠 6 周开始逐渐增加,32～34 周达高峰,产后 2～6 周逐渐恢复正常,总循环血量的增加可导致心排血量增加和心率增快。另外,妊娠末期,增大的子宫使膈肌升高,心脏向上、向左前发生移位,导致心脏大血管轻度扭曲,使心脏负荷进一步加重,心脏病孕妇容易发生心力衰竭。

(二)分娩期

强力的宫缩及耗氧量的增加使分娩期成为心脏负担最重的时期。第一产程,每次宫缩会导致 250～500 mL 血液被挤入体循环,增加回心血量和心排血量,加重心脏负担。第二产程,除子宫收缩外,腹肌和骨骼肌的收缩使外周阻力增加,加之分娩时屏气使肺循环压力增加,腹腔压力增高,内脏血液回流入心脏增加,此时心脏前后负荷显著加重。第三产程,胎儿娩出后,腹压骤减,大量血液流向内脏,回心血量减少;而胎盘娩出后由于胎盘循环终止,子宫收缩使子宫内血液迅速进入体循环,使回心血量骤增。血流动力学的急剧变化,容易致心力衰竭。

(三)产褥期

产后 3 天内,子宫收缩使大量血液进入体循环,且产妇组织中潴留的大量水分也回流到体循环,使心脏负担再次加重,因此仍需谨防心力衰竭的发生。

综上,妊娠 32～34 周、分娩期及产后 3 天内,是心脏病患者最危险的时期,护理人员应严密观察,确保母婴安全。

三、辅助检查

全身检查、心脏检查及产科检查。

(1)产科检查:评估胎儿宫内状况。

(2)影像学检查:B 超心动图检查有无心肌肥厚、瓣膜运动异常、心内结构畸形等。

(3)心电图检查:有无严重心律失常,如心房颤动、心房扑动、三度房室传导阻滞等。

四、治疗

积极防治心力衰竭和感染。

五、护理评估

(一)健康史

详细了解产科病史和既往病史,包括有无不良孕产史、心脏病史、心脏病相关疾病史、心功能状态及有无心力衰竭史等。

(二)生理状况

1.症状

有无活动受限、发绀等,应特别注意有无早期心力衰竭的症状和体征。

(1)轻微活动后即出现胸闷、心悸、气短。

(2)休息时心率>110 次/分,呼吸>20 次/分。

(3)夜间常因胸闷而需坐起呼吸或到窗口呼吸新鲜空气。

(4)肺底部出现少量持续性湿啰音,咳嗽后不消失。

2.体征

有无呼吸、心率增快,有无心脏增大、肝大、水肿、颈静脉怒张、杵状指等。

(三)心理-社会因素

孕产妇有无焦虑、恐惧等心理问题,孕产妇及家属对疾病知识的掌握情况、重视程度及家庭支持度。

六、护理措施

(一)一般护理

见产科一般护理,但妊娠合并心脏病孕妇还应注意以下问题。

(1)休息指导:孕妇应保证每天 10 小时以上的睡眠,且中午宜休息 2 小时;避免过度劳累及情绪激动。分娩后,在心功能允许的情况下,鼓励其早期下床活动,以防血栓形成。

(2)营养指导:指导孕妇高热量、高维生素、低盐低脂饮食,少量多餐,多食蔬菜、水果,以防便秘加重心脏负担;每天食盐量不超过 4～5 g。

(3)定期产前检查:妊娠 20 周前每 2 周检查 1 次,妊娠 20 周后,尤其是 32 周后,每周检查 1 次。若心功能在Ⅲ级或以上,有心力衰竭征象,应立即入院治疗;若心功能Ⅰ～Ⅱ级,应在妊娠 36～38 周入院待产。

(4)妊娠合并心脏病孕妇应适当放宽剖宫产指征,经阴道分娩者应采取半卧位,臀部抬高,下肢放低,产程中加强观察。

(二)症状与体征护理

1.生命体征及自觉症状

根据病情,定期观察孕产妇的生命体征及自觉症状,或使用生理监护仪连续监护;正确识别早期心力衰竭的症状与体征,预防心力衰竭的发生。

2.分娩期的产程观察

有条件的医院应使用生理监护仪进行持续监护,无生理监护仪的医院应严密观察患者生命体征和自觉症状。第一产程,每 15 分钟监测 1 次血压、脉搏、呼吸、心率及自觉症状,每 30 分钟测胎心率 1 次;减轻或消除紧张情绪,必要时遵医嘱使用镇静剂。第二产程,指导产妇使用呼吸等放松技巧以减轻疼痛;每 10 分钟监测血压、脉搏、呼吸、心率等 1 次;行胎儿电子监护,持续监测胎儿情况;宫口开全后行产钳助产术或胎头吸引术以缩短产程。

3.预防产后出血和感染

胎儿娩出后立即压沙袋于腹部,持续 24 小时,以防腹压骤降诱发心力衰竭。输液时,严格控制输液速度,有条件者使用输液泵,并随时评估心脏功能。严格遵循无菌操作规程,产后遵医嘱给予抗生素预防感染。

(三)用药护理

为预防产后出血,遵医嘱应用缩宫素,但禁用麦角新碱,以防静脉压升高,增加心脏负担;产后遵医嘱预防性使用抗生素;使用强心药者,应严密观察不良反应。

(四)心理护理

妊娠合并心脏病孕产妇最担心的问题是自身和胎儿的安全,医务人员应指导孕产妇及家属掌握心力衰竭的诱发因素及预防心力衰竭、早期心力衰竭的识别等相关知识。

(五)急性心力衰竭的急救

(1)体位:坐位,双腿下垂,以减少回心血量。

(2)吸氧:高流量给氧 6～8 L/min,必要时面罩加压给氧。

(3)用药:遵医嘱给予镇静剂、利尿剂、血管扩张剂、洋地黄制剂、氨茶碱等。

(4)紧急情况下无抢救条件时,可采取四肢轮流三肢结扎法,以减少静脉回心血量。

(六)健康指导

1.预防心力衰竭的诱因

多休息,避免过度劳累;注意保暖,预防感冒;保持心情愉快,避免过度激动;进食清淡食物,避免过饱;适度运动,多进食高纤维食物,防止便秘。

2.母乳喂养指导

心功能Ⅰ～Ⅱ级者,可以母乳喂养,但要避免过劳;心功能Ⅲ级或以上者,不宜母乳喂养,应指导其及时回乳,并教会家属人工喂养的方法。

3.出院指导

全面评估产妇的身心状况,与家属共同制订康复计划;在心功能允许的情况下,鼓励其适度参与新生儿照护,促进亲子关系建立;新生儿有缺陷或死亡者,鼓励其表达情感,并给予理解与安慰。

4.避孕指导

不宜再妊娠者,应在剖宫产的同时行输卵管结扎术,或在产后 1 周行绝育术;未行绝育术者,应指导其采取适宜的避孕措施,严格避孕。

七、注意事项

(1)预防心力衰竭:孕产期应避免过度劳累、感冒、过度激动、便秘等,防止发生心力衰竭。

(2)识别心力衰竭的早期临床表现:容易发生心衰的三个时期为妊娠 32～34 周、分娩期、产后 72 小时,识别心力衰竭的早期临床表现对于及早处理、改善预后具有十分重要的意义。

(3)心力衰竭急救时用药:发生心力衰竭时,应快速、准确按医嘱给药。因此,应熟练掌握常用急救药物的剂量、用药方法、药理作用及不良反应。

(高　雯)

第五节　早产的护理

早产是指妊娠满 28 周至不足 37 周(196～258 天)间分娩者。此时娩出的新生儿称为早产儿,体重为 1 000～2 499 g。各器官发育尚不够健全,出生孕周越小,体重越轻,预后越差。国内早产占分娩总数的5％～15％。约 15％早产儿于新生儿期死亡。近年由于早产儿治疗学及监护手段的进步,其生存率明显提高,伤残率下降,国外学者建议将早产定义时间上限提前到妊娠 20 周。

一、病因

诱发早产的常见原因:①胎膜早破、绒毛膜羊膜炎最常见,30％～40％早产与此有关;②下生殖道及泌尿道感染,如 B 族溶血性链球菌、沙眼衣原体、支原体感染、急性肾盂肾炎等;③妊娠并发症,如妊娠期高血压疾病、妊娠期肝内胆汁淤积症、妊娠合并心脏病、慢性肾炎、病毒性肝炎、急性肾盂肾炎、急性阑尾炎、严重贫血、重度营养不良等;④子宫过度膨胀及胎盘因素,如羊水过多、多胎妊娠、前置胎盘、胎盘早剥、胎盘功能减退等;⑤子宫畸形,如纵隔子宫、双角子宫等;⑥宫颈内口松弛;⑦每天吸烟＞10 支,酗酒。

二、临床表现

早产的主要临床表现是子宫收缩,最初为不规则宫缩,常伴有少许阴道流血或血性分泌物,以后可发展为规则宫缩,其过程与足月临产相似,胎膜早破较足月临产多见。宫颈管先逐渐消退,然后扩张。妊娠满 28 周至不足 37 周出现至少 10 分钟一次的规则宫缩,伴宫颈管缩短,可诊断先兆早产。妊娠满 28 周至不足 37 周出现规则宫缩(20 分钟≥4 次,或 60 分钟≥8 次,持续＞30 秒),伴宫颈缩短≥80％,宫颈扩张1 cm以上。诊断为早产临产。部分患者可伴有少量阴道流血或阴道流液。以往有晚期流产、早产史及产伤史的孕妇容易发生早产。诊断早产一般并不困难,但应与妊娠晚期出现的生理性子宫收缩相区别。生理性子宫收缩一般不规则、无痛感,且不伴有宫颈管消退和宫口扩张等改变。

三、处理原则

若胎膜未破,胎儿存活、无胎儿窘迫,无严重妊娠并发症及合并症时,应设法抑制宫缩,尽可能延长孕周;若胎膜已破,早产不可避免时,应设法提高早产儿存活率。

四、护理

(一)护理评估
1.病史
详细评估可致早产的高危因素,如孕妇以往有流产、早产史或本次妊娠期有阴道流血史,则发生早产的可能性大,应详细询问并记录患者既往出现的症状及接受治疗的情况。

2.身心诊断
妊娠晚期者子宫收缩规律(20 分钟≥4 次),伴以宫颈管消退≥75％,以及进行性宫颈扩张

2 cm以上时,可诊断为早产者临产。

早产已不可避免时,孕妇常会不自觉地把一些相关的事情与早产联系起来而产生自责感;由于孕妇对结果的不可预知,恐惧、焦虑、猜测也是早产孕妇常见的情绪反应。

3.辅助检查

通过全身检查及产科检查,结合阴道分泌物的生化指标检测,核实孕周,评估胎儿成熟度、胎方位等;观察产程进展,确定早产的进程。

(二)可能的护理诊断

1.有新生儿受伤的危险

有新生儿受伤的危险与早产儿发育不成熟有关。

2.焦虑

焦虑与担心早产儿预后有关。

(三)预期目标

(1)新生儿不存在因护理不当而产生的并发症。

(2)患者能平静地面对事实,接受治疗及护理。

(四)护理措施

1.预防早产

孕妇良好的身心状况可减少早产的发生,突发的精神创伤亦可诱发早产。因此,应做好孕期保健工作,指导孕妇加强营养,保持平静心情。避免诱发宫缩的活动,如抬举重物、性生活等。高危孕妇必须多卧床休息,以左侧卧位为宜,以增加子宫血循环,改善胎儿供氧,慎做肛查和引导检查等,积极治疗并发症。宫颈内口松弛者应于孕 14～18 周或更早些时间做预防性宫颈环扎术,防止早产的产生。

2.药物治疗的护理

先兆早产的主要治疗为抑制宫缩,与此同时,还要积极控制感染治疗并发症和并发症。护理人员应能明确具体药物的作用和用法,并能识别药物的不良反应,以避免毒性作用的发生,同时,应对患者做相应的健康教育。常用抑制宫缩的药物有以下几类。

(1)β肾上腺素受体激动素:其作用为激动子宫平滑肌 β 受体,从而抑制宫缩。此类药物的不良反应为心跳加快、血压下降、血糖增高、血钾降低、恶心、出汗、头痛等。常用药物有利托君、沙丁胺醇等。

(2)硫酸镁:镁离子直接作用于肌细胞,使平滑肌松弛,抑制子宫收缩。一般采用 25％硫酸镁 20 mL 加于 5％葡萄糖液 100～250 mL 中,在 30～60 分钟内缓慢静脉滴注,然后用 25％硫酸镁 20～10 mL 加于 5％葡萄糖液 100～250 mL 中,以每小时 1～2 g 的速度缓慢静脉滴注,直至宫缩停止。

(3)钙通道阻滞剂:阻滞钙离子进入细胞而抑制宫缩。常用硝苯地平 5～10 mg,舌下含服,每天 3 次。用药时必须密切注意孕妇及血压的变化,若合并使用硫酸镁时更应慎重。

(4)前列腺素合成酶抑制剂:前列腺素有刺激子宫收缩和软化宫颈的作用,其抑制剂则有减少前列腺素合成的作用,从而抑制宫缩。常用药物有吲哚美辛及阿司匹林等。但此类药物可抑制胎儿前列腺素的合成和释放,使胎儿体内前列腺素减少,而前列腺素有药物可通过胎盘抑制胎儿前列腺素的合成和释放,使胎儿体内前列腺素减少,而前列腺素有维持胎儿动脉导管开放的作用,缺乏时导管可能过早关闭而致胎儿血循环障碍。因此,临床已较少应用,必要时仅能短期(不超过 1 周)服用。

3.预防新生儿并发症的发生

在保胎过程中,应每天行胎心监护,教会患者自数胎动,有异常时及时采用应对措施。在分娩前按医嘱给孕妇糖皮质激素如地塞米松、倍他米松等,可促胎肺成熟,是避免发生新生儿呼吸窘迫综合征的有效步骤。

4.为分娩做准备

如早产已不可避免,应尽早决定合理分娩的方式,如臀位、横位,估计胎儿成熟度低;而产程又需较长时间者,可选用剖宫产术结束分娩;经阴道分娩者,应考虑使用产钳和会阴切开术以缩短产程,从而减少分娩过程中对胎头的压迫。同时,充分做好早产儿保暖和复苏的准备,临产后慎用镇静剂,避免发生新生儿呼吸抑制的情况;产程中应给孕妇吸氧;新生儿出生后,立即结扎脐带,防止过多母血进入胎儿循环,造成循环系统负荷过载。

5.为孕妇提供心理支持

安排时间与孕妇进行开放式的讨论,让患者了解早产的发生并非她的过错,有时甚至是无缘由的。也要避免为减轻孕妇的负疚感而给予过于乐观的保证。由于早产是出乎意料的,孕妇多没有精神和物质准备,对产程的孤独无助感尤为敏感,因此,丈夫、家人和护士在身旁提供支持较足月分娩更显重要,并能帮助孕妇重建自尊,以良好的心态承担早产儿母亲的角色。

(五)护理评价

(1)患者能积极配合医护措施。

(2)母婴顺利经历全过程。

(高　雯)

参考文献

[1] 郝晓明.妇产科常见病临床诊断与治疗方案[M].北京:科学技术文献出版社,2021.

[2] 崔静.妇产科症状鉴别诊断与处理[M].开封:河南大学出版社,2020.

[3] 李佳琳.妇产科疾病诊治要点[M].北京:中国纺织出版社,2021.

[4] 张凤.临床妇产科诊疗学[M].昆明:云南科技出版社,2020.

[5] 李玮.实用妇产科诊疗新进展[M].西安:陕西科学技术出版社,2021.

[6] 李境.现代妇产科与生殖疾病诊疗[M].开封:河南大学出版社,2020.

[7] 焦杰.临床妇产科诊治[M].长春:吉林科学技术出版社,2019.

[8] 杨秀霞.现代妇产科护理技术与应用[M].汕头:汕头大学出版社,2020.

[9] 张海红.妇产科临床诊疗手册[M].西安:西北大学出版社,2021.

[10] 刘萍.现代妇产科疾病诊疗学[M].开封:河南大学出版社,2020.

[11] 李庆丰,郑勤田.妇产科常见疾病临床诊疗路径[M].北京:人民卫生出版社,2021.

[12] 张秋香.妇产科疾病诊疗思维[M].沈阳:沈阳出版社,2020.

[13] 胡相娟.妇产科疾病诊断与治疗方案[M].昆明:云南科技出版社,2020.

[14] 郝翠云,申妍,王金平,等.精编妇产科常见疾病诊治[M].青岛:中国海洋大学出版社,2021.

[15] 刘红霞.妇产科疾病诊治理论与实践[M].昆明:云南科技出版社,2020.

[16] 苏翠红.妇产科常见病诊断与治疗要点[M].北京:中国纺织出版社,2021.

[17] 李明梅.临床妇产科疾病诊治与妇女保健[M].汕头:汕头大学出版社,2020.

[18] 陈艳.现代妇产科诊疗[M].北京:中国纺织出版社,2019.

[19] 成立红.妇产科疾病临床诊疗进展与实践[M].昆明:云南科技出版社,2020.

[20] 郑其梅.妇产科诊治技术[M].长春:吉林科学技术出版社,2019.

[21] 郭历琛.妇产科诊断与治疗[M].天津:天津科学技术出版社,2020.

[22] 郭美芳.实用妇产科疾病诊断与治疗[M].天津:天津科学技术出版社,2020.

[23] 孙会玲.妇产科诊疗技术研究[M].汕头:汕头大学出版社,2019.

[24] 陈娟,林珊.妇产科护理[M].北京:高等教育出版社,2020.

[25] 刘慧.妇产科疾病临床诊疗新进展[M].长春:吉林科学技术出版社,2019.

[26] 刚香平.妇产科护理精要[M].长春:吉林科学技术出版社,2020.

［27］孙丽丽.妇产科诊断与治疗精要［M］.昆明:云南科技出版社,2020.

［28］王玲.妇产科诊疗实践［M］.福州:福建科学技术出版社,2020.

［29］汤继云.临床妇产科疾病诊断与治疗［M］.长春:吉林科学技术出版社,2019.

［30］樊明英.临床妇产科诊疗［M］.北京:科学技术文献出版社,2020.

［31］王江鱼.妇产科常见病诊断与治疗［M］.长春:吉林科学技术出版社,2019.

［32］马永静.临床妇产科诊疗精粹［M］.北京:科学技术文献出版社,2020.

［33］贾正玉.妇产科临床常见疾病［M］.北京:科学技术文献出版社,2020.

［34］魏广琴.妇产科疾病诊疗与保健［M］.北京:科学技术文献出版社,2020.

［35］丁丽.临床妇产科诊疗实践［M］.北京:科学技术文献出版社,2020.

［36］卞桂萍,薛艳春,田亦平.一次性宫腔压迫双球囊联合卡前列素氨丁三醇防治前置胎盘伴胎盘植入产后出血效果［J］.中国计划生育学杂志,2020,28(1):85-88.

［37］闵爱萍,罗晓,冯欣,等.复发性流产基因缺陷分析及临床意义［J］.中外医学研究,2021,19(27):1-6.

［38］归倩,陈真,周伟,等.妊娠合并甲状腺功能减退诊治研究进展［J］.中国实验诊断学,2020,24(1):170-171.

［39］曹技磊,董懿,王钢乐.绝经前乳腺癌患者化疗致闭经的发生率及其影响因素分析［J］.川北医学院学报,2021,36(1):91-94.

［40］阮祥燕,谷牧青.多囊卵巢综合征的诊断治疗与管理［J］.中国临床医生杂志,2021,49(1):3-7.